Marita Seitz

Thieme

Edition Radiopraxis

Computertomografie für MTRA/RT

Alex Riemer

954 Abbildungen

Georg Thieme Verlag
Stuttgart • New York

Anschrift

Alex **Riemer**
Wilhelm-Maubach-Str. 4
41068 Mönchengladbach

Wichtiger Hinweis: Wie jede Wissenschaft ist die Medizin ständigen Entwicklungen unterworfen. Forschung und klinische Erfahrung erweitern unsere Erkenntnisse, insbesondere was Behandlung und medikamentöse Therapie anbelangt. Soweit in diesem Werk eine Dosierung oder eine Applikation erwähnt wird, darf der Leser zwar darauf vertrauen, dass Autoren, Herausgeber und Verlag große Sorgfalt darauf verwandt haben, dass diese Angabe **dem Wissensstand bei Fertigstellung des Werkes** entspricht.
Für Angaben über Dosierungsanweisungen und Applikationsformen kann vom Verlag jedoch keine Gewähr übernommen werden. **Jeder Benutzer ist angehalten**, durch sorgfältige Prüfung der Beipackzettel der verwendeten Präparate und gegebenenfalls nach Konsultation eines Spezialisten festzustellen, ob die dort gegebene Empfehlung für Dosierungen oder die Beachtung von Kontraindikationen gegenüber der Angabe in diesem Buch abweicht. Eine solche Prüfung ist besonders wichtig bei selten verwendeten Präparaten oder solchen, die neu auf den Markt gebracht worden sind. **Jede Dosierung oder Applikation erfolgt auf eigene Gefahr des Benutzers.** Autoren und Verlag appellieren an jeden Benutzer, ihm etwa auffallende Ungenauigkeiten dem Verlag mitzuteilen.

Impressum

Bibliografische Information der Deutschen Nationalbibliothek

Die Deutsche Nationalbibliothek verzeichnet diese Publikation in der Deutschen Nationalbibliografie; detaillierte bibliografische Daten sind im Internet über http://dnb.d-nb.de abrufbar.

Rüdigerstr. 14
70469 Stuttgart
Deutschland
www.thieme.de

Printed in Germany

Zeichnungen: Christiane und Dr. Michael von Solodkoff, Neckargemünd
Umschlaggestaltung: Thieme Verlagsgruppe
Umschlagfoto: © Skynesher – iStockphoto.com
Fachredaktion: Dr. Catharina Brandes, Gmund
Satz: L42 AG, Berlin
Druck: Westermann Druck Zwickau GmbH, Zwickau

DOI 10.1055/b-004-140 268

ISBN 978-3-13-221481-1 1 2 3 4 5 6

Auch erhältlich als E-Book:
eISBN (PDF) 978-3-13-221491-0
eISBN (epub) 978-3-13-221501-6

Geleitwort

Seit der faszinierenden Einführung der Computertomografie im Jahre 1972 und dem damit verbundenen „Blick ins Körperinnere“ wurde diese Technologie kontinuierlich und äußerst nutzbringend weiterentwickelt. Insbesondere durch die Innovationen der Spiral-CT (1987) und Multidetektor-CT (1992) konnte die ursprüngliche transaxiale Bildgebungstechnik zu einem dreidimensionalen Verfahren gewandelt werden. Diese technischen Fortschritte haben, aufgrund der deutlich besseren diagnostischen Möglichkeiten sowie der sehr hohen Genauigkeit und diagnostischer Sicherheit, zu einer sehr großen Erweiterung der Indikationen für die Anwendung der Computertomografie geführt. Sehr viele Anwendungen, die in der Vergangenheit die Domäne der konventionellen, organspezifischen Projektionsradiologie waren, wurden von der Computertomografie abgelöst.

Mit dieser Entwicklung sind jedoch auch die CT-Untersuchungen selbst wesentlich komplexer geworden. Die moderne Computertomografie erfordert gute Kenntnisse für die zugrunde liegende Technik der Datenakquisition, der Prinzipien der Bildrekonstruktionen und der Kontrastmittelanwendung. Um optimale Untersuchungsergebnisse zu erzielen, müssen zahlreiche Untersuchungsparameter wie z. B. Schichtkollimation, Tischvorschub, Pitch, Scanlänge u. a. m. für jedes Organsystem an die klinische Fragestellung angepasst und zusätzlich die jeweils benutzte Geräteausführung beachtet werden. Darüber hinaus muss auch die Kontrastmittelanwendung optimal auf die klinische Fragestellung und das Untersuchungsprotokoll abgestimmt sein. Aufgrund des inzwischen häufigen Einsatzes der Methode ist insbesondere auch die damit verbundene Strahlenexposition zu berücksichtigen, die nicht zuletzt von der Untersuchungstechnik und Parameterauswahl abhängt.

Den die Untersuchung unmittelbar durchführenden medizinisch-technischen Radiologieassistentinnen und Radiologieassistenten (MTRA) sowie Radiologietechnologinnen und Radiologietechnologen (RT), kommt deshalb eine sehr hohe Verantwortung zu.

Dieses Buch bietet hierfür zahlreiche gut verständliche und fundierte Entscheidungshilfen an. Im ersten Teil werden die Grundlagen, wie Scanparameter und Bildqualität, automatische Röhrenstrom-Modulation, Bildrekonstruktion, Strahlenexposition und Strahlenschutz, Kontrastmittelanwendung und Bildnachverarbeitung u. a. beschrieben und erläutert.

Der zweite Teil dient der unmittelbaren praktischen Arbeit in Form von dezidierten Protokollen für CT-Untersuchungen bestimmter Organbereiche, angefangen bei den klinischen Fragestellungen bis hin zur systematischen Bildnachverarbeitung. Dabei erscheint auch besonders bedeutungsvoll, dass in den angegebenen Untersuchungsprotokollen dieses Buches die Herstellerfirmen-spezifische Eigenheiten der Computertomografen mit berücksichtigt und angegeben sind.

Der Autor des Buches zeichnet sich durch hervorragende Kenntnisse und langjährige praktische Erfahrungen im Bereich der Computertomografie und der Bildnachverarbeitung aus. Zunächst arbeitete er viele Jahre als medizinisch-technischer Radiologieassistent „am Gerät“, gefolgt von der ebenfalls langjährigen Tätigkeit als klinischer Applikationsspezialist einer CT-Geräte-Herstellerfirma. Inzwischen vermittelt er als firmenunabhängiger Anwendungsspezialist – Trainer und Dozent für Computertomografie und Bildnachverarbeitung – sein laufend aktualisiertes Wissen in Seminaren und Workshops.

Prof. Dr. med. Rainer Köster, Neuss

Vorwort des Autors

Heutzutage wird oft erwartet, dass medizinisch-technische Radiologieassistenten (MTRA), Radiologietechnologen (RT) und auch medizinische Fachangestellte (MFA) nahezu vollständig eigenverantwortlich am Computertomografen arbeiten.

In vielen radiologischen Einrichtungen und besonders in teleradiologisch betreuten Instituten, fühlen sich jedoch viele MTRA und RT oft allein gelassen und wünschen sich einen Leitfaden für die Durchführung von CT-Untersuchungen, an dem sie sich orientieren können.

Dieses Buch ist für alle CT-Anwender, die einen Leitfaden für ihre tägliche Arbeit am CT benötigen. Der systematische Aufbau der Protokolle soll Ihnen helfen, Informationen, die schnell benötigt werden, auch schnell zu finden.

Neben den zahlreichen Untersuchungsprotokollen werden in diesem Buch auch die Grundlagen der Computertomografie, bezogen auf die praktische Anwendung, erklärt.

Darüber hinaus erhalten Sie viele praktische Tipps, die es Ihnen ermöglichen, auch bei Untersuchungen von „Nicht-Standard-Patienten“ ein gutes Ergebnis zu erzielen.

Mönchengladbach, im Frühjahr 2017
Alex Riemer

Danksagung

Ich danke meiner wunderbaren Ehefrau Daniela Riemer für ihre Entbehrungen und ihren festen Glauben an mich und in meine Fähigkeiten.

Mein Dank gilt auch meinen beiden tollen Söhnen Maximilian und Frederik, die oft auf mich verzichten mussten, während ich das Buch geschrieben habe.

Danke an meinen großartigen Mentor Prof. Dr. med. Rainer Köster, der seit vielen Jahren sein umfangreiches Wissen mit mir teilt und mein Leben bereichert.

Danke an Doreen Wiegand, für die Fotografien, die in diesem Buch abgebildet sind.

Danke an Dorina Petersen für ihre vielen wunderbaren und kritischen Fragen und Anmerkungen.

Danke an Simone Miloloza für ihre wundervolle Idee für die alternative Patientenpositionierung bei der CT des Handgelenkes und der Hand.

Danke an die vielen Seminarteilnehmerinnen und Seminarteilnehmer, die meine Seminare mit Leben füllen.

Danke an die vielen Menschen, die ich jetzt nicht namentlich genannt habe.

Inhaltsverzeichnis

Grundlagen

Grundlagen

1 Scanparameter und Bildqualität

1.1 Scanparameter

Jeder Computertomograf (CT) besteht aus den folgenden grundlegenden Elementen:

- Röntgenstrahler
- Detektor
- Gantry, in der die Röntgenstrahler-Detektoreinheit rotiert
- Patiententisch

CT-Untersuchungsprotokolle bestehen aus einer Kombination verschiedener **Akquisitionsparameter**, die einen direkten Bezug auf die grundlegenden Elemente des CT-Scanners haben (▶ Tab. 1.1).

Der Röntgenstrahler wird durch die Parameter **Röhrenstrom**, **Röhrenspannung** und **Scanfeld** gesteuert: Mit der Wahl des Röhrenstroms und der Röhrenspannung werden Menge und Energie der Strahlung definiert, die den Röntgenstrahler verlassen. Die Scanfelder bestimmen die Breite des Fächerstrahls und damit die „Strahl-Einblendung" in Rotationsrichtung (X-Y-Richtung).

Mit der **Kollimation** wird festgelegt, mit welcher kollimierten Schichtdicke die Daten erfasst werden (z. B. bei einem 16-Zeilen-CT: 16 × 1,25 mm oder 16 × 0,625 mm; bei einem 80-Zeilen-CT: 80 × 0,5 mm).

Die **Rotationsgeschwindigkeit** bestimmt, mit welcher Geschwindigkeit die Röntgenstrahler-Detektoreinheit in der Gantry rotiert und somit um den Patienten kreist. Sie bestimmt maßgeblich die zeitliche Auflösung der CT Untersuchung. Bei vielen CT-Scannern liegt die Standard-Rotationsgeschwindigkeit zwischen 0,5 und 0,8 s pro Rotation. Sie kann jedoch auch langsamer eingestellt werden (z. B. 1,0 s oder langsamer). Hochleistungs-CT-Scanner ermöglichen Rotationsgeschwindigkeiten, die schneller sind als 0,3 s pro Rotation.

Der **Pitch** definiert – bei der Durchführung einer Spiral-CT-Untersuchung – die Geschwindigkeit, mit der der Patiententisch durch die Gantry bewegt wird. Je höher der Pitch ist, desto schneller bewegt sich der Patiententisch durch die Gantryöffnung und desto kürzer ist die Untersuchungszeit des durchgeführten CT-Scans. Je niedriger der Pitch ist, desto länger dauert der CT Scan.

Der Parameter **Tischvorschub** steuert bei sequenziellen CT-Untersuchungen den Vorschub des Tisches zwischen 2 Scans.

Tab. 1.1 Akquisitionsparameter mit direktem Bezug auf die grundlegenden Elemente des CT-Scanners.

Elemente des CT-Scanners	Akquisitionsparameter
Röntgenstrahler	• Röhrenstrom • Röhrenspannung • Scanfeld
Detektor	Kollimation
Gantry, in der die Röntgenstrahler-Detektoreinheit rotiert	Rotationsgeschwindigkeit
Patiententisch	• Tischvorschub (bei sequenzieller Akquisition) • Pitch (bei Spiral-CT-Akquisition)

1.1.1 Röhrenstrom (mA), Röhrenstrom-Zeit-Produkt

Definition

Vereinfacht ausgedrückt, beeinflusst die Einstellung des Röhrenstroms die Quantität, also die Menge der Röntgenquanten, die den Röntgenstrahler verlassen. Je höher der Röhrenstrom ist, desto mehr Röntgenquanten verlassen den Röntgenstrahler.

Ob in den CT-Protokollen der Parameter „Röhrenstrom" (mA) oder das „effektive Röhrenstrom-Zeit-Produkt" (mAs eff.) verändert werden kann, ist abhängig davon, von welchem Hersteller das CT-Gerät hergestellt wurde:

- Bei CT-Scannern der Firmen GE und Toshiba kann innerhalb der Protokolle der Röhrenstrom (mA) eingestellt und verändert werden. Das effektive Röhrenstrom-Zeit-Produkt (mAs eff.) wird angezeigt und ergibt sich bei diesen CT-Geräteherstellern durch das Zusammenspiel von Röhrenstrom, Pitch und Rotationsgeschwindigkeit.
- Bei CT-Scannern der Firmen Philips und Siemens kann innerhalb ihrer Protokolle das effektive Röhrenstrom-Zeit-Produkt (mAs eff.) direkt eingestellt und verändert werden. Der Röhrenstrom (mA) selbst wird bei diesen CT-Scannern im Hintergrund angepasst, so dass das gewünschte Röhrenstrom-Zeit-Produkt entsteht. Auch bei diesen Herstellern setzt sich das effektive Röhrenstrom-Zeit-Produkt (mAs eff.) aus dem Zusammenspiel von Röhrenstrom, Pitch und Rotationsgeschwindigkeit zusammen.

Man unterscheidet CT-Protokolle mit festem Röhrenstrom bzw. effektivem Röhrenstrom-Zeit-Produkt und solche Protokolle, bei denen eine automatische Röhrenstrom-Modulation den Röhrenstrom pro Rotation so regelt, dass stets der Röhrenstrom verwendet wird, der für eine optimale Bildqualität sinnvoll ist.

Speziell bei Untersuchungen des Körperstamms (Hals, Thorax, Abdomen, Becken) ist die Verwendung der „automatische Röhrenstrom-Modulation" sehr sinnvoll, da sich die Objektdicke und die Strahlenschwächung innerhalb des Untersuchungsbereichs zum Teil deutlich unterscheiden. So wird z. B. im Bereich der Schultern deutlich mehr Röhrenstrom benötigt als im Bereich des Mediastinums.

Untersuchungen des Schädels oder des muskulo-skelettalen-Systems (Handgelenk, Knie, Fuß usw.), bei denen anatomiebedingt nur geringe Schwächungsunterschiede vorliegen, können und werden im Allgemeinen mit fest eingestelltem Röhrenstrom untersucht.

Einfluss auf Bildqualität und Strahlenexposition

Einfluss des Röhrenstroms auf die Strahlenexposition

Die Abhängigkeit der Strahlenexposition vom Röhrenstrom bzw. effektivem Röhrenstrom-Zeit-Produkt ist linear. Verdoppelt man den Röhrenstrom, verdoppelt sich die Strahlenexposition und umgekehrt.

Einfluss des Röhrenstroms auf die Bildqualität

Die Höhe des Röhrenstroms bestimmt die Menge der Quanten, die den Patienten durchdringen und anschließend vom Detektor detektiert werden. Somit hat der Röhrenstrom Einfluss auf das **Bildrauschen**: Je höher der Röhrenstrom gewählt wird, desto rauschärmer werden die entstehenden Bilder. Je niedriger der Röhrenstrom gewählt wird, desto rauschiger werden die entstehenden Bilder.

Wann ist welche Röhrenstrom-Einstellung sinnvoll?

Hoher Röhrenstrom bzw. hohes effektives Röhrenstrom-Zeit-Produkt

Bei großen Objektdicken oder bei Objekten mit einer hohen Strahlenschwächung sind hohe mAs-Werte sinnvoll. Wenn die automatische Röhrenstrom-Modulation die mAs-Einstellung vornimmt, wird sie z. B. bei adipösen Patienten und, wenn sich Metallimplantate im Untersuchungsbereich befinden, eher hohe mAs Werte wählen.

Niedriger Röhrenstrom bzw. niedriges effektives Röhrenstrom-Zeit-Produkt

Bei geringen Objektdicken und bei Untersuchungen, bei denen ein hohes Bildrauschen tolerabel ist, finden niedrige mAs-Werte Anwendung. Anwendungsbeispiele für niedrige mAs-Werte sind Low-Dose-Untersuchungen (z. B. Nierensteinsuche, Low-Dose-CT der Lunge, Nasennebenhöhlen-CT) sowie CT bei Kindern (Region- und altersabhängig).

1.1.2 Röhrenspannung

Definition

Die Höhe der Röhrenspannung definiert die maximale Energie des Strahlenspektrums, die den Röntgenstrahler verlässt. Je höher die gewählte Röhrenspannung ist, desto energiereicher und durchdringungsfähiger sind die Röntgenquanten.

Bei den meisten CT-Scannern stehen Röhrenspannungen von 80, 100, 120 und 140 kV zur Verfügung. Seit kurzem gibt es auch CT-Scanner, die zusätzlich mit Röhrenspannungen von weniger als 80 kV arbeiten können. Bei den meisten Routine-Untersuchungen werden üblicherweise 120 kV und 100 kV verwendet.

Einfluss der Röhrenspannung auf Bildqualität und Strahlenexposition

Einfluss der Röhrenspannung auf die Bildqualität

Abhängigkeit des **Bildrauschens** von der Röhrenspannung:

- Erhöht man die Röhrenspannung bei gleichzeitig konstantem Röhrenstrom, reduziert sich, bedingt durch die verbesserte Durchdringungs-

fähigkeit der Quanten, das Bildrauschen, da mehr Röntgenquanten auf den Detektor treffen und somit mehr Signal produzieren.
- Wird die Röhrenspannung bei gleichzeitig konstantem Röhrenstrom reduziert, erhöht sich das Bildrauschen.

Einfluss der Röhrenspannung auf die CT-Dichtewerte (Hounsfield-Werte)

Neben der Durchdringungsfähigkeit hat die gewählte Einstellung der Röhrenspannung großen Einfluss auf die CT-Dichtewerte und somit auf die Kontrastdarstellung verschiedener Materialien. Je höher die Röhrenspannung gewählt wird, desto niedriger werden die CT-Dichtewerte von Objekten mit höherer Ordnungszahl wie Kalk, Knochen oder Jod (▶ Abb. 1.1). Gleichzeitig reduziert sich auch der Kontrast dieser Strukturen im Vergleich zum Weichteilgewebe. Bei niedrigeren Röhrenspannungen sind CT-Dichtewerte von Jod, Knochen und Kalk z. B. deutlich höher als bei der Verwendung von hohen Röhrenspannungen.

Werden niedrigere Röhrenspannungen (z. B. 100 kV) bei CT-Untersuchungen von Gefäßen verwendet, wird der Gefäßkontrast, bei gleicher Kontrastmittelmenge, deutlich gesteigert. Dies wiederum eröffnet Möglichkeiten, um

- entweder die Kontrastmittelmenge und -injektionsgeschwindigkeit zu reduzieren,
- oder den verbesserten Jodkontrast zu nutzen, um auch mit geringerer Strahlenexposition diagnostisch hochwertige CT-Gefäßuntersuchungen durchzuführen.

Dies ist besonders bei schlanken und normalgewichtigen Patienten möglich. Bei adipösen Patienten können insbesondere CT-Scanner mit „kleineren" Generatoren und Röntgenstrahlern oft den notwendigen Röhrenstrom nicht aufbringen.

Einfluss der Röhrenspannung auf die Strahlenexposition

Der Einfluss der Röhrenspannung auf die Strahlenexposition im CT ist abhängig davon, ob mit oder ohne automatischer Röhrenstrom-Modulation gearbeitet wird und von welchem Hersteller das CT-Gerät ist.

Ohne automatische Röhrenstrom-Modulation

Wenn ohne automatischer Röhrenstrom-Modulation gearbeitet wird, verändert sich die Strahlenexposition um ca. 40 %, wenn die Röhrenspannung um eine Stufe verändert wird:

Hohe kV | Niedrige kV

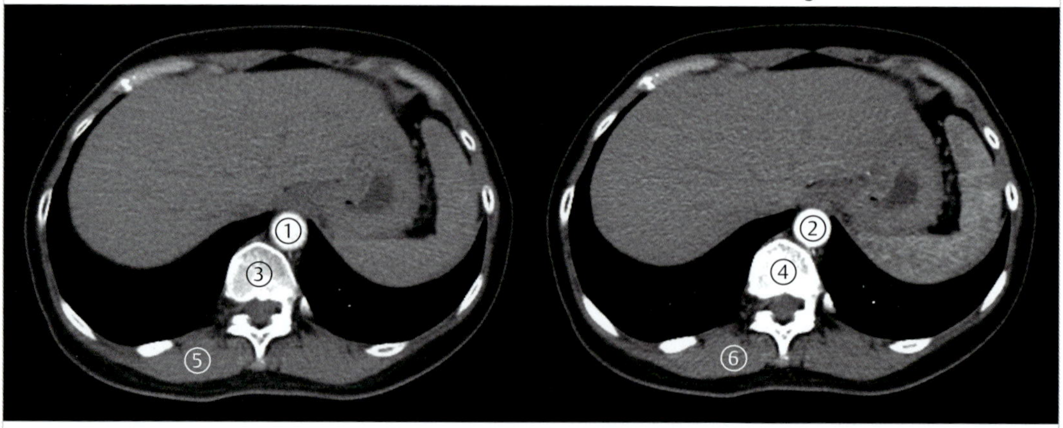

Geringer Kontrast, Geringes Rauschen		Unterschied		Hoher Kontrast, Hohes Rauschen	
1) Jod	242.2	Jod	198.2	2) Jod	440.4
3) Knochen	242.3	Knochen	95.5	4) Knochen	337.8
5) Gewebe	54.60	Gewebe	5.1	6) Gewebe	59.70

Abb. 1.1 CT-Dichtewerte verschiedener Strukturen bei verschiedenen Röhrenspannungen.

- Wird die Röhrenspannung um eine Stufe reduziert, sinkt die Strahlenexposition um ca. 40 %.
- Wird sie um eine Stufe erhöht, steigt sie um ca. 40 %.

Selbstverständlich hat dies auch Einfluss auf die Bildqualität (**Bildrauschen**):
- Je höher die Strahlenexposition, desto geringer ist auch das Bildrauschen.
- Je niedriger die Strahlenexposition, desto höher ist das Bildrauschen.

Wenn der Wunsch besteht, trotz Veränderung der Röhrenspannung wieder das gleiche Bildrauschen zu erhalten, kann dies durch die Anpassung des Röhrenstroms erreicht werden. Wenn also die Röhrenspannung um eine Stufe erhöht wird, muss der Röhrenstrom um ca. 70 % reduziert werden, um ein vergleichbares Bildrauschen zu erhalten. Und wenn die Röhrenspannung um eine Stufe reduziert wird, muss der Röhrenstrom um ca. 70 % erhöht werden, um ein vergleichbares Bildrauschen zu erhalten.

Dieses Beispiel zeigt, auch der CTDI-Wert kann sehr gut als Orientierung herangezogen werden:
- Bei 120 kV und 150 mAs liegt der CTDI-Wert bei 10,6 mGy.
- Wenn die Röhrenspannung auf 140 kV erhöht wird, kann der Röhrenstrom gleichzeitig auf 100 mAs reduziert werden, um wieder denselben CTDI-Wert von 10,6 mGy und somit eine vergleichbare Bildqualität zu erreichen.
- Wenn die Röhrenspannung auf 100 kV reduziert wird, muss der Röhrenstrom jedoch auf 255 mAs erhöht werden, um wieder denselben CTDI-Wert von 10,6 mGy und somit eine vergleichbare Bildqualität zu erreichen.

Mit automatischer Röhrenstrom-Modulation

Bei CT-Scannern von GE, Philips und Toshiba wird dieser Ausgleich nahezu vollständig von der automatischen Röhrenstrom-Modulation vorgenommen. Sie sorgt dafür, dass die Bildqualität gleich bleibt, auch wenn die Röhrenspannung im Protokoll angepasst wird. In diesem Fall führt die Veränderung der Röhrenspannung nur bedingt zu einer Veränderung der Strahlenexposition des Patienten.

Siemens-CT-Scanner unter Verwendung von „CARE Dose 4D“ passen den Röhrenstrom nicht an, wenn die Röhrenspannung verändert wird. In diesem Fall hat die Änderung der Röhrenspannung, trotz automatischer Röhrenstrom-Modulation, Einfluss auf Bildqualität und Strahlenexposition. Die erweiterte automatische Röhrenstrom-Modulation „CARE kV“ hingegen passt Röhrenstrom und Röhrenspannung an den Patienten und die jeweilige Fragestellung (Gefäßuntersuchung, Organuntersuchung, Darstellung von Knochen oder Nativ-Scan) an.

Wann ist welche Röhrenspannungs-Einstellung sinnvoll?

Wann kann es sinnvoll sein, hohe kV-Werte zu verwenden?

- bei sehr adipösen Patienten
- Darstellung von Metallimplantaten zur Reduktion der metallbedingten Artefakte (nicht nötig, wenn das CT über eine „MAR“-Software wie OMAR, SEMAR, IMAR, MAR [Metal Artefact Reduction] verfügt.
- Bei manchen CT-Scannern kann es auch sinnvoll sein, für die CT-Untersuchung der Schulter eine möglichst hohe Röhrenspannung zu wählen.

Wann kann es sinnvoll sein, niedrige kV-Werte zu verwenden?

- zur Kontrastverstärkung des Jod- und Kalk-Kontrasts, z. B. in der CT-Angiografie oder Nierenstein-CT
- CT-Untersuchung von Kindern (abhängig vom Gewicht des Kindes und der zu untersuchenden Körperregion)

1.1.3 Pitch

Definition

Der Pitch definiert bei der Spiral-CT-Akquisition, wie schnell die Patientenliege im Verhältnis zur Gesamtkollimation durch die Gantry bewegt wird.

Er wird durch folgende Formel festgelegt:

$$\text{Pitch (p)} = \frac{\text{Tischvorschub pro Gantryumdrehung[mm]}}{\text{Kollimation} \times \text{Anzahl der Detektorzeilen[mm]}}$$

Wenn der Tischvorschub pro Rotation genauso groß ist wie die Gesamtkollimation, spricht man von einem **„Pitch 1“** (▶ Abb. 1.2). Beispiel: Wenn bei einem 80-Zeilen-CT-Scanner mit einer Gesamtkollimation von 40 mm (80 × 0,5 mm) der Patiententisch pro Rotation um 40 mm verschoben wird, spricht man von „Pitch 1“.

Von einem **„Pitch < 1“** (▶ Abb. 1.3) spricht man, wenn der Tischvorschub pro Rotation kleiner als die Gesamtkollimation ist. In diesem Fall liegt eine überlappenden Datenakquisition vor.

Von einem **„Pitch > 1“** (▶ Abb. 1.4) spricht man, wenn der Tischvorschub pro Rotation größer als die Gesamtkollimation ist. Die „Lücken“, die dadurch entstehen, werden rechnerisch ausgeglichen („gefüllt“). Bei CT-Scannern mit einer Strahler-Detektoreinheit (Single Source Scanner) kann der Pitch im Allgemeinen bis auf den Wert 1,5 erhöht werden.

Bei CT-Scannern, die über einen sog. High-Pitch-Mode verfügen, sind Vorschubgeschwindigkeiten bis Pitch 3,2 möglich. Dies kann jedoch nur realisiert werden, wenn in der Gantry dieser CT-Systeme 2 um ca. 90 Grad versetzte Röntgenstrahler-Detektoreinheiten simultan genutzt werden.

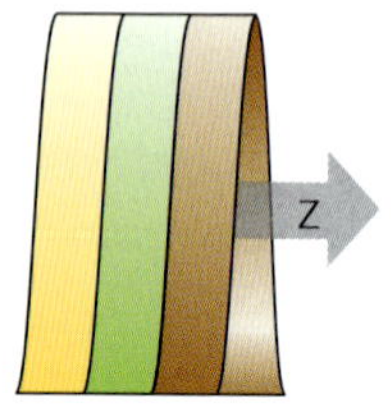

Abb. 1.2 „Pitch 1“.

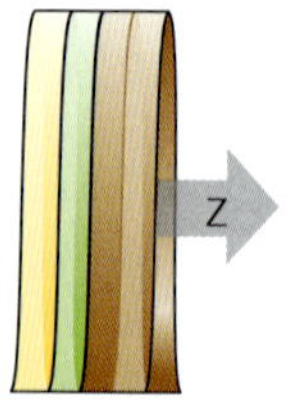

Abb. 1.3 „Pitch < 1“ = überlappende Datenakquisition.

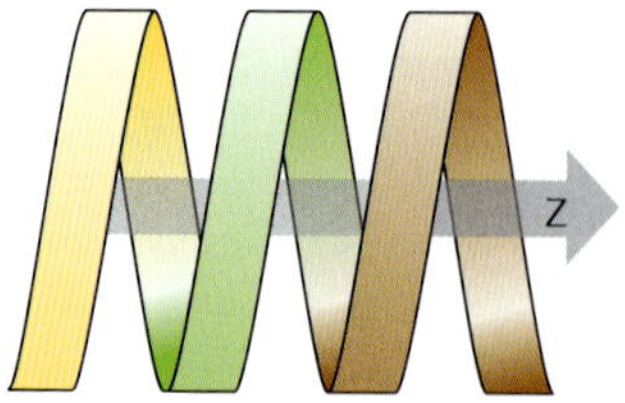

Abb. 1.4 „Pitch > 1“.

Einfluss des Pitches auf Bildqualität und Strahlenexposition

Einfluss des Pitches auf die räumliche Auflösung

Die Verwendung einer überlappenden Akquisition (Pitch < 1) liefert, im Vergleich zu einer Akquisition mit einem hohen Pitch, eine bessere räumliche Auflösung. Sie ist daher besonders sinnvoll, wenn es bei der Untersuchung um sehr feine Details (Innenohr, kleine Gelenke) geht.

Einfluss des Pitches auf das Bildrauschen und die Strahlenexposition

Vor vielen Jahren galt die Regel, dass der Pitch einen Einfluss auf die Strahlenexposition und damit auf das Bildrauschen hat.

Doch spätestens seit der Einführung der 16-Zeilen CTs gilt dies nicht mehr, bzw. nur in Ausnahmefällen und in Abhängigkeit von dem verwendeten CT-Scanner in Kombination mit der Protokolleinstellung.

- Bei CT-Scannern der Firmen Siemens und Philips hat der Pitch, unabhängig davon, ob das Gerät mit oder ohne automatische Röhrenstrom-Modulation betrieben wird, keinen Einfluss auf Strahlenexposition und Bildrauschen. Diese beiden Gerätehersteller passen im Hintergrund den Röhrenstrom (mA) an, wenn der Pitch verändert wird, so dass, unabhängig vom eingestellten Pitch, die mAs_{eff}, das Bildrauschen und damit auch die Strahlenexposition konstant bleiben.
- Bei CT-Scannern der Firmen GE und Toshiba hängt es davon ab, ob die Untersuchung mit oder ohne automatische Röhrenstrom-Modulation durchgeführt wird. Wenn bei diesen CT-Scannern ohne automatische Röhrenstrom-Modulation gearbeitet wird, erhöht sich die Strahlenexposition und reduziert sich das Bildrauschen, wenn ein Pitch < 1 verwendet wird. Bei einem Pitch > 1 hingegen reduziert sich die Strahlenexposition, und das Bildrauschen wird demzufolge erhöht. Bei Verwendung der automatischen Röhrenstrom-Modulation, die bei fast allen Untersuchungen Anwendung findet, sind auch bei diesen CT-Scannern die Strahlenexposition (CTDIw) und das Bildrauschen unabhängig vom Pitch.

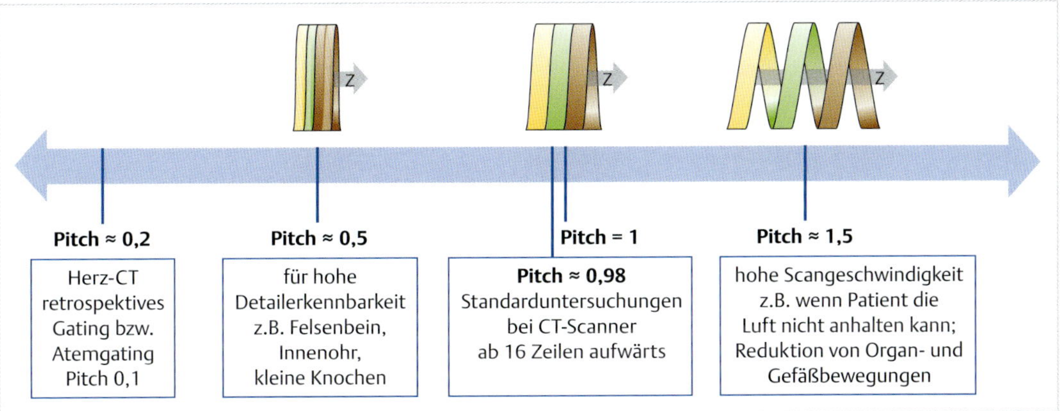

Abb. 1.5 Einsatz der unterschiedlichen Pitch-Einstellungen.

Wann ist welche Pitch-Einstellung sinnvoll?

Der Einsatz der unterschiedlichen Pitch-Einstellungen ist in ▶ Abb. 1.5 dargestellt.

Wann und warum sollte der Pitch erhöht werden?

Um Patientenbewegung und/oder Organbewegungen zu reduzieren, z. B.

- bei Untersuchung der Aorta ascendens, falls keine EKG-Triggerung möglich ist
- bei Thorax-CT-Untersuchung, wenn der Patient die Luft nicht anhalten kann
- Ausnahme: Schädel-CT

Wann und warum sollte der Pitch reduziert werden?

- bei hochauflösenden Untersuchungen
- wenn sehr gute Bildqualität gewünscht und wichtig ist
- bei adipösen Patienten, um die benötigte Strahlenmenge (mAs) verwenden zu können

1.1.4 Rotationsgeschwindigkeit

Definition

Rotationsgeschwindigkeit ist definiert als die Zeit, die die Röntgenstrahler-Detektoreinheit für eine 360-Grad-Rotation benötigt.

Beispiele:

- Rotationsgeschwindigkeit 0,5 s: Die Röntgenstrahler-Detektoreinheit rotiert zweimal pro Sekunde um den Patienten bzw. benötigt 0,5 s für eine 360-Grad-Rotation.
- Rotationsgeschwindigkeit 1,0 s: Die Röntgenstrahler-Detektoreinheit rotiert einmal pro Sekunde um den Patienten bzw. benötigt 1,0 s für eine 360-Grad-Rotation

Einfluss der Rotationsgeschwindigkeit auf Bildqualität und Strahlenexposition

Bei CT-Scannern der Firmen Siemens und Philips hat die Rotationsgeschwindigkeit, unabhängig davon, ob das CT mit oder ohne automatische Röhrenstrom-Modulation betrieben wird, keinen Einfluss auf Strahlenexposition und Bildrauschen. Diese beiden CT Hersteller passen im Hintergrund den Röhrenstrom (mA) an, wenn die Rotationsgeschwindigkeit verändert wird, sodass, unabhängig von der eingestellten Rotationsgeschwindigkeit, das Bildrauschen und damit auch die Strahlenexposition konstant bleiben.

Bei CT-Scannern der Firmen GE und Toshiba hat die Rotationsgeschwindigkeit nur dann Einfluss auf das Bildrauschen und Strahlenexposition, wenn die Untersuchung **ohne** automatische Röhrenstrom-Modulation durchgeführt wird. Bei Verwendung der automatischen Röhrenstrom-Modulation bleibt Bildrauschen und Strahlenexposition konstant.

- Wenn bei diesen Geräten ohne automatische Röhrenstrom-Modulation gearbeitet wird, erhöht sich die Strahlenexposition und reduziert sich das Bildrauschen, wenn eine langsame Rotationsgeschwindigkeit verwendet wird. Bei einer schnellen Rotationsgeschwindigkeit hingegen reduziert sich die Strahlenexposition, und das Bildrauschen wird demzufolge erhöht.
- Wenn mit automatischer Röhrenstrom-Modulation gearbeitet wird (fast bei allen Untersuchungen des Körperstamms), sind auch bei diesen CT-Scannern die Strahlenexposition und das Bildrauschen unabhängig von der Rotationsgeschwindigkeit.

Wann ist welche Rotationsgeschwindigkeit sinnvoll?

Wann und warum sollte eine schnelle Rotationsgeschwindigkeit verwendet werden?

Um Patientenbewegung und/oder Organbewegungen zu reduzieren, z. B.
- für eine möglichst bewegungsarme Darstellung der Aorta ascendens, falls kein EKG-Triggerung möglich ist
- Beschleunigung der Scangeschwindigkeit, wenn z. B. der Patient die Luft nicht anhalten kann
- Herz-CT-Untersuchungen

Wann und warum sollte eine langsame Rotationsgeschwindigkeit verwendet werden?

- hochauflösende Untersuchungen
- wenn sehr gute Bildqualität gewünscht und wichtig ist
- bei sehr adipösen Patienten, wenn alle anderen Parameteroptimierungen nicht ausgereicht haben, um die benötigte Strahlenexposition erreichen zu können, die zu einer diagnostischen Bildqualität (Bildrauschen) führen

1.1.5 Detektorkollimation

Der CT-Detektor steht dem Röntgenstrahler gegenüber und hat eine gebogene Form. Durch diese Form wird auch oft von der „Detektorbanane“ gesprochen.

Die wesentliche Unterscheidungsmerkmale eines CT-Detektors sind:
- Detektorbreite in Z-Richtung
- Anzahl der Detektorzeilen in Z-Richtung
- Größe der Detektorelemente in Z-Richtung

Während Einzeilen-CT-Scanner nur ein Detektorelement in Z-Richtung besaßen, welches (bezogen auf das Isozentrum) 10 mm maß, besitzen Mehrschicht-CT-Scanner bis zu 320 Detektorelemente in Z-Richtung. Mehrschicht-CT-Detektoren verfügen auch über deutlich kleinere Detektorelemente als der Einzeilen-CT-Scanner. Die Größe der Detektorelemente liegt heute zwischen 1,5 mm und 0,5 mm (bezogen auf das Isozentrum).

Die Mehrschicht-CT ermöglicht sehr kurze Untersuchungszeiten bei gleichzeitig hoher räumlicher Auflösung. Der Akquisitionsparameter „Kollimation“ innerhalb des CT-Protokolls bestimmt zum einen die räumliche Auflösung, und zum anderen hat er Einfluss auf die Scangeschwindigkeit.

CT-Scanner mit 64 Zeilen und mehr bestehen aus einheitlich großen Detektorelementen, die eine Größe von 0,625–0,5 mm aufweisen. Detektoren von 16-Zeilen-CT-Scannern bestehen aus unterschiedlich großen Detektorelementen: Im Detektorzentrum sind 16 kleine Detektorelemente angeordnet (z. B. 16 × 0,75–0,5 mm, bezogen auf das Isozentrum). Die peripheren Detektorelemente sind doppelt so groß wie die zentralen Elemente (z. B. 1,5–1,0 mm, bezogen auf das Isozentrum).

Für hochauflösende Untersuchungen wird der Röntgenkegelstrahl auf die zentralen Elemente eingeblendet. Bei Untersuchungen, die z. B. mit 16 × 1,25 mm bis 2 mm akquiriert werden, blendet der Röntgenstrahler den Röntgenkegelstrahl auf die volle Detektorbreite auf (▸ Abb. 1.6).

Kollimierte Schichtdicke vs. rekonstruierte Schichtdicke

Bei den Einzeilen-CT-Scannern entsprach die kollidierte Schichtdicke auch stets der rekonstruierten Schichtdicke. Bei der Mehrschicht-CT hingegen können kollimierte und rekonstruierte Schichtdicke unterschiedlich groß sein. Die rekonstruierte Schichtdicke kann niemals kleiner als die kollimierte Schichtdicke gewählt werden, allerdings kann sie größer als sie gewählt werden.

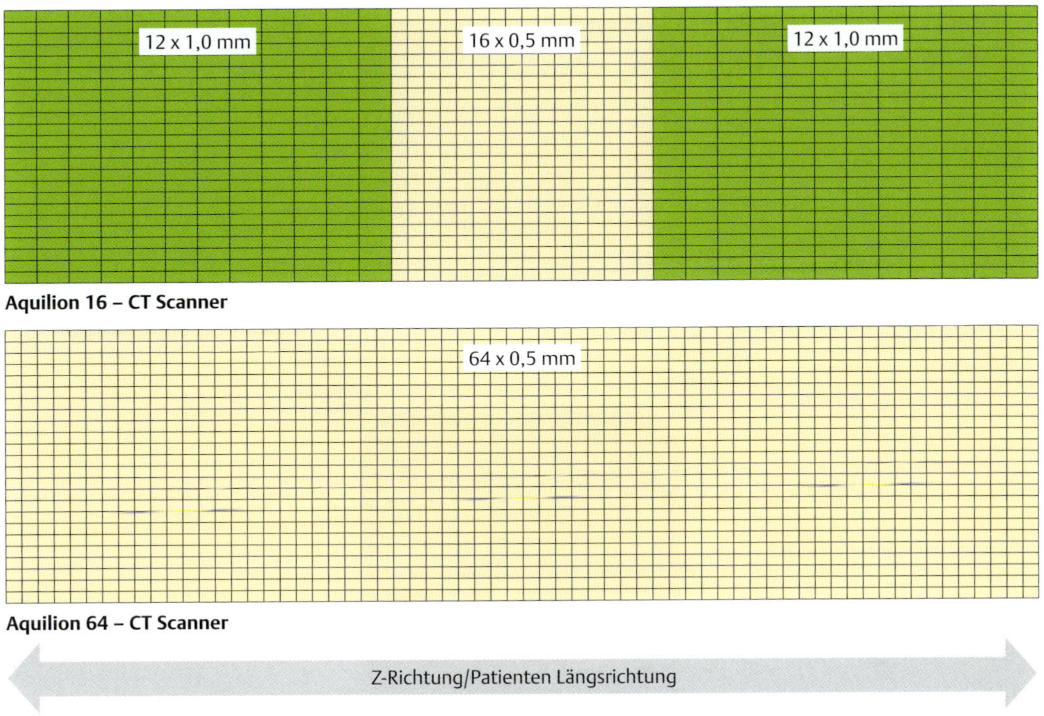

Abb. 1.6 Detektorkonfiguration am Beispiel zweier Toshiba-CT Scanner.

1.2 Bildqualität

Die Computertomografie (CT) zählt zu den digitalen radiologischen Verfahren. Die **Bildqualität** wird in der CT im Wesentlichen durch die folgenden 3 Charakteristika definiert (▶ Abb. 1.7):

- Hochkontrastauflösung
- Niedrigkontrastauflösung
- Bildrauschen

Die **Hochkontrastauflösung** definiert die Fähigkeit der CT, feine Details im Hochkontrast aufzulösen. Sie ist abhängig von der kollimierten Schichtdicke, dem Messfeld, dem rekonstruierten Bildausschnitt und der rekonstruierten Schichtdicke.

Die **Niedrigkontrastauflösung** beschreibt die Fähigkeit des CT-Scanners, auch kleine Strukturen mit geringen Dichteunterschieden zu ihrer Umgebung, unter Verwendung einer definierten Strahlenexposition, aufzulösen. Eine gute Niedrigkontrastauflösung ist wichtig, wenn es bei der CT-Diagnostik z. B. um die Detektion von kleinen Lebermetastasen oder um eine gute Differenzierung der grauen und weißen Hirnsubstanz bei gleichzeitig möglichst geringer Dosis geht.

Während die Hoch- und Niedrigkontrastauflösung systemspezifisch sind und nur mit speziellen Phantomen quantifiziert werden können, ist das **Bildrauschen** der für die klinische Routine wichtigste Bildqualitätsparameter. Ein für die Fragestellung zu hohes Bildrauschen wird in der Regel sofort visuell wahrgenommen, wenn man die Bilder betrachtet.

Darüber hinaus kann das Bildrauschen auch im Bild gemessen werden. Jede radiologische Bildbetrachtungs- und Befundungssoftware zeigt das Bildrauschen bei jeder CT-Dichte-Wert-Messung mit einer Region of Interest (ROI) an. Es wird im Allgemeinen als **Standardabweichung** (SDev, SD-Wert etc.) zusammen mit den Messergebnissen der ROI angezeigt (▶ Abb. 1.8). Je höher das Rauschen im Bild ist, desto höher ist auch die gemessene Standardabweichung.

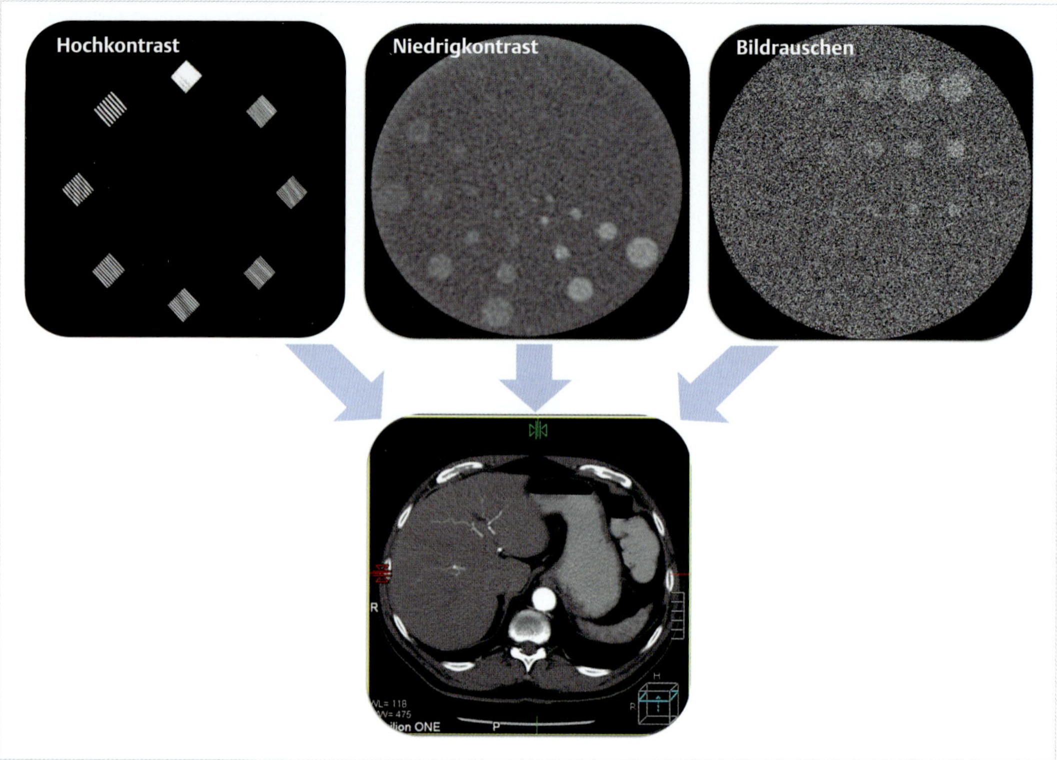

Abb. 1.7 Definition von Bildqualität in der CT.

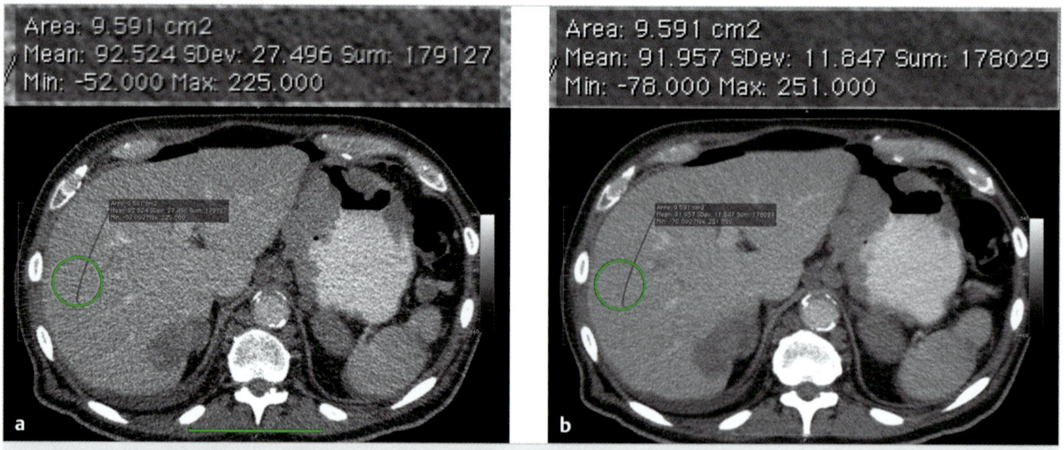

Abb. 1.8 Das Bildrauschen kann mit Hilfe von ROI-Messungen bestimmt werden.
a Rauschen – SD: 27.
b Rauschen – SD: 11.

In Abhängigkeit von der untersuchten Körperregion wird ein unterschiedlich hohes Bildrauschen als angenehm empfunden (▶ Tab. 1.2). Welches Bildrauschen bei welcher Untersuchung als angenehm empfunden wird, hängt auch von den Gewohnheiten des Betrachters ab.

Untersuchungen, bei denen **Hochkontrastobjekte** im Fokus stehen, können auch mit einem hohen Bildrauschen und somit mit geringer Strahlenexposition sehr gut beurteilt werden, z. B.:
- Nierensteinsuche-CT
- Darstellung des Lungenparenchyms
- Darstellung von Knochen und Gelenken

Untersuchungen, bei denen kleinste Dichtunterschiede im **Niedrigkontrast** eine zentrale Bedeutung haben (Weichteildarstellungen), sollten so durchgeführt werden, dass die Bilder ein geringes Bildrauschen aufweisen, z. B.:
- Darstellung des Hirnparenchyms
- Abdomen-CT
- Bandscheiben-Fragestellungen

Tab. 1.2 Untersuchungsbezogene Werte für das Bildrauschen, die i. A. als gut empfunden werden.

Untersuchungsmodus/ Region	Bildrauschen in HU Standardabweichung
Hirnparenchym	2,5–4
Körperstamm Weichteile	12–15
Bandscheiben HWS	6,5
Bandscheiben BWS/LWS	7,5
Low-Dose-Untersuchungen (z. B. Nierensteine)	23–30

Das Bildrauschen wird von folgenden Faktoren beeinflusst:
- Objektdicke bzw. Schwächung des Objektes
- Höhe des verwendeten Röhrenstroms bzw. effektiven Röhrenstrom-Zeit-Produkts
- verwendete Röhrenspannung
- verwendeter Rekonstruktionsalgorithmus (Kernel, Filter, Faltungskern)
- verwendete Schichtdicke

2 Automatische Röhrenstrom-Modulation

2.1 Definition

Die automatische Röhrenstrom-Modulation (Automatic Exposure Control, AEC) passt den Röhrenstrom bzw. das effektive Röhrenstrom-Zeit-Produkt pro Rotation in dem Maße an die Strahlenschwächung der Untersuchungsregion an, dass unabhängig von der Objektschwächung eine gleichbleibende diagnostische Bildqualität entsteht. Die Ziel-Bildqualität, welche im Allgemeinen durch das Bildrauschen definiert ist (siehe Kap. 1.2), ist abhängig von der diagnostischen Fragestellung und der untersuchten Körperregion.

2.2 Arbeitsweise

Als Basis für die Ermittlung des optimalen Röhrenstroms bzw. effektiven Röhrenstrom-Zeit-Produkts orientieren sich alle zur Zeit auf dem Markt befindlichen CT-Scanner am **Übersichtsradiogramm** (Scout, Surview, Topogramm, Scanogramm), welches zu Beginn einer jeden CT-Untersuchung akquiriert wird.

2.2.1 Bedeutung der isozentrischen Lagerung

Speziell bei Untersuchungen des Körperstamms (Hals-Thorax-Abdomen-Becken) ist darauf zu achten, dass die Tischhöhe so eingestellt ist, dass der horizontale Seitenlaser auf Höhe der Objekt- bzw. Körpermitte verläuft. Dies stellt sicher, dass die Tischhöhe so eingestellt ist, dass der Patient im Ioszentrum des CT-Scanners positioniert ist. Die isozentrische Lagerung des Patienten stellt die korrekte Abbildungsgeometrie des Übersichtsradiogramms sicher und ermöglicht so, dass der für die Untersuchung optimale Röhrenstrom bzw. das optimale effektive Röhrenstrom-Zeit-Produkt von der automatische Röhrenstrom-Modulation ermittelt werden kann.

Wird der Patient zu hoch oder zu tief gelagert, ergibt sich daraus eine veränderte Abbildungsgeometrie des Übersichtsradiogramms (► Abb. 2.1):

- Wird die Tischhöhe so eingestellt, dass der **Patient näher am Detektor** gelagert ist, wird er auf dem Übersichtsradiogramm zu klein abgebildet.

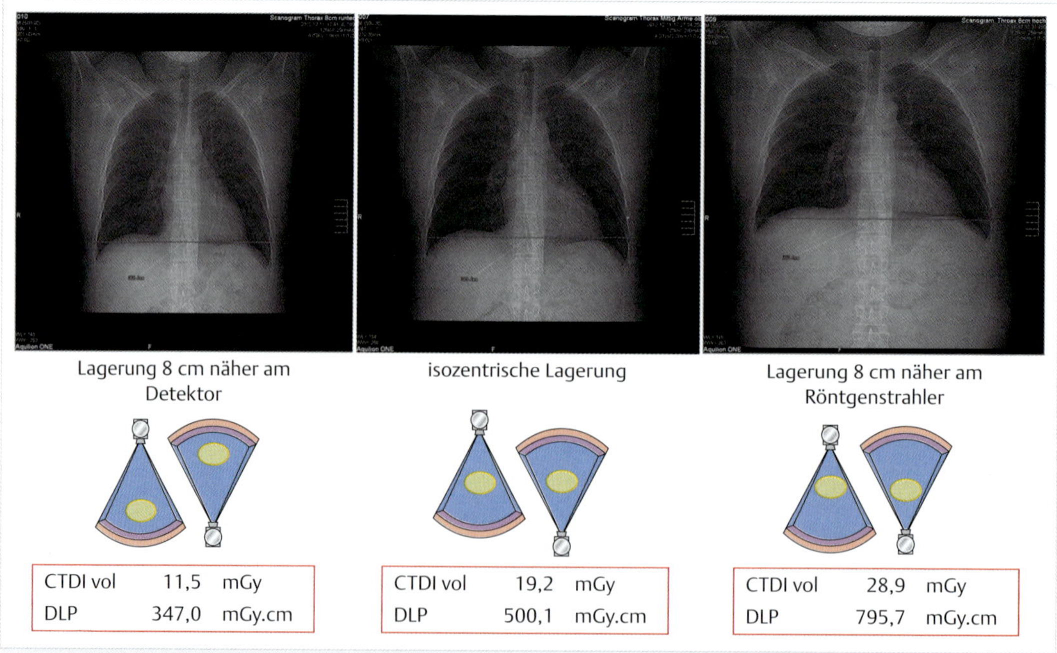

Abb. 2.1 Einfluss der Tischhöhe auf die Belichtungsergebnisse der automatische Röhrenstrom-Modulation.

Das führt dazu, dass die automatische Röhrenstrom-Modulation annimmt, dass der Patient schlanker als in Wirklichkeit ist, und den benötigten Röhrenstrom für diesen Patienten zu niedrig berechnet. Dies führt zu einer Reduktion der Strahlenexposition und zu einer Erhöhung des Bildrauschens (**Verschlechterung der wahrgenommenen Bildqualität**).
- Wird die Tischhöhe so eingestellt, dass der **Patient näher am Röntgenstrahler** gelagert ist, wird er auf der Übersichtsradiogramm zu groß abgebildet. Das führt dazu, dass die automatische Röhrenstrom-Modulation annimmt, dass der Patient eine höhere Strahlenschwächung aufweist als in Wirklichkeit und den benötigten Röhrenstrom zu hoch berechnet. Dies führt zu einer **deutlichen Erhöhung der Strahlenexposition** und zu einer Reduktion des Bildrauschens (Verbesserung der wahrgenommenen Bildqualität).

CT-Scanner der Firma Toshiba Medical Systems ab Software Version 6.0 verfügen über eine Software, die diese Problematik ausgleicht. Bei diesen CT-Scannern hat die Höhe der Patientenlagerung keinen Einfluss mehr auf die Bildqualität und/oder Strahlenexposition.

2.2.2 Bildqualitätsindikatoren

Die automatische Röhrenstrom-Modulation der einzelnen Hersteller arbeiten mit unterschiedlichen Indikatoren für die Bildqualität (▶ Tab. 2.1).
- **Bildqualitätsindikator „Referenz mAs“** (effektives Röhrenstrom-Zeit-Produkt), bezogen auf einen Standardpatienten: Eine Referenz mAs von 100 mAs bedeutet beispielsweise, dass die Ziel-Bildqualität (Bildrauschen) dem Bildrauschen entspricht, welches entsteht, wenn ein, in der Software definierter, Standardpatient mit 100 mAs untersucht werden würde. Die automatische Röhrenstrom-Modulation vergleicht bei jeder Untersuchung den Patienten, der auf dem erstellten Übersichtsradiogramm abgebildet ist, mit dem hinterlegten Standardpatienten. Weichen die Schwächungswerte des aktuellen Patienten von denen des Standardpatienten ab, passt die automatische Röhrenstrom-Modulation den Röhrenstrom an den aktuellen Patienten an.
- **Bildqualitätsindikator „Bildrauschen“:** Wie bereits beschrieben, lässt sich das Bildrauschen mit Hilfe der HU-Standardabweichung (S. 25) quantifizieren. Bei einer automatischen Röhrenstrom-Modulation, die mit dem Bildrauschen als Bildqualitätsindikator arbeiten, wird im CT-Protokoll die Ziel-Bildqualität in Form des gewünschten Bildrauschens zusammen mit Informationen zur verwendeten Rekonstruktionsschichtdicke und des Röhrenstrombereiches festgelegt. Anhand des Übersichtsradiogramms wird bei jeder Untersuchung die Objektschwächung ermittelt. Basierend darauf und anhand der definierten Rahmenbedingungen der automatischen Röhrenstrom-Modulation, ermittelt diese dann den notwendigen Röhrenstrom pro Rotation.

2.2.3 X-Y-Z-Modulation

Jede moderne automatische Röhrenstrom-Modulation moduliert den Röhrenstrom nicht nur in Patienten-Längsrichtung (Z-Richtung), sondern passt den Röhrenstrom auch an die Objektschwächung in anterior-posteriorer- (X) und lateraler Richtung (Y) an (▶ Abb. 2.2). Die X-Y-Modulation passt den Röhrenstrom an die ovalen Körperquerschnitte so an, dass der Röhrenstrom im seitlichen Strahlengang (großer Patientendurchmesser) erhöht und im anterior-posterioren sowie posterior-anterioren Strahlengang reduziert wird.

Tab. 2.1 Unterschiedliche Bildqualitätsindikatoren der automatische Röhrenstrom-Modulationen der einzelnen Hersteller.

Hersteller (Produktname)	Modulation des Röhrenstroms	Verwendeter Bildqualitätsindikator
GE (Auto mA + Smart mA)	X-Y-Z-Modulation	Noise Index (Bildrauschen)
Philips (DoseRight)	ältere CT-Scanner: ACS; D-Dom/Angular Mode (X-Y Modulation) oder Z-DOM (Z-Modulation) neue CT-Scanner: X-Y-Z-Modulation	Referenz mAs bezogen auf einen Standardpatienten
Siemens (CARE Dose 4D)	X-Y-Z-Modulation	Referenz mAs bezogen auf einen Standardpatienten
Toshiba (SureExposure 3D)	X-Y-Z-Modulation	gewünschtes Bildrauschen (SD-Wert)

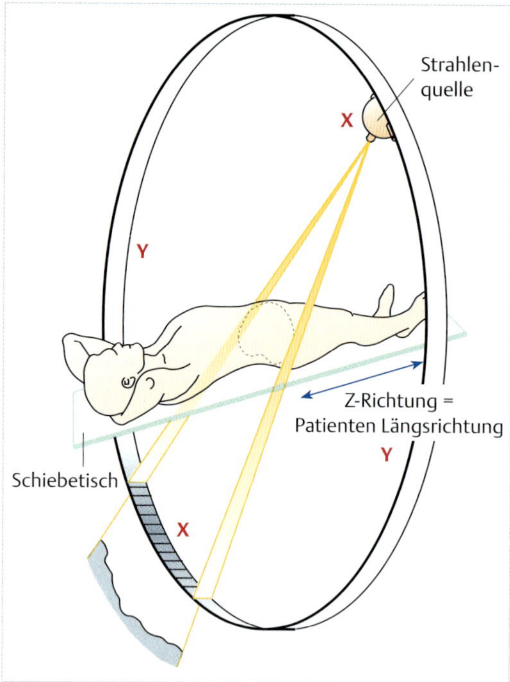

Abb. 2.2 X-, Y- und Z-Koordinaten in der CT.

2.2.4 Automatische Wahl der Röhrenspannung

Wie beschrieben, kann durch die Anpassung der Röhrenspannung (S. 19) an die jeweilige klinische Fragestellung und an das Patientengewicht die Strahlenexposition oder die Kontrastmittelmenge gesenkt werden. Um diese Möglichkeiten möglichst optimal ausnutzen zu können, kann es sinnvoll sein, bei jedem Patienten die Röhrenspannung individuell anzupassen. Bei einigen CT-Scannern verschiedener CT-Gerätehersteller werden diese individuellen Anpassungen ebenfalls softwaregesteuert durchgeführt (z. B. Care kV, Sure-kV).

Basierend auf den Schwächungsinformationen des Übersichtsradiogramms und der darzustellenden Strukturen (Gefäße, Organe, Knochen), wird die für die Fragestellung optimale Röhrenspannung in Kombination mit dem optimalen Röhrenstrom automatisch angewählt. Während der Röhrenstrom dann während der Untersuchung mit jeder Rotation an die Anatomie des Patienten angepasst wird, bleibt die automatisch gewählte Röhrenspannung während des Scans konstant.

- Liegt der Fokus der Untersuchung auf der reinen Gefäßdarstellung, so wählt das CT-Gerät tendenziell niedrigere kV-Werte (z. B. 80 kV) in Kombination mit einem niedrigen Röhrenstrom, was zu einer signifikanten Reduktion der Strahlenexposition führt. Das Bildrauschen ist in diesem Fall leicht erhöht, wird jedoch durch den gesteigerten Gefäßkontrast im allgemeinen nicht als störend empfunden.
- Liegt der Fokus der Untersuchung auf der Organdarstellung, wird die Röhrenspannung tendenziell ebenfalls ein wenig reduziert, der Röhrenstrom jedoch so weit erhöht, dass die Rauscherhöhung durch die niedrigen kV-Werte wieder aufgehoben wird. In diesem Fall wird der gesteigerte Jodkontrast in Kombination mit einem eher niedrigen Bildrauschen erreicht. Der Fokus liegt in diesem Fall auf der Bildqualität und nicht auf der Reduktion der Strahlenexposition.
- Bei der Untersuchung von knöchernen Strukturen und bei Nativuntersuchungen wird die Röhrenspannung im Allgemeinen nicht bzw. selten reduziert.

2.2.5 Organ-Dosis-Modulation (ODM)

Die ODM stellt eine Erweiterung der klassischen Röhrenstrom-Modulation dar. Es handelt sich um eine in den meisten Fällen optionale Erweiterung, die für einige CT-Scanner angeboten wird (▸ Tab. 2.2).

Bei der ODM kann der Röhrenstrom in einem definierten Sektor deutlich reduziert und somit in diesem Bereich die Direktstrahlung auf ein Minimum reduziert werden (▸ Abb. 2.3). Auf diese Weise lassen sich strahlensensible Organe wie die weibliche Brust, die Schilddrüse und die Augenlinsen vor Direktstrahlung schützen.

Die Reduktion der Direktstrahlung, die mit Hilfe der ODM erreicht wird, ist vergleichbar mit der Reduktion durch Bismuth-haltige Strahlenschutzabdeckungen, die ebenfalls der Reduktion der Direktstrahlung dienen. Der Vorteil der ODM ist jedoch, dass im Gegensatz zu den Bismuth-Abdeckungen keine Aufhärtungs-Artefakte entstehen.

Manche Organ-Dosis-Modulationen reduzieren zwar auf der einen Seite die Direktstrahlung im anterior-posterioren Strahlengang, erhöhen jedoch den Röhrenstrom im posterior-anterioren Strahlengang. Dies führt dazu, dass im Bereich des

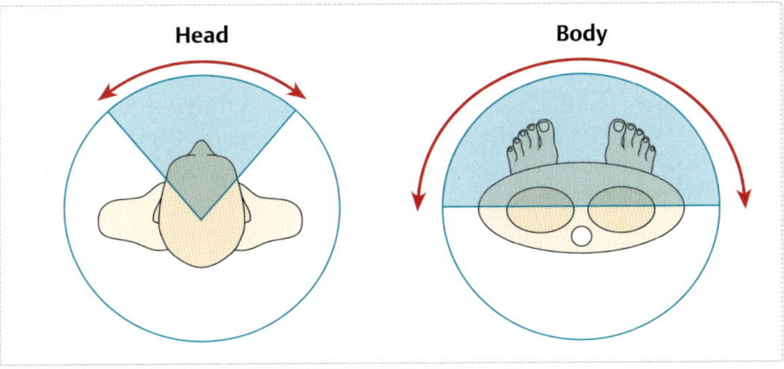

Abb. 2.3 Schematische Darstellung der Funktionsweise der ODM. In den blauen Bereichen wird der Röhrenstrom um ca. 80 % reduziert.

Rückens und der Wirbelsäule ein signifikant höherer Röhrenstrom verwendet wird. Es kann sinnvoll sein, dies insbesondere bei der pädiatrischen Computertomografie zu berücksichtigen.

Tab. 2.2 Produktnamen für die Organ-Dosis-Modulation.

Hersteller	Bezeichnung für Organ-Dosis-Modulation
GE	ODM
Siemens	XCare
Toshiba	OEM

3 Bildrekonstruktion

3.1 Rekonstruktionsparameter

Neben den Akquisitionsparametern gehören die Rekonstruktionsparameter ebenfalls zu den zentralen Parametern, die im Untersuchungsprotokoll festgelegt sind. Sie definieren, wie die Bilder rekonstruiert werden, und bestimmen die Bildcharakteristik.

Zu den Rekonstruktionsparametern gehören:
- Schichtdicke
- Schichtabstand
- rekonstruierter Bildausschnitt (Display FoV)
- Fenstereinstellung
- Rekonstruktionsalgorithmus

Je nach klinischer Fragestellung und untersuchter Körperregion werden diese Parameter unterschiedlich gewählt.

3.1.1 Schichtdicke und Schichtabstand

Schichtdicke

Die rekonstruierte Schichtdicke bestimmt die Ausdehnung der Bild-Schichtdicke in Z-Richtung und somit auch die Schichtauflösung. Bei allen Mehrschicht-CT Scannern kann die rekonstruierte Schichtdicke in einem gewissen Rahmen frei gewählt werden. Die dünnste rekonstruierbare Schichtdicke wird durch die akquirierte kollimierte Schichtdicke bestimmt. Bei den meisten CT-Scannern können Schichtdicken bis 20 mm berechnet werden. Orientierend an der darzustellenden Anatomie werden im Allgemeinen Schichtdicken von 2–5 mm für die Dokumentation und Befundung rekonstruiert. Darüber hinaus werden zusätzlich Dünnschichtdatensätze, die manchmal auch sekundäre Rohdatensätze genannt werden, rekonstruiert. Sie bilden die Basis für die multiplanaren Reformatierungen und andere Formen der Bildnachverarbeitung.

Einfluss der Schichtdicke auf die Bildqualität

Die rekonstruierte Schichtdicke beeinflusst das **Bildrauschen**. Je geringer die rekonstruierte Schichtdicke ist, desto rauschiger werden die Bilder. Trotz dieser Tatsache wird die Strahlenexposition bei dünnschichtigen Untersuchungen nicht erhöht, um das Bildrauschen zu reduzieren. Die hochauflösenden Schichten bilden im Wesentlichen die Basis für hochwertige Multiplanare Reformatierungen, welche ihrerseits wieder mit einer höheren Schichtdicke rekonstruiert werden, um das Rauschen wieder zu reduzieren.

Schichtabstand (Inkrement)

Neben der Schichtdicke ist auch der Schichtabstand in den Rekonstruktionsaufträgen definiert. Er bestimmt den Abstand, mit denen die Schichten rekonstruiert werden.

Schicht-an-Schicht- oder kontinuierliche Rekonstruktion

Wenn das Rekonstruktionsintervall (Inkrement) der rekonstruierten Schichtdicke entspricht, spricht man von einer Schicht-an-Schicht- oder kontinuierlichen Rekonstruktion.

Überlappende Rekonstruktion

Speziell bei der Rekonstruktion des Dünnschichtdatensatzes wird ein kleineres Rekonstruktionsintervall im Vergleich zur Schichtdicke verwendet. Diese überlappende Rekonstruktion hat den Vorteil, dass sie sich positiv auf die Qualität des Dünnschichtdatensatzes auswirkt und zu qualitativ hochwertigeren Sekundärreformatierungen führt.

Speziell bei Mehrschicht-CTs mit einer geringen Zeilenzahl (2–6 Zeilen) ist es für den Dünnschichtdatensatz besonders wichtig, mit einer starken Schichtüberlappung zu rekonstruieren. Bei diesen CT-Scannern ist es oft nötig, die Untersuchung mit 2–4 mm Schichtdicke zu akquirieren, was dazu führt, dass auch die kleinste Schichtdicke bei 2–4 mm liegt. Rekonstruiert man diese relativ dicken Schichten mit einer großen Überlappung (z. B. 0,8–1 mm), lassen sich daraus trotzdem sehr hochwertige Sekundärreformatierungen erstellen.

Tipp

Mit der optionalen 3D-MPR-Software von Siemens-Geräten kann die Bildnachverarbeitung (MPR) direkt aus den Rohdaten vorgenommen werden. In diesem Fall ist eine Dünnschichtrekonstruktion nicht erforderlich.

3.1.2 Rekonstruierter Bildausschnitt

Bereits bei der Untersuchungsplanung wird auf dem Übersichtsradiogramm neben der Scanlänge auch der relevante Bildausschnitt (Field of View, FoV) definiert. Dies geschieht, indem der Scanbereich rechts und links „eingeblendet" wird, um ihn an das Objekt anzupassen. Dieses „Einblenden" definiert zum einen den rekonstruierten Bildausschnitt und zum anderen die Pixelgröße im rekonstruierten CT Bild.

Die gebräuchliche Matrixgröße eines CT-Bildes besteht aus 512 × 512 Bildpunkten. Wird ein CT-Bild mit dem üblicherweise maximalen Bildausschnitt von 50 cm rekonstruiert, ergibt sich daraus eine Pixelgröße von 0,97 mm (500 mm/512 = 0,97 mm). Bei einem Rekonstruktions-FoV von 400 mm ergibt sich eine Pixelgröße von 0,78 mm und bei einem Bildausschnitt von 25 cm eine Pixelgröße von 0,49 mm (▶ Abb. 3.1, ▶ Abb. 3.2).

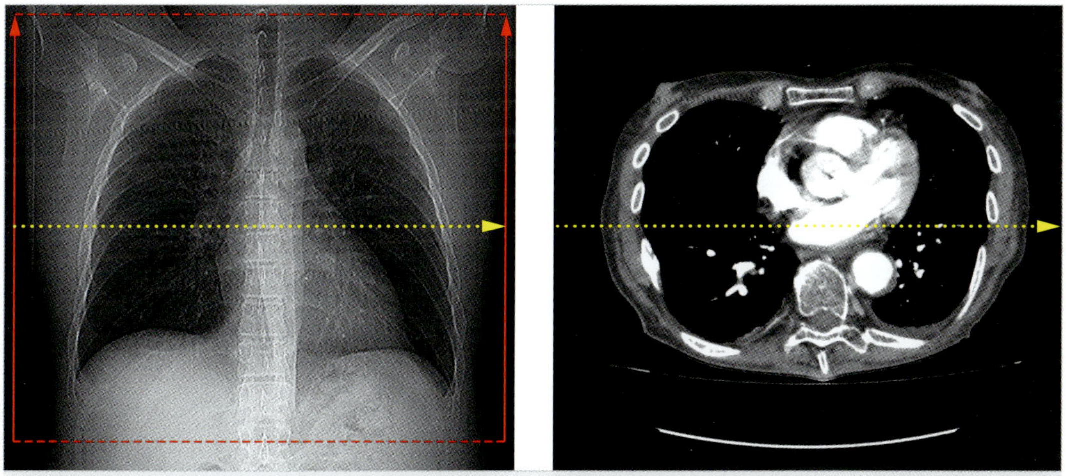

Abb. 3.1 Bei einem Bildausschnitt (FoV) von 400 mm beträgt die Pixelgröße 400 mm/512 = 0,78 mm.

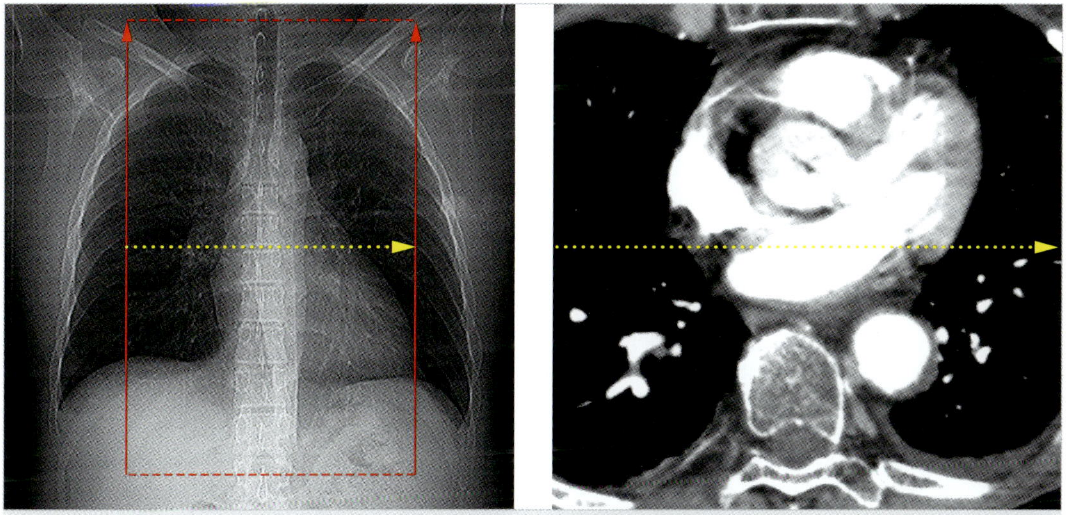

Abb. 3.2 Bei einem Bildausschnitt (FoV) von 250 mm beträgt die Pixelgröße 250 mm/512 = 0,49 mm.

Zu beachten

Der gewählte Bildausschnitt hat einen großen Einfluss auf die räumliche Auflösung innerhalb des CT-Bildes und sollte daher stets optimal an das, zu untersuchende Objekt angepasst werden. Der gewählte Bildausschnitt hat jedoch keinen Einfluss auf die Strahlenexposition.

Nur bei GE- und Toshiba-Scannern kann durch unterschiedliche Scanfeldergrößen (S-FoV) auch einen Dosisreduktion beim „Einblenden" des Bildausschnitts erreicht werden.

Tab. 3.1 Strahlenabschwächung verschiedener Materialien.

Positiver Bereich der Hounsfield-Skala	Negativer Bereich der Hounsfield-Skala
• kompakter Knochen • Spongiöser Knochen • Kalk • jod-/bariumhaltiges Kontrastmittel • Metallimplantate • parenchymatöse Organe • Blut	• Fett • Luft • Lungenparenchym

So ist es z. B. empfehlenswert, bei einer Herz-CT-Untersuchung wenn möglich ein Rekonstruktions-FoV von 18 cm zu wählen. Die daraus resultierende Pixelgröße von 0,35 mm ermöglicht es, die dünnkalibrigen Herzkranzgefäße gut zu visualisieren. Verwendet man bei dieser Fragestellung ein größeres Rekonstruktions-FoV, so reduziert dies die Auflösung, und kleine Details können nicht mehr zufriedenstellend abgebildet werden.

3.1.3 Bildfensterung

Bei der Entwicklung der Computertomografie hat Sir Godfrey Hounsfield jedem Pixel einen CT-Wert zugeordnet, der die Strahlenschwächung an diesem Punkt repräsentiert. Diese CT-Dichtewerte werden auch als **Hounsfield-(HU-)Werte** bezeichnet.

Hounsfield hat die sog. **Hounsfield-Skala** von + 1000 HU bis –1000 HU sowie die **CT-Dichtewerte** von Wasser (0 HU bei Raumtemperatur) und Luft (–1000 HU) definiert. Heutzutage gehen die HU-Skalen auch über die ± 1000 HU hinaus.

Je nachdem, welche Strahlenschwächung ein Material aufweist, erhält es einen HU-Wert, der diese Schwächung repräsentiert. Materialien mit einer hohen Strahlenschwächung finden sich im positiven Bereich der Hounsfield-Skala, Materialien mit einer geringen Strahlenschwächung weisen negative CT-Dichtewerte auf (▶ Tab. 3.1).

Da das menschliche Auge nicht in der Lage ist, die Grauwerte der gesamten HU-Skala auf einmal aufzulösen, müssen die Dichtewertbereiche, die für die Beurteilung der einzelnen Organe bzw. Körperabschnitte relevant sind, mit Hilfe der Bildfensterung so dargestellt werden, dass die relevanten Details für das menschliche Auge erkennbar sind.

Die Bildfensterung setzt sich aus dem Zusammenspiel von 2 Parametern zusammen:
- Fensterlage (WL, Center)
- Fensterweite (WW, Window Width)

Fensterlage (WL)

Die Fensterlage orientiert sich an der Dichte (HU-Wert) des interessierenden Organs:
- Für die Weichteildarstellung liegt die Fensterlage etwa bei einem HU-Wert, den die Weichteilstrukturen im CT haben (ca. 30–70 HU) (▶ Abb. 3.3a).
- Für knöcherne Darstellungen liegt die Fensterlage im hohen HU-Bereich (400–700 HU, bei Schädelknochen 1000 HU) (▶ Abb. 3.3b).
- Für die Darstellung von luftgefüllten Organen liegt die Fensterlage im negativen HU-Bereich (–500) (▶ Abb. 3.3c).

Tipp

Wenn man sich nicht sicher ist, welche Fensterlage die richtige ist, kann man durch eine Dichtemessung im interessierenden Organ die Dichte sehr einfach bestimmen und die Fensterlage danach einstellen.

Fensterweite (WW)

Die Fensterweite definiert die Anzahl der Graustufen, die um die Fensterlage herum liegen: Bei einer Fensterweite von 400 und einer Fensterlage von 50 erstreckt sich das Fenster über den HU-Bereich von 250 HU bis –150 HU. Dichtewerte, die in diesem Fall höher sind als 250 HU, erscheinen weiß, und Dichtewerte, die in diesem Fall kleiner sind als

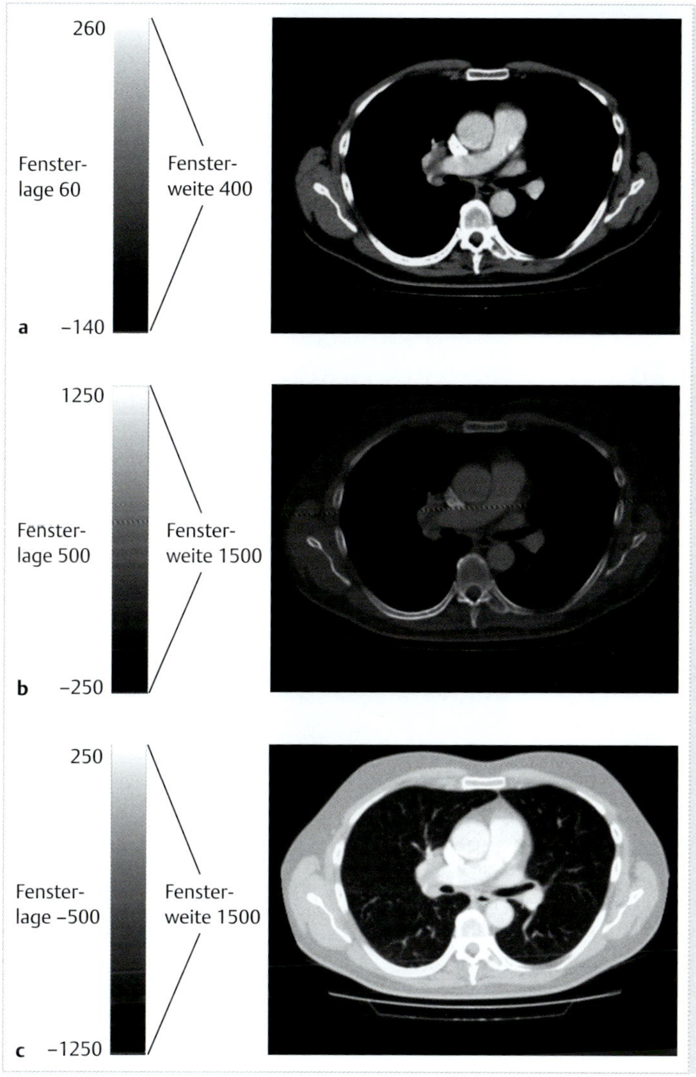

Abb. 3.3 Fensterlage (WL).
a Weichteilfenster: WW 400 HU, WL 60 HU.
b Knochenfenster: WW 1500 HU, WL 500 HU.
c Lungenfenster: WW 1500 HU, WL –500 HU

–150 HU, schwarz. Die Dichtewerte zwischen 250 HU und –150 HU werden in Graustufen von Weiß nach Schwarz abgestuft.

Durch die Monitorbefundung ist es heute möglich jedes CT-Bild bei Bedarf individuell zu „Fenstern“ und die Fenstereinstellung individuell an die Gegebenheiten anzupassen. Insbesondere dann, wenn die CT-Bilder ausgedruckt werden, ist es jedoch wichtig, die Bilder vorher korrekt zu fenstern. In den Rekonstruktionsaufträgen sind üblicherweise bereits Fenstereinstellungen hinterlegt, die zu den anderen Rekonstruktionsparametern passen (▶ Tab. 3.2).

Tab. 3.2 Zusammenstellung der gebräuchlichsten CT-Fenstereinstellungen.

Rekonstruktionsauftrag	Fensterweite (WW)	Fensterlage (WL)
Schädel Weichteil	70–200	35
Schädel Knochen	3 000	1000
Thorax Weichteil	350	60
Thorax Lungenfenster	1500	-500
Abdomen Weichteil	350	60
Leber Weichteil	250	60
CT-Angiografie	700	300
Knochenfester	1500	500

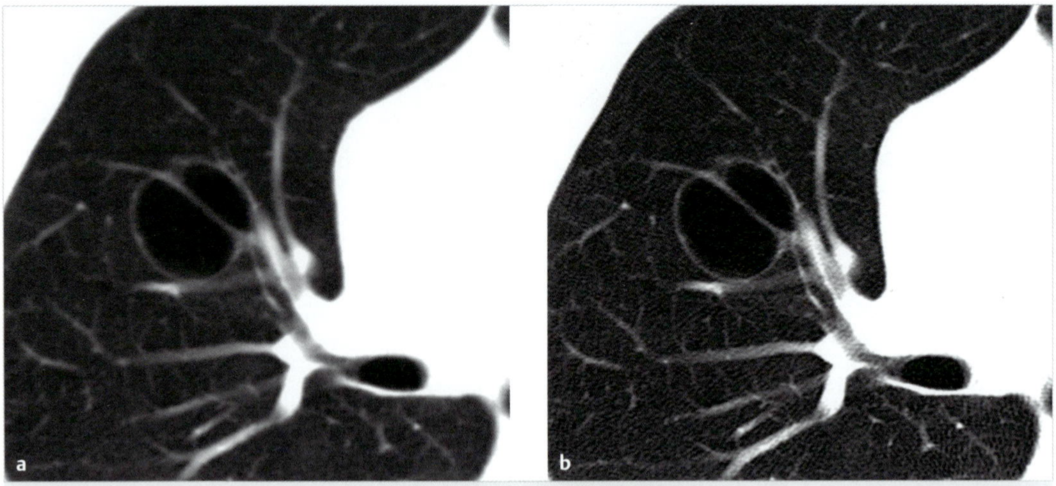

Abb. 3.4 Visueller Unterschied zwischen einem weichen und hochauflösenden Rekonstruktionsalgorithmus. Bildfensterung: Lungenfenster.
a Weichteilrekonstruktion.
b Hochauflösende Rekonstruktion.

3.1.4 Rekonstruktionsalgorithmus

Der Rekonstruktionsalgorithmus (Filter, Kernel, Faltungskern) bestimmt maßgeblich den Bildcharakter und die räumliche Auflösung des CT-Bildes (▶ Abb. 3.4, ▶ Abb. 3.5).

Die Rekonstruktionsalgorithmen werden in 2 Gruppen unterteilt:

- harte bzw. hochauflösende Algorithmen (z. B. Lung, YB, B60f, FC 53) (▶ Abb. 3.4, ▶ Abb. 3.5)
  - hohes Bildrauschen
  - hohe Bildschärfe (an den Kanten und kleinen Details sehr trennscharf)
  - Anwendung: Knochendarstellung, Lungenparenchym-Darstellung
- weiche bzw. glättende Algorithmen (z. B. Standard, B, B30f, FC 12) (▶ Abb. 3.4, ▶ Abb. 3.5)
  - geringeres Bildrauschen
  - gute Darstellung geringer Dichteunterschiede im Niedrigkontrast
  - geringere Bildschärfe (reduzierte Trennschärfe)
  - Anwendung: Weichteildarstellungen

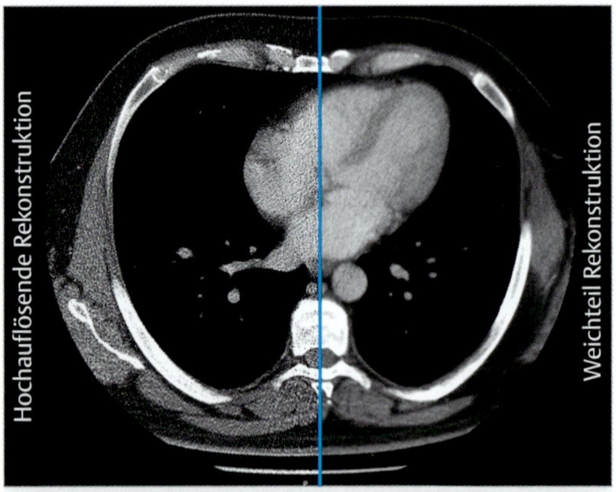

Abb. 3.5 Visueller Unterschied zwischen einem hochauflösenden (links) und Weichteil-Rekonstruktionsalgorithmus (rechts). Bildfensterung: Weichteilfenster.

3.2 Iterative Rekonstruktion

Die iterative Rekonstruktion hat vor einigen Jahren Einzug in der Computertomografie gehalten, nachdem sie bereits seit vielen Jahren in der Nuklearmedizin Anwendung findet. Sie hat mittlerweile die seit vielen Jahrzehnten bewährte gefilterte Rückprojektion abgelöst.

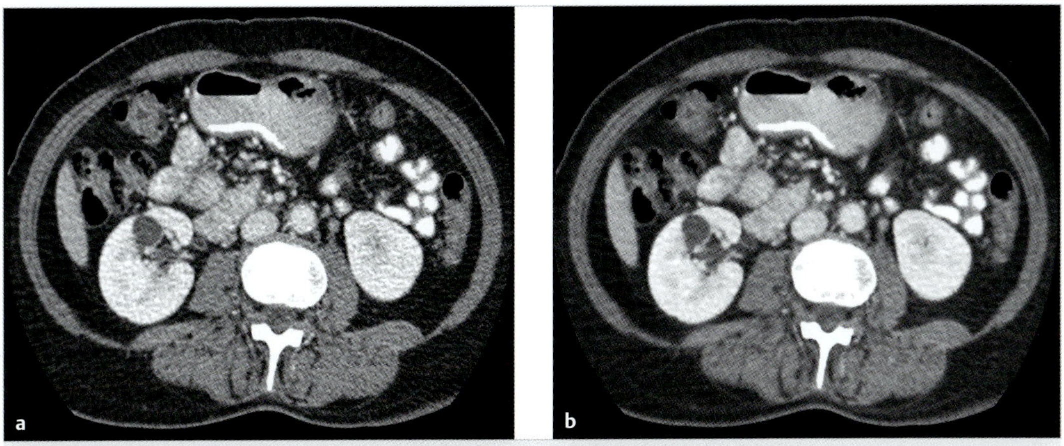

Abb. 3.6 Vergleich zwischen einer „herkömmlichen" CT-Rekonstruktion und der iterativen Rekonstruktion.
a Herkömmliche Rekonstruktion.
b Iterative Rekonstruktion.

Die iterative Rekonstruktion ist ein Rekonstruktionsverfahren, das es im Vergleich zu den herkömmlichen Rekonstruktionsverfahren schafft, das Bildrauschen deutlich zu reduzieren, während gleichzeitig die restlichen Bildqualitätskriterien konstant bleiben oder ebenfalls verbessert werden. Dies ermöglicht es bei deutlich reduzierter Strahlenexposition die gleiche Bildqualität zu erreichen wie bei den herkömmlichen Rekonstruktionsverfahren (▶ Abb. 3.6).

Bei den neuen CT-Scannern führt dies zu einer Dosisreduktion von 50–70 % im Vergleich zu CT-Scannern mit der herkömmlichen gefilterten Rückprojektion. Dank schneller Rechnergeschwindigkeiten sind auch diese komplexen Rekonstruktionsverfahren mit Rekonstruktionsgeschwindigkeiten von bis zu 60 Bildern/Sekunde realisierbar.

Tab. 3.3 Typische Markennamen für iterative Rekonstruktionen.

Hersteller	Bezeichnung der iterativen Rekonstruktion
GE	ASIR, ASIR-V, VEO
Philips	IDose, MBIR
Siemens	SAFIRE, ADMIRE
Toshiba	AIDR-3D, FIRST

Die iterativen Verfahren werden untergliedert in:

- Hybridverfahren – Arbeiten im Bild- und Rohdatenraum
- vollständig rohdatenbasierte Verfahren

Typische Markennamen für iterative Rekonstruktionen sind in ▶ Tab. 3.3 angeführt.

4 Strahlenexposition und Strahlenschutz

4.1 Dosisgrößen in der CT

In der CT werden 2 Dosisgrößen in den Scanprotokollen angezeigt und in den Dosisreports ausgewiesen, um die Strahlenexposition zu beschreiben.

- Computertomografie-Dosis-Index (CTDI)
- Dosis-Längen-Produkt (DLP)

4.1.1 Computertomografie-Dosis-Index (CTDI)

Der CTDI wird mit Phantommessungen bestimmt. Für die Messung des CTDI werden 2 Plexiglasphantome mit unterschiedlichem Durchmesser verwendet. Beide Phantome sind rund, haben eine Tiefe von 100 mm und enthalten fünf Lochbohrungen (vier periphere und eine zentrale Bohrungen), in denen bleistiftförmige Messkammern platziert werden können (► Abb. 4.1). Das kleine CTDI-Phantom (Head) hat einen Durchmesser von 16 cm und wird für die Dosisanzeige bei CT-Untersuchungen des Schädels verwendet. Das große CTDI-Phantom (Body) mit einem Durchmesser von 32 cm wird für die Dosisanzeige bei CT-Untersuchungen des Körperstamms genutzt.

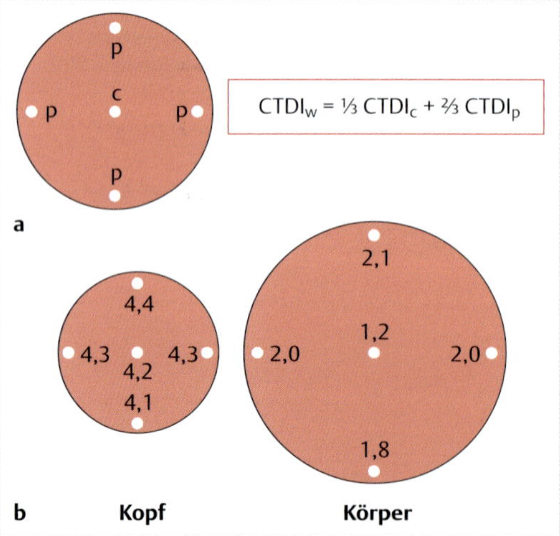

Abb. 4.1 Aufbau und Größen eines CTDI-Phantoms.
a CTDI-Phantom mit 5 Bohrlöchern für die Messkammer. Die Messungen beziehen sich stets auf eine Messkammer mit der Länge von 100 mm.
b CTDI-Phantome für Kopf (16 cm, links) und Körper (32 cm, rechts).

Bei der Ermittlung des CTDI werden statische Messungen (keine Spiralakquisition) durchgeführt, und die Dosis wird in der akquirierten Schicht ermittelt. Dafür werden die Dosiswerte mit Hilfe von 100 mm langen, bleistiftförmigen Messkammern in den 4 peripheren und der einen zentralen Bohrung gemessen. Die Ergebnisse der peripheren Messungen werden zu zwei Dritteln und der zentrale Messwert zu einem Drittel gewichtet. Daher spricht man auch von einem **gewichteten CTDI-Wert ($CTDI_W$)**. Die Einheit des $CTDI_W$ ist **mGy**.

Der CTDI-Wert, der bei den modernen CT-Scannern angezeigt wird, berücksichtigt zusätzlich noch den Einfluss des Pitch. Dieser **$CTDI_{w,eff}$** wird als **effektiver CTDI-** oder **Volumen-CTDI-Wert** bezeichnet.

> **Zu beachten** (M!)
>
> Der $CTDI_W$ beschreibt die Dosis in einer Schicht und ist ein Indikator für die Strahlenmenge, die bei den verwendeten Scanparameter den Röntgenstrahler verlässt und den Patienten trifft. Der $CTDI_W$ lässt jedoch keinerlei Aussagen über die Bildqualität, Dosiseffizienz oder die Gesamtdosis der Untersuchung zu.

Wenn an unterschiedlichen CT-Scannern die Scanparameter so eingestellt werden, dass bei diesen Geräten der $CTDI_W$ identisch ist und diese Systeme mit vergleichbaren Rekonstruktionsalgorithmen arbeiten, so ist die entstehende Bildqualität (Bildrauschen) an allen CT-Scannern vergleichbar. Daher eignet sich der $CTDI_W$ sehr gut für Protokolloptimierungen.

4.1.2 Dosis-Längen-Produkt (DLP)

Während der $CTDI_W$ die Höhe der Strahlendosis in einer angenommenen einzelnen Schicht quantifiziert, wird beim DLP auch die Größe des bestrahlten Volumens einbezogen. Das DLP errechnet sich durch die Multiplikation des CTDI mit der Länge des Untersuchungsvolumens. Die Einheit des DLP ist **mGy*cm**.

4.2 Aktiver Strahlenschutz

Neben den verschiedenen Maßnahmen zur Dosisreduktion, die von Herstellerseite bereits in den CT-Scannern implementiert sind, gibt es auch zahlreiche Möglichkeiten die Strahlenexposition mit Hilfe des aktiven Strahlenschutzes zu reduzieren. Dabei handelt es sich um Maßnahmen, die von jedem CT-Anwender genutzt werden können, um die Strahlenexposition des Patienten auf das nötige Maß zu reduzieren.

Beim aktiven Strahlenschutz werden folgende Maßnahmen zur Reduktion der Strahlenexposition unterschieden:

- Reduktion der Direktstrahlung
- Reduktion der Streustrahlung

4.2.1 Reduktion der Direktstrahlung

Linsenschutz

Bis vor ein paar Jahren wurden sehr hohe Dosis-Schwellenwerte für die Induktion eines grauen Stars (Katarakt) angenommen. Neue Erkenntnisse zeigen, dass bereits bei Expositionen von weniger als 100 mGy Katarakte entstehen können.

Bei CT-Untersuchungen des Schädels ist eine hohe Niedrigkontrastauflösung und somit ein geringes Bildrauschen von elementarer Wichtigkeit. Nur so lassen sich Dichtenunterschiede zwischen der weißen und grauen Hirnsubstanz (z. B. frühe Infarktzeichen) gut darstellen. Um diese hohe Bildqualität erzeugen zu können, werden selbst bei modernen Computertomografen, die mit den modernsten Rekonstruktionsalgorithmen ausgestattet sind, die CT-Untersuchungen des Hirnparenchyms mit $CTDI_{vol}$-Werten zwischen 45 und 60 mGy durchgeführt. Würden die Augenlinsen bei der CT vollständig miterfasst werden, bedeutete dies, dass auch die Organdosis der Augenlinsen zwischen 45 und 60 mGy liegt.

> **M!**
> **Zu beachten**
>
> Basierend auf dem heutigem Wissensstand ist es denkbar, dass ein Patient bei nur einer Schädel-CT-Untersuchung, bei der die Augenlinsen komplett miterfasst werden, einen grauen Star entwickeln kann. Daher ist die Reduktion der Augenlinsendosis besonders wichtig.

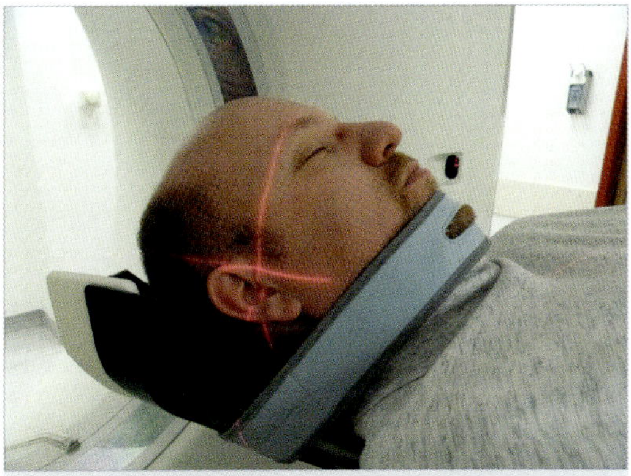

Abb. 4.2 Lagerung für eine Schädel-CT-Untersuchung, wenn auch ohne Gantryneigung die Augenlinsen ausgespart werden sollen.

Die Reduktion der Strahlenexposition der Augenlinsen kann in verschiedener Weise geschehen: Die effektivste Methode, um eine Reduktion der Augenlinsendosis zu erreichen, ist, die Augenlinsen beim Scannen überhaupt nicht zu erfassen. Dies kann **ohne Gantryneigung** erreicht werden, wenn der Patient mit stark angezogenem Kinn gelagert dass die gedachte Linie zwischen dem äußeren Gehörgang und dem Orbitadach senkrecht zur Scanebene verläuft (▶ Abb. 4.2).

Wenn der CT-Scanner über eine kippbare Gantry verfügt, kann diese Scanebene auch durch die Gantryneigung erreicht werden. Unabhängig davon, wie es realisiert wird die Augenlinsen „herauszukippen", führt dies zu einer Reduktion der Linsendosis von über 90 %. Kein anderes Verfahren kann die Augenlinsen so vor der Strahlung schützen wie diese Technik. Wird die Untersuchung zusätzlich noch in sequenzieller Untersuchungstechnik (ohne Spirale) durchgeführt, kann die Linsendosis durch das fehlende Overranging noch weiter reduziert werden (▶ Abb. 4.3).

Leider läßt sich nicht jeder Patient so lagern, dass die Augenlinsen ausgespart werden können. Speziell in solchen Fällen ist es sinnvoll, die Augenlinsen auf andere Art vor der Strahlung zu schützen. Hierfür stehen zur Zeit auf dem Markt 2 Möglichkeiten zur Verfügung:

- Organ-Dosis-Modulation (S. 30), z. B. X-Care, ODM
- Linsenschutzprodukte

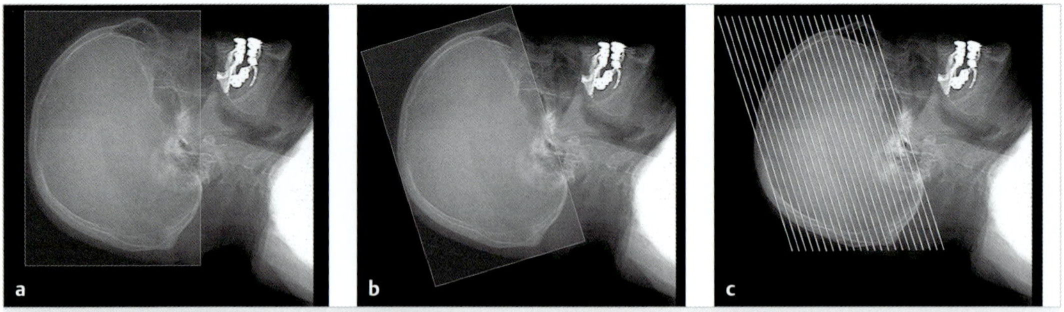

Abb. 4.3 Unterschiedliche Organdosen der Augenlinsen in Abhängigkeit von der Schichtführung und der Scantechnik bei einem CTDi-Wert von 59,7 mGy.
a Die Linsendosis beträgt 59,7 mGy, wenn die Augenlinsen komplett von Direktstrahlung erfasst werden.
b Die Linsendosis beträgt 5,7 mGy bei Spiralakquisition, wenn die Augenlinsen "herausgekippt" werden.
c Die Linsendosis beträgt 1,8 mGy bei sequenzieller Akquisition, wenn die Augenlinsen "herausgekipppt" werden.

Wenn das CT, mit dem Sie arbeiten, **nicht** über eine Organ-Dosis-Modulation verfügt, empfiehlt es sich, die Augenlinsen des Patienten mit einem Linsenschutzprodukt zu schützen. Üblicherweise bestehen die auf dem Markt erhältlichen Linsenschutzprodukte aus Bismuth mit einem Bleigleichwert, der deutlich niedriger ist als die gebräuchlichen Strahlenschutz-Schürzen oder -Wickel. Sie können daher direkt im Strahlengang liegen, ohne dabei zu starke Artefakte zu produzieren, und führen zu einer Reduktion der Linsendosis von ca. 35–50 %.

Bei der Anwendung eines Linsenschutzproduktes sind einige wichtige Punkte unbedingt zu beachten. Ob der Linsenschutz vor oder nach dem Übersichtsradiogramm aufgelegt werden kann, ist abhängig von dem verwendeten CT-Protokoll und dem verwendeten CT-Scanner:

- Der Linsenschutz kann **vor** dem Übersichtsradiogramm aufgelegt werden, wenn die Untersuchung mit festen Parametern, also ohne automatischer Röhrenstrom-Modulation durchgeführt wird.
- Der Linsenschutz sollte **nach** dem Übersichtsradiogramm aufgelegt werden, wenn die Untersuchung mit Röhrenstrom-Modulation durchgeführt wird. Dies gilt insbesondere für CT-Scanner der Firmen Philips und Siemens.
- Eine **Ausnahme** bilden die CT-Scanner der Firmen GE und Toshiba. Bei den üblichen Protokolleinstellungen von GE und Toshiba-Geräten (ggf. den zuständigen Applikationsspezialisten fragen) ist es möglich, den Linsenschutz auch **vor** dem Übersichtsradiogramm aufzulegen, ohne dass dies Einfluss auf die Strahlenexposition hat.

Wenn der Linsenschutz direkt auf die Augen des Patienten gelegt wird, entstehen Artefakte, die möglicherweise die Beurteilungsqualität, speziell im Weichteilfenster, stören können.

Einige Linsenschutzprodukte der neusten Generation sind aus diesem Grund mit einer 5 mm dicken Kunststoffschicht unterpolstert. Dieser **Abstandshalter** soll helfen, die Artefakte zu reduzieren. Die Erfahrung zeigt jedoch, dass ein Abstand von 1,5–2,0 cm nötig ist, um die Artefakte nahezu komplett zu eliminieren. Aus diesem Grund ist es sinnvoll, noch einen zusätzlichen Abstandshalter zu verwenden, auf dem der Linsenschutz positioniert wird. Besonders gut eignen sich dafür **Arbeitsschutzbrillen** (ohne metallische Bestandteile, ▶ Abb. 4.4).

Die Verwendung von derartigen Brillen hat folgende Vorteile:

- Der Linsenschutz liegt nicht direkt auf den Augen des Patienten, und letztere haben daher nicht das Gefühl „blind" zu sein. Die Verwendung der Brille ermöglicht es den Patienten unter der Brille durchzusehen. Vielen fällt es so leichter ruhig liegen zu bleiben.
- Die Akzeptanz bei den Patienten ist sehr hoch.
- Die Anwendung ist einfach.
- Die Brille kann sehr gut desinfiziert werden.
- Die Artefakte sind deutlich reduziert, und die Anwendung des Linsenschutzes kann im Allgemeinen uneingeschränkt bei allen CT Untersuchungen des Schädels (inkl. NNH, Orbita-CT, etc.) erfolgen.
- Trotz des Abstands von bis zu 2 cm ist die Schutzwirkung kaum reduziert.

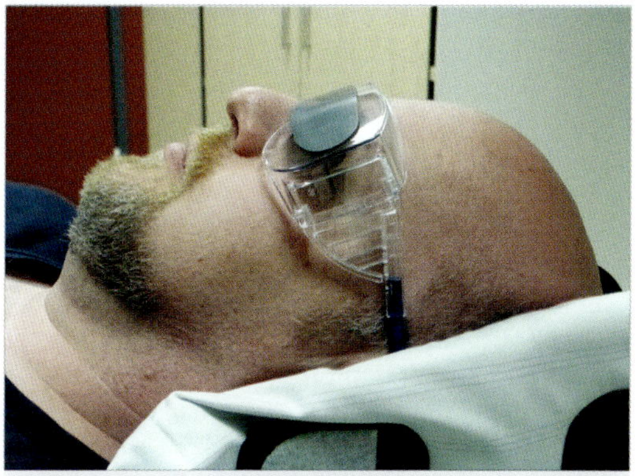

Abb. 4.4 Augenlinsenschutz mit metallfreier Brille als Abstandshalter zur Artefaktreduktion.

Schilddrüsenschutz

Auch die Schilddrüse zählt zu den sehr strahlensensiblen Organen. Die Strahlenexposition sollte daher so gering wie möglich gehalten werden.

Bei Untersuchungen der Halsregion (z. B. CT des Halses, der HWS oder des Thorax, bzw. CTA der Halsgefäße) befindet sich die Schilddrüse im Untersuchungsbereich und erhält Direktstrahlung. Hier sollten Strahlenschutzmittel verwendet werden, die, analog zum Linsenschutz, einen reduzierten Bleigleichwert besitzen. Für die Reduktion der Strahlenexposition durch Direktstrahlung wurden spezielle Schilddrüsenprotektoren auf Bismuthbasis entwickelt.

Bei der Anwendung eines Schilddrüsenschutzes zur Reduktion der Direktstrahlung sind folgende Punkte unbedingt zu beachten:

- Da Untersuchungen der Halsregion im Allgemeinen immer unter Verwendung einer automatische Röhrenstrom-Modulation durchgeführt werden, sollte der **Schilddrüsenschutz stets erst nach dem Übersichtsradiogramm aufgelegt** werden. Ansonsten besteht die Gefahr, dass die automatische Röhrenstrom-Modulation im Bereich der Abdeckung die Dosis erhöht und den Schutzeffekt aufhebt.
- Bei Untersuchungen, die mit festen Parametern, also ohne automatische Röhrenstrom-Modulation, durchgeführt werden, kann der Schutz bereits vor dem Übersichtsradiogramm aufgelegt werden.
- Um den Schilddrüsenschutz herum entstehen, analog zum Linsenschutz, Aufhellungsartefakte. Daher sollte der Schilddrüsenschutz z. B. mit Gel-Packs (Kalt-/Heiß Kompressen) oder einem Zellstoffstapel (ca. 1,5 cm hoch) unterpolstert werden, um die Artefakte im Untersuchungsgebiet zu reduzieren.

Wenn das CT-Gerät über eine Organ-Dosis-Modulation verfügt, kann auf den Schilddrüsenschutz zur Reduktion der Direktstrahlung verzichtet werden.

Brustschutz

Neben dem Linsenschutz und dem Schilddrüsenschutz werden auch Produkte zum Brustschutz in der CT angeboten. Besonders für junge Patientinnen bietet der Brustschutz eine gute Möglichkeit zur Reduktion der Strahlenbelastung der Brustdrüsen. Der Brustschutz besteht ebenfalls aus Bismuth und eignet sich zur Reduktion der Direktstrahlung und somit zur Reduktion der Strahlenexposition der weiblichen Brust. Da Thorax-CT Untersuchungen stets mit automatischer Röhrenstrom-Modulation durchgeführt werden, darf der Brustschutz erst nach dem Übersichtsradiogramm aufgelegt werden.

Tipps

- Um sicherzustellen, dass der Brustschutz die Brust möglichst komplett schützt, kann es sinnvoll sein, die Patientinnen während der Untersuchung einen metallfreien Sport-BH oder ein Bustier tragen zu lassen, um zu verhindern, dass sich die Brüste durch die Rückenlage der Patienten zu weit lateral befinden.
- Wenn das CT-Gerät über eine Organ-Dosis-Modulation verfügt, kann diese ebenfalls zum Strahlenschutz der weiblichen Brust verwendet werden. Auch hier empfiehlt es sich, die Patientinnen zu bitten, einen Sport-BH bzw. ein Bustier während der Untersuchung zu tragen, damit der Schutzeffekt der ODM möglichst groß ist.

4.2.2 Reduktion der Streustrahlung

Neben der Reduktion von Direktstrahlung durch Bismuth-Abdeckungen kann und sollte auch die Strahlenexposition, die durch Streustrahlung entsteht, reduziert werden. In diesem Fall werden strahlensensible Organe geschützt, die nicht zur eigentlichen Untersuchungsregion zählen, jedoch einer Streustrahlung ausgesetzt werden.

Hodenkapsel

Das bekannteste Beispiel für die Reduktion der Streustrahlung ist die Hodenkapsel. Wichtig bei der Verwendung der Hodenkapsel ist folgendes:

- Die Hodenkapsel wird vom Patient angelegt, bevor er auf dem Tisch positioniert wird.
- Sie muss von dem Patienten zwischen seinen Beinen positioniert werden, damit sichergestellt ist, dass der Untersuchungsbereich bis zur Symphyse überlagerungsfrei dargestellt werden kann.
- Die Hodenkapsel darf keine diagnostisch relevanten Strukturen mit möglichen Artefakten überdecken.
- Die Hodenkapsel sollte bei der Akquisition nicht miterfasst werden, da zum einen starke Artefakte entstehen und zum anderen die automatische Röhrenstrom-Modulation den Röhrenstrom massiv erhöht.
- Wenn die Hodenkapsel auf dem Übersichtsradiogramm zu erkennen ist, hat dies keinen Einfluss auf die verwendete Dosis. Nur wenn der Untersuchungsbereich die Hodenkapsel mit einschließt, kommt es zu einer Erhöhung des Röhrenstroms im Bereich der Hodenkapsel.

Schilddrüsenschutz

Speziell bei der CT-Untersuchung des Schädels wird die Schilddrüse Streustrahlung ausgesetzt. Diese Strahlenexposition kann reduziert werden, wenn die Schilddrüse während der Schädel-CT-Untersuchung mit Strahlenschutzmaterialien abgedeckt wird. Hierfür kann der Schilddrüsenschutz verwendet werden, der in der Durchleuchtung und Angiografie zum Schutz des Personals verwendet wird. Es ist jedoch zu empfehlen, diesen Schilddrüsenschutz lediglich auf die Schilddrüse zu legen, ohne ihn dorsal des Halses mit den Klettbändern zu verschließen. Dies könnte, je nach Gantryneigung, zu Artefakten führen.

Bleigummiabdeckungen

Viele Jahre wurde in der CT auf die Bleigummiabdeckung verzichtet, da man davon ausgegangen ist, dass es durch die Bleigummiabdeckung zu einer Rückstreuung der Strahlung in den Körper kommt. Seit vielen Jahren gibt es jedoch zahlreiche Studien und Phantommessungen, die zeigen, dass dies nicht korrekt ist. Vielmehr führt die Strahlenschutzabdeckung in der CT zu einer zum Teil sehr hohen Reduktion der durch Streustrahlen hervorgerufenen Strahlenexposition. Leider ist der Glaube die Bleigummiabdeckung „streue die Strahlung wieder zurück in der Körper" in vielen Köpfen fest verankert und führt in einigen Instituten zu Unsicherheiten. Die Folge daraus ist, dass nur selten Bleigummiabdeckungen in der CT verwendet werden.

Eine Rückstreuung der Streustrahlung ist bei Absorptionsmaterialien mit hoher Ordnungszahl (z. B. Blei) und bei den Strahlungsenergien, die in der CT Anwendung finden, zu vernachlässigen. Im Allgemeinen verwendet man in der CT eine Röhrenspannung von 120 KV. Die 120 KV beschreiben in diesem Fall die Endenergie des Strahlenspektrums. Die mittlere Energie liegt hingegen deutlich niedriger. Betrachtet man das Schwächungsverhalten von Blei bei dieser Energie, so stellt man fest, dass die Fotoabsorption mit annähernd 100 % deutlich überwiegt. Somit kann bei allen CT-Untersuchungen eine Bleiabdeckung außerhalb des Untersuchungsbereichs verwendet werden, ohne dass dadurch die Strahlenexposition des Patienten erhöht wird.

Durch die Strahlenschutzabdeckung wird der abgedeckte Bereich vor der Streustrahlung geschützt, die bei der CT entsteht. Denn neben der Direktstrahlung trägt die Streustrahlung zu einem großen Teil zur Strahlenexposition des Patienten bei. Streustrahlung entsteht während der Akquisition innerhalb des menschlichen Körpers und verteilt sich in allen Raumrichtungen. Ein Teil der Streustrahlung verlässt den menschlichen Körper und verteilt sich im Untersuchungsraum. Der andere Teil breitet sich innerhalb des Körpers aus. Die Verwendung der Strahlenschutzabdeckung schützt somit nicht vor der Streustrahlung, die entlang des Körpers gestreut wird, und schützt ihn vor den Strahlenanteilen, die vom Untersuchungsraum zurückgestreut werden. Gleichzeitig kann die entstehende extrafokale Strahlung des Röntgenstrahlers den abgedeckten Bereich des Patienten nicht treffen. Dies führt dazu, dass durch die Verwendung der Strahlenschutzabdeckungen in der CT die Dosis einzelner, besonders strahlensensiblen Organe um zum Teil mehr als 50 % reduziert werden kann.

Um sicherzustellen, dass der Schutzeffekt der Bleiabdeckung möglichst hoch ist, ist es wichtig, einige wesentliche Punkte zu berücksichtigen:

Welche Körperbereiche sollten bei welchen Untersuchungen abgedeckt werden?

Die bei der CT entstehende Streustrahlung erreicht auch Organbereiche, die weit von dem eigentlichen Akquisitionsbereich entfernt liegen. Bei einer Schädel-CT-Untersuchung kommt es z. B. zu einer Gonadenbelastung von ca. 0,2 mGy und zu einer Dosisbelastung der Brustdrüsen von 0,4 mGy. Es ist daher zu empfehlen, die besonders strahlensensiblen Organe in Abhängigkeit von der Untersuchung mit Strahlenschutzabdeckungen zu versehen. Zu den besonders strahlensensiblen Organen zählen die Augenlinse, die Schilddrüse, das Brustgewebe und die Gonaden (▶ Tab. 4.1).

Womit und wie sollte abgedeckt werden?

Der empfohlene Bleichgleichwert für die Bleigummi-Strahlenschutzabdeckungen in der CT liegt zwischen 0,35 und 0,5 mm Bleichgleichwert. Ab 0,5 mm Bleichgleichwert ist kein signifikanter zusätzlicher Schutzeffekt zu verzeichnen. Hingegen ist unter 0,35 mm Bleichgleichwert der Schutz signifikant schlechter.

Zum Schutz der Schilddrüse eignet sich z. B. der Schilddrüsenschutz, der auch in der Angiografie zum Schutz des Personals verwendet wird. Jedoch ist darauf zu achten, dass der Schilddrüsenschutz so angelegt wird, dass auch bei einer Schädel-CT-Untersuchung mit geneigter Gantry keine Artefakte entstehen.

Zum Schutz der Brustdrüsen können handelsübliche Bleigummi-Patientenabdeckungen verwendet werden. Die Größe sollte so gewählt werden, dass sie für die Abdeckungen der Brust gut geeignet ist.

Bei der Abdeckung des Beckens wird der maximale Schutz erreicht, wenn der Patient komplett in die Strahlenschutzmatte eingewickelt wird. Deckt man hingegen nur den anterioren Bereich des Beckens ab, verschlechtert sich der Schutz um 30–50 %. Des Weiteren trägt die Positionierung der Strahlenschutzabdeckung in Patientenlängsrichtung maßgeblich zur Dosisreduktion bei. Je näher die Bleiabdeckung am eigentlichen Untersuchungsbereich positioniert wird, und je weiter der obere Rand der Bleiabdeckung von den Gonaden entfernt ist, desto höher ist die Dosisreduktion.

Zu beachten

Auf keinen Fall sollte die Abdeckung in den Untersuchungsbereich hineinragen, da es sonst zu starken Artefakten kommt und die Diagnostik in diesem Bereich nicht mehr möglich ist.

Tab. 4.1 Empfehlungen für die Anwendung von Strahlenschutzabdeckungen in Abhängigkeit vom Untersuchungsbereich.

Schädel-CT	Thorax-CT	Oberbauch-CT
• Abdeckung der Augenlinse mit einem Bismuth-Linsenprotektor (Dosisreduktion bis zu 40 %) • Bleigummiabdeckung der Schilddrüse (Dosisreduktion bis zu 35 %) • Bleigummiabdeckung des Brustgewebes (Dosisreduktion bis zu 51 %) • Abdeckung der Gonaden (Dosisreduktion bis zu 48 %)	• Bleigummiabdeckung der Schilddrüse (Dosisreduktion bis zu 42 %) • Bleigummiabdeckung der Gonaden (Dosisreduktion bis zu 41 %)	• Bleigummiabdeckung der Schilddrüse (Dosisreduktion bis zu 38 %) • Bleigummiabdeckung des Brustgewebes (Dosisreduktion bis zu 28 %) • Bleigummiabdeckung der Gonaden (Dosisreduktion bis zu 41 %) • bei männlichen Patienten Verwendung der Hodenkapsel (Dosisreduktion bis zu 95 %). Die Hodenkapsel kann auch bei der Untersuchung des gesamten Abdomen/Becken-Bereiches verwendet werden. Jedoch nur solange sie nicht in den Untersuchungsbereich hineinragt, da sonst starke Artefakte das Bild stören.

5 Kontrastmittel-CT

5.1 Allgemeines

Bei vielen computertomografischen Untersuchungen können die klinischen Fragestellungen erst beantwortet werden, wenn die CT-Untersuchung unter Verwendung eines jodhaltigen Kontrastmittels durchgeführt wird.

Die auf dem Markt befindlichen jodhaltigen Kontrastmittel für die CT sind alle nichtionisch sowie niederosmolar oder isoosmolar und werden über die Nieren innerhalb weniger Stunden aus dem Körper komplett wieder ausgeschieden.

Bei der CT-Diagnostik wird das Kontrastmittel in den meisten Fällen intravenös appliziert (S. 52).

5.2 Kontrastmittelreaktionen

Auch wenn die Kontrastmittel im Allgemeinen sehr gut vertragen werden und die Kontrastmittelgabe mittels Hochdruckinjektor sehr sicher ist, können in seltenen Fällen folgende unerwünschte Reaktionen auftreten, die vermieden werden sollten:

- Kontrastmittel-induzierte Nephropathie
- allergische/allergoide Reaktionen
- Schilddrüsenerkrankungen
- Entstehung eines Paravasats bei der Kontrastmittelgabe

Um das Risiko einer Kontrastmittelgabe so gering wie möglich zu halten, sind eine genaue Anamnese und im Allgemeinen das Vorliegen aktueller Laborparameter wichtig.

> M!
> **Zu beachten**
>
> Es ist wichtig, die Angaben und Empfehlungen des Kontrastmittelherstellers für die Verabreichung des Kontrastmittels genau zu kennen und diese jederzeit griffbereit zu haben.

5.2.1 ESUR-Leitlinien

Von der European Society of Urogenital Radiology (ESUR) (www.esur.org) werden in regelmäßigen Abständen Leitlinien veröffentlicht. Diese bieten eine sehr gute Orientierungshilfe bei allen anwendungsbezogenen Fragen rund um das Thema Kontrastmittel. Die ESUR-Leitlinien beziehen sich auf die Gabe jodhaltiger Kontrastmittel sowie MRT- und Ultraschallkontrastmittel. In manchen Punkten kann es Abweichungen zwischen des ESUR-Leitlinien und den Empfehlungen des Kontrastmittelherstellers geben. In solchen Fällen sind die Herstellerangaben bindend. In den ESUR-Leitlinien ist auch beschrieben, wie bei einer Kontrastmittelparavasation verfahren werden soll.

5.2.2 Kontrastmittel-induzierte Nephropathie (KIN)

Jodhaltige Röntgenkontrastmittel, die in der CT verwendet werden, sind nierengängig und werden somit über die Nieren ausgeschieden, was zu einer Mehrbelastung der Nieren führt. Bei Patienten mit gesunden Nieren und einer guten Nierenfunktion passiert das Kontrastmittel schnell die Nieren und führt zu keiner wesentlichen Belastung.

Bei Patienten mit einer eingeschränkten Nierenfunktion hingegen wird das Kontrastmittel langsamer ausgeschieden und die Nierenpassagezeit des Kontrastmittels verlängert sich. In diesen Fällen führt das Kontrastmittel zu einer zum Teil deutlichen Mehrbelastung der Nieren und im schlimmsten Fall zu einem Nierenversagen.

Um einer KIN vorzubeugen, sollte die Nierenfunktion des Patienten bekannt sein. Folgende 2 Laborparameter werden hierfür verwendet:

- Serumkreatinin
- glomeruläre Filtrationsrate (eGFR)

Glomeruläre Filtrationsrate (eGFR)

Die GFR direkt zu bestimmen, ist eine sehr aufwändige Methode. Daher wird sie mit Hilfe von Formeln aus dem Serumkreatinin-Wert abgeschätzt. Wenn die GFR mit Hilfe von Formeln ermittelt wird, bezeichnet man sie als **eGFR**. Das „e" steht in diesem Fall für „estimated", also abgeschätzt.

Folgende Formeln zählen zu den wichtigsten für die eGFR-Berechnung:

- CKD-EPI-Formel
- MDRD-Formelserie
- Mayo-Klinik-Formel
- Cockcroft-Gault-Formel

Viele Labore errechnen die eGFR bereits automatisch und weisen sie in der Laborwertauflistung mit aus. Wenn das Labor dies nicht tut oder lediglich der Kreatininwert vorliegt, kann die eGFR auch mit Hilfe von „eGFR-Rechnern" im Internet errechnet werden.

> **Zu beachten**
>
> Wichtig ist, dass bei den eGFR-Werten stets die verwendete Formel mit angegeben wird, da die einzelnen Formeln leichte Abweichungen in den Ergebnissen aufweisen.

Der Vorteil der eGFR gegenüber dem reinen Kreatininwert ist, dass in die eGFR unter anderem das Geschlecht, die Körpergröße und das Körpergewicht mit einbezogen werden und somit die tatsächliche Nierenfunktion „realistischer" dargestellt wird.

Die folgenden Beispiele sollen verdeutlichen, wie wichtig es ist, beide Laborwerte stets vorliegen zu haben:

- Bei einem Serumkreatinin von 1 mg/dl beträgt bei einem 20-jährigen Mann mit 1,95 m Körpergröße und 85 kg Körpergewicht die eGFR 106,78 ml/min/1,73 m^2 (Cockcroft-Gault-Formel).
- Bei einem Serumkreatinin von 1 mg/dl beträgt bei einer 79-jährigen Frau mit 1,60 m Körpergröße und 50 kg Körpergewicht die eGFR 27,14 ml/min/1,73 m^2 (Cockcroft-Gault-Formel).

Hier wird deutlich, wie wichtig die Verwendung der eGFR bei der Beurteilung der Nierenfunktion ist. Während der junge Mann bei einem Kreatinin von 1 mg/dl eine sehr gute Nierenfunktion aufweist, ist die Nierenfunktion bei der alten Dame deutlich reduziert, obwohl der Kreatininwert bei beiden Personen identisch ist!

Speziell bei folgenden Patienten empfehlen die aktuellen ESUR-Leitlinien, dass die **Nierenlaborwerte** am Untersuchungstag **nicht älter als 7 Tage** sein sollen:

- bekannte eGFR < 60 ml/min/1,73 m^2
- geplante intraarterielle Kontrastmittelgabe
- Alter über 70 Jahre
- bekannte Vorgeschichte:
  - Nierenoperation
  - Proteinurie
  - Diabetes mellitus (Metformin-haltige/Metformin-ähnliche Medikamente)
  - Hypertonie
  - Gicht
  - Einnahme nephrotoxischer Medikamente in letzter Zeit

Hinweis: Da sich die Empfehlungen für die Risikoreduktion bei der Kontrastmittelgabe (KIN, Allergie, Schilddrüse und Paravasat) in einem ständigen Veränderungsprozess befinden, wird in diesem Buch nur allgemein auf dieses Thema eingegangen und auf die jeweils aktuellen ESUR-Leitlinien (www.esur.org) sowie die Informationen der Kontrastmittelhersteller verwiesen.

5.3 Kontrastmittel-CT-Parameter

Neben der optimalen Kombination der Scanparameter spielt das Kontrastmittel-Timing eine zentrale Rolle bei vielen CT-Untersuchungen. Denn nur wenn optimale Scanparameter mit einer optimalen Kontrastmittelgabe kombiniert werden, können die bestmöglichen Untersuchungsergebnisse erreicht werden.

So wie es Parameter für die CT-Datenakquisition in den Scanprotokollen gibt, stehen auch für die kontrastmittelgestützten Untersuchungen einige Parameter zur Verfügung, mit denen die Kontrastierung der relevanten Strukturen beeinflusst werden kann (▶ Tab. 5.1).

Tab. 5.1 Parameter bei der kontrastmittelgestützten CT.

CT-Protokoll	Kontrastmittelinjektor

• Startverzögerung (Delay)
  ○ festes Delay
  ○ Testbolus
  ○ Bolustracking
• Röhrenspannung:
  ○ Indirekter Parameter, der Einfluss auf die Kontrastierung hat.
  ○ Niedrige Röhrenspannungen verstärken der Jodkontrast.
	• Injektionsgeschwindigkeit (Flow) [ml/s]
	• Injektionsvolumen [ml]
	• NaCl-Bolus-Chaser
	• Kontrastmittelverdünnung (KM-NaCl-Mischung während der Injektion; Funktion steht nur an wenigen Injektoren zur Verfügung)
	• Jodkonzentration des verwendeten Kontrastmittels [mg Jod/ml]

5.3.1 Startverzögerung (Delay)

Bei der Kontrastmittel-CT ist es wichtig, den CT-Scan erst zu dem Zeitpunkt durchzuführen, an dem sich das Kontrastmittel in den darzustellenden Strukturen optimal angereichert hat.

Dieser Zeitpunkt ist von verschiedenen Faktoren abhängig. Zu den wesentlichen Einflussfaktoren zählen:

- Injektionsgeschwindigkeit
- Art und Lage des venösen Zugangs für die Kontrastmittelinjektion
- Kreislaufzeit des Patienten
- zu untersuchendes Organ

Festes Delay

Grundsätzlich können alle kontrastmittelgestützten CT-Untersuchungen mit einer festen Startverzögerung durchgeführt werden. Jedoch kann dies zu sehr unterschiedlichen Kontrastierungsergebnissen führen, da es sehr große Unterschiede in der Kreislaufzeit der Patienten geben kann.

Aus diesem Grund empfiehlt es sich bei Untersuchungen, bei denen es besonders darauf ankommt, den Zeitpunkt der optimalen Kontrastierung bestmöglich zu treffen, mit einer Bolustracking- oder Testbolus-Software zu arbeiten. Insbesondere bei CT-Angiografien und mehrphasischen Abdomen-CT-Untersuchungen wird meist auf die feste Startverzögerung verzichtet und das Bolustracking verwendet.

Untersuchungen wie die Schädel-CT mit KM, die Abdomen-Becken-CT portalvenös und die Hals-CT hingegen sind typischen Untersuchungen, die mit einer an die Fragestellung angepassten, festen Startverzögerung durchgeführt werden.

▸ Tab. 5.2 zeigt die durchschnittlichen Kontrastmittel-Anflutungszeiten nach Injektion in die rechte Kubitalvene.

Tab. 5.2 Durchschnittliche Kontrastmittel-Anflutungszeiten nach Injektion in die rechte Kubitalvene.

Untersuchungsgebiet	KM-Anflutungszeit (s)
rechter Vorhof	6–12
Truncus pulmonalis	9–15
linker Vorhof	13–20
Aorta ascendens	15–22
A. carotis	16–24
A. renalis	18–27
V. cava inferior (suprarenal)	24–32
V. lienalis	30–45
Mesenterialvenen	35–50
Lebervenen	50–80
V. cava inferior (infrarenal)	120–150
Femoralvenen	120–250

Testbolus

Der Testbolus ist ein eher selten genutztes Verfahren, mit dem die Kreislaufzeit und/oder die Kontrastmittel-Flussgeschwindigkeit innerhalb des Patienten ermittelt werden kann. Er wird im Allgemeinen für die Bestimmung der individuellen Startverzögerung für CT-Angiografien verwendet. Das Bolustracking wird in den meisten Fällen jedoch dem Testbolus vorgezogen. Bei sehr schnellen CT-Scannern oder bei einigen Spezialuntersuchungen wird der Testbolus jedoch auch heute noch in einigen radiologischen Instituten angewendet.

Für die Kreislaufzeitbestimmung mit dem Testbolus wird eine kleine Kontrastmittelmenge (10–20 ml) injiziert. Während der Gefäßpassage werden dann mehrere intermittierende Low-Dose-Einzelscans an einer, für den diagnostischen CT-Scan repräsentativen anatomischen Position akquiriert. Aus den gewonnenen Daten wird dann eine Zeit-Dichte-Kurve errechnet und der zeitliche Kontrastmittelverlauf innerhalb des Referenzgefäßes ermittelt (▸ Abb. 5.1).

Die Startverzögerung für die anschließende diagnostische CT-Angiografie errechnet sich aus der Zeit bis zum Testbolus-Peak (t_{arr}) + ein zusätzliches diagnostisches Delay (t_d), welches meist bei 5–7 Sekunden liegt (▸ Abb. 5.1).

Tipp

Führt man für den Testbolus mit (durch den Injektor) verdünntem Kontrastmittel (20 % KM und 80 % NaCl) durch, kann die ermittelte Boluszeit genauso verwendet werden. In diesem Fall muss kein zusätzliches diagnostisches Delay addiert werden. (Die Funktion der Kontrastmittelverdünnung ist nur an wenigen Kontrastmittelinjektoren möglich.)

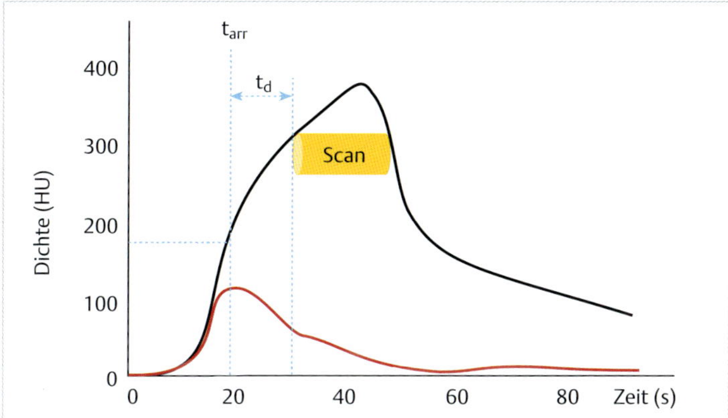

Abb. 5.1 Schematische Darstellung der Zeit-Dichte-Kurven der Testbolusinjektion (rot) und der vollwertigen Injektion (schwarz). Der zeitliche Unterschied der beiden Bolus-Peaks ist erkennbar. Es gilt: Delay = t_{arr} + T_d (t_{arr} = Kontrastmittel-Ankunftzeit; t_d = diagnostisches Delay).

Bolustracking

Das Bolustracking ist eine Technik, mit der, nahezu unabhängig von der Kreislauzeit des Patienten, der optimale Zeitpunkt des CT-Scans ermittelt werden kann. Das Bolustracking findet nach der Untersuchungsplanung aller Scanelemente der Untersuchung statt und wird vor der Akquisition der ersten Spirale durchgeführt.

Bolustracking (SmartPrep, CareBolus, SureStart) ist heutzutage eine Standardtechnik an jedem CT-Gerät und wird im Allgemeinen bei CT-Angiografien und mehrphasischen Kontrastmitteluntersuchungen verwendet. Es ist im CT-Protokoll integriert und startet automatisch den Spiral-Scan, wenn der optimale Kontrastierungszeitpunkt erreicht ist.

Bei allen CT-Geräteherstellern ist der Ablauf des Bolustracking-Verfahrens identisch und besteht aus den folgenden Schritten:

1. Akquisition einer Pre-Monitoring-Schicht in Low-Dose-Technik an einer für die Untersuchung repräsentativen anatomischen Position (z. B. 1 cm unterhalb der Tracheabifurkation)
2. Positionierung einer Mess-ROI in einem Gefäß, welches für die Untersuchung als Referenzgefäß für die Kreislaufzeitmessung geeignet ist (z. B. Aorta descendens) **und** Festlegen eines Schwellenwerts (z. B. 150 HU), nach dessen Überschreiten der Spiralscan automatisch oder manuell gestartet wird. Bei vielen CT-Scannern ist dieser Schwellenwert bereits im CT-Protokoll hinterlegt.
3. Durchführung des Bolustrackings: Nachdem die beiden Vorbereitungsschritte abgeschlossen sind, wird nun das eigentliche Bolustracking (SmartPrep, Monitoring, SureStart) gleichzeitig mit der Kontrastmittelinjektion gestartet. Nach einer Startverzögerung von meist 5–15 s beginnt das Bolustracking intermittierende Low-Dose-Scans an der definierten Position durchzuführen. Die Software misst die Dichte im Referenzgefäß in jedem akquirierten Bild. Wenn die Dichte innerhalb dieses Gefäßes den vorher definierten Schwellenwert erreicht hat, startet die 1. Spirale automatisch oder kann manuell ausgelöst werden.

Auch wenn bei allen CT-Geräteherstellern der Ablauf des Bolustrackings identisch ist, gibt es doch kleine Unterschiede. Diese Unterschiede sind im täglichen Routinebetrieb von untergeordneter Bedeutung. Wenn aber CT-Systeme verschiedener Hersteller innerhalb eines radiologischen Instituts betrieben werden, sind diese feinen Unterschiede wichtig, wenn es darum geht, die CT-Protokolle auf allen CT-Scannern zu vereinheitlichen.

Der Unterschied liegt in der **Definition der Schwellenwerte** (▶ Abb. 5.2):

- Bei CT-Scannern von GE und Siemens wird der Nativwert in der Mess-ROI der Pre-Monitoring-Schicht als 0 HU definiert. Der verwendete Schwellenwert beschreibt daher die Kontrasterhöhung. Beispiel: Bei einem Schwellenwert von 100 HU startet die Spirale, nachdem der Kontrast im Referenzgefäß um 100 HU angestiegen ist.
- Bei CT-Scannern von Philips und Toshiba hingegen beschreibt der verwendete Schwellenwert den absoluten Dichtewert innerhalb des Referenzgefäßes, nach dessen Erreichen der CT-Scan gestartet wird. Beispiel: Bei einem Schwellenwert von 150 HU startet die Spirale, nachdem der Kontrast im Referenzgefäß die Dichte von 150 HU erreicht hat.

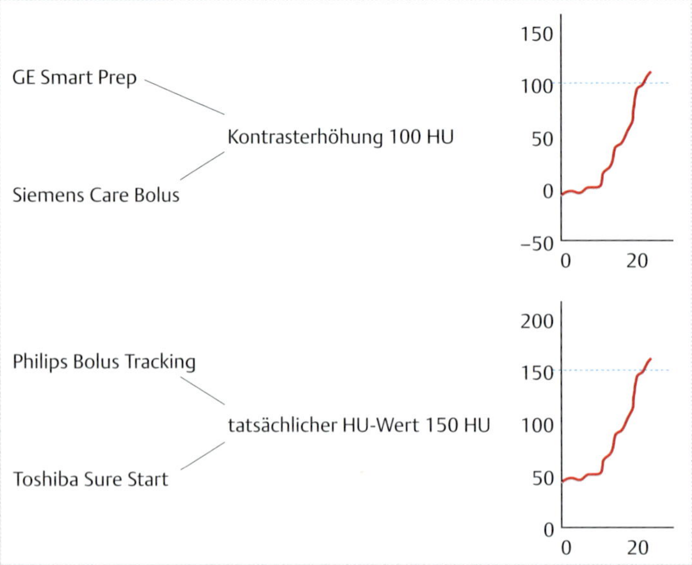

Abb. 5.2 Unterschiedliche Definitionen der Schwellenwerte bei den verschiedenen Bolustracking-Softwarelösungen.

Würde man bei allen CT-Scannern den gleichen Schwellenwert verwenden, so würden die Geräte von GE und Siemens einige Sekunden später die Spirale auslösen als diejenigen von Philips und Toshiba. Um bei allen CT-Scannern gleiche Bedingungen zu erreichen, sollten die Schwellenwerte bei Philips und Toshiba ca. 50 HU höher liegen als bei GE und Siemens. Diese 50 HU entsprechen ungefähr dem durchschnittlichen nativen Dichtewert des Referenzgefäßes.

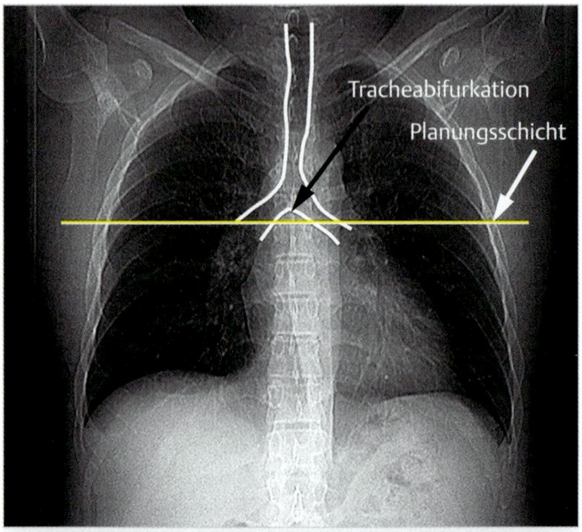

Abb. 5.3 Anatomische Referenzposition für die Positionierung der Pre-Monitoring-Schicht im Thorax.

Referenzposition und Referenzgefäße

Um das Bolustracking so einfach wie möglich zu gestalten, sind 2 anatomische Positionen für die Durchführung des Bolustrackings zu empfehlen. Mit diesen 2 Positionen können alle CT-Untersuchungen, für die Bolustracking nützlich ist, qualitativ hochwertig durchgeführt werden.

Bolustracking Position 1: ca. 1 cm unterhalb der Tracheabifurkation (▸ Abb. 5.3) für alle Untersuchungen des Thorax (inkl. thorakale Aorta und Pulmonalarterien), supraaortale Gefäße, CTA der Kopf- und Halsgefäße.

Die verwendeten ROI-Positionen sind in ▸ Abb. 5.4 dargestellt:

- ROI-Position **1** (Truncus pulmonalis)
  - CT Pulmonalarterien (Lungenembolie)
  - CT Thorax (Standard)
- ROI-Position **2** (Aorta ascendens) + ROI-Position **3** (Aorta descendens)
  - CTA thorakale Aorta
  - Double Rule Out (gleichzeitiger Ausschluss von Lungenembolie und Aortendissektion)
  - CTA Kopf- und Halsgefäße
  - CTA supraaortale Gefäße

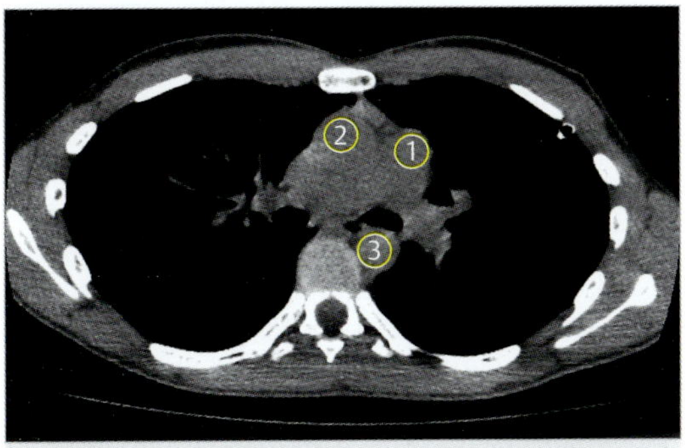

Abb. 5.4 Mess-ROI-Positionen für unterschiedliche CT-Untersuchungen. Erläuterung s. Text (S. 48).

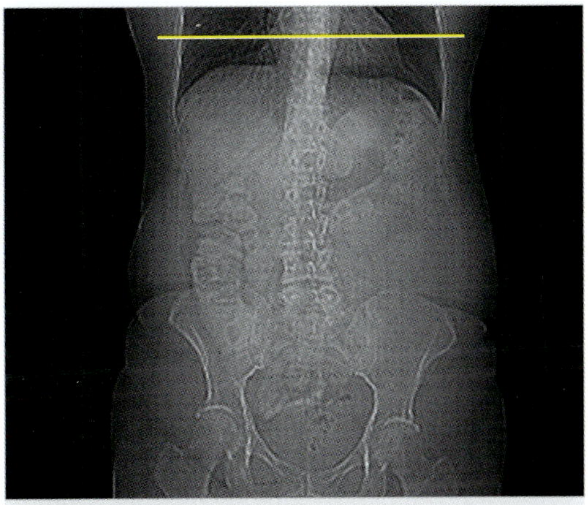

Abb. 5.5 Anatomische Referenzposition für die Positionierung der Pre-Monitoring-Schicht für CT-Untersuchungen des Abdomens und die Becken-Bein-CTA.

Tipps

- Bei Verwendung der ROI-Position 2 (Aorta ascendens) kann es passieren, dass Einstromartefakte von der V. cava superior die Spirale zu früh auslösen (diese Gefahr besteht bei der Verwendung der Aorta descendens nicht). Die ROI sollte daher innerhalb der Aorta ascendens möglichst weit entfernt von der V. cava superior positioniert werden.
- Bei Verwendung der ROI-Position 3 (Aorta descendens) für CTA der Halsgefäße kann es sinnvoll sein, den Röhrenstrom der Pre-Monitoring-Schicht und des Monitorings zu erhöhen, da es durch die Tatsache, dass die Arme am Körper anliegen, zu Artefakten kommen kann, die verhindern können, dass das Bolustracking fehlerfrei funktioniert.

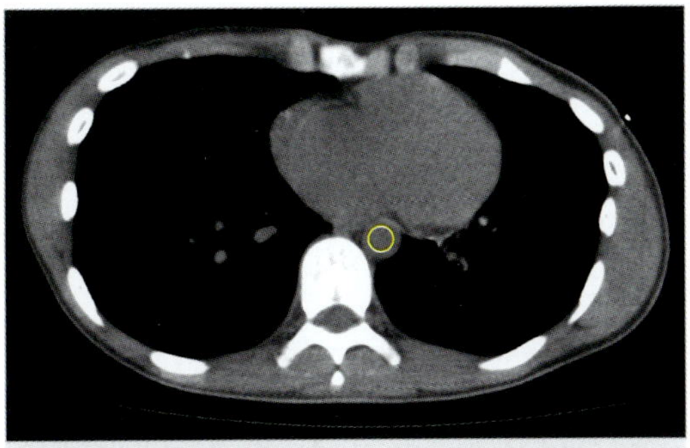

Abb. 5.6 Position der Mess-ROI in der Aorta descendens.

Bolustracking Position 2: ca. 4 cm oberhalb der Leberkuppe (▶ Abb. 5.5) für alle mehrphasischen Abdomen-CT-Untersuchungen, abdominelle Aorta und die davon abgehenden Gefäße, Becken-Bein-CTA.

ROI-Position: Aorta descendens (▶ Abb. 5.6).

Diese Bolustriggerungs-Position hat folgende Vorteile:

- Im Bereich der Lunge ist die Strahlungsschwächung geringer und die Bildqualität des Bolustrackings auch bei kräftigen Patienten gut.
- Da der rechte Vorhof beim Bolustracking miterfasst wird, ist sehr schnell ersichtlich, ob das Kontrastmittel ungehindert in den Patienten gelangt. Auf diese Weise kann, im Vergleich zur Bolustriggerung auf Höhe Leberhilus, viel früher erkannt werden, ob Probleme bei der Kontrastmittelinjektion vorliegen (z. B. Paravasat).

5.4 Kontrastmittelprotokolle

5.4.1 Gefäßdarstellungen

Bei der computertomografischen Gefäßdarstellung orientiert sich die Gestaltung des Injektionsprotokolls primär an der Scanzeit der Untersuchung. Je nachdem, über wieviele Zeilen der CT-Scanner verfügt und wie groß der Untersuchungsbereich ist, ergeben sich unterschiedliche Scanzeiten für verschiedene Untersuchungen. Die Scanzeit kann an jedem CT-Gerät nach der Untersuchungsplanung im Protokoll abgelesen werden.

Wird bei der Wahl des Injektionsprotokolls die Scanzeit nicht berücksichtigt, kann es vorkommen, dass die Kontrastmittelinjektion zu lang oder zu kurz ausfällt. Dies führt entweder zu einer unnötig

Tab. 5.3 Formeln zur optimalen Abstimmung des Kontrastmittelprotokolls auf das Scanprotokoll.

CT-Zeilenzahl	Berechnung des KM-Volumens
bis 16-Zeiler	Scanzeit × Flow
16- bis 32-Zeiler	(Scanzeit + 5) × Flow
ab 64-Zeiler	(Scanzeit + 10) × Flow
Flash Mode; Turbo Flash Mode; ONE Volume	(Scanzeit + 15) × Flow

hohen Kontrastmitteldosis oder zu einer suboptimalen Kontrastierung. In der Routine haben sich einige Formeln bewährt, die sicherstellen, dass das Kontrastmittelprotokoll optimal auf das Scanprotokoll abgestimmt ist (► Tab. 5.3).

M!

Zu beachten

Es ist nicht notwendig, bei jeder Untersuchung die Kontrastmittelmenge auszurechnen. Im Allgemeinen sind die auf dem Injektor abgelegten Kontrastmittelprotokolle optimal auf die jeweiligen CT-Protokolle abgestimmt. Diese Formeln dienen als Orientierung und können bei der Optimierung der Kontrastmittelprotokolle helfen.

Injektionsgeschwindigkeit (Flow)

Bei computertomografischen Gefäßdarstellungen sollte ein Gefäßkontrast von mindestens 300 HU erreicht werden. Um diesen Zielkontrast zu erreichen, ist es notwendig, eine möglichst hohe Jodmenge in kurzer Zeit zu injizieren. Daher sollten CT-Gefäßdarstellungen möglichst mit einer Injektionsgeschwindigkeit von etwa 4 ml/s durchgeführt werden. In Ausnahmefällen kann auch mit niedrigeren Flowraten gearbeitet werden. Jedoch führt dies oft zu suboptimalen Kontrastierungsergebnissen.

Injektionsgeschwindigkeit an das Körpergewicht des Patienten anpassen

Während bei schlanken Patienten der Gefäßkontrast oft sehr gut ist, beobachtet man bei sehr muskulösen und/oder adipösen Patienten, aufgrund der höheren Objektschwächung und des höheren Blutvolumens, eine Reduktion des Gefäßkontrastes. Daher ist es ratsam, die Injektionsgeschwindigkeit und das Injektionsvolumen in einem gewissen Rahmen an den Patienten anzupassen, um unabhängig vom Patienten eine gute Kontrastierung zu erreichen.

Ein sehr einfacher Ansatz hierfür ist, die Patienten in drei Gewichtskategorien zu unterteilen. Jede einzelne Gewichtskategorie wird mit unterschiedlichen Injektionsgeschwindigkeiten untersucht (► Tab. 5.4). Diese Aufteilung und die verwendeten Flowraten haben sich in der Routine bewährt und dienen als Orientierung. Wichtig ist vor allem, dass die Patienten, die mehr als 95 kg wiegen, mit einer höheren Injektionsgeschwindigkeit untersucht werden, um der Reduktion der Gefäßkontrastierung entgegenzuwirken. Die Veränderung der Injektionsgeschwindigkeit alleine reicht jedoch nicht aus, denn es muss weiterhin sichergestellt werden, dass die Injektionsdauer des Kontrastmittelprotokolls konstant bleibt.

Das folgende Beispiel beschreibt einen sehr einfachen Weg, um das Kontrastmittelprotokoll an das Patientengewicht korrekt anzupassen:

1. Basisprotokoll (► Tab. 5.5, oben) am Kontrastmittelinjektor aufrufen.
2. Bevor die Injektionsrate angepasst wird, die Injektionsdauer merken/notieren.
3. Injektionsrate gemäß dem Patientengewicht erhöhen (von 4,0 auf 4,5 ml/s).

Tab. 5.4 Injektionsgeschwindigkeit in Abhängigkeit vom Patientengewicht.

Patientengewicht	Injektionsrate	Jodflux
< 55 kg	3,5 ml/s	ca. 1,3 g Jod/s
56–95 kg	4,0 ml/s	ca. 1,5 g Jod/s
> 95 kg	4,5 ml/s	ca. 1,7 g Jod/s

Tab. 5.5 Basisprotokoll und dem Patientengewicht angepasstes Protokoll am Kontrastmittelinjektor.

	Flow (ml/s)	KM-Volumen (ml)	Injektionsdauer (s)
Basisprotokoll			
Kontrastmittel	4,0	80	20
NaCl	4,0	50	12
Angepasstes Protokoll			
Kontrastmittel	4,5	90	20
NaCl	4,5	50	11

4. Das Kontrastmittelvolumen erhöhen, bis die ursprüngliche Injektionsdauer des Basisprotokolls wieder erreicht ist (hier von 80 auf 90 ml).
5. Das an den Patienten angepasste Kontrastmittelprotokoll ist ▶ Tab. 5.5 (unten) zu entnehmen.

5.4.2 Organdarstellungen

Im Gegensatz zu reinen Gefäßdarstellungen kommt es bei der Darstellung von Organen in der CT nicht so sehr auf die Injektionsgeschwindigkeit, sondern mehr auf die applizierte Jodmenge an.

Speziell wenn die **Leber** Teil der Gesamtuntersuchung ist, sollte eine an das Patientengewicht angepasste Kontrastmittelmenge appliziert werden. Für eine optimale Parenchymkontrastierung der Leber wird ein Kontrastmittelvolumen von 360–500 mg Jod pro kg KG empfohlen. Je nach verwendeter Jodkonzentration des Kontrastmittels ergeben sich daraus die in ▶ Tab. 5.6 und ▶ Tab. 5.7 angeführten Kontrastmittelmengen.

Bei einer CT-Untersuchung des Abdomens, bei der die arterielle Phase der Leber Teil der Untersuchung ist, sollte, wie auch bei der CT-Gefäßdarstellung, eine möglichst hohe Injektionsgeschwindigkeit verwendet werden. Durch die hohe Injektionsgeschwindigkeit gelangt viel Jod in kurzer Zeit in den Körper, und die darzustellenden Leberraumforderungen erhalten ebenfalls mehr Jod in kurzer Zeit. Dies führt zu einer verbesserten Darstellbarkeit im Vergleich zu einer geringen Injektionsgeschwindigkeit.

Bei einer rein portalvenösen Phase spielt die Injektionsgeschwindigkeit eine untergeordnete Rolle. Wichtig hingegen ist die Tatsache, dass der optimale Zeitpunkt für die portalvenöse Phase von der Injektionsgeschwindigkeit abhängig ist. Je niedriger die verwendete Injektionsgeschwindigkeit ist, desto länger dauert es, bis das Kontrastmittel injiziert ist und bis es sich im Leberparenchym angereichert hat.

▶ Tab. 5.8 zeigt den Zusammenhang zwischen der Injektionsgeschwindigkeit und der Startverzögerung (ab Beginn der Kontrastmittelinjektion). Sie ist nur gültig, wenn innerhalb des CT-Protokolls mit einer festen Startverzögerung gearbeitet wird. Bei Verwendung einer Bolustracking-Software müssen diese Werte nicht beachtet werden.

M!

Zu beachten

Wenn bei einer portalvenösen Abdomen-CT-Untersuchung (mit fester Startverzögerung und ohne Bolustracking) nur eine langsame Injektionsgeschwindigkeit des Kontrastmittels verwendet werden kann, ist es sehr wichtig auch die Startverzögerung im CT-Protokoll an die geringere Injektionsgeschwindigkeit anzupassen.

Tab. 5.6 KM-Volumen (ml) bei 360 mg Jod/kg KG je nach Jodkonzentration des Kontrastmittels.

KM-Konzentration (mg Jod/ml)	300	320	350	370	400
bis 60 kg	75 ml	70 ml	65 ml	60 ml	55 ml
bis 80 kg	100 ml	90 ml	85 ml	80 ml	75 ml
bis 100 kg	120 ml	110 ml	105 ml	100 ml	95 ml
bis 120 kg	145 ml	135 ml	125 ml	120 ml	110 ml
ab 120 kg	160 ml	155 ml	150 ml	140 ml	130 ml

Tab. 5.7 KM-Volumen (ml) bei 400 mg Jod/kg KG je nach Jodkonzentration des Kontrastmittels.

KM-Konzentration (mg Jod/ml)	300	320	350	370	400
bis 60 kg	80 ml	75 ml	70 ml	65 ml	60 ml
bis 80 kg	105 ml	100 ml	90 ml	85 ml	80 ml
bis 100 kg	130 ml	125 ml	115 ml	110 ml	100 ml
bis 120 kg	160 ml	150 ml	140 ml	130 ml	120 ml
ab 120 kg	170 ml	160 ml	150 ml	140 ml	130 ml

Tab. 5.8 Zusammenhang zwischen der Injektionsgeschwindigkeit und der Startverzögerung.

Flow (ml/s)	Startverzögerung (Delay, s)
1,0	150
1,5	120
2,0	90
2,5	85
3,0	75
3,5	70
4,0	65
5,0	60

5.5 Kontrastmittelgabe

Bei der kontrastmittelgestützten CT können verschiedene Zugangswege für die Kontrastmittelgabe verwendet werden.

Hinweis

Die folgenden Angaben dienen der Orientierung und entsprechen den üblichen Anwendungsgewohnheiten. Die Verantwortung für die Kontrastmittelinjektion trägt der Radiologe. Der Autor und der Verlag übernehmen keine Haftung.

5.5.1 Intravenöse Kontrastmittelgabe

Venenverweilkanüle

Die Venenverweilkanüle wird für die Kontrastmittel-Hochdruckinjektion im Allgemeinen in die Kubitalvene (Ellenbeuge) gelegt. Auch die Handrückenvenen eignen sich für die Kontrastmittelgabe.

Tipp

In sehr seltenen Fällen kann es notwendig sein, die Verweilkanüle am Fußrücken zu positionieren. Wenn dies der Fall ist, benötigt das Kontrastmittel ca. 10 Sekunden länger, um sich in dem Zielorgan/-gefäß anzureichern. Bei Untersuchungen mit festem Delay (z. B. CT-Abdomen portalvenös) sollte die Startverzögerung in einem solchen Fall um ca. 10 Sekunden verlängert werden.

Tab. 5.9 Venenverweilkanülen zur Kontrastmittelinjektion und die üblicherweise verwendeten Flowraten.

Farbe	Gauge	Gebräuchliche Flowrate
grün	18	bis 6,0 ml/s (bei guter Lage)
rosa	20	bis 4,0 ml/s (bei guter Lage)
blau	22	bis 2,5 ml/s (bei guter Lage)

Die „klassische" Venenverweilkanüle (je nach Hersteller auch Abbokath, Braunüle, Flexüle, Venflon, Viggo) sind offiziell nur für Injektionsgeschwindigkeiten von 1 ml/s (rosafarbene Kanüle) bzw. 1,7 ml/s (grüne Kanüle) zugelassen. Jedoch werden üblicherweise höhere Flowraten verwendet. Die üblicherweise verwendeten Flowraten sind in ▶ Tab. 5.9 zusammengefasst. Mittlerweile sind auch spezielle, für die Hochdruckinjektion offiziell zugelassene Verweilkanülen erhältlich.

Zu beachten

Speziell bei Injektionsgeschwindigkeiten über 3,5–4 ml/s ist die Verwendung von 18-G-Venenverweilkanülen dringend zu empfehlen.

Port-Katheter

Onkologischen Patienten wird häufig ein Port-Katheter implantiert. Es werden 2 unterschiedliche Kathetertypen unterschieden:

- „Standard"-Port-Katheter
- Hochdruckinjektor-geeigneter Port-Katheter

Jeder Patient erhält bei der Port-Implantation einen **Port-Pass**, den er zur Untersuchung mitbringen soll. In diesem Pass stehen alle wichtigen Informationen über den Port.

Zu beachten

Port-Katheter dürfen nur mit speziellen Port-Nadeln angestochen werden.

Der „Standard"-Port-Katheter ist für die Kontrastmittelinjektion mittels Hochdruckinjektor vom Hersteller nicht zugelassen. Im Falle, dass kein anderer venöser Zugangsweg möglich ist, wird auch über diese Port-Katheter in vielen radiologischen Zentren Kontrastmittel injiziert. Eine Injektionsgeschwindigkeit von maximal 1,5 ml/s sollte dabei nicht überschritten werden.

Hochdruckinjektor-geeignete Port-Katheter sind, wie der Name schon sagt, für die Injektion über Hochdruckinjektoren zugelassen. Sie müssen mit speziellen Hochdruckinjektor-geeigneten Portnadeln angestochen werden. Über diese Port-Katheter ist die Kontrastmittelinjektion auch mit hohen Injektionsgeschwindigkeiten (bis zu 5 ml/s in Abhängigkeit vom Port-Katheter und der verwendeten Port-Nadel) möglich (▶ Tab. 5.10).

Für welche Injektionsgeschwindigkeiten der Port-Katheter zugelassen ist, kann im Port-Pass nachgelesen werden.

Bei der Verwendung von Port-Kathetern sollten aus Sicherheitsgründen folgende Punkte beachtet werden:

- Vor der Nutzung eines Port-Katheters für die Kontrastmittel-Hochdruckinjektion sollte sichergestellt sein, dass der Port-Katheter auch korrekt im Lumen der V. cava superior liegt.
- Wenn möglich sollte der Patient bereits mit liegender Portnadel zur Untersuchung kommen.
- Nach der Kontrastmittelgabe das Kontrastmittel mit viel NaCl aus dem Port-Katheter herausspülen.
- Wenn möglich die Portnadel in der onkologischen Ambulanz oder auf Station ziehen lassen.

Tipp

Wenn die Port-Nadel vor Ort gezogen wird, muss auf sterile Bedingungen geachtet werden! Es wird empfohlen, vor dem Ziehen der Portnadel den Port mit 10 ml NaCl Lösung + 1000 IE Heparin zu spülen (zur Vermeidung der Thrombosierung des Katheters).

Zentraler Venenkatheter (ZVK)

Auch ein ZVK kann für die Kontrastmittelinjektion verwendet werden. Es gibt, vergleichbar mit den Port-Kathetern, zwei ZVK-Typen:

- „Standard"-ZVK
- ZVK, die für die Hochdruckinjektion zugelassen sind

Standard-ZVK sind von Herstellerseite nicht für die Kontrastmittel-Hochdruckinjektion zugelassen.

Tab. 5.10 Injektionsgeschwindigkeiten bei Port-Kathetern.

Port-Typ	Gebräuchliche Flowrate
Standard	bis 1,5 ml/s (viel NaCl nachspülen)
Power-Port	bis 3,0 ml/s (wegen Herzbelastung)

Tab. 5.11 Injektionsgeschwindigkeiten bei zentralen Venenkathetern (ZVK).

ZVK-Typ	Gebräuchliche Flowrate
Standard	2,5–3,0 ml/s über großen, distalen Schenkel
Power-ZVK	bis 3,0 ml/s (wegen Herzbelastung)

Wenn ein Standard-ZVK trotzdem für die Kontrastmittelinjektion verwendet werden soll, sollte die Injektionsgeschwindigkeit von 2,5 ml/s aus Sicherheitsgründen nicht überschritten werden.

ZVK, die für die Hochdruckinjektion zugelassen sind, können zum Teil mit Injektionsgeschwindigkeiten von mehr als 5 ml/s genutzt werden. Eine Injektionsgeschwindigkeit von 3,0 ml/s ist im Allgemeinen auch für CT-Angiografien ausreichend und reduziert die Herz-Kreislauf-Belastung (▶ Tab. 5.11).

Bei der Verwendung eines ZVK für die Kontrastmittelinjektion sollten folgende Punkte beachtet werden:

- Vor der Nutzung eines ZVK für die Kontrastmittel-Hochdruckinjektion sollte sichergestellt sein, dass der ZVK auch korrekt im Lumen der V. cava superior liegt.
- Für die Kontrastmittelinjektion stets den distalen ZVK-Schenkel verwenden (auf den einzelnen ZVK-Schenkeln ist aufgedruckt, um welchen es sich handelt).
- Nur ZVK-Schenkel verwenden, an dem keine Perfusoren angeschlossen sind. Sonst würden die Medikamente, die sich in diesem ZVK-Lumen befinden, auf einmal und unkontrolliert in den Patienten gelangen, was zu schwerwiegenden gesundheitlichen Problemen führen kann.
- Beim Kontrastmittel-Timing oder im CT-Protokoll brauchen bei der Nutzung eines ZVK im Allgemeinen keine Änderungen vorgenommen zu werden (außer bei sehr geringen Injektionsgeschwindigkeiten).

5.5.2 Intraossäre Kontrastmittelgabe

Bei der Schwerverletztenversorgung kann es in seltenen Fällen vorkommen, dass kein venöser Zugang gelegt werden kann. In einer solchen Situation kann es sein, dass der Patient einen intraossären Zugang erhält. Dafür wird eine spezielle Nadel z. B. in den Tibia- oder Humeruskopf gebohrt. Über diesen Zugang ist es möglich, dem Patienten z. B. Medikamente zu verabreichen.

Wenn der intraossäre Zugang auch zum Zeitpunkt der CT-Diagnostik der einzig mögliche Zugang ist, über den der Patient Medikamente oder Infusionen erhalten kann, so kann darüber auch die Kontrastmittelgabe erfolgen. Eine Injektionsgeschwindigkeit von ca. 2,5 ml/s kann für den intraossären Zugang üblicherweise problemlos verwendet werden. Anschließend sollte der Zugang mit mindestens 50 ml NaCl gespült werden.

Das Kontrastmittel gelangt über den intraossären Zugang vergleichbar schnell zum Herzen wie bei einer herkömmlichen Injektion über eine Kubitalvene. Daher ist bei der CT-Protokollgestaltung und beim Kontrastmittel-Timing keine Anpassung notwendig (▶ Tab. 5.12).

Tab. 5.12 Injektionsgeschwindigkeiten bei intraossärem Zugang.

Zugang	Gebräuchliche Flowrate
Intraossär	2,5–3,0 ml/s, gut mit NaCl nachspülen

5.5.3 Orale Kontrastmittelgabe

Die Kontrastierung des Magen-Darm-Trakts ist ein wichtiger Bestandteil computertomografischer Untersuchungen der Abdomen- und Beckenregion. Je nach Untersuchungsregion muss der Patient das Kontrastmittel über eine definierte Zeit gleichmäßig verteilt trinken:

- CT des Oberbauchs: 1 Liter orales Kontrastmittel über eine Stunde verteilt trinken
- CT Abdomen und Becken: 1,5 Liter orales Kontrastmittel über 1,5 Stunden verteilt trinken

Traditionell wird die orale Kontrastierung mit positivem oralem Kontrastmittel durchgeführt. Dazu werden entweder barium- oder jodhaltige orale Kontrastmittel verwendet.

Mehr und mehr finden heute auch neutrale bzw. negative orale Kontrastmittel auf Wasserbasis in der CT Anwendung. Neben einigen von Firmen angebotenen Produkten können neutrale oder negative orale Kontrastmittel auch selbst gemischt werden:

- Rezept 1: 1–1,5 l Wasser 1–1,5 h vor Untersuchungsbeginn
- Rezept 2: 25 g Mannitol auf 1,5 l Wasser 1–1,5 h vor Untersuchungsbeginn
- Rezept 3: 25 g Mannitol auf 1,5 l Wasser plus 2 g Flohsamen (Verdickungsmittel zur besseren Distension des Dünndarms)

> **Zu beachten** M!
>
> Mannitol ist ein Zucker, der die Wasseraufnahme durch den Darm verhindert und kann daher stark abführend wirken.

6 Bildnachverarbeitung

6.1 Allgemeines

Aufgrund der Möglichkeit, große Untersuchungsbereiche mit Submillimeter-Schichten zu untersuchen, bietet die Mehrschicht-CT eine optimale Basis für qualitativ hochwertige Bildnachverarbeitungen.

Die hohe räumliche Auflösung ist die Basis für sog. **isotrope Datensätze**. Isotropie bedeutet, dass die räumliche Auflösung in allen Raumebenen identisch ist und Sekundär-Reformatierungen in allen Raumebenen durchgeführt werden können, ohne dass die räumliche Auflösung verlorengeht. Sekundär-Reformatierungen werden auch als Multiplanare Reformatierungen, MPR (S. 56) bezeichnet.

Um möglichst optimale Datensätze für die Erstellung einer MPR zu erhalten, ist es wichtig, bei der Bildrekonstruktion des Dünnschichtdatensatzes auf folgende Regeln zu achten (► Abb. 6.1):

- Die rekonstruierte Schichtdicke ist abhängig von der akquirierten Schichtdicke (kollimierte Schichtdicke) und sollte so gering wie möglich gewählt werden.
- Die Schichten sollten überlappend rekonstruiert werden. Das bedeutet, dass der rekonstruierte Schichtabstand (Inkrement, Rekon-Intervall) 20–50 % geringer sein sollte als die rekonstruierte Schichtdicke (Beispiel: 1 mm Schichtdicke und 0,8–0,5 mm Schichtabstand).
- Der rekonstruierte Bildausschnitt (Rekonstruktions-FoV) sollte an das darzustellende Objekt angepasst werden und stets so klein gewählt werden, dass alle relevanten Strukturen beurteilt werden können, jedoch auch nicht wesentlich größer. Der Grund dafür ist, dass der rekonstruierte Bildausschnitt die Pixelgröße und somit die Auflösung der axialen Schicht mitbestimmt (Kap. 3.1.2). Je kleiner der Bildausschnitt gewählt wird, desto geringer ist die Pixelgröße der axialen Schicht. Dies ist besonders relevant, wenn es darum geht, kleine anatomische Strukturen beurteilen zu können. So können z. B. bei einer Becken-Bein-CTA die Unterschenkelarterien besser räumlich aufgelöst werden, wenn der betroffene Unterschenkel zusätzlich mit einem kleinen FoV rekonstruiert wird und die Pixelgröße statt ca. 1,0 mm bei 50 cm FoV nur noch 0,35 mm bei einem FoV von 18 cm beträgt.

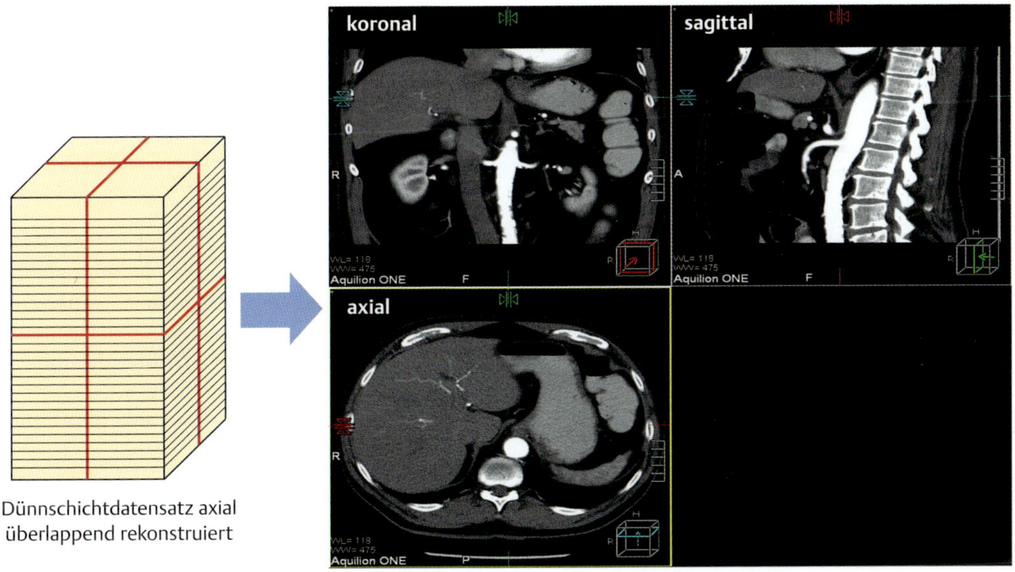

Dünnschichtdatensatz axial überlappend rekonstruiert

Multiplanare Reformatierungen

Abb. 6.1 Schematische Darstellung eines Dünnschichtdatensatzes, der aus überlappend rekonstruierten Dünnschichten besteht, und der daraus resultierenden Möglichkeit MPR-Darstellungen zu erhalten.

Hinweis

Siemens-CT-Geräte bieten eine optionale 3D-MPR-Software, mit der die Bildnachverarbeitung (MPR) direkt aus den Rohdaten rekonstruiert werden kann. In diesem Fall ist eine Dünnschichtrekonstruktion nicht erforderlich.

6.2 Zweidimensionale Rekonstruktionen

6.2.1 Multiplanare Reformatierung (MPR)

Mit dem Begriff der Multiplanaren Reformatierung (MPR) wird die zweidimensionale Reformatierung von CT-Dünnschichtdatensätzen bezeichnet. Dabei wird im Allgemeinen zwischen 3 unterschiedlichen MPR-Techniken unterschieden. Jeder Computertomograf bietet diese grundlegenden zweidimensionalen Nachverarbeitungstechniken standardmäßig an. Je nach Fragestellung ist es sinnvoll diese 3 Techniken anzuwenden. Die 3 im Folgenden beschriebenen MPR-Techniken definieren das Erscheinungsbild der isotropen Datensätze und damit, ob und welche Strukturen mehr oder weniger betont werden.

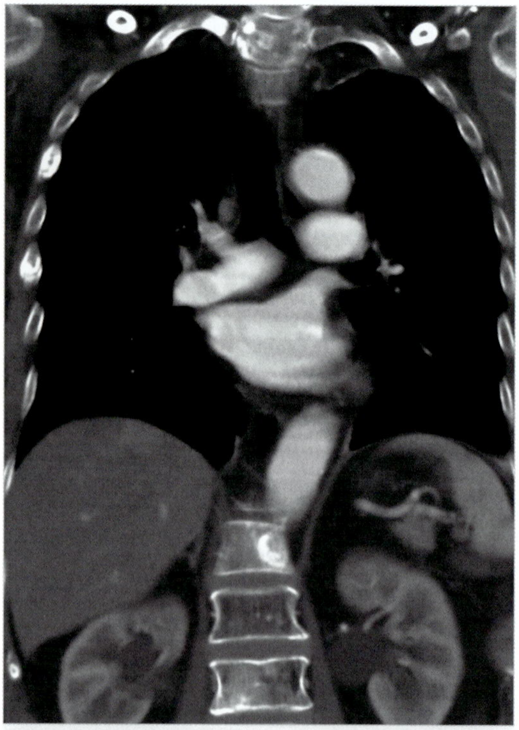

Abb. 6.2 „Klassische" MPR in Mittelwert-Technik (Average, Mittelung).

Average-/Mittelwert-Rekonstruktionstechnik

Diese Rekonstruktionstechnik wird umgangssprachlich und an Siemens-CT-Geräten als MPR bezeichnet. Bei GE-, Philips- und Toshiba-CT-Scannern wird sie als Mittelwert-, Mittelungs- oder Average-Technik bezeichnet (► Abb. 6.2).

Warum diese Technik als Mittelwert-Technik bezeichnet wird, stellt sich sehr gut dar, wenn dickere MPR-Schichten gewählt werden. Denn bei dieser Technik werden die Dichtewerte der Pixel, die innerhalb einer Schicht hintereinander liegen, gemittelt. Je dicker die MPR-Schicht gewählt wird, desto kontrastärmer werden die Mittelwertbilder und desto weniger Details können differenziert werden.

Verwendet man jedoch eine sehr hohe MPR-Schichtdicke zusammen mit der Mittelwert-Technik, so erhält man ein virtuelles Röntgenbild. Man kann dies testen, indem man den Lungen-Dünnschichtdatensatz einer Thorax-CT, in die MPR-Software des CT-Scanners lädt und dann mit der Mittelwert-/Average-Technik (bei Siemens MPR-Dickschicht) die Schichtdicke der koronalen Ebene auf mindestens 100 mm einstellt.

Dünnschicht-Maximum-Intensitäts-Projektion

Die Maximum-Intensitäts-Projektion (MaxIP, MIP) ist eine MPR-Technik, die immer dann Anwendung findet, wenn hohe Kontraste betont werden sollen. Bei der MaxIP-Technik werden die Dichtewerte der Pixel mit der höchsten Dichte, die innerhalb einer Schicht hintereinander liegen, betont dargestellt. Pixel mit geringen Dichtewerten treten in den Hintergrund.

Dieser Effekt tritt erst ein, wenn die Schichtdicke vergrößert wird. Wird die MPR-Schichtdicke bei der MaxIP Technik jedoch zu groß gewählt, überlagern sich zu viele Hochkontraststrukturen (Knochen, Kalk, Gefäße) und die diagnostische Nutzbarkeit sinkt. Die Schichtdicke sollte daher stets an die Fragestellung und die Objektgröße angepasst werden.

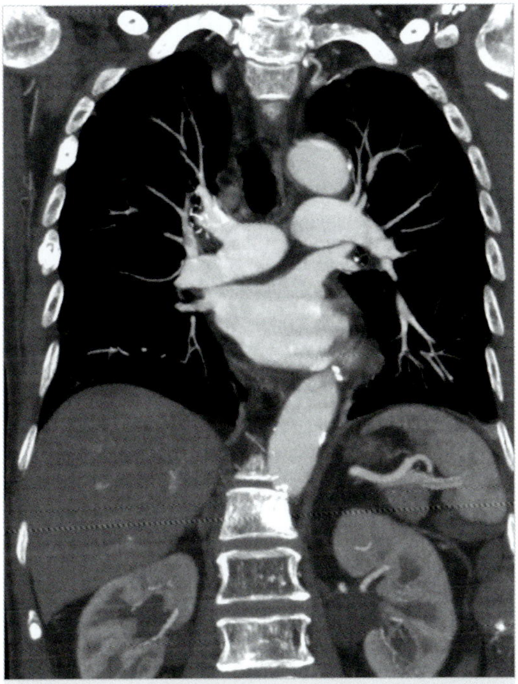

Abb. 6.3 Maximum-Intensitäts-Projektion (MaxIP).

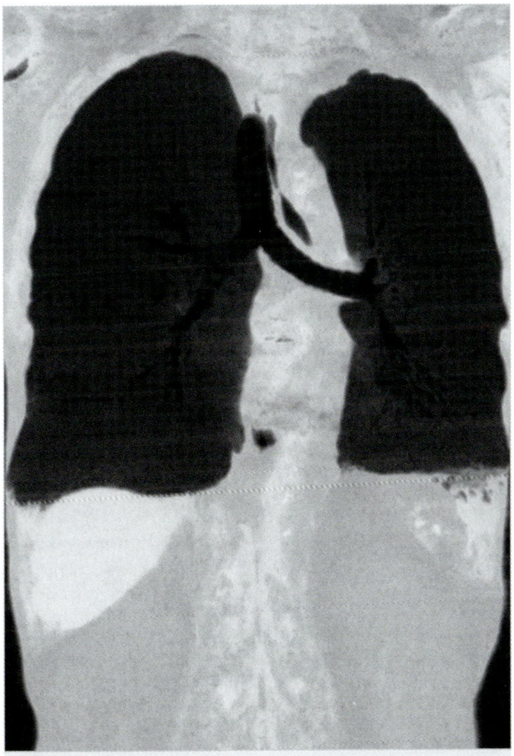

Abb. 6.4 Minimum-Intensitäts-Projektion (minIP).

Die MaxIP-Technik eignet sich sehr gut zur Verbesserung der Sensitivität bei der Suche nach Lungenrundherden und der Darstellung verschiedener Erkrankungen des Lungenparenchyms. Darüber hinaus eignet sie sich für die Darstellung von Gefäßverläufen und -pathologien (▸ Abb. 6.3).

Tipp

Bei der Erstellung von MaxIP- und minIP-Bildstapeln ist es wichtig darauf zu achten, dass das Rekonstruktionsintervall der MPR-Rekonstruktionen immer sehr viel kleiner gewählt wird (mindestens 50 % Überlappung) als die Schichtdicke. Beispiel: 10 mm MaxIP-Schichtdicke und 2 mm Schichtabstand.

Dünnschicht-Minimum-Intensitäts-Projektion

Die Minimum-Intensitäts-Projektion (minIP, mIP) ist eine MPR-Technik, die immer dann Anwendung findet, wenn niedrige Kontraste betont werden sollen. Bei der minIP-Technik werden die Dichtewerte der Pixel mit der niedrigsten Dichte, die innerhalb einer Schicht hintereinander liegen, betont dargestellt. Pixel mit hohen Dichtewerten treten in den Hintergrund.

Wie auch bei den anderen Techniken tritt der minIP-Effekt erst ein, wenn die Schichtdicke vergrößert wird. Die Schichtdicke sollte auch bei der minIP stets an die Fragestellung und die Objektgrößen angepasst werden. Die minIP-Technik eignet sich sehr gut zur besseren Visualisierung des Tracheobronchialsystems (▸ Abb. 6.4) und zur Darstellung der luftgefüllten Innenohr-Strukturen.

Auch bei der Erstellung von minIP-Bildstapeln ist es wichtig darauf zu achten, dass der Rekonstruktionsintervall der MPR-Rekonstruktionen immer sehr viel kleiner gewählt wird (mindestens 50 % Überlappung) als die Schichtdicke. Beispiel: 10 mm minIP Schichtdicke und 2 mm Schichtabstand.

6.2.2 Orthogonale und oblique Reformatierung

Bei der Erstellung einer MPR entscheidet man auch, ob der Datensatz orthogonal, also axial, streng koronal, streng sagittal, oblique (schräg) oder gekurvt dargestellt werden soll.

Bei zahlreichen Untersuchungen sind orthogonale Reformatierungen vollkommen ausreichend. Zum Beispiel bei Thorax- und/oder Abdomen-CT-Untersuchungen genügen i. A. streng koronale und sagittale Reformatierungen zusätzlich zu den axialen Rekonstruktionen, um bestehende Pathologien ausreichend gut in allen 3 Ebenen darstellen und beurteilen zu können.

Gleichzeitig gibt es zahlreiche Untersuchungen, bei denen die rein orthogonalen Ebenen die darzustellenden anatomischen Strukturen nicht ausreichend gut darstellen. In diesen Fällen ist es sinnvoll, die Reformatierungen an die darzustellende Anatomie anzupassen (▶ Abb. 6.5). Dies ist z. B. bei nahezu allen Untersuchungen des muskuloskelettalen Systems, bei der Wirbelsäulen-CT, bei Gefäßuntersuchungen (▶ Abb. 6.5) und vielen anderen CT-Untersuchungen sinnvoll. Aufgrund der isotropen Voxelgeometrie, die ab 16-Zeilen-CT-Geräten auch für sehr große Scanbereiche realisiert werden kann, ist dies auch ohne Qualitätsverlust und unabhängig von der Rekonstruktionsebene möglich.

6.2.3 Gekurvte Reformatierung

Mit gekurvten Reformatierungen können Strukturen in einem Bild dargestellt werden, die geschlängelt durch den Datensatz verlaufen. Diese Technik findet z. B. Anwendung für Gefäßdarstellungen (▶ Abb. 6.6), Gefäßanalysen, Darstellung der Koronararterien, des Darmes, Wirbelsäulendarstellungen bei starker Skoliose oder Organdarstellungen (z. B. Pankreas).

Bei der Erstellung von gekurvten Reformatierungen ist äußerste Präzision erforderlich, um die Struktur so korrekt wie möglich darzustellen. Es muss darauf geachtet werden, dass bei der Erstellung der gekurvten MPR die einzelnen Punkte stets exakt in der Mitte der darzustellenden Struktur gesetzt werden. Wenn dies nicht korrekt gemacht wird, kann es dazu kommen, dass die Strukturen nicht korrekt abgebildet werden. So können z. B. bei unachtsamer Arbeitsweise Gefäßstenosen künstlich erzeugt werden, die in Wirklichkeit gar nicht vorhanden sind (▶ Abb. 6.7).

Bei modernen Bildnachverarbeitungs-Softwareprogrammen werden die gekurvten Reformatierungen mittlerweile vollautomatisch mit hoher Genauigkeit erstellt. Jedoch ist es auch bei den automatischen gekurvten Reformatierungen wichtig, die Ergebnisse zu kontrollieren, um Fehler bei der Beurteilung zu vermeiden. Auch modernen Pfadfindungsalgorithmen kann es passieren, dass die Rekonstruktionspunkte (Centerline) bei einer Gefäßrekonstruktion, bei der das Gefäß von einem Stent umgeben ist, nicht mittig gesetzt werden, sondern am Stent-Gitter.

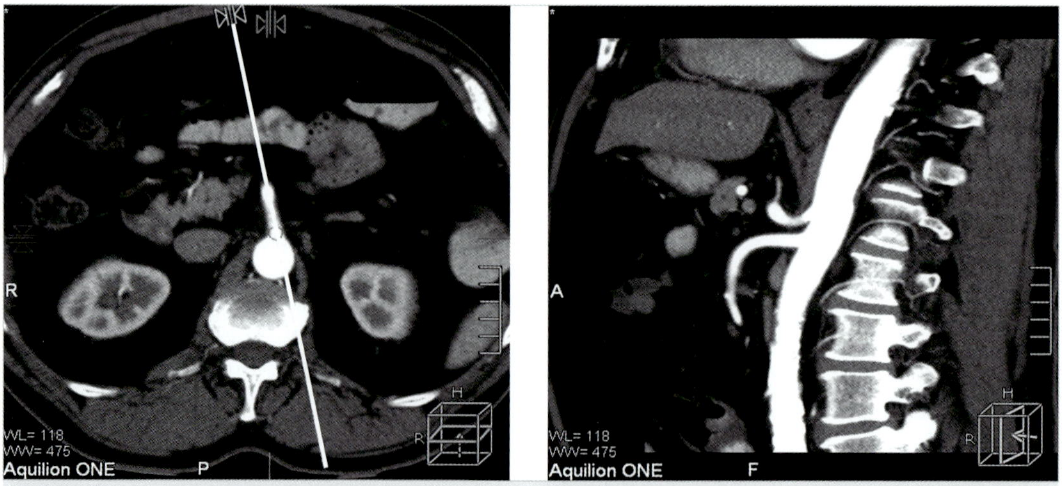

Abb. 6.5 Schräge (oblique), an die Gefäßanatomie angepasste Schichtführung der MPR, zur besseren Visualisierung der Gefäßabgänge aus der abdominellen Aorta.

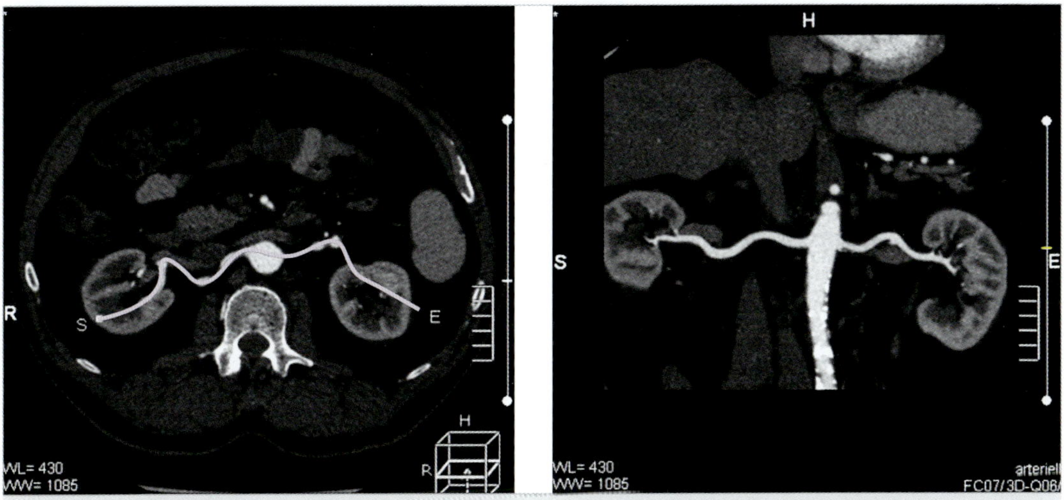

Abb. 6.6 Gekurvte MPR der Nierenarterien mit Darstellung der gekurvten Reformatierungslinie.

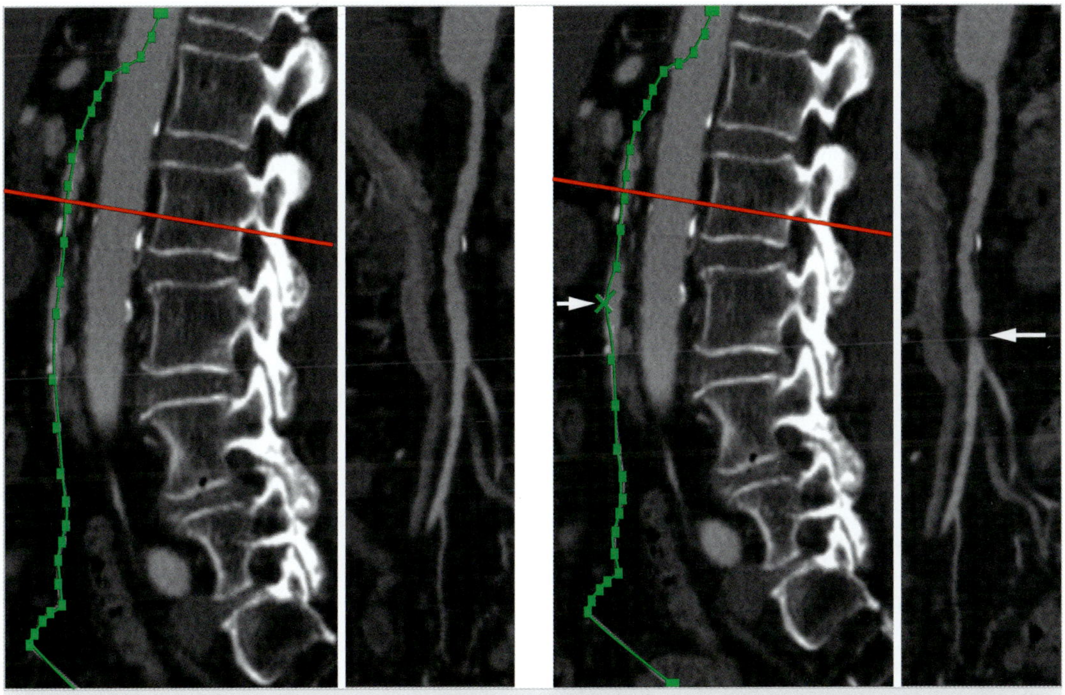

Abb. 6.7 Mögliche Fehlerquelle bei der Erstellung einer gekurvten Reformatierung. Linkes Bild: Die Punkte sind immer genau im Zentrum des Gefäßes zu positionieren. Auf dem rechten Bild ist zu sehen, wie eine virtuelle Gefäßstenose (Pfeil) entstehen kann, wenn der Reformatierungspfad nicht exakt im Gefäßlumen verläuft. An einer Stelle liegt der Punkt außerhalb der Gefäßmitte.

> **Zu beachten** M!
>
> Auch die automatisch erstellten gekurvten Rekonstruktionen sind stets zu kontrollieren.

6.3 Dreidimensionale Rekonstruktionen

Zu den dreidimensionalen Rekonstruktionstechniken zählen das Surface-Shaded Display (SSD) und die Volumen-Rendering-Technik (VRT). Während die SSD heute keine nennenswerte Rolle mehr spielt, wird die VRT in vielen Kontexten eingesetzt.

Die dreidimensionalen Rekonstruktionen dienen im Wesentlichen der plastischen Visualisierung komplexer Strukturen und der anatomischen Übersicht. Mit ihr können komplexe Frakturen gut dargestellt und die Operationsplanung unterstützt werden. Auch für die Darstellung von Gefäßen findet die VRT-Technik häufig Anwendung (▶ Abb. 6.8).

Dabei sollte stets beachtet werden, dass die diagnostische Information in den Quellbildern steckt und jegliche 3D-Nachbearbeitung zu Verfälschungen unterschiedlicher Art führt, über deren Ausmaß man sich kritisch im Klaren sein muss. Niemals kann eine 3D-Nachbearbeitung Informationen hervorbringen, die in den Quellbildern nicht bereits enthalten wären. 3D-Nachbearbeitungen dienen vorrangig der Dokumentation bereits gewonnener Erkenntnisse für Dritte.

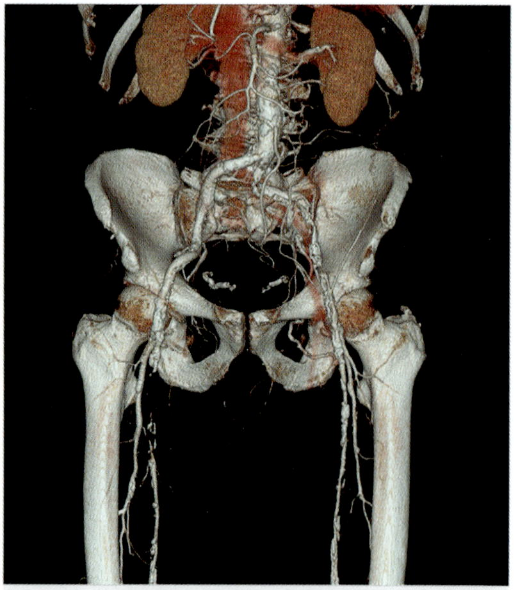

Abb. 6.8 3D-VRT-Rekonstruktion der Abdomen- und Beckengefäße.

Insbesondere für die VRT-Darstellung von Gefäßen ist es häufig nötig, dass knöcherne Strukturen aus dem Datensatz heraussegmentiert werden müssen, um die Gefäßstrukturen überlagerungsfrei darstellen zu können. Je nach 3D-Software ist dies mehr oder weniger aufwändig. Einige CT-Scanner bieten serienmäßig bereits hervorragende 3D-Softwaretools, mit denen auch die Segmentierung sehr einfach möglich ist. Knöcherne 3D-Darstellungen sind auf allen CT-Scannern serienmäßig einfach und unkompliziert zu erstellen.

6.3.1 Segmentierung in der 3D-VRT-Nachverarbeitung

Die Segmentierung der 3D-VRT-Daten (z. B. virtuelle Entfernung knöcherner Strukturen) kann vollautomatisch oder semiautomatisch durchgeführt werden. Unabhängig von dem verwendeten Verfahren kann es geschehen, dass relevante Strukturen ebenfalls von der Segmentierung erfasst und aus dem Bild entfernt werden. Um dies zu verhindern, zeigen alle 3D-VRT-Softwaretools die Segmentierungsergebnisse zusätzlich farbig markiert in den MPR an.

Es ist dringend zu empfehlen, sich die Segmentierungsergebnisse immer auf den MPR-Bildern des gesamten Datensatzes anzusehen. Nur so kann sichergestellt werden, dass keine relevanten Strukturen von der Segmentierung erfasst wurden. Wenn dies der Fall ist, können diese Strukturen dem 3D-Bild wieder hinzugefügt werden, so dass alle relevanten Informationen, die mit Hilfe des 3D-Bildes visualisiert werden sollen, dargestellt werden.

6.3.2 3D-Maximum-Intensitäts-Projektion

Neben der Dünnschicht-MaxIP (S. 56) gibt es auch die 3D-MaxIP. Sie basiert auf dem gleichen Prinzip und stellt nur die positiven Kontraste betont dar. Während die Dünnschicht-MaxIP nur die Informationen einer definierten Schicht (z. B. 10 mm) zeigt, visualisiert die 3D-MaxIP das gesamte Volumen (▶ Abb. 6.9). Daher ist es fast immer notwendig alle knöchernen Strukturen virtuell zu entfernen, da sonst die Knochen und nicht die Gefäße dargestellt werden. Der 3D-Effekt entsteht bei der 3D-MaxIP erst, wenn die Bilder gedreht werden. Die einzelnen Standbilder zeigen keinerlei Tiefeninformation.

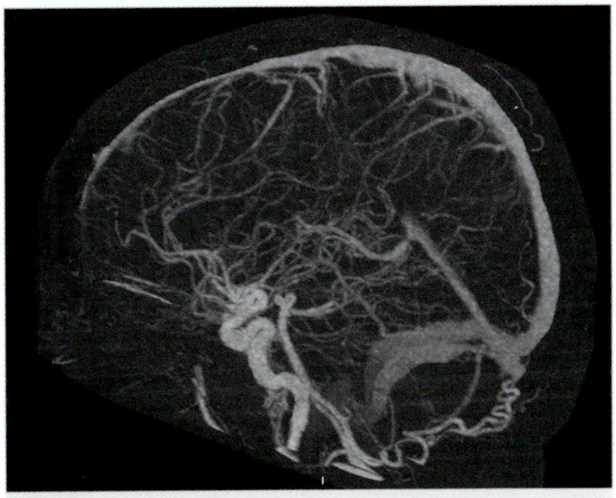

Abb. 6.9 3D-Maximum-Intensitäts-Projektion.

7 Was tun, wenn ...?

7.1 Alternative Armlagerung

Wenn der Patient für Untersuchungen des Körperstamms die Arme nicht über den Kopf lagern kann, sollten sie wenn möglich auf dem Bauch positioniert werden (► Abb. 7.1). So entstehen weniger Artefakte, und die Bildqualität ist besser. Bei der Verwendung einer automatischen Röhrenstrom-Modulation wird diese die Strahlenexposition, aufgrund der zusätzlichen Schwächung der Arme, erhöhen.

Wenn ein Arm oben gelagert werden kann, dann sollte dieser auch oben gelagert werden (► Abb. 7.2). Wenn nur ein Arm neben bzw. auf dem Körper gelagert wird, reduziert dies die Strahlenexposition und verbessert die Bildqualität im Vergleich dazu, als wenn beide Arme unten gelagert werden.

7.2 Sitzende Position bei Hand (gelenk)-CT

In seltenen Fällen kommt es vor, dass ein Patient nicht liegen kann oder die liegende Lagerung auf dem CT-Tisch für eine Untersuchung der Hand oder des Handgelenks nicht möglich ist. Um den Patienten trotzdem untersuchen zu können, kann der Patient, sofern möglich, sitzend auf dem CT-Tisch positioniert werden. Die Tischmulde stabilisiert ihn beim Sitzen. Die Hand bzw. das Handgelenk können dann bequem auf einer angemessen hohen Unterpolsterung gelagert werden (► Abb. 7.3).

Diese alternative Lagerungstechnik für die CT der Hand bzw. des Handgelenks durfte ich von Frau Simone Miloloza lernen. Ich bin Frau Miloloza sehr dankbar, da ich einige Untersuchungen auf diesem Wege durchführen konnte, die in der her-

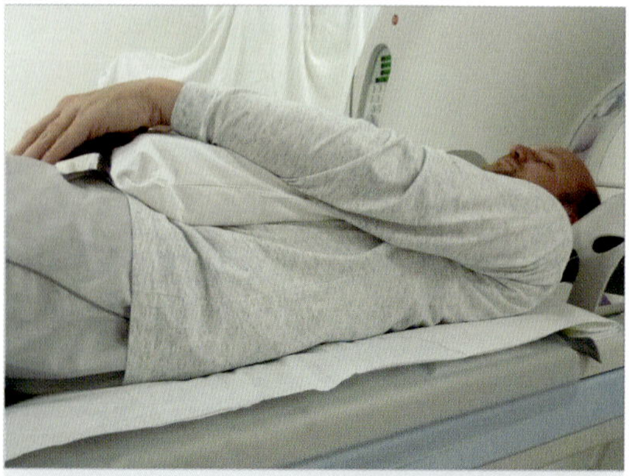

Abb. 7.1 Lagerungsempfehlung für die Armposition, wenn der Patient die Arme nicht über dem Kopf lagern kann.

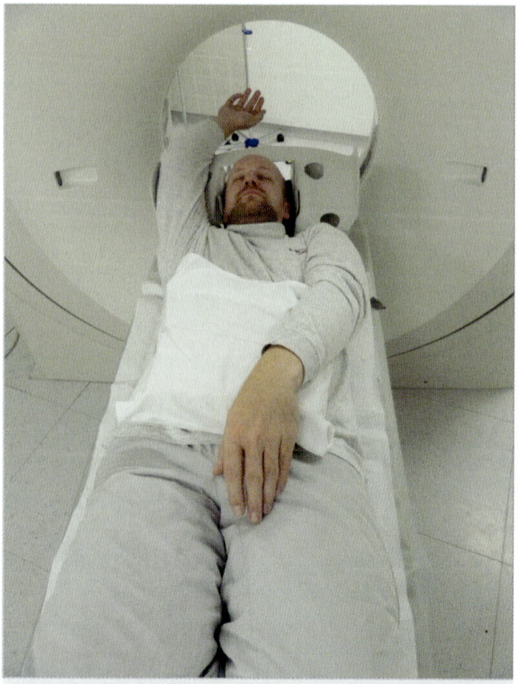

Abb. 7.2 Lagerungsempfehlung, wenn der Patient einen Arm nicht über dem Kopf lagern kann.

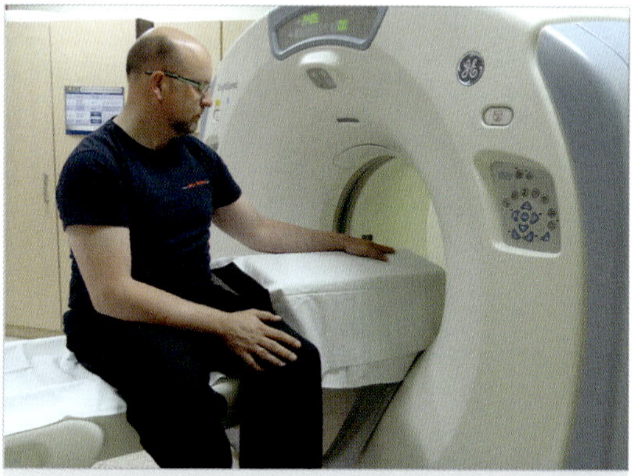

Abb. 7.3 Empfehlung für die Patientenpositionierung bei der CT des Handgelenks und der Hand.

kömmlichen Lagerung kaum möglich gewesen wären. Die Patienten waren alle sehr dankbar, dass es eine Alternative zur liegenden Position gab.

7.3 Metallimplantate

Bei CT-Untersuchungen von Metallimplantaten des muskuloskelettalen Systems mit der Frage nach Lockerung, Schraubenlage etc. ist eine artefaktarme Darstellung des Metallimplantats wichtig.

Die folgenden Parameteranpassungen verbessern deutlich die Bildqualität bei der Darstellung von Metallimplantaten:

- höchste verfügbare Röhrenspannung, z. B. 135 oder 140 kV
- Rotationsgeschwindigkeit verlangsamen, z. B. statt 0,5 s Rotationsgeschwindigkeit 0,75 s, 0,8 s oder 1,0 s verwenden
- Pitch reduzieren auf unter 1, z. B. 0,8
- geringe Kollimation wählen: je dünner die Kollimation, desto geringer die Metallartefakte

Tipp

Speziell bei der Untersuchung von 2 TEP Implantaten, kann es sinnvoll sein, den Röhrenstrom aktiv zu erhöhen (z. B. 250–300 mAs).

Idealerweise sollten auf jedem CT-Scanner spezielle „Metallprotokolle" für die verschiedenen Körperregionen (z. B. Knie mit Metall, Hüfte mit Metall) hinterlegt sein, damit diese Anpassungen nicht immer wieder manuell durchgeführt werden müssen. Dies hilft besonders den CT-Anwendern, die sich bei der Anpassung von Parametern nicht sicher fühlen.

Bei der Verfügbarkeit von speziellen Metallartefakt-Algorithmen (MAR) können die Metallartefakte, meist auch ohne spezielle Parameteranpassungen, deutlich reduziert werden.

7.4 Adipöse Patienten

Wenn bei adipösen Patienten die Untersuchung mit dem Standardprotokoll nicht möglich ist, sollten folgende Parameter angepasst werden:

1. Röhrenspannung erhöhen (z. B. von 120 kV auf 135 oder 140 kV). Bei Verwendung der automatischen Röhrenstrom-Modulation reduzieren CT-Scanner der Firmen GE, Philips und Toshiba automatisch den Röhrenstrom, wenn die Röhrenspannung erhöht wird. Dies hat den Vorteil, dass die Strahlung durchdringungsfähiger ist und gleichzeitig der Röntgenstrahler durch die Reduktion des Röhrenstroms mehr Leistungsreserven erhält. Bei Siemens Care Dose4D geschieht die mAs-Anpassung nicht automatisch. Daher kann bei einer kV-Erhöhung um eine Stufe die Referenz mAs um 30 % reduziert werden, um den gleichen Effekt zu erzielen. Hinweis: Einige CT-Scanner der Firma Siemens (z. B. Somatom Emotion) arbeiten oft bereits routinemäßig mit der höchsten kV-Stufe (hier 130 kV).
2. Pitch reduzieren bzw. Scanzeit verlängern. Speziell bei CT-Scannern mit leistungsschwachen Röhren ist dies eine elementare Parameteranpassung.
3. Rotationsgeschwindigkeit verlangsamen. Wenn die ersten zwei Anpassungen noch nicht ausreichen (extrem adipöse Patienten), sollte die Rotationsgeschwindigkeit verlangsamt werden, um mehr mAs realisieren zu können.

7.5 Gleichzeitiger Ausschluss von Lungenembolie und Aortendissektion

Wenn mit einem Scan und einer Kontrastmittelgabe eine Lungenembolie und eine Aortendissektion gleichzeitig ausgeschlossen werden sollen, sollte das Protokoll Double Rule Out (S. 186) verwendet werden.

7.6 Geringer Flow bei Kontrastmittel-CT

Wenn die Kontrastmittelgabe nur mit einer Injektionsgeschwindigkeit von **1,0–1,5 ml/s** möglich ist und eine **Thorax-CT** oder **CTA** durchgeführt werden soll, kann Folgendes unternommen werden:

- Bolustracking aus dem Protokoll entfernen.
- Kontrastmittelprotokoll anpassen (nur Flow reduzieren).
  - Injektionsgeschwindigkeit für Kontrastmittel und NaCl reduzieren (z. B. auf 1 ml/s).
  - Kontrastmittelvolumen und NaCl-Volumen des vorgesehenen Kontrastmittelprotokolls unverändert lassen (z. B. 70 ml/40 ml).
- Startverzögerung vor Beginn der Spirale so einstellen, dass die Spirale mit dem Ende der Kon-

trastmittelinjektion beginnt. In diesem Beispiel: Startverzögerung auf 70 s einstellen.
- KM und Spirale gleichzeitig starten: Die Spirale startet mit dem Injektionsende des Kontrastmittels (hier nach 70 s).

Die Kontrastierung ist unter diesen Untersuchungsbedingungen selbstverständlich schlechter als bei einer Gefäßuntersuchung mit einer hohen Injektionsgeschwindigkeit. Jedoch kann durch dieses Vorgehen eine verwertbare Kontrastierung erreicht werden und die meisten Fragestellungen können beantwortet werden.

Wenn die Kontrastmittelgabe nur mit einer Injektionsgeschwindigkeit von **1,0–1,5 ml/s** möglich ist und eine **portalvenöse Untersuchung der Abdomen-Becken Region** durchgeführt werden soll, sind folgende Maßnahmen hilfreich:
- Kontrastmittelvolumen wie gewohnt gewichtsadaptiert wählen.
- Startverzögerung in Abhängigkeit von der Injektionsgeschwindigkeit in das Scanprotokoll eintragen (▶ Tab. 7.1).
- Kontrastmittel und Spiral-Scan gleichzeitig starten.
- Die Spiralakquisition startet nach Ablauf der eingestellten Startverzögerung automatisch.

Tab. 7.1 Startverzögerung in Abhängigkeit von der Injektionsgeschwindigkeit (Flow).

Flow (ml/s)	Startverzögerung/Delay (s)
1,0	150
1,5	120
2,0	90
2,5	85
3,0	75
3,5	70
4,0	65
5,0	60

7.7 Probleme mit dem Luftanhalten

Wenn ein Patient während einer CT-Untersuchung des Körperstamms **die Luft nicht anhalten** kann, können die atembedingten Artefakte reduziert werden, indem die Scangeschwindigkeit erhöht wird. Der Tischvorschub (Pitch), die Rotationsgeschwindigkeit und die Gesamtkollimation haben Einfluss auf die Scangeschwindigkeit.

Unabhängig von der Zeilenzahl des CT-Scanners können die folgenden Parameteranpassungen die atembedingten Bewegungsartefakte deutlich reduzieren:
- Pitch auf den höchstmöglichen Wert (i. A. maximal 1,5) stellen.
- Schnellstmögliche Rotationsgeschwindigkeit verwenden.
- Speziell bei CT-Scannern mit weniger als 64 Zeilen sollte die höchstmögliche Gesamtkollimation verwendet werden, z. B. bei einem 16-Zeilen-CT statt 16 × 0,625 mm 16 × 1,25 mm verwenden.
- An High-Pitch-CT-Scannern, die Scangeschwindigkeiten von bis zu 80 cm pro Sekunde erreichen können, sollte in einem solchen Fall die Untersuchung im High-Pitch-Modus durchgeführt werden.

Wenn der Patient während der Untersuchung **die Luft nur kurz anhalten** kann, ist es, neben den oben genannten Parameteranpassungen, bei CT-Untersuchungen des Thorax sinnvoll, eine kaudokraniale Scanrichtung zu verwenden. Die apikalen Lungenabschnitte sind kaum atemverschieblich und die Atemartefakte werden somit deutlich geringer ausfallen als bei den basalen Lungenabschnitten.

8 CT-Untersuchung bei Kindern

8.1 Angepasste CT-Protokolle

Die CT-Untersuchung bei Kindern stellt besondere Anforderungen an die Protokollgestaltung, Untersuchungsdurchführung und Bildinterpretation. In vielen radiologischen Instituten kommt es selten vor, dass Kinder im CT untersucht werden, und es mangelt dadurch an Erfahrung bei diesen Untersuchungen. Es entsteht schnell Unsicherheit darüber, welches CT-Protokoll mit welchen Parametern verwendet werden soll. Die Untersuchung soll auf der einen Seite mit möglichst wenig Strahlenexposition und auf der anderen Seite mit einer, für die Beantwortung der Fragestellung, ausreichenden Bildqualität durchgeführt werden.

Auf vielen CT-Scannern sind bereits gute CT-Protokolle für die Untersuchung bei Kindern hinterlegt. Wenn dies nicht der Fall ist, können die folgenden drei Vorgehensweisen helfen, jederzeit aus einem CT-Protokoll für Erwachsene ein Protokoll für Kinder zu erstellen. Diese 3 Vorgehensweisen verwenden alle ein CT-Protokoll für Erwachsene als Basis:
- Rogalla-Formel
- Image Gently
- CTDI-orientiert

Diese Orientierungshilfen sind besonders dann geeignet, wenn sehr kleine Kinder bzw. Neugeborene untersucht werden sollen. Wenn das Kind bereits die Körpergröße eines kleinen Erwachsenen hat, können die Erwachsenenprotokolle mit automatischer Röhrenstrom-Modulation verwendet werden.

M!

Zu beachten

Die beschrieben Vorgehensweisen sind ausschließlich als eine Anleitung zu sehen. Die technischen Parameter haben lediglich Empfehlungscharakter für die Umsetzung der CT-Untersuchungstechnik. Der verantwortliche Radiologe (idealerweise in Abstimmung mit einem Medizinphysiker) muss alle Änderungen der CT-Untersuchungstechnik, die zu einer Reduktion der Strahlenbelastung führen, dahingehend evaluieren, dass die diagnostische Information adäquat ist.

8.1.1 Rogalla-Formel

Diese Formel wurde von Herrn Prof. Dr. med. Rogalla in Zusammenarbeit mit Frau Prof. Dr. med. Stöver entwickelt:

$$\text{Relative mAs} = \frac{(\text{Körpergewicht [kg]} + 5)}{85} \times \text{Faktor}$$

mit den Faktoren:
- Schädel: 2–5
- Thorax: 1
- Abdomen/Becken: 1,5

Beispiel für die Anwendung der Rogalla-Formel:

Ein Kind mit 25 kg KG soll einer Thorax-CT unterzogen werden. Das Körpergewicht und der Faktor werden in die Formel eingesetzt:

$$\text{Relative mAs} = \frac{(25 + 5)}{85} \times 1 = 0,35$$

Die mittlere relative mAs bei der Thorax-CT eines „Normalpatienten“ wird nun mit dem Ergebnis der Rogalla-Formel multipliziert. Bei einem Wert von 100 mAs bei 120 kV ergeben sich dann:

$$100 \text{ mAs} \times 0,35 = 35 \text{ mAs}$$

und die folgende Protokolleinstellung: 120 kV und 35 mAs (ohne automatische Röhrenstrom-Modulation).

8.1.2 Image Gently

Image Gently wurde in den USA gegründet und hat ebenfalls das Ziel, CT-Anwendern in Nicht-Kinderradiologischen-Instituten eine Vorgehensweise an die Hand zu geben, um ein Erwachsenen-CT-Protokoll in ein Kinder-CT-Protokoll zu transformieren. Von der Website www.imagegently.org/Procedures/Computed-Tomography können die notwendige Excel-Tabelle und die Anleitung heruntergeladen werden.

Bei dem Image-Gently-Prinzip muss in dieser Excel-Tabelle einmalig die Referenz-mAs für die Untersuchung eines normalgewichtigen Erwachsenen definiert werden, die üblicherweise an dem verwendeten CT-Scanner genutzt werden. Bei Philips und Siemens können dafür die Referenz-mAs-Werte aus dem Protokoll verwendet werden. Bei GE und Toshiba müssen dafür die mAs-Mittelwerte mehrerer normalgewichtiger Patienten benutzt werden.

	kVp	mA	Time (sec)	Pitch Abdomen	Pitch Thorax
Abdomen:	120	200	1	1	1
		Abdomen		Thorax	
PA Thickness (cm)	Approx Age	mAs Reduction Factor (RF)	Estimated mAs = BL x RF	mAs Reduction Factor (RF)	Estimated mAs = BL x RF
9	newborn	0,43	43	0,42	42
12	1 yr	0,51	51	0,49	49
14	5 yr	0,59	59	0,57	57
16	10 yr	0,66	66	0,64	64
19	15 yr	0,76	76	0,73	73
22	small adult	0,90	90	0,82	82
25	med adult	1,0	100	0,91	91
31	large adult	1,27	127	1,16	116

Abb. 8.1 Image Gently Excel-Tabelle für die Ermittlung der CT-Belichtungsparameter für pädiatrische CT-Untersuchungen des Körperstamms.

Die Image Gently Excel-Tabelle errechnet daraufhin Faktoren für die mAs-Reduktion bei Thorax- und Abdomen-CT-Untersuchungen (▶ Abb. 8.1). Auch hierbei gilt, dass sehr kleine Kinder bzw. Neugeborene ohne automatische Röhrenstrom-Modulation untersucht werden.

8.1.3 CTDI- und Referenzwert-orientierter Ansatz

Die dritte Vorgehensweise basiert darauf, dass verschiedene CT Scanner mit vergleichbaren Algorithmen bei identischem CTDI-Wert eine vergleichbare Bildqualität (Bildrauschen) erzeugen.

Die CT-Referenzwerte für Kinder, die vom Bundesamt für Strahlenschutz veröffentlicht werden, weisen CTDI-Werte für unterschiedliche Körperregionen und Gewichts-/Altersklassen aus. Orientiert man sich bei der Protokollerstellung bzw. -anpassung, insbesondere bei sehr kleinen Kindern, an diesen CTDI-Referenzwerten, so erhält man eine ausreichend gute Bildqualität bei angepasster Strahlenexposition.

Beispiel: Ein 15 kg schweres Kind soll einer Thorax-CT unterzogen werden. Der CTDIw-Referenzwert (32 cm Body CTDI Phantom) für die Thoraxregion und 15 kg Körpergewicht beträgt 2,6 mGy. Nun öffnet man das Thorax-CT-Protokoll für Erwachsene und reduziert den Röhrenstrom so lange, bis die CTDIw-Anzeige des CT-Scanners einen CTDIw von 2,6 mGy anzeigt. Wenn der Röhrenstrom am unteren Limit angelangt ist, bevor der Ziel-CTDI-Wert erreicht ist, muss die Röhrenspannung um eine Stufe reduziert und dann der Röhrenstrom weiter angepasst werden, bis der Wunsch-CTDI erreicht ist. Nach dieser Protokollanpassung kann die Untersuchung durchgeführt werden.

Tipp

Wenn bei einem Kind, das 5 Jahre oder älter ist, eine Schädel-CT durchgeführt werden soll, kann das Schädel-CT-Protokoll für Erwachsene verwendet werden.

8.2 Kontrastmittel-CT

Wenn möglich sollte bei der Kontrastmittel-CT bei Kindern, aus Dosisgesichtspunkten, auf ein Bolustracking verzichtet werden. Die **Delay-Zeiten** in Abhängigkeit von Alter bzw. Körpergewicht sind ▶ Tab. 8.1 zu entnehmen.

Hinweis: Die Verantwortung für die Kontrastmittelapplikation trägt der Radiologe.

Tab. 8.1 Delay-Zeiten in Sekunden bei der Kontrastmittel-CT von Kindern.

Alter (KG)	0–1 Jahr (3–10 kg)	1–3 Jahre (10–15 kg)	3–10 Jahre (15–30 kg)	10–15 Jahre (30–80 kg)
Hals-CT	40	45	50	50
Thorax-CT	20	25	30	35
Abdomen-CT	50	55	60	65

Quelle: Honnef D, Wildberger JE, Stargardt A et al. Mehrschicht-Spiral-CT (MSCT) in der Kinderradiologie: Dosisreduktion bei der Untersuchung von Thorax und Abdomen. RöFo 2004; 176: 1021–1030

Die **intravenöse Kontrastmittelgabe** bei Kindern orientiert sich am Körpergewicht:

- 2,0 ml pro kg KG bei Kontrastmittel mit 300 bzw. 320 mg Jod/ml
- 1,5 ml pro kg KG ab Kontrastmittel mit 350 mg Jod/ml

Für eine **orale Kontrastmittelgabe** können ebenfalls die nichtionischen Kontrastmittel verwendet werden, welche auch für die intravenöse Injektion zum Einsatz kommen. Diese sind im Vergleich zu anderen jodhaltigen Kontrastmitteln geschmacksneutral und werden von den kleinen Patienten besser akzeptiert. Für das richtige Mischungsverhältnis verwendet man 0,04 ml Kontrastmittel pro ml Flüssigkeit (Wasser, Saft etc.). Die Menge an oralem Kontrastmittel richtet sich nach dem Alter der Patienten (▸ Tab. 8.2).

Tab. 8.2 Orale Kontrastmittelgabe bei Kindern (Mischung aus 0,04 ml KM pro ml Flüssigkeit).

Alter	Volumen des oralen KM
0–6 Monate	40–60
6–18 Monate	120–160
18 Monate bis 3 Jahre	160–140
3 Jahre bis 12 Jahre	240–360
ab 12 Jahre	500–1000

Quelle: Inselspital Bern - Kinderprotokolle; CTisus (www.ctisus.com/learning/features/contrast-issues/contrast-and-amount-used-in)

9 Weiterführende Literatur

9.1 Bücher

[1] Akadhi H (Hrsg). Wie funktioniert CT. 1. Aufl. Heidelberg: Springer; 2011

[2] Brüning R, Küttner A, Flohr T (Hrsg). Mehrschicht-CT. Ein Leitfaden. 1. Aufl. Heidelberg: Springer; 2008

[3] Laubenberger T. Technik der medizinischen Radiologie. 7. Aufl. Köln: Deutscher Ärzteverlag; 1999

[4] Prokop M, Galanski M, Schäfer-Prokop C, van der Molen A (Hrsg). Ganzkörper-Computertomographie. 2. Aufl. Stuttgart: Thieme; 2007

9.2 Publikationen

[5] Ahrens KL, Reeder SB, Keevil JG, Tupesis JP. Successful computed tomography angiogram through tibial intraosseous access: a case report. J Emerg Med 2013; 45 (2): 182–185

[6] Alzen G, Benz-Bohm G. Kinderradiologie – Besonderheiten des Strahlenschutzes. Dtsch Arztebl 2011; 108 (24): 407–414

[7] Bundesamt für Strahlenschutz. Strahlenexposition durch medizinische Maßnahmen (Report), 2010

[8] Bundesamt für Strahlenschutz. Bekanntmachung der aktuellen diagnostischen Referenzwerte für diagnostische und interventionelle Röntgenuntersuchungen, 2010

[9] Danova D, Keil B, Kästner B et al. Reduction of uterus dose in clinical thoracic computed tomography. RoFo 2010; 182 (12): 1091–1096

[10] Deutsche Röntgengesellschaft (DRG). Protokollempfehlungen für die Computertomographie der Lunge. Konsensus der Arbeitsgemeinschaft Thoraxdiagnostik der DRG, 2004

[11] Deutsche Röntgengesellschaft (DRG). Werkzeuge – Thorax-CT – Standardempfehlungen der AG-Thorax der DRG, 2004

[12] Euler A, Szücs-Farkas Z, Schindera S. Möglichkeiten der Strahlenreduktion bei der CT des Körperstamms. Radiologie up2date 2014; 2: 163–176

[13] Herts BR, O'Malley CM, Wirth SL et al. Power injection of contrast media using central venous catheters: feasibility, safety, and efficacy. AJR Am J Roentgenol 2001;176: 447–453

[14] Honnef D, Wildberger J, Stargardt A et al. Mehrschicht-Spiral-CT (MSCT) in der Kinderradiologie: Dosisreduktion bei der Untersuchung von Thorax und Abdomen. Fortschr Röntgenstr 2004; 176: 1021–1030

[15] Iball GR, Brettle DS. Organ and effective dose reduction in adult chest CT using abdominal lead shielding. Br J Radiol 2011; 84: 1020–1026

[16] Keil B, Wulff J, Schmitt R et al. Schutz der Augenlinse in der Computertomografie – Dosisevaluation an einem antropomorphen Phantom mittels Thermolumineszenzdosimetrie und Monte-Carlo-Simulationen. Fortschr Röntgenstr 2008; 180 (12): 1047–1053

[17] Kennedy EV, Iball GR, Brettle DS. Investigation into the effects of lead shielding for fetal dose reduction in CT pulmonary angiography. Br J Radiol 2007; 80: 631–638

[18] Klasic B, Brnić Z, Knežević Ž et al. Efficacy and feasibility of out-of-plane patient shielding during CT scanning. ECR 2013; Poster C-1570; DOI: 10.1594/ecr2013/C-1570

[19] Knuth T, Paxton JH, Myers D. Intraosseous injection of iodinated computed tomography contrast agent in an adult blunt trauma patient. Ann Emerg Med 2011; 57 (4): 382–386

[20] Kyongtae TB. Intravenous contrast medium administration and scan timing at CT: considerations and approaches. Radiology 2010; 256 (1): 32–61

[21] Palmer J. Lead apron shielding for fetal dose reduction during CT pulmonary angiography. Diss Dept of Physics Univ of Surrey, 2008

[22] Plancade D, Nadaud J, Lapierre M et al. Feasibility of a thoraco-abdominal CT with injection of iodinated contrast agent on sternal intraosseous catheter in an emergency department. Ann Fr Anesth Reanim 2012; 31 (12): e283–e284

[23] Plumb AAO, Murphy G. The use of central venous catheters for intravenous contrast injection for CT examinations. Br J Radiol 2011; 84: 197–203

[24] Riemer A. Tipps und Tricks für eine erfolgreiche CT-Angiographie. MTA Dialog 2014; 9

[25] Riemer A. Wege zur Reduktion der Augenlinsendosis bei der Computertomographie des Schädels. MTA Dialog 2014; 6

[26] Riemer A. Patientenlagerung im CT. MTA Dialog 2014; 3

[27] Riemer A. Bleigummi-Strahlenschutzabdeckung in der Computertomographie. MTA Dialog 2014; 2

[28] Riemer A. Strahlenschutzabdeckung in der CT. SVMTRA aktuell 2014; 4

[29] Riemer A. Schritt-für-Schritt-Protokoll der Vorgehensweise bei CT-Aufnahmen des Schädels. MTA Dialog 2016: 6

[30] Sanelli PC, Deshmukh M, Ougorets I et al. Safety and feasibility of using a central venous catheter for rapid contrast injection rates. AJR Am J Roentgenol 2004;183: 1829–1834

[31] Stöver B, Rogalla P. CT-Untersuchungen bei Kindern. Radiologe 2008; 48: 243–248

9.3 Internetseiten

[32] University Wisconsin; Musculoskeletal Imaging and Intervention Section; Imaging Protocols & Scanning Parameters. www.radiology.wisc.edu/sections/msk/protocols.php

[33] CTisus CT Protocols. www.ctisus.com/protocols

[34] The Radiology assistant. http://www.radiologyassistant.nl/

[35] Stanford University Cardiovascular CT Scanning and Injection Protocols. http://web.stanford.edu/~dominikf/CT-PROTOCOLS/Stanford_S 64-CT-Protocols_version_2.04_DRAFT_small.pdf

[36] American Accociation of Physics in Medicine – The Alliance for quality computed tomography. www.aapm.org/pubs/CTProtocols/

[37] Image Gently. www.imagegently.org/Procedures/Computed-Tomography

[38] Strahlenschutzkommission. Orientierungshilfe für bildgebende Untersuchungen, 2011. www.ssk.de/SharedDocs/Beratungsergebnisse_PDF/2008/Orientierungshilfe.pdf?__blob=publicationFile

[39] Strahlenschutzkommission. Bildgebende Diagnostik beim Kind, 2006. www.ssk.de/SharedDocs/Beratungsergebnisse_PDF/2006/BildgebendeDiagnostik_Kind.pdf?__blob=publicationFile

[40] CTisus pediatric contrast protocols. www.ctisus.com/learning/features/contrast-issues/contrast-and-amount-used-in

CT-Protokolle

10 CT Schädel

10.1 Vor der Untersuchung

10.1.1 Häufige Indikationen

- nativ:
  - akutes neurologisches Defizit
  - V. a. intrakranielle Blutung
  - V. a. Ischämie
  - Z. n. Trauma (immer zusätzlich knöcherne Rekonstruktionen anfertigen)
- mit Kontrastmittel:
  - primärer Hirntumor (MRT ist überlegen)
  - Hirnmetastasen (MRT ist überlegen)
  - Bestimmung des Ischämieausmaßes (MRT ist überlegen)

10.1.2 Vorbereitung

Allgemein

- nativ:
  - Voruntersuchungen und Vorbefunde prüfen.
  - Patienten über die Untersuchung aufklären.
  - Indikationen gezielt überprüfen: Schwangerschaft; dieselbe Untersuchung unmittelbar vorher
- mit Kontrastmittel – zusätzliche Vorbereitungen:
  - Wegen der Kontrastmittelgabe sollte der Patient wenn möglich 4 Stunden vor der Untersuchung nüchtern bleiben oder nur leichte Kost zu sich nehmen.
  - Laborwerte (Kreatinin, eGFR und TSH) prüfen.
  - Indikationen gezielt überprüfen: Niereninsuffizienz, Allergien, Schilddrüsenerkrankungen, Metformingabe bei Diabetes mellitus

Patientenvorbereitung

- nativ:
  - Untersuchungsgebiet freimachen.
  - Störende Fremdkörper und Metall entfernen.
- mit Kontrastmittel – zusätzlich:
  - Zahnersatz wenn möglich entfernen, um Komplikationen bei einer Kontrastmittelreaktion vorzubeugen.
  - Verweilkanüle (20 Gauge, rosa) legen.

Patientenaufklärung

Wichtiger Punkt, über die der Patient informiert werden sollte, während er auf dem Untersuchungstisch gelagert und für die Untersuchungsdurchführung vorbereitet wird:

- Wärmegefühl bei der Kontrastmittelinjektion

Aktiver Strahlenschutz

- Linsenschutz:
  ob der Linsenschutz vor oder nach dem Übersichtsradiogramm aufgelegt werden sollte, hängt von folgenden Bedingungen ab:
  - **vor** dem Übersichtsradiogramm auflegen:
    - Wenn die Untersuchung mit festen Parametern durchgeführt wird, kann bei allen CT-Scannern der Linsenschutz vor dem Übersichtsradiogramm aufgelegt werden.
    - In folgenden Fällen kann der Linsenschutz auch trotz der Verwendung einer automatischen Röhrenstrom-Modulation vor dem Übersichtsradiogramm aufgelegt werden: bei GE- und Toshiba-Geräten (bei den üblichen Protokolleinstellungen von GE- und Toshiba-Geräten – ggf. den zuständigen Applikationsspezialisten fragen).
  - **nach** dem Übersichtsradiogramm auflegen: Wenn die Untersuchung mit automatischer Röhrenstrom-Modulation durchgeführt wird und es sich um ein Philips- oder Siemens-Gerät handelt, sollte der Linsenschutz erst nach dem Übersichtsradiogramm aufgelegt werden.
- Brust und Schilddrüse mit Bleigummi abdecken.

Patientenlagerung

- Rückenlage.
- Kopf in der Schädelhalterung lagern.
- Auf bequeme Patientenlagerung achten (Knierolle, Klettgurte).
- Kopf gut fixieren.
- Wenn möglich das Kinn des Patienten so weit in Richtung Brust ziehen lassen, dass die gedachte Linie zwischen Orbitadach und äußerem Gehörgang parallel zur Scanebene (senkrecht zum Untersuchungstisch) verläuft.

Zu beachten

Auf exakt gerade Lagerung des Kopfes achten!

- Der Querlaser sollte durch beide Augenwinkel verlaufen (▶ Abb. 10.1b):
  - Bei dieser Überprüfung **muss** der Patient – wegen des Laservisiers – die Augen geschlossen haben.
  - Wenn der Kopf nicht exakt gerade liegt, d. h. der Querlaser noch nicht durch beide Augenwinkel verläuft, sollte die Lagerung unbedingt korrigiert werden. Dafür empfiehlt es sich, den Patienten an den Schultern so zu verschieben (nach rechts oder links), dass der Querlaser durch beide Augenwinkel verläuft. Wenn diese Korrektur nur durch Bewegung des Kopfes und nicht durch Verschiebung an den Schultern durchgeführt wird, kommt es häufig vor, dass der Kopf nach der Lagerung wieder in die „schiefe" Position rutscht.

Zentrierung für Übersichtsradiogramm

- Seitenlaser (Tischhöhe): ein Querfinger oberhalb des äußeren Gehörgangs (▶ Abb. 10.1a)
- Startposition Übersichtsradiogramm (Querlaser-Scanebene):
  - zwei Querfinger oberhalb Schädelkalotte (bei kraniokaudaler Scanrichtung) oder
  - Kinnspitze (bei kaudokranialer Scanrichtung)

10.1.3 Untersuchungsprotokoll und Planung

Das Untersuchungsprotokoll ist in ▶ Tab. 10.1 und ▶ Tab. 10.2 wiedergegeben, die Planung in ▶ Abb. 10.2.

Patientenorientierung

Head-First (Kopf voran) und Supination (Rückenlage).

Tab. 10.1 Übersichtsradiogramm für die Untersuchungsplanung.

Start	Ende	Ausrichtung	Länge
Schädelkalotte	Kinnspitze	lateral (und a. p.)	ca. 250 mm

Tab. 10.2 Kontrastmittelprotokoll für Schädel-CT mit KM.

	Volumen (ml)	Flow (ml/s)
Kontrastmittel	80–100	2,0
NaCl	40	2,0

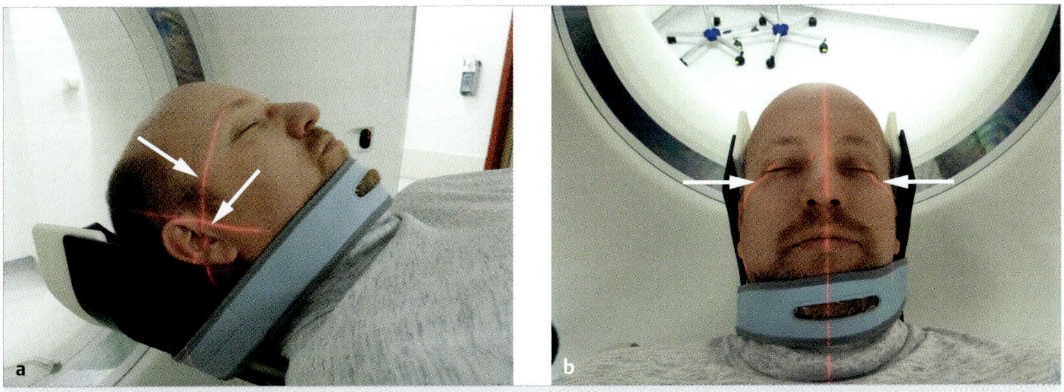

Abb. 10.1 Patientenlagerung.
a Zentrierung des Seitenlasers einen Querfinger oberhalb des äußeren Gehörgangs.
b Der Querlaser sollte durch beide Augenwinkel verlaufen.

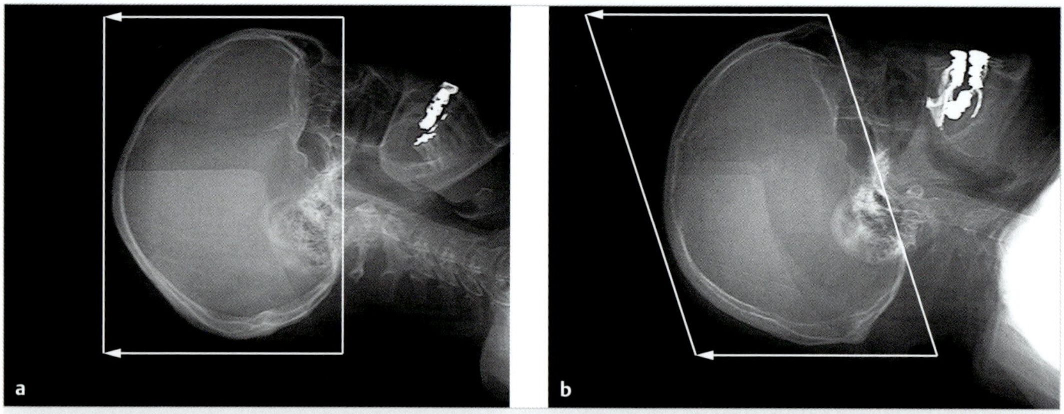

Abb. 10.2 Planung einer Schädel-CT-Untersuchung.
a Bei optimaler Patientenlagerung kann die Untersuchung ohne Gantryneigung geplant werden.
b Wenn der Patient nicht optimal zu lagern ist, sollte die Schichtebene durch eine angepasste Gantryneigung hergestellt werden.

Die korrekte Schichtführung beim Schädel-CT verläuft parallel zur Schädelbasis in einer gedachten Linie zwischen Orbitadach und dem Unterrand der hinteren Schädelgrube. Diese Schichtführung ermöglicht den bestmöglichen Strahlenschutz der Augenlinsen, da sie nicht von der Primärstrahlung erfasst werden.

Lässt sich der Patient nicht optimal lagern und die optimale Schichtebene durch fehlende oder eingeschränkte Gantryneigung nicht oder nur eingeschränkt erreichen, muss der Untersuchungsbereich so gewählt werden, dass das gesamte Hirn erfasst wird. Die optimale Schichtebene muss im Anschluss mit Hilfe von MPR erstellt werden.

10.2 Untersuchungsablauf

- nativ:
  - Linsenschutz auflegen, wenn er bis jetzt noch nicht aufgelegt wurde
  - „Scanelement 1" (▶ Tab. 10.3) manuell starten, nachdem die Gantryneigung für die korrekte Schichtführung eingestellt wurde
- mit Kontrastmittel – zusätzliche Informationen zum Untersuchungsablauf:
  - Wenn direkt zuvor eine Schädel-CT nativ Untersuchung durchgeführt wurde, ist es wichtig, dass die Schädel-CT mit Kontrastmittel in exakt derselben Weise (gleiche Gantryneigung, Start- und Endposition) akquiriert wird.
  - „Scanelement 1" (▶ Tab. 10.3) erst 5 Minuten nach Beginn der Kontrastmittelapplikation starten.
- Rekonstruktionsaufträge siehe in ▶ Tab. 10.4.

Tab. 10.3 Scanelement.

Nr.	Name	Delay	Start	Ende	Scanrichtung
Nativ					
1	CT Schädel	-	Unterrand Schädelbasis	Schädelkalotte	kaudokranial
Mit Kontrastmittel					
1	CT Schädel + KM	5 min	Unterrand Schädelbasis	Schädelkalotte	kaudokranial

Tab. 10.4 Rekonstruktionsaufträge.

	Rekon 1	Rekon 2	Rekon 3	Rekon 4
Filter/Kernel	Schädel Weichteil	Schädel Knochen	Schädel Weichteil	Schädel Knochen
Schichtdicke	3–5 mm	3–5 mm	Dünnschicht*	Dünnschicht*
Schichtabstand	3–5 mm	3–5 mm	30–50 % Überlappung**	30–50 % Überlappung**
Bildfensterung	WW: 100, WL: 35	WW: 3 000, WL: 1000	WW: 100, WL: 35	WW: 3 000, WL: 1000
Hinweise	-	bei knöchernen Fragestellungen (z. B. Fraktur, Metastasen)	für Bildnachverarbeitung (MPR/3D)	
			-	bei knöchernen Fragestellungen (z. B. Fraktur, Metastasen)

* Mit der optionalen 3D-MPR-Software von Siemens-Geräten kann die Bildnachverarbeitung (MPR) direkt aus den Rohdaten vorgenommen werden. In diesem Fall ist eine Dünnschichtrekonstruktion nicht erforderlich.
** Bei Verwendung einer sequenziellen Scantechnik (keine Spirale) können bei den meisten Mehrschicht-CTs auch dünne Schichten rekonstruiert werden. In diesem Fall können die dünnen Schichten jedoch nicht überlappend rekonstruiert werden, sondern Schicht an Schicht. Die daraus resultierenden MPRs sind trotzdem von ausreichend guter Qualität.

10.3 Bildnachverarbeitung

Übersicht der empfohlenen Bildnachverarbeitung in ▶ Tab. 10.5 und ▶ Video 10.1.

Tab. 10.5 Bildnachverarbeitung bei Schädel-CT.

Nachverarbeitungstechnik	Schichtebene	Verwendeter Dünnschichtdatensatz	Schichtdicke	Schichtabstand	Hinweise	Abbildung
Average/Mittelwert (klassische MPR)	koronal	Schädel Weichteil	3–5 mm	3–5 mm	-	▶ Abb. 10.3, ▶ Abb. 10.4, ▶ Abb. 10.7, ▶ Abb. 10.8
	sagittal	Schädel Weichteil	3–5 mm	3–5 mm	-	▶ Abb. 10.3, ▶ Abb. 10.4, ▶ Abb. 10.7, ▶ Abb. 10.8
	axial	Schädel Weichteil	3–5 mm	3–5 mm	bei suboptimaler Schichtführung	▶ Abb. 10.5, ▶ Abb. 10.6, ▶ Abb. 10.9, ▶ Abb. 10.10
	koronal	Schädel Knochen	3–5 mm	3–5 mm	bei knöchernen Fragestellungen (z. B. Fraktur, Metastasen)	▶ Abb. 10.3, ▶ Abb. 10.4, ▶ Abb. 10.7, ▶ Abb. 10.8
	sagittal	Schädel Knochen	3–5 mm	3–5 mm	bei knöchernen Fragestellung (z. B. Fraktur, Metastasen)	▶ Abb. 10.3, ▶ Abb. 10.4, ▶ Abb. 10.7, ▶ Abb. 10.8
	axial	Schädel Weichteil	3–5 mm	3–5 mm	bei suboptimaler Schichtführung und bei knöchernen Fragestellungen (z. B. Fraktur, Metastasen)	▶ Abb. 10.5, ▶ Abb. 10.6, ▶ Abb. 10.9, ▶ Abb. 10.10

10.3.1 Rekonstruktionen

Für die Planung der Bildstapel (► Abb. 10.4) ist es wichtig, dass der Datensatz zuvor in allen Ebenen korrekt ausgerichtet wurde. Für die korrekte **Ausrichtung der koronalen und sagittalen Ebene** sind folgende 3 Schritte durchzuführen (► Abb. 10.3):

1. In der koronalen Ebene die senkrechte Linie des Fadenkreuzes nach der Mittellinie und/oder die horizontale Linie des Fadenkreuzes an den Unterkanten der Procc. zygomatici ausrichten (► Abb. 10.3a).
2. Die axiale Ebene so einstellen, dass die Jochbögen sichtbar sind (► Abb. 10.3c). Das Fadenkreuz so drehen, dass die horizontale Linie des Kreuzes die Vorderkanten der beiden Jochbögen verbindet.
3. Die sagittale Ebene so einstellen, dass die Hinterkante des Hirnstamms sichtbar ist (► Abb. 10.3b). Nun das Fadenkreuz so drehen, dass die vertikale Linie des Kreuzes, parallel zur Hinterkante des Hirnstamms verläuft.

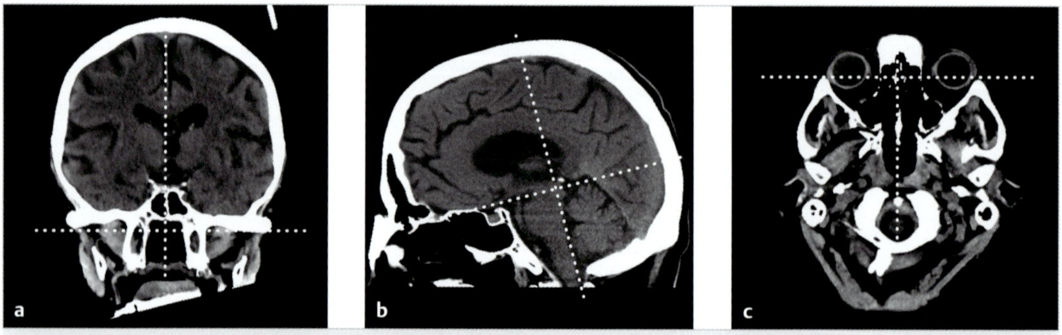

Abb. 10.3 Ausrichtung der koronalen und sagittalen Ebene.
a Koronale Ebene.
b Sagittale Ebene.
c Axiale Ebene.

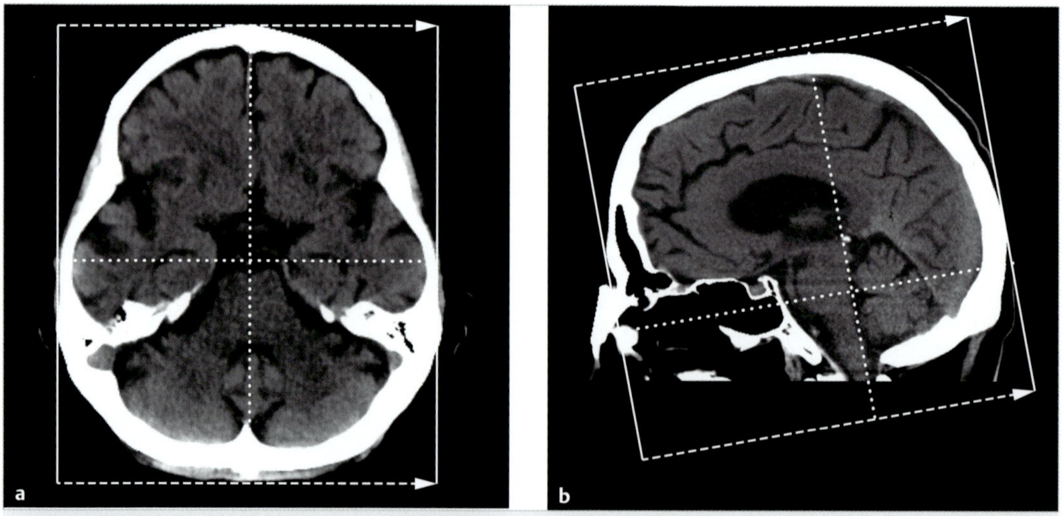

Abb. 10.4 Planung der Bildstapel.
a Rekonstruktionsbereich des sagittalen Bildstapels.
b Rekonstruktionsbereich des koronalen Bildstapels.

Wenn die eigentliche Untersuchung mit suboptimaler Schichtführung durchgeführt wurde, sind für die korrekte **Ausrichtung der axialen Ebene** folgende 3 Schritte zu unternehmen (▶ Abb. 10.5):

1. In der koronalen Ebene die senkrechte Linie des Fadenkreuzes nach der Mittellinie und/oder die horizontale Linie des Fadenkreuzes an den Unterkanten der Procc. zygomatici ausrichten (▶ Abb. 10.5a).
2. Die axiale Ebene so einstellen, dass die Jochbögen sichtbar sind. Das Fadenkreuz so drehen, dass die horizontale Linie des Kreuzes die Vorderkanten der beiden Jochbögen verbindet (▶ Abb. 10.5c).
3. Die sagittale Ebene so einstellen, dass das Orbitadach sichtbar ist (▶ Abb. 10.5b). Nun das Fadenkreuz so drehen, dass die horizontale Linie des Kreuzes das Orbitadach mit dem Unterrand der hinteren Schädelgrube verbindet.

Die Planung des axialen Bildstapels ist in ▶ Abb. 10.6 dargestellt.

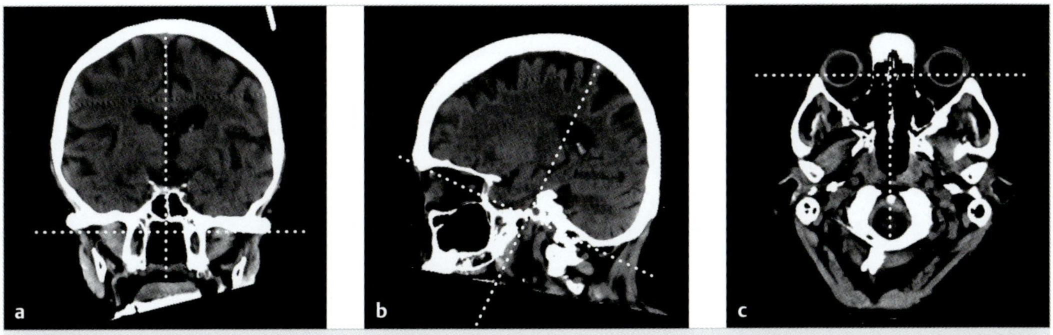

Abb. 10.5 Ausrichtung der axialen Ebene.
a Koronale Ebene.
b Sagittale Ebene.
c Axiale Ebene.

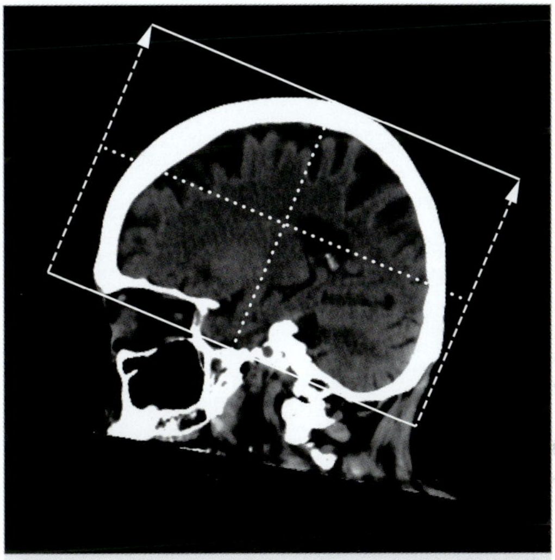

Abb. 10.6 Rekonstruktionsbereich des axialen Bildstapels.

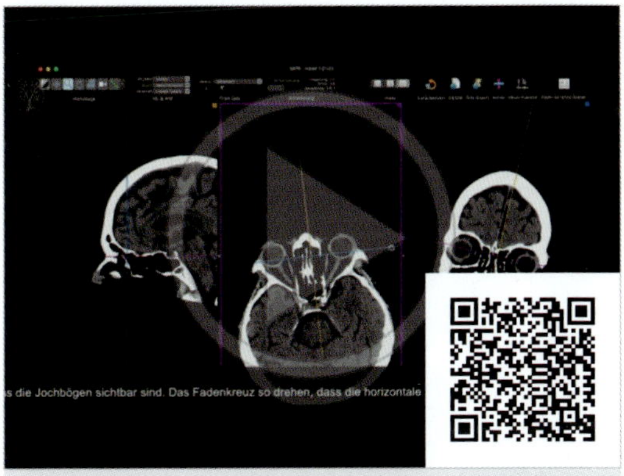

Video 10.1 Dieses Beispiel für die Bildnachverarbeitung einer Schädel-CT-Untersuchung zeigt die korrekte Ausrichtung der koronalen, sagittalen und axialen Ebene sowie die Planung der Bildstapel.

10.3.2 Bildnachverarbeitung Toshiba-adaptiert

Die Besonderheit bei der MPR-Software von Toshiba-Geräten ist, dass die Bilder gedreht werden, um sie auszurichten, und nicht – wie bei anderen MPR-Software-Lösungen – das Fadenkreuz.

Für die Planung der Bildstapel (▶ Abb. 10.8) ist es wichtig, dass der Datensatz zuvor in allen Ebenen korrekt ausgerichtet wurde. Für die korrekte **Ausrichtung der koronalen und sagittalen Ebene** sind folgende 3 Schritte durchzuführen (▶ Abb. 10.7):

1. Die koronale Ebene so drehen, dass die senkrechte Linie des Fadenkreuzes parallel zur Mittellinie verläuft (▶ Abb. 10.7a) und/oder die horizontale Linie des Fadenkreuzes die beiden Unterkanten der Procc. zygomatici verbindet.
2. Die axiale Ebene so einstellen, dass die Jochbögen sichtbar sind (▶ Abb. 10.7c). Das Bild so drehen, dass die horizontale Linie des Kreuzes die Vorderkanten der beiden Jochbögen verbindet.
3. Die sagittale Ebene so einstellen, dass die Hinterkante des Hirnstamms sichtbar ist. Nun das Bild so drehen, dass die vertikale Linie des Kreuzes, parallel zur Hinterkante des Hirnstamms verläuft.

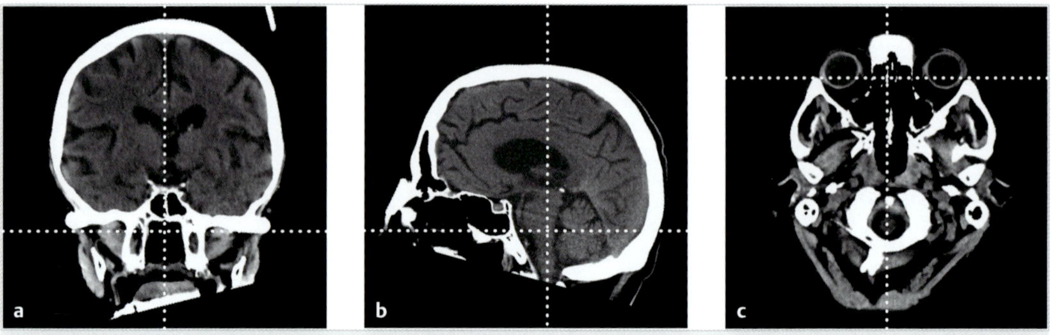

Abb. 10.7 Ausrichtung der koronalen und sagittalen Ebene.
a Koronale Ebene.
b Sagittale Ebene.
c Axiale Ebene.

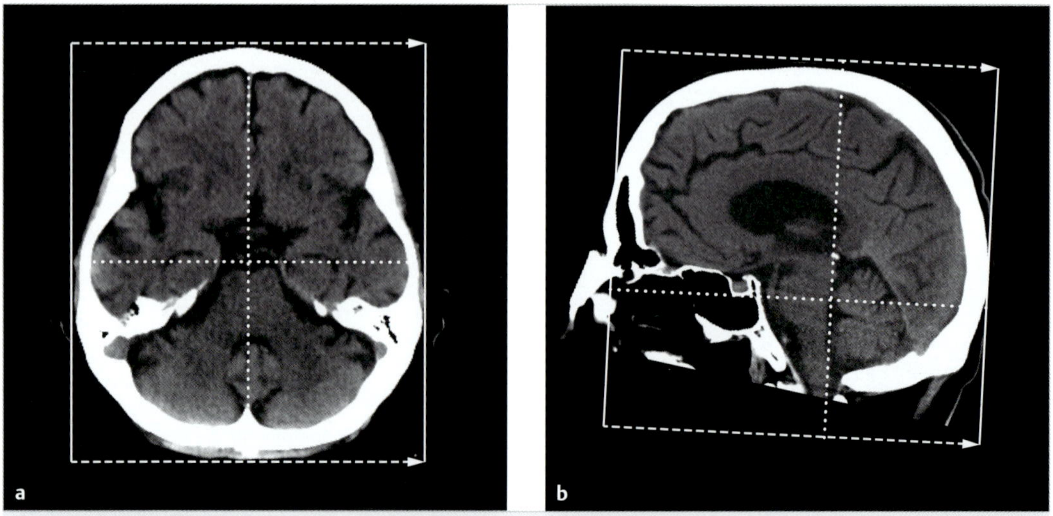

Abb. 10.8 Planung der Bildstapel.
a Rekonstruktionsbereich des sagittalen Bildstapels.
b Rekonstruktionsbereich des koronalen Bildstapels.

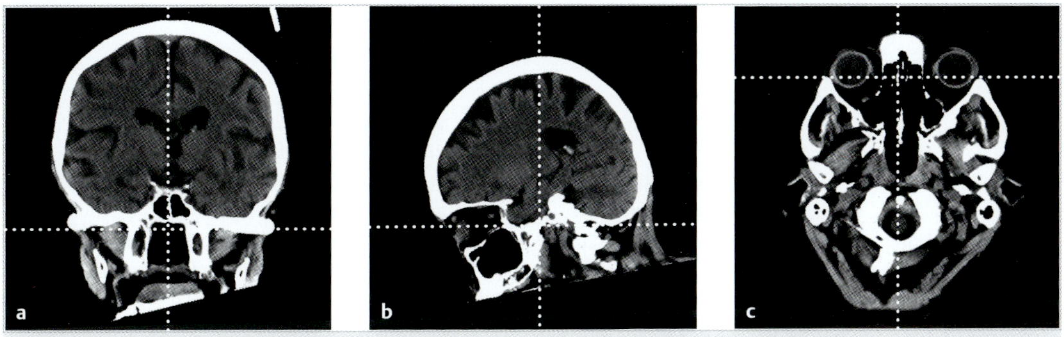

Abb. 10.9 Ausrichtung der axialen Ebene, wenn die eigentliche Untersuchung bei suboptimaler Schichtführung durchgeführt wurde.
a Koronale Ebene.
b Sagittale Ebene.
c Axiale Ebene.

Wenn die eigentliche Untersuchung mit suboptimaler Schichtführung durchgeführt wurde, sind für die korrekte **Ausrichtung der axialen Ebene** folgende 3 Schritte zu unternehmen (► Abb. 10.9):

1. Die koronale Ebene so drehen, dass die senkrechte Linie des Fadenkreuzes parallel zur Mittellinie verläuft (► Abb. 10.9a) und/oder die horizontale Linie des Fadenkreuzes die beiden Unterkanten der Procc. zygomatici verbindet.
2. Die axiale Ebene so einstellen, dass die Jochbögen sichtbar sind (► Abb. 10.9c). Das Bild so drehen, dass die horizontale Linie des Kreuzes die Vorderkanten der beiden Jochbögen verbindet.
3. Die sagittale Ebene so einstellen, dass das Orbitadach sichtbar ist (► Abb. 10.9b). Nun das Bild so drehen, dass die horizontale Linie des Kreuzes das Orbitadach mit dem Unterrand der hinteren Schädelgrube verbindet.

Die Planung des axialen Bildstapels ist in ► Abb. 10.10 dargestellt.

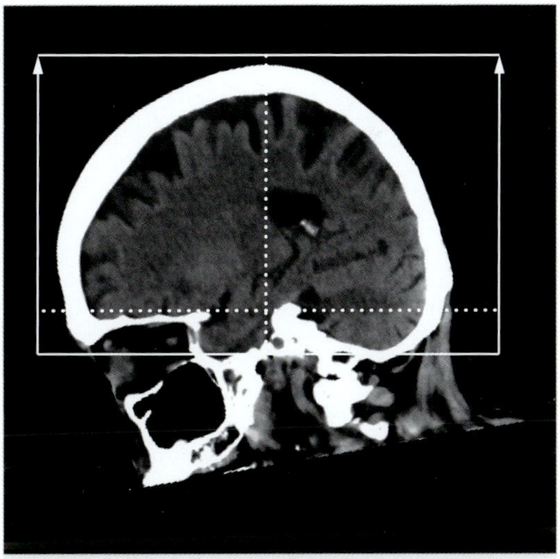

Abb. 10.10 Rekonstruktionsbereich des axialen Bildstapels.

Zu beachten

M!

Die Rotationsgeschwindigkeit sollte bei Schädel-CTs langsamer eingestellt sein (z. B. 0,75–1,0 s). Dadurch erhöht sich die Datenerfassungsrate des CTs, und die Bildqualität beim Schädel-CT wird besser.

Vor- und Nachteile von Spiral- und sequenzieller Scantechnik sind ► Tab. 10.6 zu entnehmen.

Tab. 10.6 Vor- und Nachteile von Spiral- und sequenzieller Scantechnik.

	Axial – sequenzieller Scan	Helikal – Spiral-CT
Scangeschwindigkeit	etwas langsamer	etwas schneller
Artefakte	bei vielen Scannern weniger artefaktanfällig	Bei vielen CT-Systemen treten im Spiralmodus mehr Artefakte auf.
Bildqualität	geringer in einigen Fällen – besonders bei weniger als 16 Detektorreihen	ab 64 Detektorreihen in der Regel gleichwertig zur axialen Scantechnik
Strahlenexposition	Akquisition mit geneigter Gantry bei fast allen CT-Scannern möglich. Die Strahlenexposition hängt weniger vom Scanmodus und mehr von den Scanparametern ab.	Akquisition mit geneigter Gantry bei vielen hochzeiligen CT-Scannern nicht mehr möglich. Die Strahlenexposition hängt weniger vom Scanmodus und mehr von den Scanparametern ab.
Overbeaming	Ist nicht von Scanmode abhängig, sondern von der Gesamtkollimation. Je breiter der Detektor, desto größer das Overbeaming.	Ist nicht von Scanmode abhängig, sondern von der Gesamtkollimation. Je breiter der Detektor, desto größer das Overbeaming.
Overranging	kein Overranging	Bei allen Spiral-CTs. Einige CT-Scanner haben Vorrichtungen zur Reduktion des Overrangings.

11 CT Nasennebenhöhlen

11.1 Vor der Untersuchung

11.1.1 Häufige Indikationen

- Entzündungen der Nasennebenhöhlen
- präoperative Planung

11.1.2 Vorbereitung

Allgemein

- Voruntersuchungen und Vorbefunde prüfen.
- Patienten über die Untersuchung aufklären.
- Indikationen gezielt überprüfen: Schwangerschaft; gleiche Untersuchung unmittelbar vorher

Patientenvorbereitung

- Untersuchungsgebiet freimachen.
- Störende Fremdkörper und Metall entfernen.

Aktiver Strahlenschutz

- Linsenschutz:
  - **vor** dem Übersichtsradiogramm auflegen, wenn die Untersuchung mit festen Parametern, also ohne automatische Röhrenstrom-Modulation durchgeführt wird.
  - **nach** dem Übersichtsradiogramm auflegen, wenn die Untersuchung mit automatischer Röhrenstrom-Modulation durchgeführt wird.
- Brust und Schilddrüse mit Bleigummiabdeckung abdecken.

Patientenlagerung

- Rückenlage.
- Kopf in Schädelhalterung lagern.
- Auf bequeme Patientenlagerung achten (Knierolle, Klettgurte).
- Kopf gut fixieren.
- Der harte Gaumen sollte parallel zur Scanebene verlaufen. Dafür sollte der Patient den Kopf so weit reklinieren, dass die gedachte Linie zwischen Stirn und der Vorderkante der Schneidezähne parallel zum Untersuchungstisch verläuft ▶ Abb. 11.1a.

> **Beachte** M!
>
> Auf exakt gerade Lagerung des Kopfes achten!

- Der Querlaser sollte durch beide Augenwinkel verlaufen (▶ Abb. 11.1b):
  - Bei dieser Überprüfung **muss** der Patient – wegen des Laservisiers – die Augen geschlossen haben.
  - Wenn der Kopf nicht exakt gerade liegt, d. h. der Querlaser noch nicht durch beide Augenwinkel verläuft, sollte die Lagerung unbedingt korrigiert werden. Dafür empfiehlt es sich, den Patienten an den Schultern so zu verschieben (nach rechts oder links), dass der Querlaser durch beide Augenwinkel verläuft. Wenn diese Korrektur nur durch Bewegung des Kopfes und nicht durch Verschiebung an den Schultern

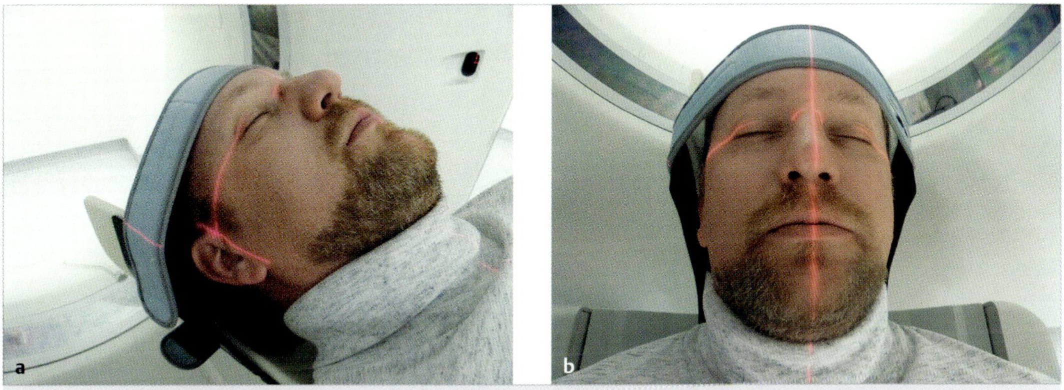

Abb. 11.1 Patientenlagerung.
a Zentrierung des Seitenlasers einen Querfinger oberhalb des äußeren Gehörgangs.
b Der Querlaser sollte durch beide Augenwinkel verlaufen.

durchgeführt wird, kommt es häufig vor, dass der Kopf nach der Lagerung wieder in die „schiefe“ Position rutscht.

Zentrierung für Übersichtsradiogramm

- Seitenlaser (Tischhöhe): ein Querfinger oberhalb des äußeren Gehörgangs (▸ Abb. 11.1a)
- Startposition Übersichtsradiogramm (Querlaser-Scanebene):
  - zwei Querfinger oberhalb Schädelkalotte (bei kraniokaudaler Scanrichtung) oder
  - Kinnspitze (bei kaudokranialer Scanrichtung)

11.1.3 Untersuchungsprotokoll und Planung

Das Untersuchungsprotokoll ist ▸ Tab. 11.1 und ▸ Tab. 11.2, die Planung ▸ Abb. 11.2 zu entnehmen.

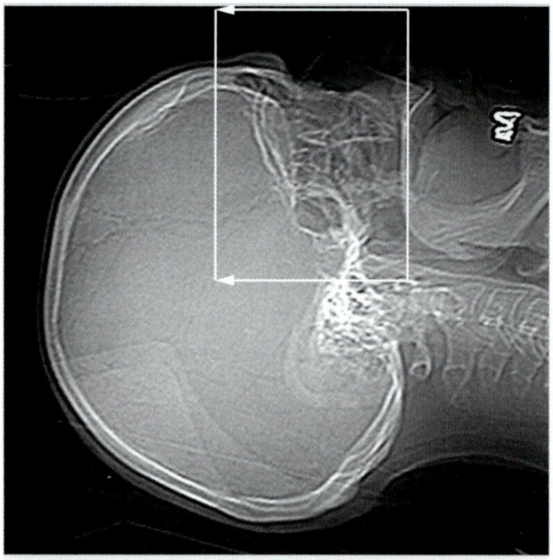

Abb. 11.2 Planung einer Nasennebenhöhlen-CT-Untersuchung.

Patientenorientierung

Head-First (Kopf voran) und Supination (Rückenlage).

Tab. 11.1 Übersichtsradiogramm für die Untersuchungsplanung.

Start	Ende	Ausrichtung	Länge
Schädelkalotte	Kinnspitze	lateral (und a. p.)	ca. 250 mm

11.2 Untersuchungsablauf

- Linsenschutz auflegen, wenn er bis jetzt noch nicht aufgelegt worden ist.
- „Scanelement 1“ (▸ Tab. 11.2) manuell starten.
- Rekonstruktionsaufträge siehe in ▸ Tab. 11.3.

Tab. 11.2 Scanelement.

Nr.	Name	Delay	Start	Ende	Scanrichtung
1	CT NNH	-	unterhalb Sinus maxillaris	oberhalb Sinus frontalis	kaudokranial

Tab. 11.3 Rekonstruktionsaufträge.

	Rekon 1	Rekon 2	Rekon 3	Rekon 4
Filter/Kernel	Schädel Knochen	Schädel Weichteil	Schädel Knochen	Schädel Weichteil
Schichtdicke	2–3 mm	2–3 mm	Dünnschicht*	Dünnschicht*
Schichtabstand	2–3 mm	2–3 mm	30–50 % Überlappung**	30–50 % Überlappung**
Bildfensterung	WW: 3 000, WL: 1000	WW: 100, WL: 35	WW: 3 000, WL: 1000	WW: 100, WL: 35
Hinweise	-	nur bei Weichteil-Fragestellungen	für Bildnachverarbeitung (MPR/3D)	
			-	nur bei Weichteil-Fragestellungen

* Mit der optionalen 3D-MPR-Software von Siemens-Geräten kann die Bildnachverarbeitung (MPR) direkt aus den Rohdaten vorgenommen werden. In diesem Fall ist eine Dünnschichtrekonstruktion nicht erforderlich.
** Bei Verwendung einer sequenziellen Scantechnik (keine Spirale) können bei den meisten Mehrschicht-CTs auch dünne Schichten rekonstruiert werden. In diesem Fall können die dünnen Schichten jedoch nicht überlappend rekonstruiert werden, sondern Schicht an Schicht. Die daraus resultierenden MPRs sind trotzdem von ausreichend guter Qualität.

11.3 Bildnachverarbeitung

Übersicht der empfohlenen Bildnachverarbeitung in ▶ Tab. 11.4 und ▶ Video 11.1.

Tab. 11.4 Bildnachverarbeitung bei Nasennebenhöhlen-CT.

Nachverarbeitungstechnik	Schichtebene	Verwendeter Dünnschichtdatensatz	Schichtdicke	Schichtabstand	Hinweise	Abbildung
Average/Mittelwert (klassische MPR)	koronal	Schädel Knochen	2–3 mm	2–3 mm	-	▶ Abb. 11.3, ▶ Abb. 11.4a, ▶ Abb. 11.5, ▶ Abb. 11.6a
	sagittal	Schädel Knochen	2–3 mm	2–3 mm	-	▶ Abb. 11.3, ▶ Abb. 11.4b, ▶ Abb. 11.5, ▶ Abb. 11.6b

11.3.1 Rekonstruktionen

Für die Planung der Bildstapel (▶ Abb. 11.4) ist es wichtig, dass der Datensatz zuvor in allen Ebenen korrekt ausgerichtet wurde. Hierfür sind folgende 3 Schritte durchzuführen (▶ Abb. 11.3):

1. Die axiale Ebene so einstellen, dass die Jochbögen sichtbar sind (▶ Abb. 11.3c). Das Fadenkreuz so drehen, dass die horizontale Linie des Kreuzes die Vorderkanten der beiden Jochbögen verbindet.
2. In der koronalen Ebene das Fadenkreuz so ausrichten, dass die horizontale Linie die Unterkanten beider Procc. zygomatici verbindet (▶ Abb. 11.3a).
3. Die sagittale Ebene mittig einstellen (▶ Abb. 11.3b). Nun das Fadenkreuz so drehen, dass die horizontale Linie des Kreuzes, parallel zum harten Gaumen verläuft.

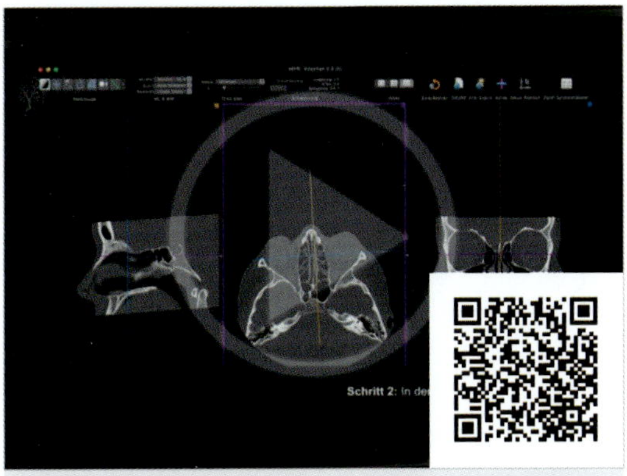

Video 11.1 Dieses Beispiel für die Bildnachverarbeitung einer NNH-CT-Untersuchung zeigt die korrekte Ausrichtung der koronalen, sagittalen und axialen Ebene sowie die Planung der Bildstapel.

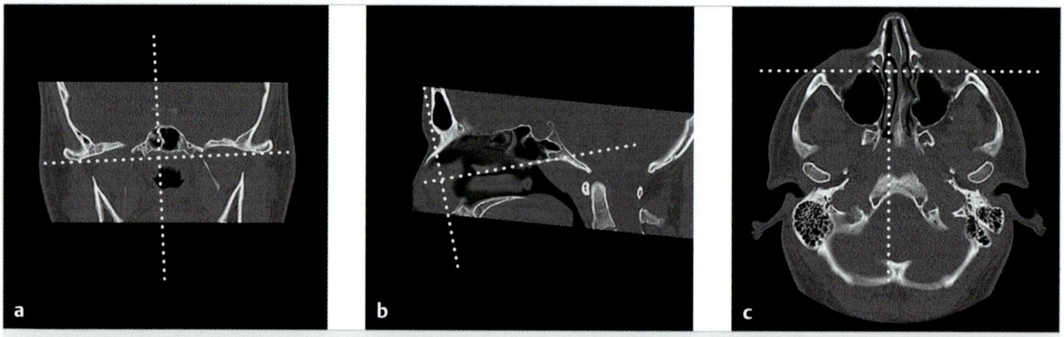

Abb. 11.3 Ausrichtung der koronalen und sagittalen Ebene.
a Koronale Ebene.
b Sagittale Ebene.
c Axiale Ebene.

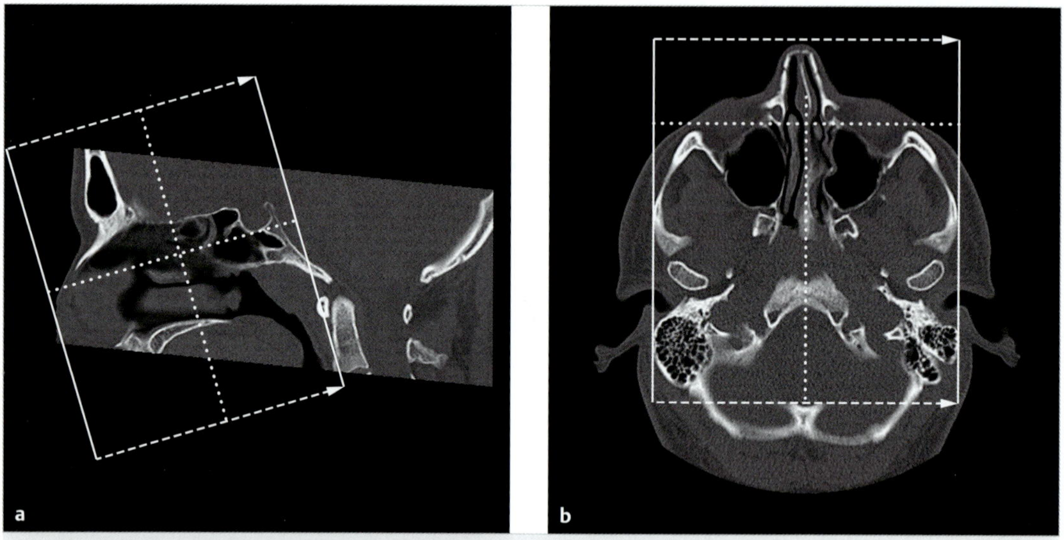

Abb. 11.4 Planung der Bildstapel.
a Rekonstruktionsbereich des koronalen Bildstapels.
b Rekonstruktionsbereich des sagittalen Bildstapels.

11.3.2 Bildnachverarbeitung Toshiba-adaptiert

Die Besonderheit bei der MPR-Software von Toshiba-Geräten ist, dass die Bilder gedreht werden, um sie auszurichten, und nicht – wie bei anderen MPR-Softwarelösungen – das Fadenkreuz.

Für die Planung der Bildstapel (▶ Abb. 11.6) ist es wichtig, dass der Datensatz zuvor in allen Ebenen korrekt ausgerichtet wurde. Hierfür sind folgende 3 Schritte durchzuführen:

1. Die axiale Ebene so einstellen, dass die Jochbögen sichtbar sind (▶ Abb. 11.5c). Das Bild so drehen, dass die horizontale Linie des Kreuzes die Vorderkanten der beiden Jochbögen verbindet.
2. Die koronale Ebene so ausrichten, dass die horizontale Linie des Fadenkreuzes die Unterkanten beider Procc. zygomatici verbindet (▶ Abb. 11.5a).
3. Die sagittale Ebene mittig einstellen. Nun das Bild so drehen, dass die horizontale Linie des Kreuzes parallel zum harten Gaumen verläuft (▶ Abb. 11.5b).

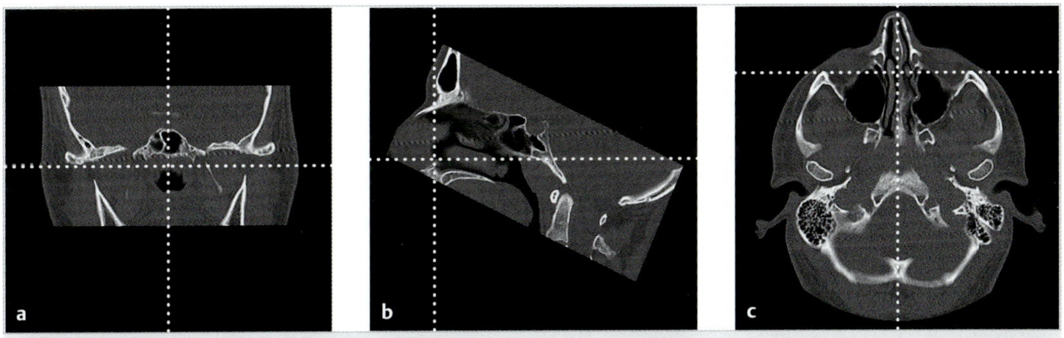

Abb. 11.5 Ausrichtung der koronalen und sagittalen Ebene.
a Koronale Ebene.
b Sagittale Ebene.
c Axiale Ebene.

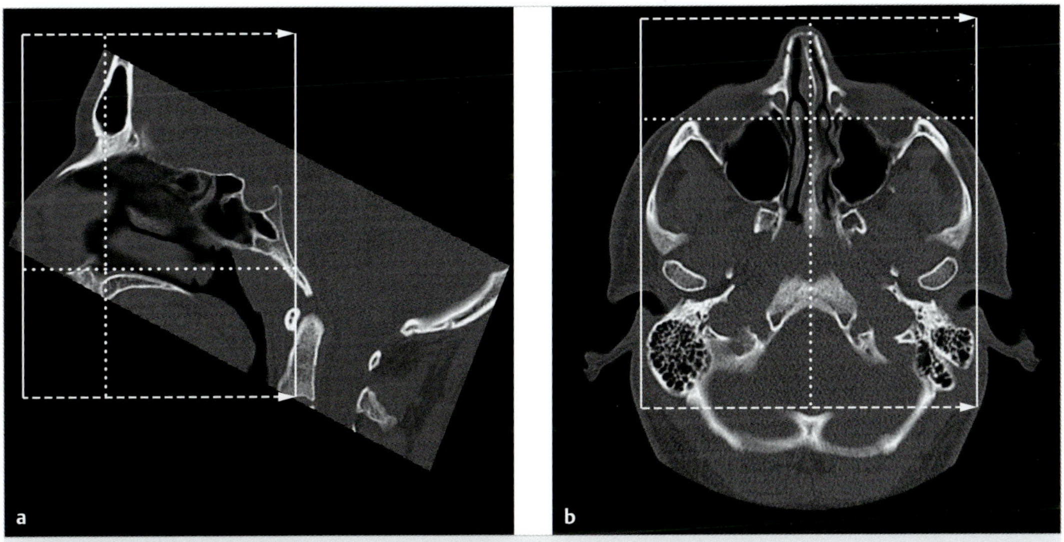

Abb. 11.6 Planung der Bildstapel.
a Rekonstruktionsbereich des koronalen Bildstapels.
b Rekonstruktionsbereich des sagittalen Bildstapels.

12 CT Orbita/Gesichtsschädel

12.1 Vor der Untersuchung

12.1.1 Häufige Indikationen

- nativ:
  - Z. n. Trauma
  - V. a. Orbitafraktur
  - V. a. Jochbeinfraktur
  - Exophthalmus/Ophthalmopathie (MRT ist überlegen)
- mit Kontrastmittel:
  - Tumor (MRT ist überlegen)
  - Entzündung (MRT ist überlegen)

12.1.2 Vorbereitung

Allgemein

- nativ:
  - Voruntersuchungen und Vorbefunde prüfen.
  - Patienten über die Untersuchung aufklären.
  - Indikationen gezielt überprüfen: Schwangerschaft; gleiche Untersuchung unmittelbar vorher.
- mit Kontrastmittel – zusätzlich:
  - Wegen der Kontrastmittelgabe sollte der Patient wenn möglich 4 Stunden vor der Untersuchung nüchtern bleiben oder nur leichte Kost zu sich nehmen.
  - Laborwerte (Kreatinin, eGFR und TSH) prüfen.
  - Indikationen gezielt überprüfen: Niereninsuffizienz, Allergien, Schilddrüsenerkrankungen, Metformingabe bei Diabetes mellitus.

Patientenvorbereitung

- Untersuchungsgebiet freimachen.
- Störende Fremdkörper und Metall und herausnehmbaren Zahnersatz entfernen.
- Für Kontrastmittel-CT: Verweilkanüle 20 Gauge (rosa) legen.

> **Patientenaufklärung**
>
> Wichtiger Punkt, über den der Patient informiert werden sollte, während er auf dem Untersuchungstisch gelagert und für die Untersuchungsdurchführung vorbereitet wird:
> - Wärmegefühl bei der Kontrastmittelinjektion

Aktiver Strahlenschutz

- Linsenschutz:
  - nur mit 1,5–2 cm Abstand zwischen Linsenschutz und Augen verwenden, um die Artefaktentstehung durch den Linsenschutz zu minimieren.
  - **vor** dem Übersichtsradiogramm auflegen, wenn die Untersuchung mit festen Parametern, also ohne automatische Röhrenstrom-Modulation durchgeführt wird.
  - **nach** dem Übersichtsradiogramm auflegen, wenn die Untersuchung mit automatischer Röhrenstrom-Modulation durchgeführt wird.
- Brust und Schilddrüse mit Bleigummiabdeckung abdecken.

Patientenlagerung

- Rückenlage.
- Kopf in der Schädelhalterung lagern.
- Auf bequeme Patientenlagerung achten (Knierolle, Klettgurte).
- Kopf gut fixieren.
- Der harte Gaumen sollte parallel zur Scanebene verlaufen. Dafür sollte der Patient den Kopf so weit reklinieren, dass die gedachte Linie zwischen Stirn und der Vorderkante der Schneidezähne parallel zum Untersuchungstisch verläuft (▸ Abb. 12.1a).
- Der Patient sollte während der Untersuchung so gut wie möglich geradeaus blicken, damit der Bulbus und der Sehnerv optimal ausgerichtet sind.

> **Beachte**
>
> Auf exakt gerade Lagerung des Kopfes achten!

- Der Querlaser sollte durch beide Augenwinkel verlaufen (▸ Abb. 12.1b):
  - Bei dieser Überprüfung **muss** der Patient – wegen des Laservisiers – die Augen geschlossen halten.
  - Wenn der Kopf nicht exakt gerade liegt, d. h. der Querlaser noch nicht durch beide Augenwinkel verläuft, sollte die Lagerung unbedingt korrigiert werden. Dafür empfiehlt es sich, den Patienten an den Schultern so zu verschieben

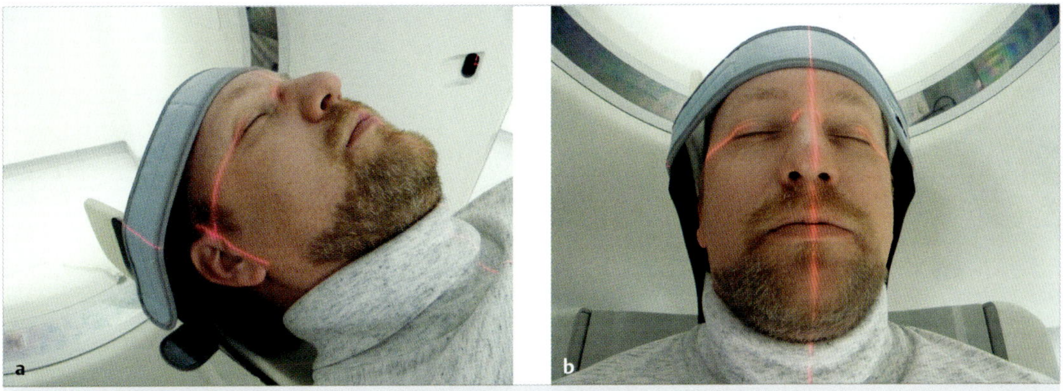

Abb. 12.1 Patientenlagerung.
a Der Seitenlaser sollte einen Querfinger oberhalb des äußeren Gehörgangs verlaufen.
b Der Querlaser sollte durch beide Augenwinkel verlaufen.

(nach rechts oder links), dass der Querlaser durch beide Augenwinkel verläuft. Wenn diese Korrektur nur durch Bewegung des Kopfes und nicht durch Verschiebung an den Schultern durchgeführt wird, kommt es häufig vor, dass der Kopf nach der Lagerung wieder in die „schiefe" Position rutscht.

Zentrierung für Übersichtsradiogramm

- Seitenlaser (Tischhöhe): ein Querfinger oberhalb des äußeren Gehörgangs (▶ Abb. 12.1a)
- Startposition Übersichtsradiogramm (Querlaser-Scanebene):
  - zwei Querfinger oberhalb der Schädelkalotte (bei kraniokaudaler Scanrichtung) oder
  - Kinnspitze (bei kaudokranialer Scanrichtung)

12.1.3 Untersuchungsprotokoll und Planung

Das Untersuchungsprotokoll ist ▶ Tab. 12.1 und ▶ Tab. 12.2, die Planung ▶ Abb. 12.2 zu entnehmen.

Patientenorientierung

Head-First (Kopf voran) und Supination (Rückenlage).

Tab. 12.1 Übersichtsradiogramm für die Untersuchungsplanung.

Start	Ende	Ausrichtung	Länge
Schädelkalotte	Kinnspitze	lateral (und a. p.)	ca. 250 mm

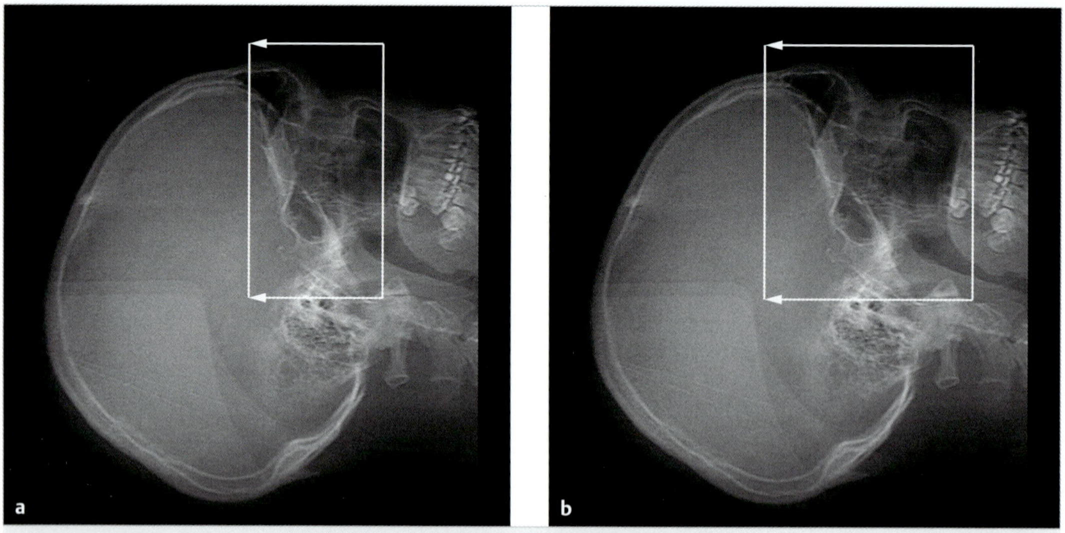

Abb. 12.2 Planung einer CT-Untersuchung der Orbita bzw. des Gesichtsschädels.
a Untersuchungsbereich bei Orbita-CT.
b Untersuchungsbereich bei Gesichtsschädel-CT.

12.2 Untersuchungsablauf

- Linsenschutz auflegen, wenn er bis jetzt noch nicht aufgelegt wurde.
- „Scanelement 1“ (▶ Tab. 12.2) manuell starten.
- Rekonstruktionsaufträge siehe in ▶ Tab. 12.3.

Tab. 12.2 Scanelement (Scanbereich ist abhängig von der Fragestellung).

Nr.	Name	Delay	Start	Ende	Scanrichtung
1	CT Orbita	-	unterhalb Orbitaboden	oberhalb Orbitadach	kaudokranial
1	CT Gesichtsschädel	-	unterhalb Sinus maxillares	oberhalb Sinus frontales	kaudokranial

Tab. 12.3 Rekonstruktionsaufträge.

	Rekon 1	Rekon 2	Rekon 3	Rekon 4
Filter/Kernel	Schädel Weichteil	Schädel Knochen	Schädel Weichteil	Schädel Knochen
Schichtdicke	2 mm	2 mm	Dünnschicht*	Dünnschicht*
Schichtabstand	2 mm	2 mm	30–50 % Überlappung**	30–50 % Überlappung**
Bildfensterung	WW: 100, WL: 35	WW: 3 000, WL: 1000	WW: 100, WL: 35	WW: 3 000, WL: 1000

* Mit der optionalen 3D-MPR-Software von Siemens-Geräten kann die Bildnachverarbeitung (MPR) direkt aus den Rohdaten vorgenommen werden. In diesem Fall ist eine Dünnschichtrekonstruktion nicht erforderlich.
** Bei Verwendung einer sequenziellen Scantechnik (keine Spirale) können bei den meisten Mehrschicht-CTs auch dünne Schichten rekonstruiert werden. In diesem Fall können die dünnen Schichten jedoch nicht überlappend rekonstruiert werden, sondern Schicht an Schicht. Die daraus resultierenden MPRs sind trotzdem von ausreichend guter Qualität.

12.3 Bildnachverarbeitung

Übersicht der empfohlenen Bildnachverarbeitung in ▶ Tab. 12.4, ▶ Video 12.1 und ▶ Video 12.2.

Tab. 12.4 Bildnachverarbeitung bei Orbita- bzw. Gesichtsschädel-CT.

Nachverarbeitungstechnik	Schichtebene	Verwendeter Dünnschichtdatensatz	Schichtdicke	Schichtabstand	Abbildung
Average/Mittelwert (klassische MPR)	koronal	Schädel Weichteil	2 mm	2 mm	▶ Abb. 12.3, ▶ Abb. 12.4a, ▶ Abb. 12.5, ▶ Abb. 12.6a
	sagittal	Schädel Weichteil	2 mm	2 mm	▶ Abb. 12.3, ▶ Abb. 12.4b, ▶ Abb. 12.5 ▶ Abb. 12.6b
	axial	Schädel Weichteil	2 mm	2 mm	▶ Abb. 12.3, ▶ Abb. 12.4c, ▶ Abb. 12.5, ▶ Abb. 12.6c
	koronal	Schädel Knochen	2 mm	2 mm	▶ Abb. 12.3, ▶ Abb. 12.4a, ▶ Abb. 12.5, ▶ Abb. 12.6a
	sagittal	Schädel Knochen	2 mm	2 mm	▶ Abb. 12.3, ▶ Abb. 12.4b, ▶ Abb. 12.5, ▶ Abb. 12.6b
	axial	Schädel Knochen	2 mm	2 mm	▶ Abb. 12.3, ▶ Abb. 12.4c, ▶ Abb. 12.5, ▶ Abb. 12.6c

12.3.1 Rekonstruktionen

Für die Planung der Bildstapel (▶ Abb. 12.4) ist es wichtig, zuvor den Datensatz in allen Ebenen korrekt auszurichten. Für die korrekte Ausrichtung der koronalen, sagittalen und axialen Ebene sind folgende 3 Schritte durchzuführen (hier am Beispiel einer Orbita-CT-Untersuchung; bei einer CT des Gesichtsschädels werden die Ebenen ebenfalls an diesen anatomischen Strukturen ausgerichtet). Die Rekonstruktionsbereiche sind identisch mit denen der CT NNH.

1. Die axiale Ebene so einstellen, dass die Jochbögen sichtbar sind (▶ Abb. 12.3c). Das Fadenkreuz so drehen, dass die horizontale Linie des Kreuzes die Vorderkanten der beiden Jochbögen verbindet.
2. Die sagittale Ebene so einstellen, dass ein Sehnerv sichtbar ist (▶ Abb. 12.3b). Nun das Fadenkreuz so drehen, dass die horizontale Linie des Kreuzes parallel zum Sehnerv verläuft.
3. In der koronale Ebene das Fadenkreuz so ausrichten, dass die horizontale Linie die Mitte beider Augäpfel verläuft (▶ Abb. 12.3a).

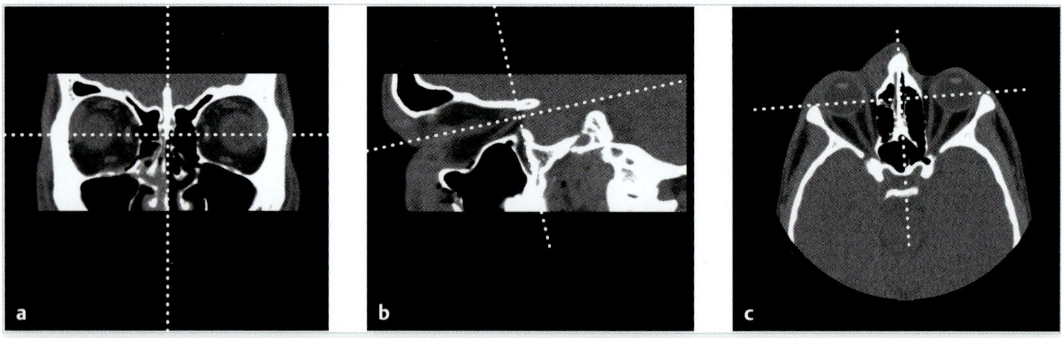

Abb. 12.3 Ausrichtung der koronalen, sagittalen und axialen Ebene.
a Koronale Ebene.
b Sagittale Ebene.
c Axiale Ebene.

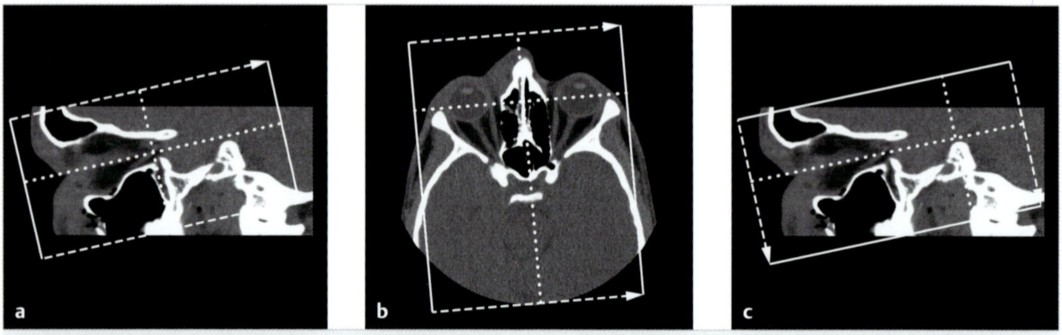

Abb. 12.4 Planung der Bildstapel.
a Rekonstruktionsbereich des koronalen Bildstapels.
b Rekonstruktionsbereich des sagittalen Bildstapels.
c Rekonstruktionsbereich des axialen Bildstapels.

12.3.2 Bildnachverarbeitung Toshiba-adaptiert

Die Besonderheit bei der MPR-Software von Toshiba-Geräten ist, dass die Bilder gedreht werden, um sie auszurichten, und nicht – wie bei anderen MPR-Softwarelösungen – das Fadenkreuz.

Für die Planung der Bildstapel (▶ Abb. 12.6) ist es wichtig, den Datensatz in allen Ebenen korrekt auszurichten. Für die korrekte Ausrichtung der koronalen, sagittalen und axialen Ebene (▶ Abb. 12.5) sind folgende 3 Schritte durchzuführen (hier am Beispiel einer Orbita-CT-Untersuchung; bei einer CT des Gesichtsschädels werden die Ebenen ebenfalls an diesen anatomischen Strukturen ausgerichtet. Die Rekonstruktionsbereiche sind identisch mit denen der CT NNH):

1. Die axiale Ebene so einstellen, dass die Jochbögen sichtbar sind (▶ Abb. 12.5c). Das Bild so drehen, dass die horizontale Linie des Kreuzes die Vorderkanten der beiden Jochbögen verbindet.
2. Die sagittale Ebene so einstellen, dass ein Sehnerv sichtbar ist (▶ Abb. 12.5b). Nun das Bild so drehen, dass die horizontale Linie des Kreuzes parallel zum Sehnerv verläuft.
3. Die koronale Ebene so ausrichten, dass die horizontale Linie des Fadenkreuzes durch die Mitte beider Augäpfel verläuft (▶ Abb. 12.5a).

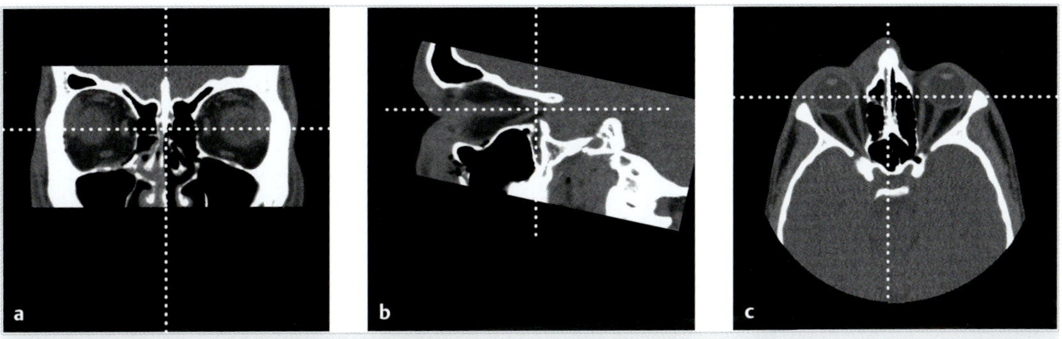

Abb. 12.5 Ausrichtung der koronalen, sagittalen und axialen Ebene.
a Koronale Ebene.
b Sagittale Ebene.
c Axiale Ebene.

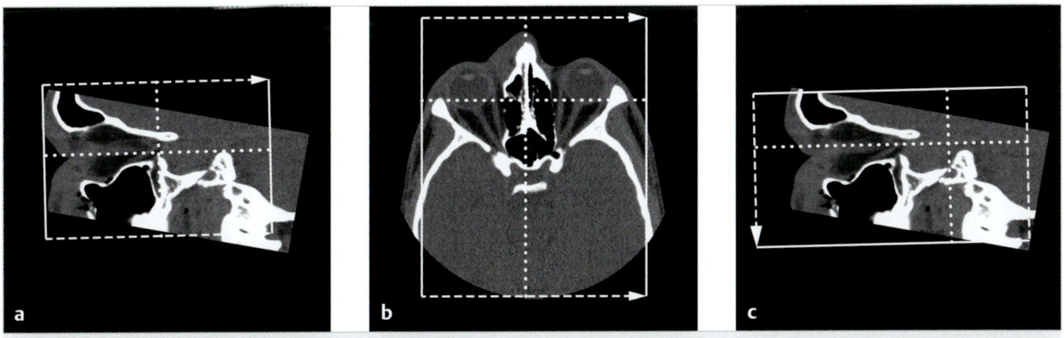

Abb. 12.6 Planung der Bildstapel.
a Rekonstruktionsbereich des koronalen Bildstapels.
b Rekonstruktionsbereich des sagittalen Bildstapels.
c Rekonstruktionsbereich des axialen Bildstapels.

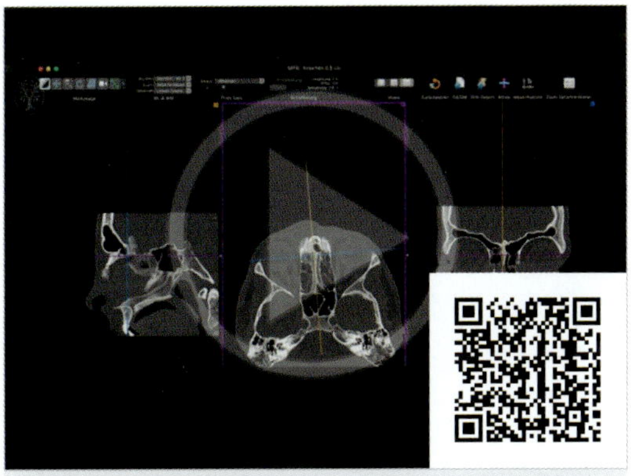

Video 12.1 **Dieses Beispiel für die Bildnachverarbeitung einer knöchernen Orbita-CT Untersuchung zeigt die korrekte Ausrichtung der koronalen, sagittalen und axialen Ebene sowie die Planung der Bildstapel.**

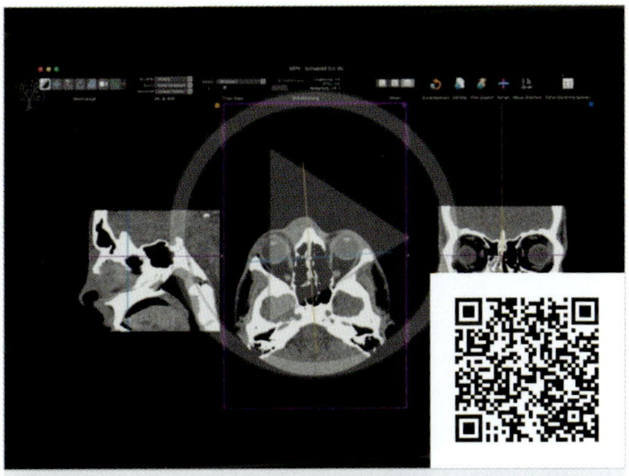

Video 12.2 **Dieses Beispiel für die Bildnachverarbeitung einer Weichteil-Orbita-CT Untersuchung zeigt die korrekte Ausrichtung der koronalen, sagittalen und axialen Ebene sowie die Planung der Bildstapel.**

13 CT Felsenbein

13.1 Vor der Untersuchung

13.1.1 Häufige Indikationen

- V. a. Frakturen
- V. a. Raumforderungen
- Innenohr-Fragestellungen

13.1.2 Vorbereitung

Allgemein

- Voruntersuchungen und Vorbefunde prüfen.
- Patienten über die Untersuchung aufklären.
- Indikationen gezielt überprüfen: Schwangerschaft; gleiche Untersuchung unmittelbar vorher

Patientenvorbereitung

- Untersuchungsgebiet freimachen.
- Störende Fremdkörper und Metall entfernen.

Aktiver Strahlenschutz

- Linsenschutz:
  - **vor** dem Übersichtsradiogramm auflegen, wenn die Untersuchung mit festen Parametern, also ohne automatische Röhrenstrom-Modulation, durchgeführt wird.
  - **nach** dem Übersichtsradiogramm auflegen, wenn die Untersuchung mit automatischer Röhrenstrom-Modulation durchgeführt wird.
- Brust und Schilddrüse mit Bleigummi abdecken.

Patientenlagerung

- Rückenlage.
- Kopf in der Schädelhalterung lagern.
- Auf bequeme Patientenlagerung achten (Knierolle, Klettgurte).
- Kopf gut fixieren.
- Wenn möglich das Kinn des Patienten so weit in Richtung Brust ziehen lassen, dass die gedachte Linie, zwischen Orbitadach und äußerem Gehörgang, parallel zur Scanebene (senkrecht zum Untersuchungstisch) verläuft.

> **M!**
> **Zu beachten**
>
> Auf exakt gerade Lagerung des Kopfes achten!

- Der Querlaser sollte durch beide Augenwinkel verlaufen (► Abb. 13.1b).
  - Bei dieser Überprüfung **muss** der Patient – wegen des Laservisiers – die Augen geschlossen halten.
  - Wenn der Kopf nicht exakt gerade liegt, d. h. der Querlaser noch nicht durch beide Augenwinkel verläuft, sollte die Lagerung unbedingt korrigiert werden. Dafür empfiehlt es sich, den Patienten an den Schultern so zu verschieben (nach rechts oder links), dass der Querlaser durch beide Augenwinkel verläuft. Wenn diese Korrektur nur durch Bewegung des Kopfes und nicht durch Verschiebung an den Schultern

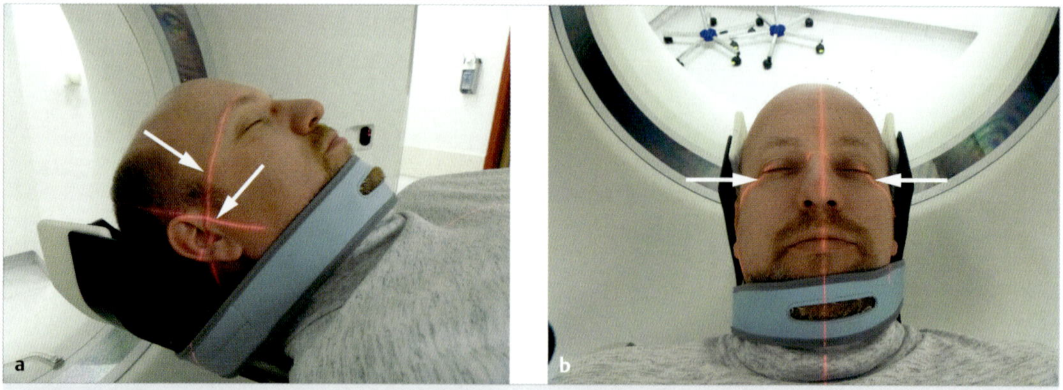

Abb. 13.1 Patientenlagerung.
a Der Seitenlaser verläuft einen Querfinger oberhalb des äußeren Gehörgangs.
b Der Querlaser sollte durch beide Augenwinkel verlaufen.

durchgeführt wird, kommt es häufig vor, dass der Kopf nach der Lagerung wieder in die „schiefe" Position rutscht.

Zentrierung für Übersichtsradiogramm

- Seitenlaser (Tischhöhe): ein Querfinger oberhalb des äußeren Gehörgangs (▶ Abb. 13.1a)
- Startposition Übersichtsradiogramm (Querlaser-Scanebene):
  - zwei Querfinger oberhalb Schädelkalotte (bei kraniokaudaler Scanrichtung) oder
  - Kinnspitze (bei kaudokranialer Scanrichtung)

13.1.3 Untersuchungsprotokoll und Planung

Das Untersuchungsprotokoll ist in ▶ Tab. 13.1 und ▶ Tab. 13.2 dargestellt, die Planung in ▶ Abb. 13.2.

Patientenorientierung

Head-First (Kopf voran) und Supination (Rückenlage).

Lässt sich der Patient nicht optimal lagern und die optimale Schichtebene nicht, oder nur eingeschränkt erreichen (fehlende oder eingeschränkte Gantryneigung), muss der Untersuchungsbereich so gewählt werden, dass der notwendige Untersuchungsbereich komplett erfasst wird. Die optimale Schichtebene muss im Anschluss, mit Hilfe von MPRs, erstellt werden.

Tab. 13.1 Übersichtsradiogramm für die Untersuchungsplanung.

Start	Ende	Ausrichtung	Länge
Schädelkalotte	Kinnspitze	lateral (und a. p.)	ca. 250 mm

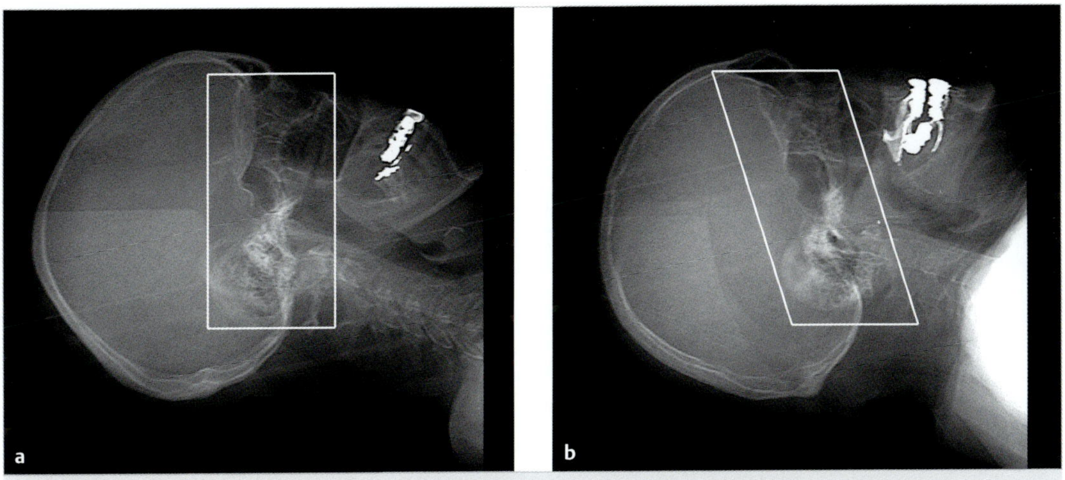

Abb. 13.2 Planung einer CT-Untersuchung des Felsenbeins.
a Bei optimaler Patientenlagerung kann die Untersuchung ohne Gantryneigung geplant werden.
b Wenn der Patient nicht optimal zu lagern ist, sollte die Schichtebene durch eine angepasste Gantryneigung angepasst werden.

13.2 Untersuchungsablauf

- Linsenschutz auflegen, wenn er bis jetzt noch nicht aufgelegt worden ist.
- „Scanelement 1" (▶ Tab. 13.2) manuell starten, nachdem – wenn möglich – die Gantryneigung für die korrekte Schichtführung eingestellt worden ist.
- Rekonstruktionsaufträge siehe in ▶ Tab. 13.3.

Tab. 13.2 Scanelement.

Nr.	Name	Delay	Start	Ende	Scanrichtung
1	CT Felsenbein	-	Unterrand Mastoid	oberhalb Felsenbeinpyramide	kaudokranial

Tab. 13.3 Rekonstruktionsaufträge.

	Rekon 1	Rekon 2	Rekon 3
Filter/Kernel	High Resolution Knochen	High Resolution Knochen	Schädel Weichteil
Schichtdicke	1 mm	Dünnschicht*	Dünnschicht*
Schichtabstand	1 mm	30–50 % Überlappung**	30–50 % Überlappung**
Bildfensterung	WW: 3 000, WL: 1000	WW: 3 000, WL: 1000	WW: 100, WL: 35
Hinweise	-	für Bildnachverarbeitung (MPR)	für Bildnachverarbeitung (3D)
		-	optional

* Mit der optionalen 3D-MPR-Software von Siemens-Geräten kann die Bildnachverarbeitung (MPR) direkt aus den Rohdaten vorgenommen werden. In diesem Fall ist eine Dünnschichtrekonstruktion nicht erforderlich.
** Bei Verwendung einer sequenziellen Scantechnik (keine Spirale) können bei den meisten Mehrschicht-CTs auch dünne Schichten rekonstruiert werden. In diesem Fall können die dünnen Schichten jedoch nicht überlappend rekonstruiert werden, sondern Schicht an Schicht. Die daraus resultierenden MPRs sind trotzdem von ausreichend guter Qualität.

13.3 Bildnachverarbeitung

Übersicht der empfohlenen Bildnachverarbeitung in ▶ Tab. 13.4 und ▶ Video 13.1.

Tab. 13.4 Bildnachverarbeitung bei einer Felsenbein-CT-Untersuchung.

Nachverarbeitungstechnik	Schichtebene	Verwendeter Dünnschichtdatensatz	Schichtdicke	Schichtabstand	Hinweis	Abbildung
Average/Mittelwert (klassische MPR)	koronal	High-Resolution Knochen	1 mm	1 mm	-	▶ Abb. 13.3, ▶ Abb. 13.4a, ▶ Abb. 13.5, ▶ Abb. 13.6a
	sagittal	High-Resolution Knochen	1 mm	1 mm	-	▶ Abb. 13.3, ▶ Abb. 13.4b, ▶ Abb. 13.5, ▶ Abb. 13.6b
	axial	High-Resolution Knochen	1 mm	1 mm	nur bei primär suboptimaler Schichtführung	▶ Abb. 13.3, ▶ Abb. 13.4c, ▶ Abb. 13.5, ▶ Abb. 13.6c

13.3.1 Rekonstruktionen

Vor Planung der Bildstapel (▶ Abb. 13.4) ist es sehr wichtig, den Datensatz in allen Ebenen korrekt auszurichten. Für die korrekte Ausrichtung der koronalen, sagittalen und axialen Ebene (letztere nur bei suboptimaler Schichtführung) sind folgende 3 Schritte durchzuführen:

- Das Fadenkreuz auf der koronalen Ebene so drehen, dass die horizontale Linie des Fadenkreuzes parallel zur Oberkante der Felsenbeinpyramide verläuft (▶ Abb. 13.3a).
- Das Fadenkreuz auf der axialen Ebene so drehen (▶ Abb. 13.3c), dass die horizontale Linie durch beide Innenohrschnecken (▶ Abb. 13.3d) verläuft.
- Das Fadenkreuz auf der sagittalen Ebene so ausrichten, dass die horizontale Linie parallel zur Schädelbasis verläuft (▶ Abb. 13.3b).

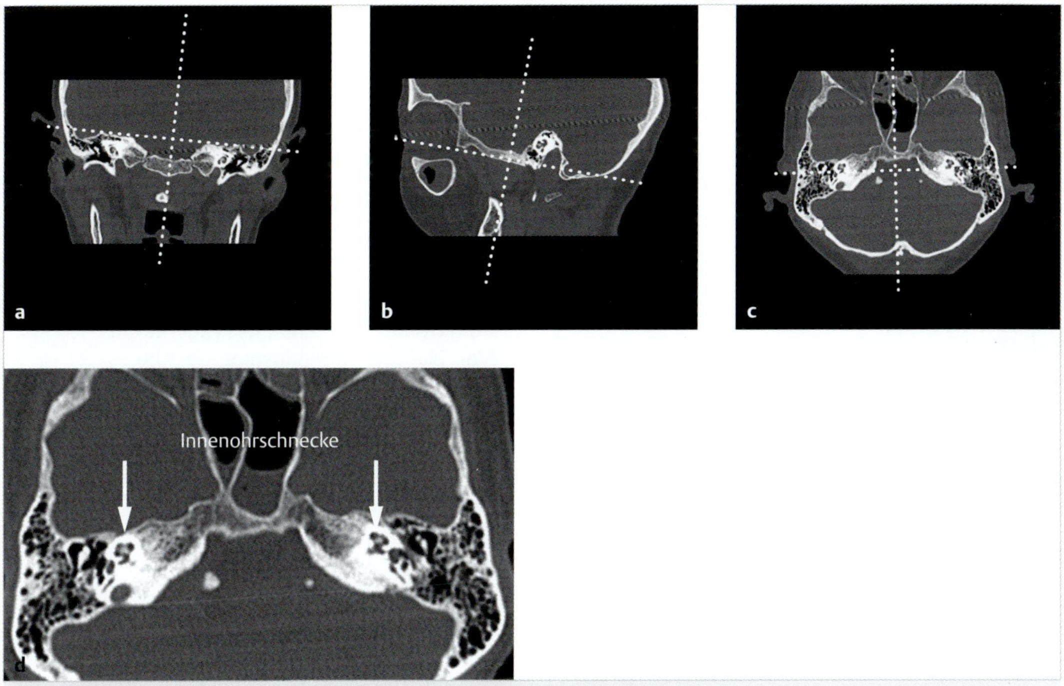

Abb. 13.3 Ausrichtung der koronalen, sagittalen und axialen Ebene.
a Koronale Ebene.
b Sagittale Ebene.
c Axiale Ebene.
d Innenohrschnecken.

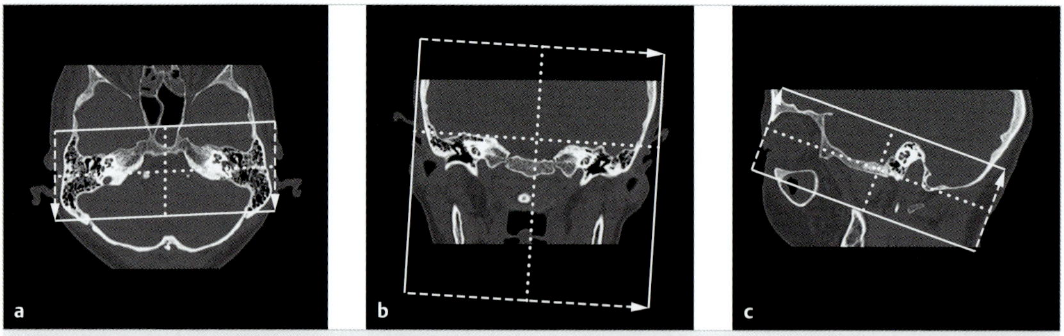

Abb. 13.4 Planung der Bildstapel.
a Rekonstruktionsbereich des koronalen Bildstapels.
b Rekonstruktionsbereich des sagittalen Bildstapels.
c Rekonstruktionsbereich des axialen Bildstapels.

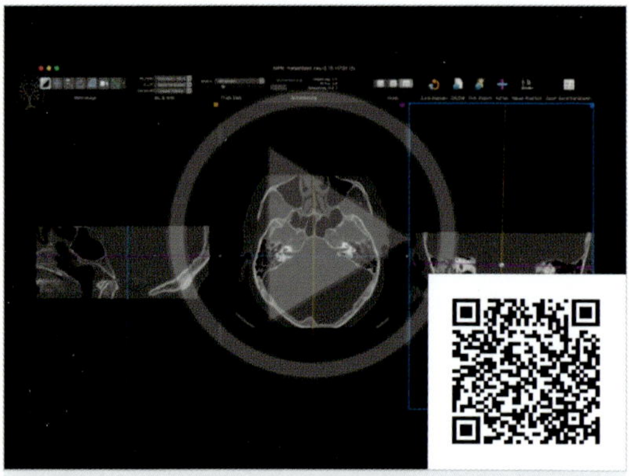

Video 13.1 Dieses Beispiel für die Bildnachverarbeitung einer Felsenbein-CT Untersuchung zeigt die korrekte Ausrichtung der koronalen, sagittalen und axialen Ebene sowie die Planung der Bildstapel.

13.3.2 Bildnachverarbeitung Toshiba-adaptiert

Die Besonderheit bei der MPR-Software von Toshiba-Geräten ist, dass die Bilder gedreht werden, um sie auszurichten, und nicht – wie bei anderen MPR-Softwarelösungen– das Fadenkreuz.

Vor Planung der Bildstapel (▶ Abb. 13.6) ist es sehr wichtig, den Datensatz in allen Ebenen korrekt auszurichten. Für die korrekte Ausrichtung der koronalen, sagittalen und axialen Ebene (letztere bei suboptimaler Schichtführung) (▶ Abb. 13.5) sind folgende 3 Schritte durchzuführen:

1. Die koronale Ebene so drehen, dass die horizontale Linie des Fadenkreuzes parallel zur Oberkante der Felsenbeinpyramide verläuft (▶ Abb. 13.5a).
2. Die axiale Ebene so drehen (▶ Abb. 13.5c), dass die horizontale Linie durch beide Innenohrschnecken (▶ Abb. 13.3d) verläuft.
3. Die sagittale Ebene so ausrichten, dass die horizontale Linie parallel zur Schädelbasis verläuft (▶ Abb. 13.5b).

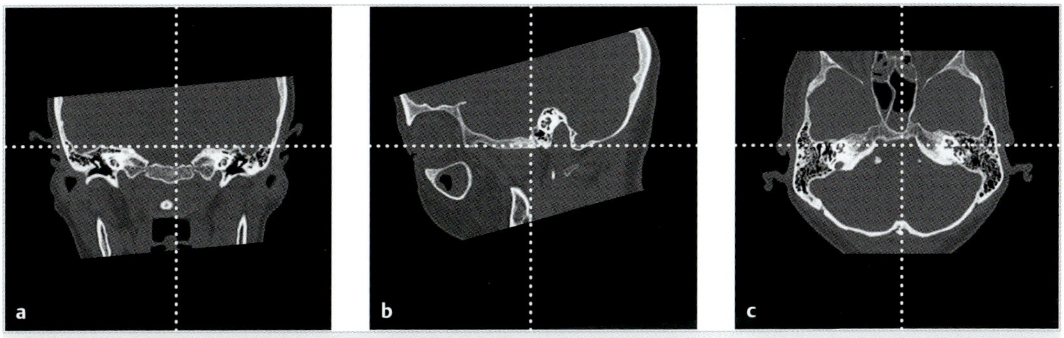

Abb. 13.5 Ausrichtung der koronalen, sagittalen und axialen Ebene.
a Koronale Ebene.
b Sagittale Ebene.
c Axiale Ebene.

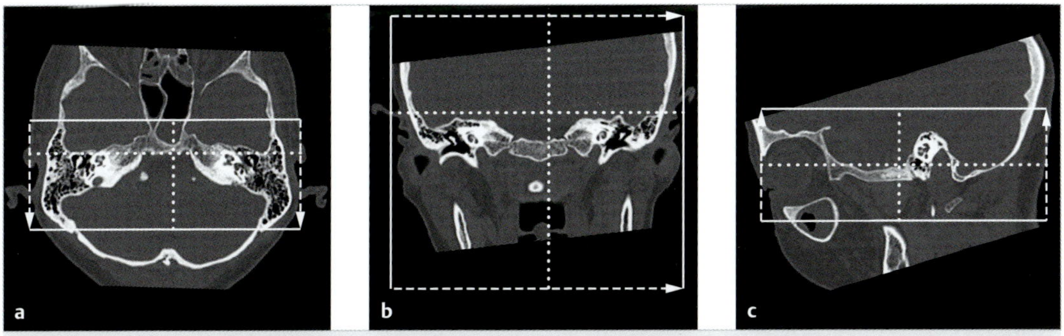

Abb. 13.6 Planung der Bildstapel.
a Rekonstruktionsbereich des koronalen Bildstapels.
b Rekonstruktionsbereich des sagittalen Bildstapels.
c Rekonstruktionsbereich des axialen Bildstapels.

14 CT Kiefer/Zähne

14.1 Vor der Untersuchung

14.1.1 Häufige Indikationen

- Implantatplanung prä- und postoperativ
- detaillierte räumliche Beurteilung von Morphologie und pathologischen Veränderungen im Zahn-, Mund- und Kieferbereich sowie der Nachbarstrukturen
- V. a. Kieferfraktur

14.1.2 Vorbereitung

Allgemein

- Voruntersuchungen und Vorbefunde prüfen.
- Patienten über die Untersuchung aufklären.
- Indikationen gezielt überprüfen: Schwangerschaft; gleiche Untersuchung unmittelbar vorher

Patientenvorbereitung

- Untersuchungsgebiet freimachen.
- Störende Fremdkörper und Metall entfernen.

Aktiver Strahlenschutz

- Linsenschutz **vor** dem Übersichtsradiogramm auflegen.
- Brust und Schilddrüse mit Bleigummiabdeckung abdecken. Dabei ist zu beachten, dass die Bleigummiabdeckung der Schilddrüse nicht in den Scanbereich hineinragt.

Patientenlagerung

- Rückenlage.
- Kopf in der Schädelhalterung lagern und gut fixieren.
- Auf bequeme Patientenlagerung achten (Knierolle, Klettgurte).
- Patient mit den Schneidezähnen in die Einkerbung eines Spritzenstößel aus einer neuen und unbenutzten 5-ml-Spritze beißen lassen (▸ Abb. 14.1). Dieser hat die Aufgabe, dass die Zahnreihen des Ober- und Unterkiefers sich nicht überlagern und besser differenziert werden können.
- Kopf des Patienten exakt ausrichten: Die Bissfläche (Okklusalebene) senkrecht zum Patiententisch ausrichten (▸ Abb. 14.1b).
- Der Querlaser sollte durch beide Augenwinkel verlaufen. Bei dieser Überprüfung **muss** der Patient – wegen des Laservisiers – die Augen geschlossen haben.

Zentrierung für Übersichtsradiogramm

- Seitenlaser (Tischhöhe): ein Querfinger oberhalb des äußeren Gehörgangs
- Startposition Übersichtsradiogramm (Querlaser-Scanebene):
  - zwei Querfinger oberhalb des Kieferköpfchens (bei kraniokaudaler Scanrichtung) oder
  - zwei Querfinger unterhalb der Kinnspitze (bei kaudokranialer Scanrichtung)

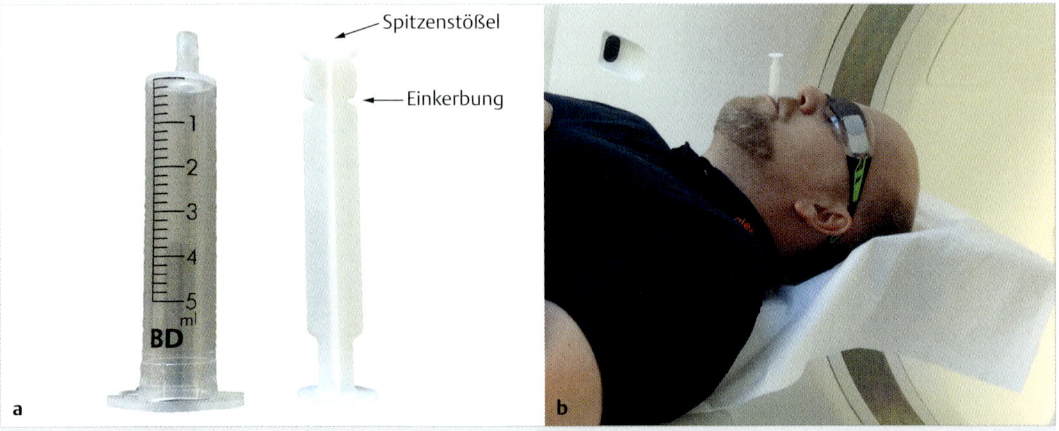

Abb. 14.1 Patientenlagerung und Hilfsmittel für die Zahn-/Kiefer-CT.
a 5-ml-Plastikspritze.
b Lagerung und Position des Spritzenstößels.

14.1.3 Untersuchungsprotokoll und Planung

Das Untersuchungsprotokoll ist in ▶ Tab. 14.1 und ▶ Tab. 14.2 dargestellt, die Planung in ▶ Abb. 14.2.

Patientenorientierung

Head-First (Kopf voran) und Supination (Rückenlage).

Die Scanebene sollte parallel zur Bissebene (Okklusalebene) verlaufen (▶ Abb. 14.2). Manche CT-Systeme können die Gantry nicht kippen. In diesem Fall ist es besonders wichtig, den Kopf des Patienten so zu lagern, dass auch ohne Gantryneigung die beschriebene Scanebene erreicht werden kann. Wenn der Schädel nicht so gelagert werden kann, dass die Untersuchung direkt in der optimalen Schichtführung durchgeführt werden kann, muss diese nach der Untersuchung rekonstruktiv (MPR) erstellt werden.

Zu beachten

Wenn die Bilder ausschließlich für die Implantatplanung verwendet werden sollen, ist es wichtig vorher abzuklären, ob die Implantat-Planungssoftware CT-Daten verarbeiten kann, die mit geneigter Gantry akquiriert wurden.

Tab. 14.1 Übersichtsradiogramm für die Untersuchungsplanung.

Start	Ende	Ausrichtung	Länge
oberhalb Kieferköpfchen	Kinnspitze	lateral (und a. p.)	ca. 250 mm

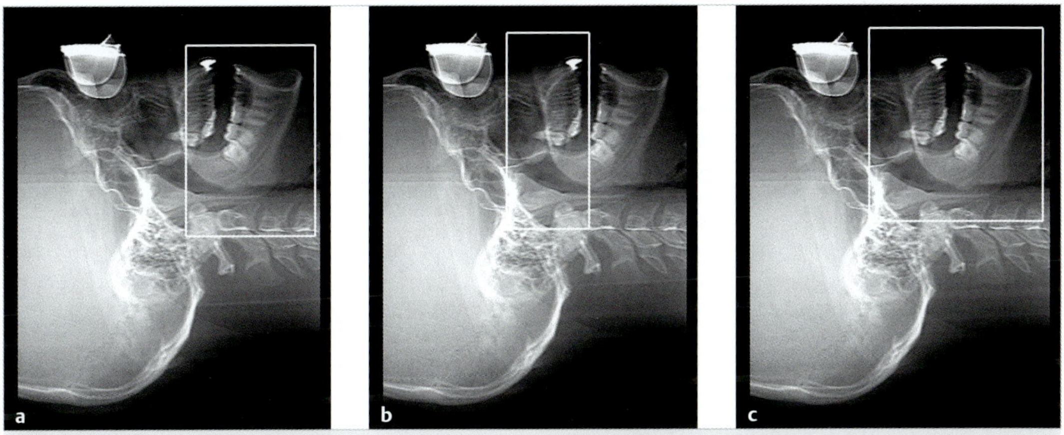

Abb. 14.2 Planung einer CT-Untersuchung der Zähne bzw. des Kiefers.
a Untersuchungsregion Unterkiefer.
b Untersuchungsregion Oberkiefer.
c Untersuchungsregion gesamter Kiefer.

14.2 Untersuchungsablauf

- Linsenschutz auflegen, wenn er bis jetzt noch nicht aufgelegt wurde
- „Scanelement 1“ (▶ Tab. 14.2) manuell starten
- Rekonstruktionsaufträge siehe in ▶ Tab. 14.3.

Tab. 14.2 Scanelement.

Nr.	Name	Delay	Start	Ende	Scanrichtung
1	CT Dental/Kiefer	-	abhängig von der Fragestellung (► Abb. 14.2)		kaudokranial

Tab. 14.3 Rekonstruktionsaufträge.

	Rekon 1	Rekon 2	Rekon 3
Filter/Kernel	Schädel Knochen	Schädel Knochen	Schädel Weichteil
Schichtdicke	2 mm	Dünnschicht*	Dünnschicht*
Schichtabstand	2 mm	30–50 % Überlappung**	30–50 % Überlappung**
Bildfensterung	WW: 3 000, WL: 1000	WW: 3 000, WL: 1000	WW: 100, WL: 35
Hinweise	-	für Bildnachverarbeitung (MPR/3D)	

* Mit der optionalen 3D-MPR-Software von Siemens-Geräten kann die Bildnachverarbeitung (MPR) direkt aus den Rohdaten vorgenommen werden. In diesem Fall ist eine Dünnschichtrekonstruktion nicht erforderlich.
** Bei Verwendung einer sequenziellen Scantechnik (keine Spirale) können bei den meisten Mehrschicht-CTs auch dünne Schichten rekonstruiert werden. In diesem Fall können die dünnen Schichten jedoch nicht überlappend rekonstruiert werden, sondern Schicht an Schicht. Die daraus resultierenden MPRs sind trotzdem von ausreichend guter Qualität.

M!

Zu beachten

Wenn der Datensatz für die Implantatplanung verwendet werden soll:

Bei Untersuchungen, bei denen es rein um die Implantatplanung geht, benötigt der Zuweiser häufig lediglich die dünnschichtigen DICOM-Bilder der Untersuchung. Welche Schichtdicke und welcher Schichtabstand verwendet werden soll, ist von der Software abhängig, die der Zuweiser verwendet. Es ist daher zu empfehlen, sich mit dem Zuweiser diesbezüglich abzustimmen und die Rekonstruktionsaufträge für die Dünnschichtrekonstruktion ggf. an die Anforderungen der Implantatplanungs-Software anzupassen. Spezielle Rekonstruktionen (MPR) sind in diesem Fall nicht nötig.

14.3 Bildnachverarbeitung

Übersicht der empfohlenen Bildnachverarbeitung in ► Tab. 14.4, ► Video 14.1 und ► Video 14.2.

Tab. 14.4 Bildnachverarbeitung bei der Fragestellung Unterkieferfraktur.

Nachverarbeitungstechnik	Schichtebene	Verwendeter Dünnschichtdatensatz	Schichtdicke	Schichtabstand	Hinweis	Abbildung
Average/Mittelwert (klassische MPR)	Unter-/Oberkiefer isoliert	Schädel Knochen	2 mm	2 mm	-	► Abb. 14.3, ► Abb. 14.4, ► Abb. 14.8, ► Abb. 14.9
	Unterkiefer nach Clementschitsch-Art	Schädel Knochen	2 mm	2 mm	-	► Abb. 14.5, ► Abb. 14.6, ► Abb. 14.10, ► Abb. 14.11
	Unterkiefer nach Clementschitsch-Art	Schädel Knochen	20 mm	-	axial-schräges Ergebnisbild speichern	► Abb. 14.5, ► Abb. 14.7, ► Abb. 14.10, ► Abb. 14.12

14.3.1 Rekonstruktionen

Isolierte Rekonstruktion der Unter- und Oberkieferäste

Zur Planung des Bildstapels (▶ Abb. 14.4) ist es wichtig, zuvor den Datensatz in allen Ebenen korrekt auszurichten. Für eine isolierte Rekonstruktion der Unter- und Oberkieferäste – hier am Beispiel der linken Seite (▶ Abb. 14.3) – sind folgende 3 Schritte durchzuführen:

1. Das Fadenkreuz auf der koronalen Ebene so drehen, dass die vertikale Linie des Fadenkreuzes mittig durch den Ober- und Unterkieferast verläuft (▶ Abb. 14.3a).
2. Das Fadenkreuz auf der axialen Ebene so drehen, dass der darzustellende Unterkieferast parallel zur vertikalen Linie des Fadenkreuzes verläuft (▶ Abb. 14.3c).
3. Ergebnisbild (▶ Abb. 14.3b).

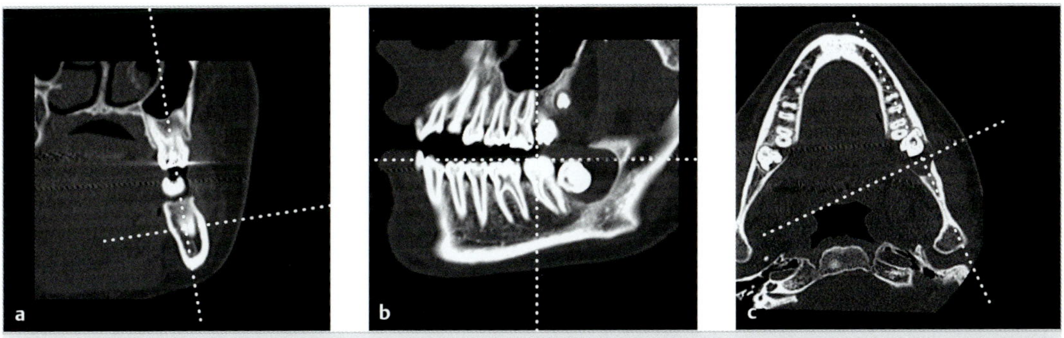

Abb. 14.3 Isolierte Rekonstruktion der Unter- und Oberkieferäste am Beispiel der linken Seite.
a Koronale Ebene.
b Ergebnisbild.
c Axiale Ebene.

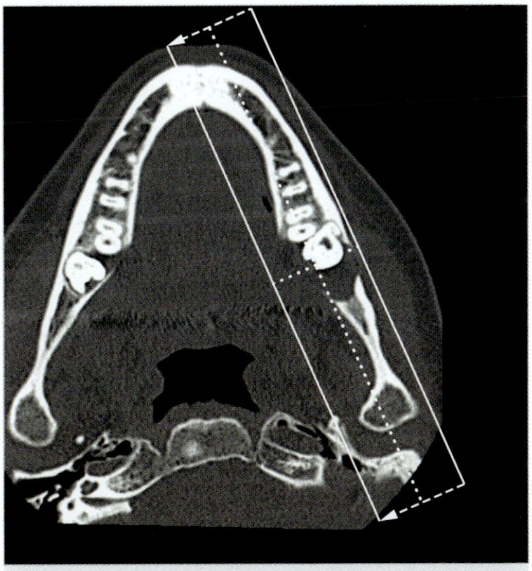

Abb. 14.4 Rekonstruktionsbereich des sagittalen Bildstapels.

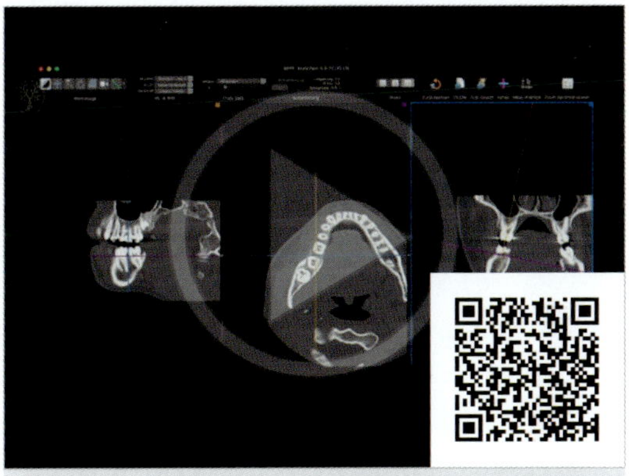

Video 14.1 Dieses Beispiel für die Bildnachverarbeitung einer Dental/Kiefer-CT-Untersuchung zeigt die korrekte Ausrichtung der koronalen, sagittalen und axialen Ebene sowie die Planung der Bildstapel.

Unterkieferrekonstruktion nach Clementschitsch-Art

Zur Planung des Bildstapels (▸ Abb. 14.6) und Speicherung des Ergebnisbilds (▸ Abb. 14.7) ist es wichtig, den Datensatz vorher in allen Ebenen korrekt auszurichten. Für eine Rekonstruktion des Unterkiefers nach Clementschitsch-Art (▸ Abb. 14.5) sind folgende drei Schritte durchzuführen:

1. Das Fadenkreuz auf der koronalen Ebene so drehen, dass die horizontale Linie des Fadenkreuzes die Unterkanten beider Kieferäste berührt (▸ Abb. 14.5a).
2. Das Fadenkreuz auf der sagittalen Ebene so drehen, dass die horizontale Linie des Kreuzes durch die gedachte Linie zwischen Kinnspitze und Kieferköpfchen verläuft (▸ Abb. 14.5b).
3. Das Fadenkreuz auf der axialen Ebene so drehen, dass die horizontale Linie des Fadenkreuzes die dorsalen Kanten der Kieferköpfchen berührt (▸ Abb. 14.5c).

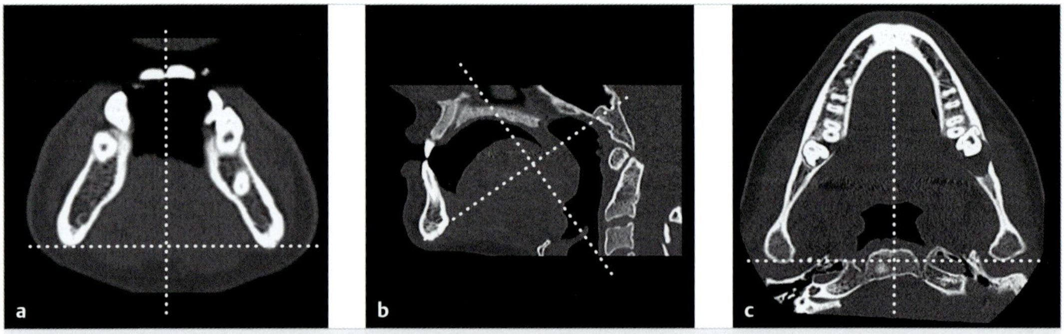

Abb. 14.5 Rekonstruktion des Unterkiefers nach Clementschitsch-Art.
a Koronale Ebene.
b Sagittale Ebene.
c Axiale Ebene.

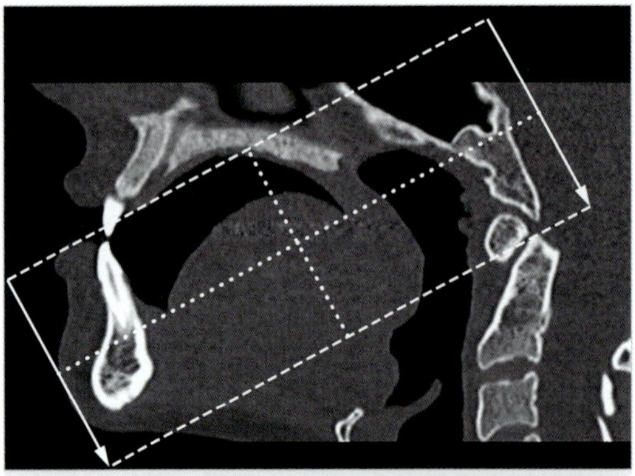

Abb. 14.6 Rekonstruktionsbereich des Bildstapels für den „Unterkiefer nach Clementschitsch-Art".

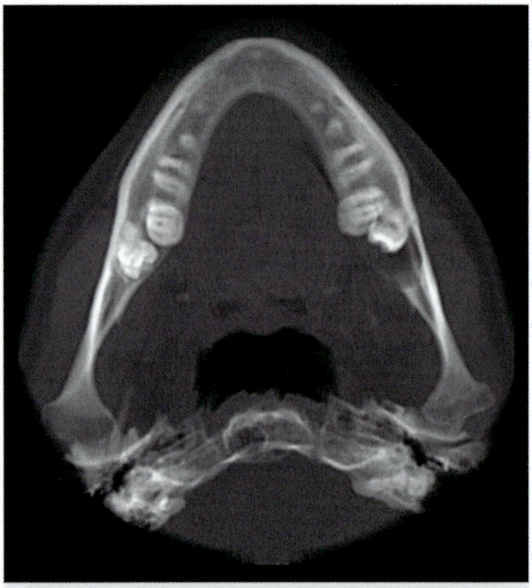

Abb. 14.7 Um das axial-schräge Ergebnisbild des „Unterkiefers nach Clementschitsch-Art" speichern zu können, ist es wichtig, eine MPR-Schichtdicke von 20 mm einzustellen. Dann kann dieses Ergebnisbild gespeichert werden.

14.3.2 Bildnachverarbeitung Toshiba-adaptiert

Die Besonderheit bei der MPR-Software von Toshiba-CT-Scannern ist, dass die Bilder gedreht werden, um sie auszurichten, und nicht – wie bei anderen MPR-Softwarelösungen – das Fadenkreuz.

Isolierte Rekonstruktion der Unter- und Oberkieferäste

Zur Planung der Bildstapel (▶ Abb. 14.9) ist es wichtig, zuvor den Datensatz in allen Ebenen korrekt auszurichten. Für eine isolierte Rekonstruktion der Unter- und Oberkieferäste – hier am Beispiel der linken Seite (▶ Abb. 14.8) – sind folgende 3 Schritte durchzuführen:

1. Die koronale Ebene so drehen, dass die vertikale Linie des Fadenkreuzes mittig durch den Ober- und Unterkieferast verläuft (▶ Abb. 14.8a).
2. Die axiale Ebene so drehen, dass der darzustellende Unterkieferast parallel zur vertikalen Linie des Fadenkreuzes verläuft (▶ Abb. 14.8c).
3. Ergebnisbild (▶ Abb. 14.8b).

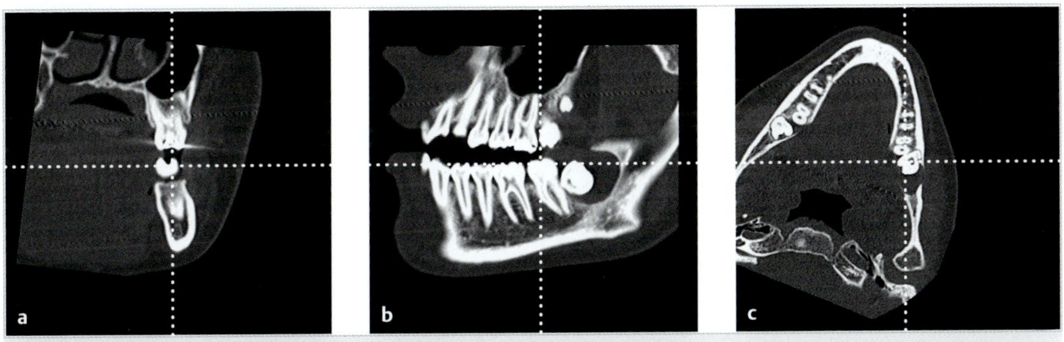

Abb. 14.8 Isolierte Rekonstruktion der Unter- und Oberkieferäste.
a Koronale Ebene.
b Ergebnisbild.
c Axiale Ebene.

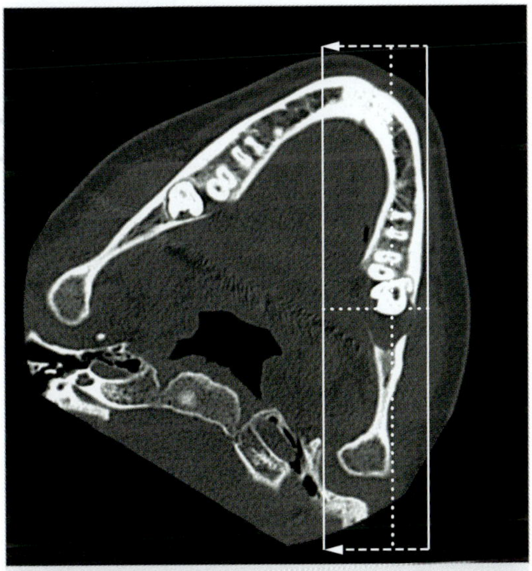

Abb. 14.9 Rekonstruktionsbereich des sagittalen Bildstapels.

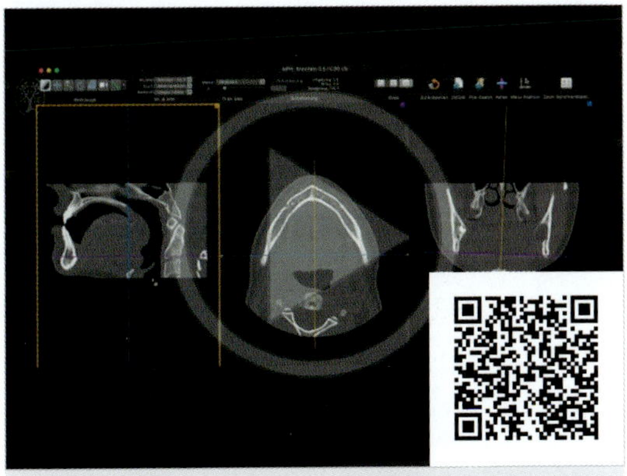

Video 14.2 Dieses Beispiel für die Bildnachverarbeitung einer Dental/Kiefer-CT-Untersuchung zeigt die korrekte Ausrichtung Ebenen für die Darstellung des Unterkiefers nach Clementschitsch-Art.

Unterkieferrekonstruktion nach Clementschitsch-Art

Zur Planung des Bildstapels (► Abb. 14.11) und Speicherung des Ergebnisbilds (► Abb. 14.12) ist es wichtig, den Datensatz vorher in allen Ebenen korrekt auszurichten (► Abb. 14.10). Für eine Rekonstruktion des Unterkiefers nach Clementschitsch-Art (► Abb. 14.10) sind folgende drei Schritte durchzuführen:

1. Die koronale Ebene so drehen, dass die horizontale Linie des Fadenkreuzes die Unterkanten beider Kieferäste berührt (► Abb. 14.10a).
2. Die sagittale Ebene so drehen, dass die horizontale Linie des Kreuzes durch die gedachte Linie zwischen Kinnspitze und Kieferköpfchen verläuft (► Abb. 14.10b).
3. Die axiale Ebene so drehen, dass die horizontale Linie des Fadenkreuzes die dorsalen Kanten der Kieferköpfchen berührt (► Abb. 14.10c).

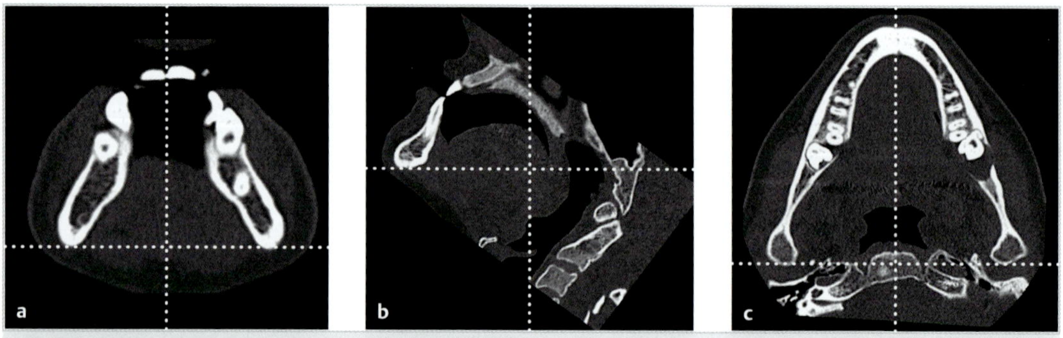

Abb. 14.10 Rekonstruktion des Unterkiefers nach Clementschitsch-Art.
a Koronale Ebene.
b Sagittale Ebene.
c Axiale Ebene.

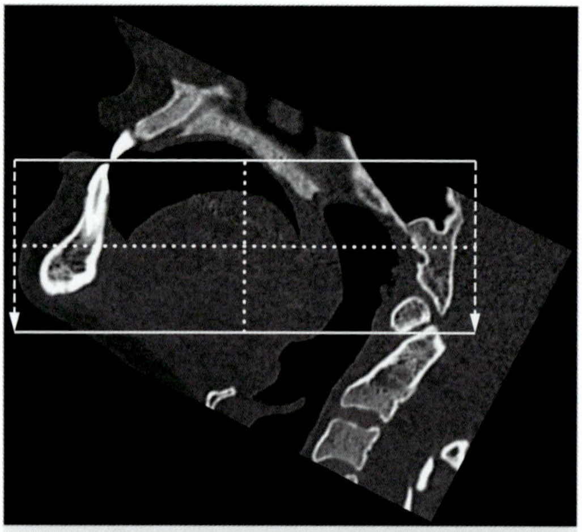

Abb. 14.11 Rekonstruktionsbereich des Bildstapels für den „Unterkiefer nach Clementschitsch-Art“.

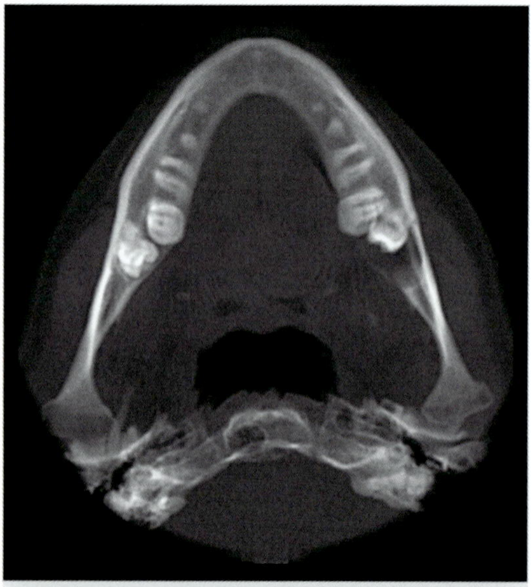

Abb. 14.12 Um das axial-schräge Ergebnisbild des „Unterkiefers nach Clementschitsch-Art“ speichern zu können, ist es wichtig, eine MPR-Schichtdicke von 20 mm einzustellen. Dann kann dieses Ergebnisbild gespeichert werden.

15 CT Hals

15.1 Vor der Untersuchung

15.1.1 Häufige Indikationen

- V. a. Raumforderungen
- V. a. entzündliche Erkrankungen
- V. a. Larynx-Verletzung

15.1.2 Vorbereitung

Allgemein

- Voruntersuchungen und Vorbefunde prüfen.
- Laborwerte (Kreatinin, eGFR und TSH) prüfen.
- Patienten über die Untersuchung aufklären.
- Indikationen gezielt überprüfen:
  - Schwangerschaft
  - gleiche Untersuchung unmittelbar vorher
  - Niereninsuffizienz
  - Allergien
  - Schilddrüsenerkrankungen
  - Metformingabe bei Diabetes mellitus

Patientenvorbereitung

- Untersuchungsgebiet freimachen.
- Störende Fremdkörper und Metall entfernen.
- Verweilkanüle (20 Gauge, rosa) legen, wenn möglich am rechten Arm.

Patientenaufklärung

Wichtige Punkte, über die der Patient informiert werden sollte, während er auf dem Untersuchungstisch gelagert und für die Untersuchungsdurchführung vorbereitet wird:

- Wärmegefühl bei der Kontrastmittelinjektion
- mittlere Inspiration bei den folgenden Atemkommandos (tiefe Inspiration sollte vermieden werden)

Das Üben des Atemkommandos mit dem Patienten vor Beginn der Untersuchung führt zu besseren Untersuchungsergebnissen und beruhigt den Patienten, da er weiß, was auf ihn zukommt.

Aktiver Strahlenschutz

- Linsenschutz:
  - **nach** dem Übersichtsradiogramm auflegen.
  - Abstandshalter (z. B. metallfreie Brille) verwenden, um die Artefakte zu reduzieren.
- Schilddrüsenschutz (Bismuth):
  - **nach** dem Übersichtsradiogramm auflegen.
  - Abstandshalter (z. B. Gelkissen) verwenden, um die Artefakte zu reduzieren.
- Becken-, Bauch- und Brustregion in Bleigummimatte einwickeln.
- Bleigummischürze so positionieren, dass diese so nah wie möglich an die Untersuchungsregion heranreicht, jedoch nicht hineinragt.

Patientenlagerung

- Rückenlage.
- Der Kopf des Patienten sollte so gelagert werden, dass die HWS möglichst parallel zum CT-Tisch verläuft (► Abb. 15.1).
- Den Kopf des Patienten leicht reklinieren.

Zentrierung für Übersichtsradiogramm

- Seitenlaser (Tischhöhe): seitliche Halsmitte
- Startposition Übersichtsradiogramm (Querlaser-Scanebene): oberhalb des Orbitadachs (bei kraniokaudaler Scanrichtung)

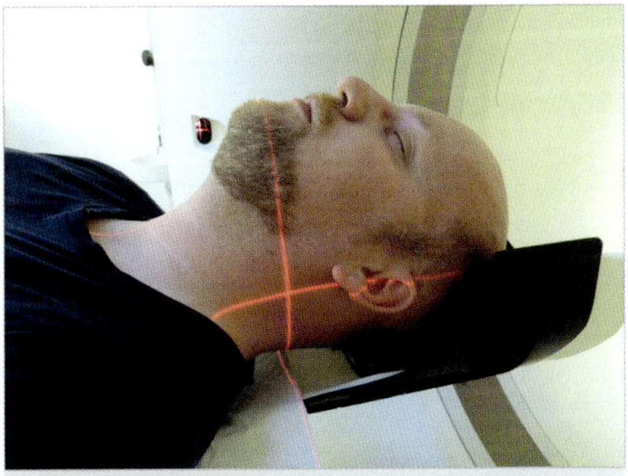

Abb. 15.1 Patientenlagerung.

15.1.3 Untersuchungsprotokoll und Planung

Das Untersuchungsprotokoll ist in ▶ Tab. 15.1 und ▶ Tab. 15.2 dargestellt, die Planung in ▶ Abb. 15.2.

Patientenorientierung

Head-First (Kopf voran) und Supination (Rückenlage).

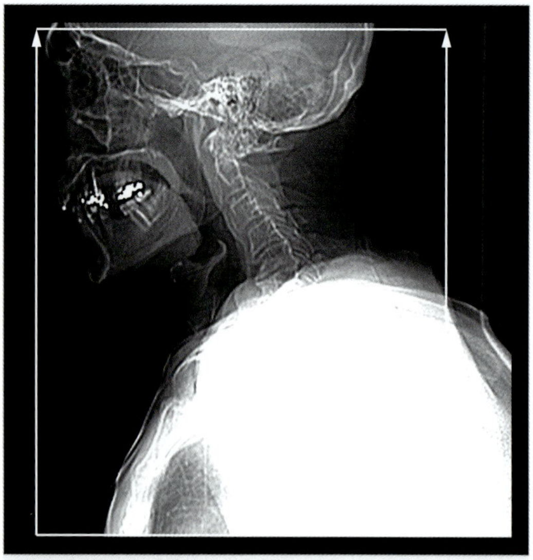

Abb. 15.2 Planung einer CT-Untersuchung des Halses.

Tab. 15.1 Übersichtsradiogramm für die Untersuchungsplanung.

Start	Ende	Ausrichtung	Länge
Orbitadach	Tracheabifurkation	lateral (und a. p.)	ca. 350 mm

15.2 Untersuchungsablauf

- Linsenschutz und Schilddrüsenschutz (Bismuth) auflegen.
- Kontrastmittelinjektor für die Injektion vorbereiten (▶ Tab. 15.3).
- Kontrastmittelinjektion und „Scanelement 1“ gleichzeitig starten.
- „Scanelement 1“ (▶ Tab. 15.2) startet nach 75 s.
- Rekonstruktionsaufträge siehe in ▶ Tab. 15.5.

Tab. 15.2 Scanelement.

Nr.	Name	Delay	Start	Ende	Scanrichtung
1	CT Hals	75 s	unterhalb Aortenbogen	oberhalb Sella	kaudokranial

Tab. 15.3 Kontrastmittelprotokoll für eine CT-Untersuchung des Halses.

	Volumen (ml)	Flow (ml/s)
Kontrastmittel	100	2–3
NaCl	40	2–3

Tab. 15.4 Alternatives Kontrastmittelprotokoll für die CT-Untersuchung des Halses in Splitbolus-Technik.

	Volumen (ml)	Flow (ml/s)
Kontrastmittel	40	1,5
NaCl	20	1,5
Kontrastmittel	60	3,0
NaCl	40	3,0

Tab. 15.5 Rekonstruktionsaufträge.

	Rekon 1	Rekon 2
Filter/Kernel	Weichteil	Weichteil
Schichtdicke	3 mm	Dünnschicht*
Schichtabstand	3 mm	30–50 % Überlappung
Bildfensterung	WW: 400, WL: 150	WW: 400, WL: 150
Hinweise	-	für Bildnachverarbeitung (MPR/3D)

* Mit der optionalen 3D-MPR-Software von Siemens-Geräten kann die Bildnachverarbeitung (MPR) direkt aus den Rohdaten vorgenommen werden. In diesem Fall ist eine Dünnschichtrekonstruktion nicht erforderlich.

15.3 Bildnachverarbeitung

Übersicht der empfohlenen Bildnachverarbeitung in ▶ Tab. 15.6.

Tab. 15.6 Bildnachverarbeitung bei einer CT-Untersuchung des Halses: Basis.

Nachverarbeitungstechnik	Schichtebene	Verwendeter Dünnschichtdatensatz	Schichtdicke	Schichtabstand	Abbildung
Average/Mittelwert (klassische MPR)	koronal	Weichteil	3 mm	3 mm	▶ Abb. 15.3a
	sagittal	Weichteil	3 mm	3 mm	▶ Abb. 15.3b

15.3.1 Rekonstruktionen

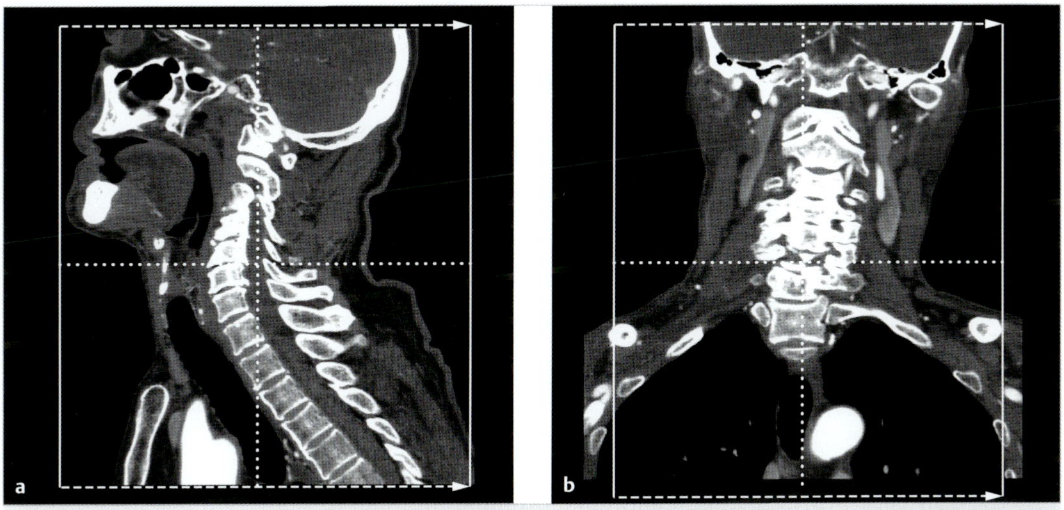

Abb. 15.3 Planung der Bildstapel bei einer CT-Untersuchung des Halses.
a Rekonstruktionsbereich des koronalen Bildstapels.
b Rekonstruktionsbereich des sagittalen Bildstapels.

16 CTA Kopfgefäße

16.1 Vor der Untersuchung

16.1.1 Häufige Indikationen

- akuter Schlaganfall
- V. a. akuten Gefäßverschluss
- Darstellung von Kollateralkreisläufen
- V. a. Aneurysma
- V. a. AVM

16.1.2 Vorbereitung

Allgemein

- Wegen der Kontrastmittelgabe sollte der Patient wenn möglich 4 Stunden vor der Untersuchung nüchtern bleiben oder nur leichte Kost zu sich nehmen.
- Voruntersuchungen und Vorbefunde prüfen.
- Laborwerte prüfen: Kreatinin, eGFR, TSH.
- Patienten über die Untersuchung aufklären.
- Indikationen gezielt überprüfen:
  - Schwangerschaft
  - gleiche Untersuchung unmittelbar vorher
  - Niereninsuffizienz
  - Allergien
  - Schilddrüsenerkrankungen
  - Metformingabe bei Diabetes mellitus

Patientenvorbereitung

- Untersuchungsgebiet freimachen.
- Störende Fremdkörper und Metall entfernen.
- Zahnersatz wenn möglich entfernen, um Komplikationen bei einer Kontrastmittelreaktion vorzubeugen.
- Verweilkanüle (18 Gauge, grün) legen, wenn möglich am rechten Arm.

Patientenaufklärung

Wichtiger Punkt, über den der Patient informiert werden sollte, während er auf dem Untersuchungstisch gelagert und für die Untersuchungsdurchführung vorbereitet wird:
- Wärmegefühl bei der Kontrastmittelinjektion

Aktiver Strahlenschutz

- Linsenschutz:
  - **nach** dem Übersichtsradiogramm auflegen.
  - Abstandshalter (z. B. metallfreie Brille) verwenden, um die Artefakte zu reduzieren.
- Schilddrüsenschutz (Bismuth):
  - **nach** dem Übersichtsradiogramm auflegen.
  - Abstandshalter (z. B. Gelkissen) verwenden, um die Artefakte zu reduzieren.
- Becken-, Bauch- und Brustregion in Bleigummimatte einwickeln.
- Bleigummischürze so positionieren, dass diese so nah wie möglich an die Untersuchungsregion heranreicht, jedoch nicht hineinragt.

Patientenlagerung

- Rückenlage.
- Auf bequeme Patientenlagerung achten (Knierolle, Klettgurte).
- Kopf in der Schädelhalterung lagern und gut fixieren.
- Wenn möglich das Kinn des Patienten so weit in Richtung Brust ziehen lassen, dass die gedachte Linie zwischen Orbitadach und äußerem Gehörgang parallel zur Scanebene (senkrecht zum Untersuchungstisch) verläuft (▶ Abb. 16.1).

Zu beachten

Auf exakt gerade Lagerung des Kopfes achten.

- Der Querlaser sollte durch beide Augenwinkel verlaufen (▶ Abb. 16.1b).
  - Bei dieser Überprüfung **muss** der Patient – wegen des Laservisiers – die Augen geschlossen haben.
  - Wenn der Kopf nicht exakt gerade liegt, d. h. der Querlaser noch nicht durch beide Augenwinkel verläuft, sollte die Lagerung unbedingt korrigiert werden. Dafür empfiehlt es sich, den Patienten an den Schultern so zu verschieben (nach rechts oder links), dass der Querlaser durch beide Augenwinkel verläuft.
  - Wenn diese Korrektur nur durch Bewegung des Kopfes und nicht durch Verschiebung an den Schultern durchgeführt wird, kommt es häufig vor, dass der Kopf nach der Lagerung wieder in die „schiefe“ Position rutscht.

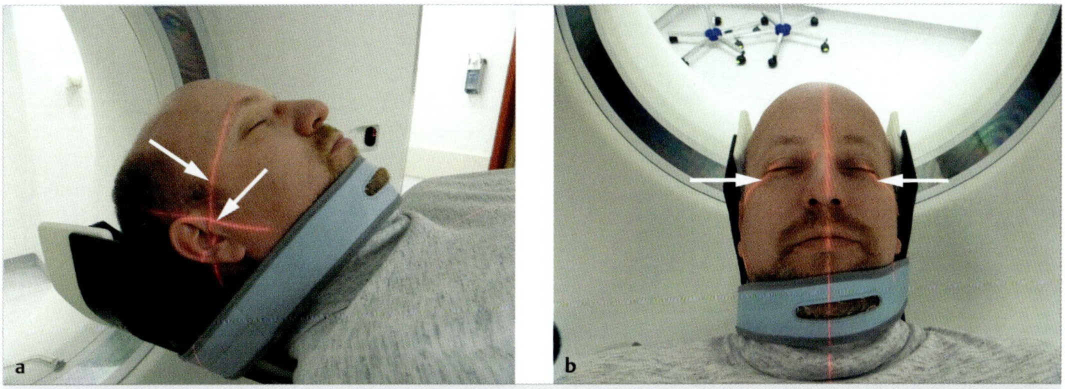

Abb. 16.1 Patientenlagerung für die CTA der Kopfgefäße.
a Von der Seite.
b Von oben.

Zentrierung für Übersichtsradiogramm

- Seitenlaser (Tischhöhe): ein Querfinger oberhalb des äußeren Gehörgangs
- Startposition Übersichtsradiogramm (Querlaser-Scanebene): 2 Querfinger oberhalb der Schädelkalotte (bei kraniokaudaler Scanrichtung)

16.1.3 Untersuchungsprotokoll und Planung

Das Untersuchungsprotokoll ist ▶Tab. 16.1, ▶Tab. 16.2 und ▶Tab. 16.3, die Planung ▶Abb. 16.2 zu entnehmen.

Tab. 16.1 Übersichtsradiogramm für die Untersuchungsplanung.

Start	Ende	Ausrichtung	Länge
Schädelkalotte	Tracheabifurkation	lateral und a. p.	ca. 400 mm

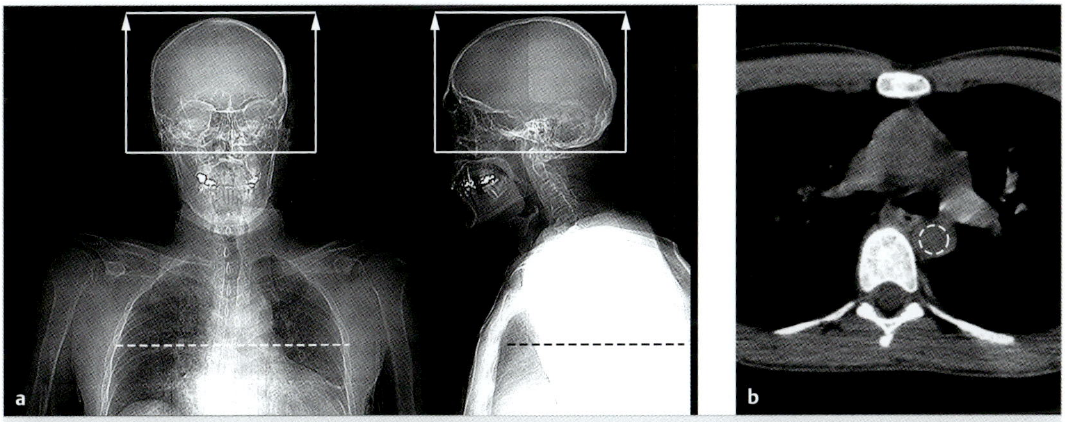

Abb. 16.2 Planung der CTA der Kopfgefäße.
a Planung der Untersuchungsbereiche.
b Positionierung der Mess-ROI für die Bolustriggerung.

Patientenorientierung

Head-First (Kopf voran) und Supination (Rückenlage).

16.2 Untersuchungsablauf

- Linsenschutz und Schilddrüsenschutz (Bismuth) auflegen.
- Planungsschicht für Bolustracking akquirieren.
- ROI für Bolustracking in Aorta (descendens) platzieren (▶ Tab. 16.2).
- Kontrastmittelinjektor für die Injektion vorbereiten (▶ Tab. 16.4).
- Kontrastmittelinjektion und Bolustracking gleichzeitig starten.
- Die Bolustracking-Messung startet nach Ablauf des 10-s-Pre-Monitoring-Delays (auf Monitoring-Bilder achten, ob eine Aortendissektion vorliegt).
- „Scanelement 1" (▶ Tab. 16.3) startet nach Erreichen der Triggerschwelle (ggf. manuell starten, wenn der Schwellenwert nicht erreicht wird).
- Rekonstruktionsaufträge siehe in ▶ Tab. 16.6.

Tab. 16.2 Bolustracking (BT).

Lokalisation Planungsschicht	ROI-Position	Pre-Monitoring-Delay
1 cm unterhalb Tracheabifurkation	Aorta (descendens)	10 s

Tab. 16.3 Scanelement.

Nr.	Name	Delay	Start	Ende	Scanrichtung
1	CTA Kopfgefäße	-	unterhalb Schädelbasis	Schädelkalotte	kaudokranial

Tab. 16.4 Kontrastmittelprotokoll.

	Volumen (ml)	Flow (ml/s)
Kontrastmittel	80 (*)	4,0
NaCl	40	4,0

* Je nach CT-Typ und Scangeschwindigkeit kann es ggf. sinnvoll sein, das o. g. Kontrastmittelvolumen mit Hilfe der Formeln in ▶ Tab. 16.5 anzupassen.

Tab. 16.5 Anpassung des Kontrastmittelvolumens.

CT-Zeilenzahl	Berechnung des KM-Volumens
bis 16-Zeiler	Scanzeit × Flow
16- bis 20-Zeiler	(Scanzeit + 5) × Flow
32- bis 80-Zeiler	(Scanzeit + 10) × Flow
Flash/Turbo Flash/ONE Volume	(Scanzeit + 15) × Flow

Tab. 16.6 Rekonstruktionsaufträge.

	Rekon 1	Rekon 2
Filter/Kernel	Weichteil	Weichteil
Schichtdicke	3 mm	Dünnschicht*
Schichtabstand	3 mm	30–50 % Überlappung
Bildfensterung	WW: 400, WL: 150	WW: 400, WL: 150
Hinweise		für Bildnachverarbeitung (MPR, 3D)

* Mit der optionalen 3D-MPR-Software von Siemens-Geräten kann die Bildnachverarbeitung (MPR) direkt aus den Rohdaten vorgenommen werden. In diesem Fall ist eine Dünnschichtrekonstruktion nicht erforderlich.

16.3 Bildnachverarbeitung

Überblick der empfohlenen Bildnachverarbeitung in ▶ Tab. 16.7, ▶ Video 16.2, ▶ Video 16.3 und ▶ Video 16.1.

Tab. 16.7 Überblick der empfohlenen Bildnachverarbeitung bei CTA der Kopfgefäße.

Nachverarbeitungstechnik	Schichtebene	Verwendeter Dünnschichtdatensatz	Schichtdicke	Schichtabstand	Abbildung
Mittelwert/Average (klassische MPR)	Karotissiphon rechts	Weichteil	1 mm	0,8 mm	▶ Abb. 16.3, ▶ Abb. 16.4, ▶ Abb. 16.9, ▶ Abb. 16.10
	Karotissiphon links	Weichteil	1 mm	0,8 mm	▶ Abb. 16.3, ▶ Abb. 16.4, ▶ Abb. 16.9, ▶ Abb. 16.10
Maximum-Intensitäts-Projektion (MaxIP)	A. basilaris koronal	Weichteil	5–8 mm	3 mm	▶ Abb. 16.5, ▶ Abb. 16.6, ▶ Abb. 16.11, ▶ Abb. 16.12
	Circulus Willisii axial schräg	Weichteil	20 mm	3 mm	▶ Abb. 16.7, ▶ Abb. 16.8, ▶ Abb. 16.13, ▶ Abb. 16.14

16.3.1 Rekonstruktionen

Karotissiphon schräg

Vor Erstellung der Bildstapel (▶ Abb. 16.4) ist es wichtig, zuvor den Datensatz in allen Ebenen korrekt auszurichten. Für die Darstellung eines Karotissiphons (hier am Beispiel des linken Karotissiphons, ▶ Abb. 16.3) muss in der axialen Ebene zunächst die Bildposition aufgesucht werden, auf der man den Verlauf der A. carotis interna innerhalb der Schädelbasis sieht (▶ Abb. 16.3e, Pfeile). Danach sind die 3 folgenden Schritte durchzuführen:

1. In der axialen Ebene das Fadenkreuz so ausrichten, dass die horizontale Linie parallel zur A. carotis interna durch die Schädelbasis verläuft (▶ Abb. 16.3c).
2. Bei Bedarf das Fadenkreuz in der sagittalen Ebene ein wenig drehen, um das optimale Ergebnisbild zu erreichen (▶ Abb. 16.3b).
3. Ergebnisbild (▶ Abb. 16.3a).

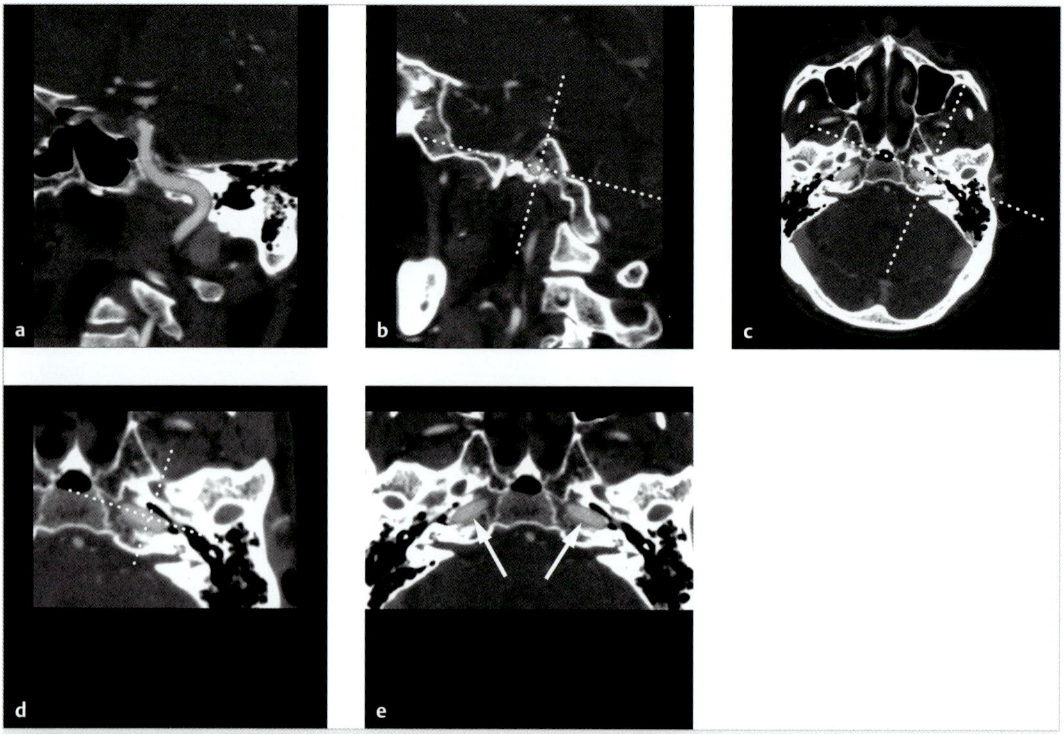

Abb. 16.3 Korrekte Ausrichtung für die Darstellung des linken Karotissiphons.
a Ergebnisbild.
b Sagittale Ebene.
c Axiale Ebene.
d Vergrößerung der axialen Schicht: zeigt die Ausrichtung der horizontalen Linie des Fadenkreuzes zum Verlauf der A. carotis interna.
e Die Pfeile zeigen den Verlauf der A. carotis interna, rechts und links, bei ihrem Verlauf durch die Schädelbasis.

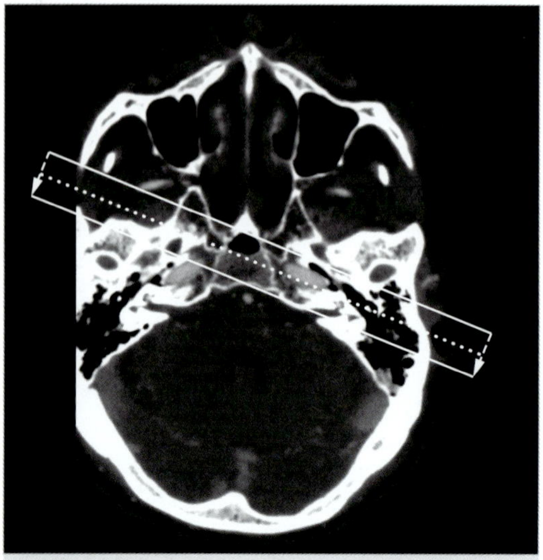

Abb. 16.4 Rekonstruktionsbereich des Bildstapels „Karotissiphon".

A. basilaris koronal

Zur Erstellung der Bildstapel (▶ Abb. 16.6) ist es wichtig, zuvor den Datensatz in allen Ebenen korrekt auszurichten. Dazu sind folgende drei Schritte durchzuführen:

1. In der sagittalen Ebene das Fadenkreuz so ausrichten, dass die vertikale Linie parallel zur A. basilaris verläuft (▶ Abb. 16.5b).
2. Bei Bedarf das Fadenkreuz in der axialen Ebene ein wenig drehen, um das optimale Ergebnisbild zu erreichen (▶ Abb. 16.5c).
3. Ergebnisbild (▶ Abb. 16.5a).

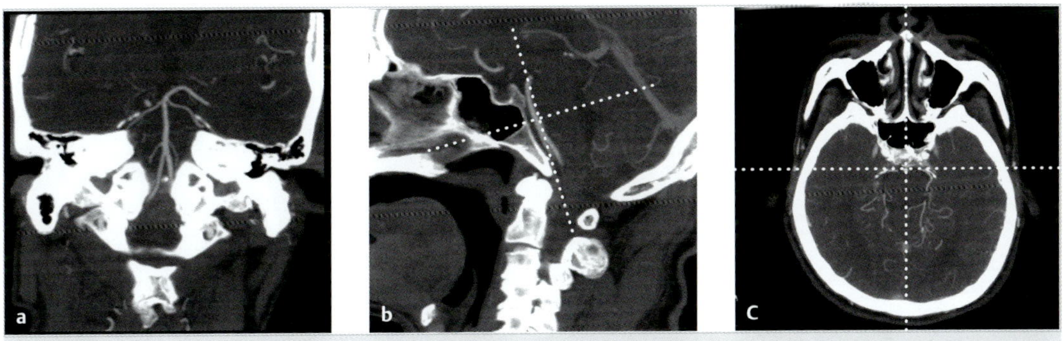

Abb. 16.5 Korrekte Ausrichtung zur Darstellung der A. basilaris koronal.
a Ergebnisbild.
b Sagittale Ebene.
c Axiale Ebene.

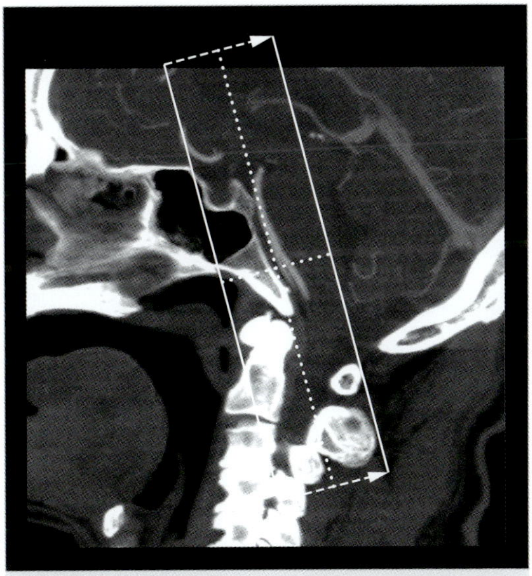

Abb. 16.6 Rekonstruktionsbereich des Bildstapels „A. basilaris koronal".

Circulus Willisii (COW) axial

Zur Planung der Bildstapel (▶ Abb. 16.8) ist es wichtig, zuvor den Datensatz in allen Ebenen korrekt auszurichten. Dazu sind folgende drei Schritte durchzuführen:

1. Zunächst die sagittale Ebene so einstellen, dass das Orbitadach sichtbar ist. Dann das Fadenkreuz so ausrichten, dass die horizontale Linie parallel zum Orbitadach verläuft (▶ Abb. 16.7b).
2. Bei einer Kopfschieflage des Patienten die Schieflage durch Drehen des Fadenkreuzes ausgleichen (▶ Abb. 16.7a).
3. Ergebnisbild (bei MaxIP 20 mm Schichtdicke, ▶ Abb. 16.7c).

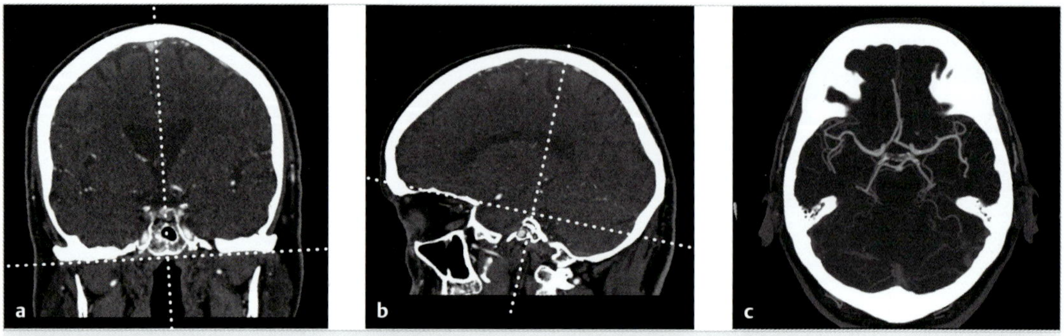

Abb. 16.7 Korrekte Ausrichtung zur Darstellung des Circulus Willisii (COW) axial.
a Schieflage ausgleichen.
b Sagittale Ebene.
c Ergebnisbild.

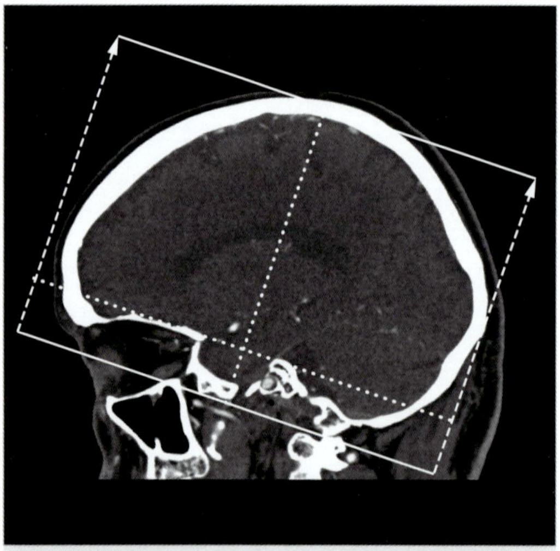

Abb. 16.8 Rekonstruktionsbereich des Bildstapels „Circulus Willisii (COW) axial".

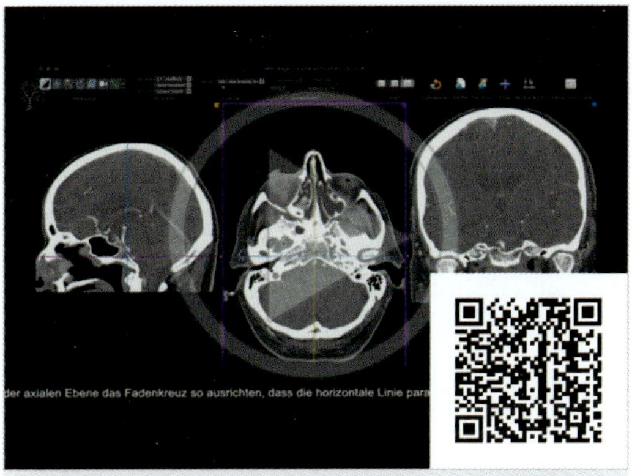

Video 16.1 Dieses Beispiel für die Bildnachverarbeitung einer CT-Angiografie des Kopfes zeigt die korrekte Ausrichtung der Ebenen sowie die Planung der Bildstapel für die Darstellung des Karotissiphon.

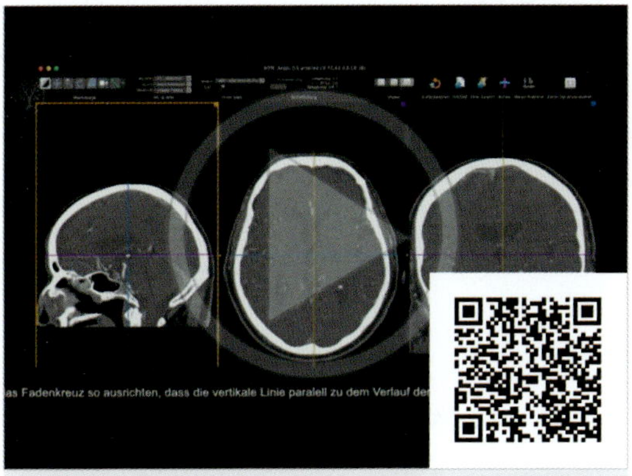

Video 16.2 Dieses Beispiel für die Bildnachverarbeitung einer CT-Angiografie des Kopfes zeigt die korrekte Ausrichtung der Ebenen sowie die Planung der Bildstapel für die Darstellung der A. basilaris.

16.3.2 Bildnachverarbeitung Toshiba-adaptiert

Die Besonderheit bei der MPR-Software von Toshiba-Geräten ist, dass die Bilder gedreht werden, um sie auszurichten, und nicht – wie bei anderen MPR-Softwarelösungen – das Fadenkreuz.

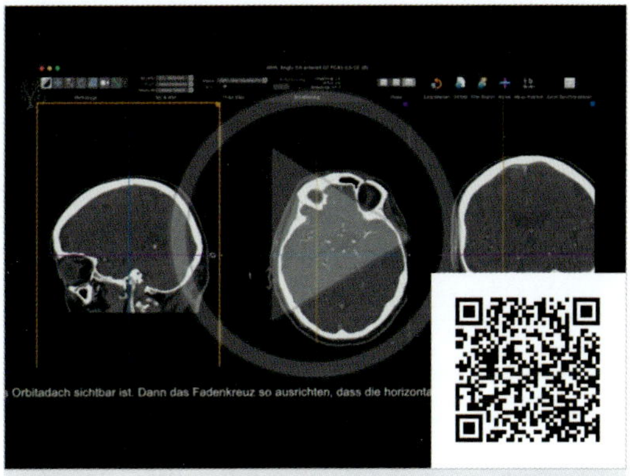

Video 16.3 Dieses Beispiel für die Bildnachverarbeitung einer CT-Angiografie des Kopfes zeigt die korrekte Ausrichtung der Ebenen sowie die Planung der Bildstapel für die Darstellung des Circulus Willisii.

Karotissiphon schräg

Zur Planung der Bildstapel (▶ Abb. 16.10) ist es wichtig, zuvor den Datensatz in allen Ebenen korrekt auszurichten. Für die Darstellung eines Karotissiphons (hier am Beispiel des linken Karotissiphons) muss in der axialen Ebene zunächst die Bildposition aufgesucht werden, auf der man den Verlauf der A. carotis interna innerhalb der Schädelbasis sieht (▶ Abb. 16.9e, Pfeile). Danach sind die 3 folgenden Schritte auszuführen:

- Die axiale Ebene so ausrichten, dass die horizontale Linie das Fadenkreuzes parallel zur A. carotis interna durch die Schädelbasis verläuft (▶ Abb. 16.9c).
- Bei Bedarf die sagittale Ebene ein wenig drehen, um das optimale Ergebnisbild zu erreichen (▶ Abb. 16.9b).
- Ergebnisbild: Dieses kann so gespeichert werden (▶ Abb. 16.9a).

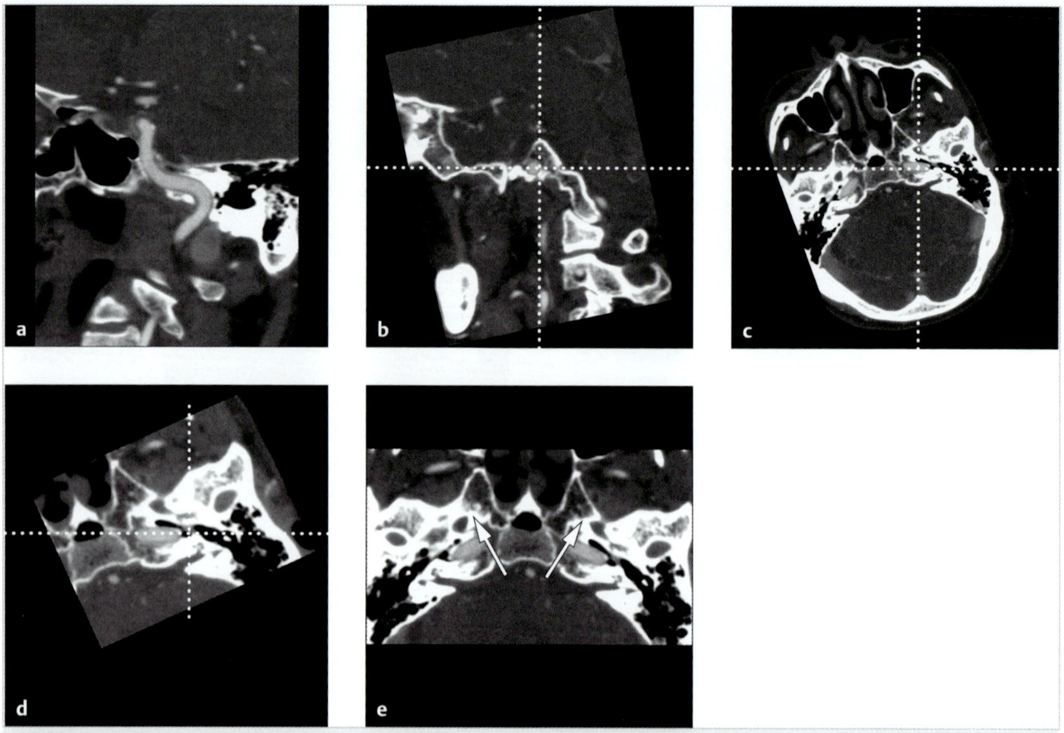

Abb. 16.9 Korrekte Ausrichtung zur Darstellung des linken Karotissiphons.
a Ergebnisbild.
b Sagittale Ebene.
c Axiale Ebene.
d Die Vergrößerung der axialen Schicht zeigt die Ausrichtung der horizontalen Linie des Fadenkreuzes zum Verlauf der A. carotis interna.
e Die Pfeile zeigen den Verlauf der A. carotis interna, rechts und links, bei ihrem Verlauf durch die Schädelbasis.

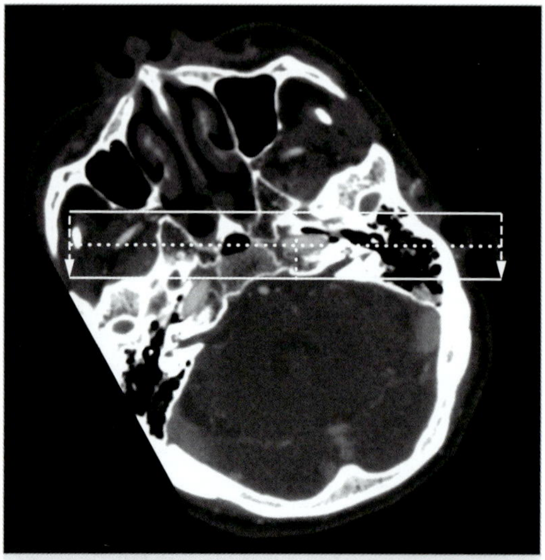

Abb. 16.10 Rekonstruktionsbereich des Bildstapels „Karotissiphon".

A. basilaris koronal

Zur Planung der Bildstapels (▶ Abb. 16.12) ist es wichtig, zuvor den Datensatz in allen Ebenen korrekt auszurichten. Dazu sind die drei folgenden Schritte durchzuführen:

1. In der sagittalen Ebene das Fadenkreuz so ausrichten, dass die vertikale Linie parallel zur A. basilaris verläuft (▶ Abb. 16.11b).
2. Bei Bedarf das Fadenkreuz in der axialen Ebene ein wenig drehen, um das optimale Ergebnisbild zu erreichen (▶ Abb. 16.11c).
3. Ergebnisbild (▶ Abb. 16.11a).

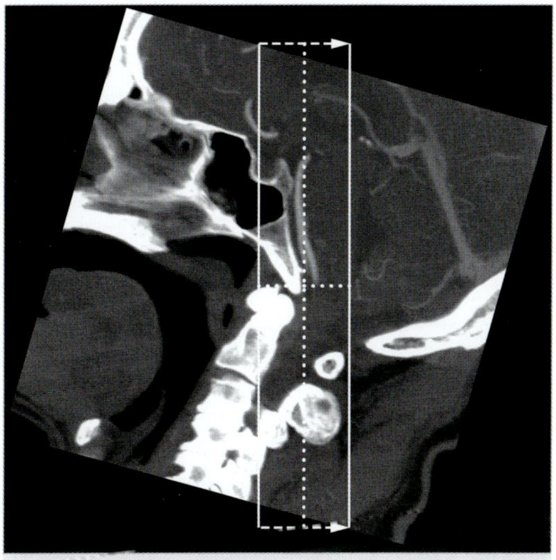

Abb. 16.12 Rekonstruktionsbereich des Bildstapels „A. basilaris koronal".

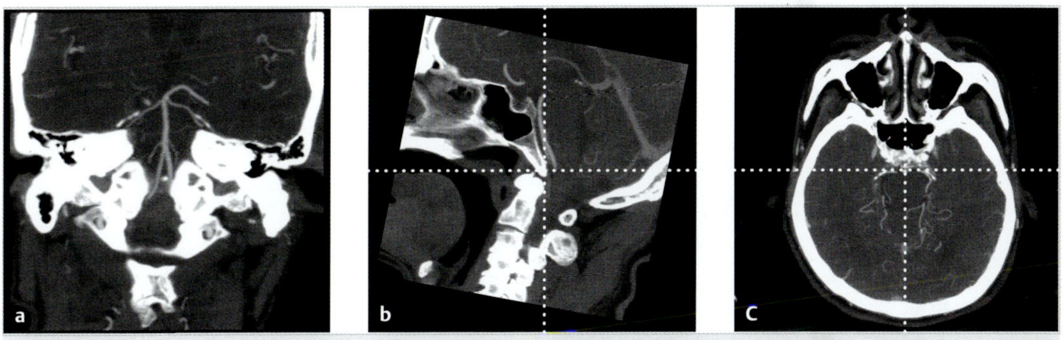

Abb. 16.11 Korrekte Ausrichtung zur Darstellung der A. basilaris koronal.
a Ergebnisbild.
b Sagittale Ebene.
c Axiale Ebene.

Circulus Willisii (COW) axial

Zur Planung der Bildstapel (▸ Abb. 16.14) ist es wichtig, zuvor den Datensatz in allen Ebenen korrekt auszurichten. Dazu sind die drei folgenden Schritte durchzuführen:

1. Zunächst die sagittale Ebene so einstellen, dass das Orbitadach sichtbar ist. Dann die Ebene so ausrichten, dass die horizontale Linie des Fadenkreuzes parallel zum Orbitadach verläuft (▸ Abb. 16.13b).
2. Bei einer Kopfschieflage des Patienten die Schieflage durch Drehen des Bildes ausgleichen (▸ Abb. 16.13a).
3. Ergebnisbild (bei MaxIP 20 mm Schichtdicke, ▸ Abb. 16.13a).

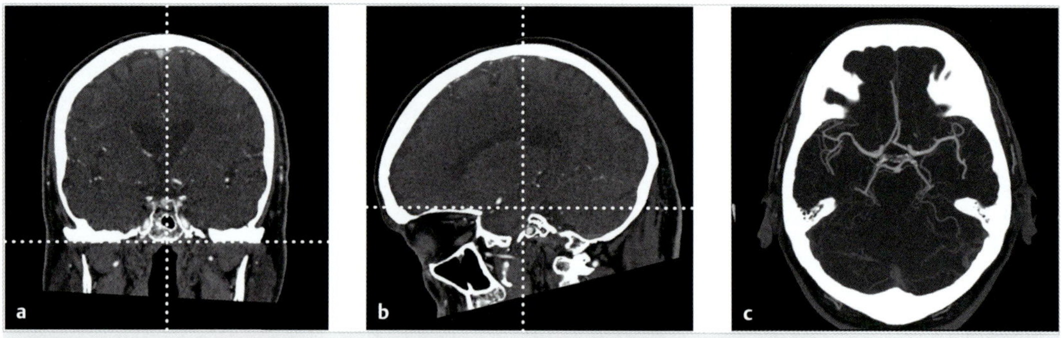

Abb. 16.13 Korrekte Ausrichtung zur Darstellung des Circulus Willisii (COW) axial.
a Schieflage ausgleichen.
b Sagittale Ebene.
c Ergebnisbild.

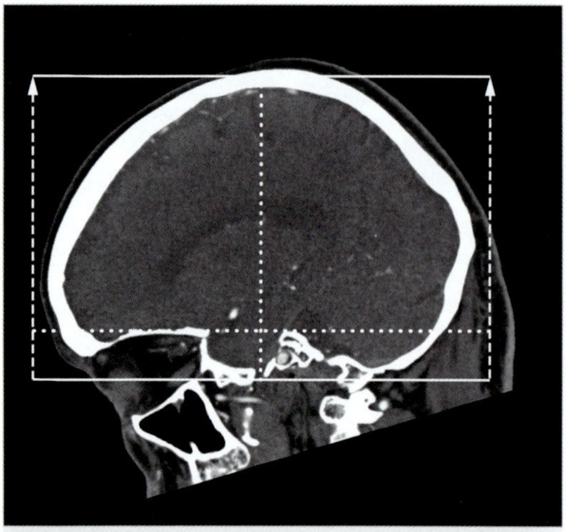

Abb. 16.14 Rekonstruktionsbereich des Bildstapels „Circulus Willisii (COW) axial“.

17 CTA Venöse Blutleiter des Kopfes (Sinusvenen)

17.1 Vor der Untersuchung

17.1.1 Häufige Indikation

V. a. Sinusvenenthrombose. (Wenn ein MRT für diese Untersuchung zur Verfügung steht, sollte eine MR-Angiografie durchgeführt werden.)

17.1.2 Vorbereitung

Allgemein

- Wegen der Kontrastmittelgabe sollte der Patient wenn möglich 4 Stunden vor der Untersuchung nüchtern bleiben oder nur leichte Kost zu sich nehmen.
- Voruntersuchungen und Vorbefunde prüfen.
- Laborwerte prüfen: Kreatinin, eGFR, TSH.
- Patienten über die Untersuchung aufklären.
- Indikationen gezielt überprüfen:
  - Schwangerschaft
  - gleiche Untersuchung unmittelbar vorher
  - Niereninsuffizienz
  - Allergien
  - Schilddrüsenerkrankungen
  - Metformingabe bei Diabetes mellitus

Patientenvorbereitung

- Untersuchungsgebiet freimachen.
- Störende Fremdkörper und Metall entfernen.
- Zahnersatz wenn möglich entfernen, um Komplikationen bei einer Kontrastmittelreaktion vorzubeugen.
- Verweilkanüle (20 Gauge, rosa) legen.

> **Patientenaufklärung**
>
> Wichtiger Punkt, über den der Patient informiert werden sollte, während er auf dem Untersuchungstisch gelagert und für die Untersuchungsdurchführung vorbereitet wird:
>
> - Wärmegefühl bei der Kontrastmittelinjektion

Aktiver Strahlenschutz

- Linsenschutz:
  - **vor** dem Übersichtsradiogramm auflegen, wenn die Untersuchung mit festen Parametern, also ohne automatische Röhrenstrom-Modulation durchgeführt wird.
  - **nach** dem Übersichtsradiogramm auflegen, wenn die Untersuchung mit automatischer Röhrenstrom-Modulation durchgeführt wird.
- Brust und Schilddrüse mit Bleigummiabdeckung abdecken.

Patientenlagerung

- Rückenlage.
- Auf bequeme Patientenlagerung achten (Knierolle, Klettgurte).
- Kopf in der Schädelhalterung lagern und gut fixieren.
- Wenn möglich das Kinn des Patienten so weit in Richtung Brust ziehen lassen, dass die gedachte Linie zwischen Orbitadach und äußerem Gehörgang parallel zur Scanebene (senkrecht zum Untersuchungstisch) verläuft (▸ Abb. 17.1a).

> **Zu beachten**
>
> Auf exakt gerade Lagerung des Kopfes achten!

- Der Querlaser sollte durch beide Augenwinkel verlaufen (▸ Abb. 17.1b):
  - Bei dieser Überprüfung **muss** der Patient – wegen des Laservisiers – die Augen geschlossen haben.
  - Wenn der Kopf nicht exakt gerade liegt, d. h. der Querlaser noch nicht durch beide Augenwinkel verläuft, sollte die Lagerung unbedingt korrigiert werden. Dafür empfiehlt es sich, den Patienten an den Schultern so zu verschieben (nach rechts oder links), dass der Querlaser durch beide Augenwinkel verläuft. Wenn diese Korrektur nur durch Bewegung des Kopfes und nicht durch Verschiebung an den Schultern durchgeführt wird, kommt es häufig vor, dass der Kopf nach der Lagerung wieder in die „schiefe" Position rutscht.

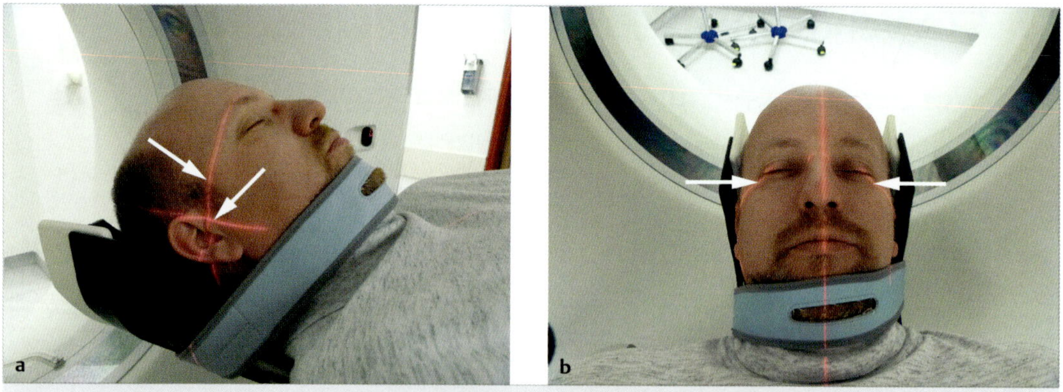

Abb. 17.1 Patientenlagerung.
a Die gedachte Linie zwischen Orbitadach und äußerem Gehörgang sollte parallel zur Scanebene verlaufen.
b Der Querlaser sollte durch beide Augenwinkel verlaufen.

Zentrierung für Übersichtsradiogramm

- Seitenlaser (Tischhöhe): ein Querfinger oberhalb des äußeren Gehörgangs
- Startposition Übersichtsradiogramm (Querlaser-Scanebene):
  - zwei Querfinger oberhalb der Schädelkalotte (bei kraniokaudaler Scanrichtung) oder
  - Kinnspitze (bei kaudokranialer Scanrichtung)

17.1.3 Untersuchungsprotokoll und Planung

Das Untersuchungsprotokoll ist ▸Tab. 17.1, ▸Tab. 17.2, ▸Tab. 17.3 zu entnehmen, die Planung ▸Abb. 17.2.

Hinweis: Wenn kein explizites Protokoll für diese Untersuchung auf dem CT-Scanner hinterlegt ist, verwenden Sie das CT-Protokoll „CTA Halsgefäße“ (Karotis-CTA). Für die Darstellung der venösen Blutleiter des Kopfes wird keine Bolustriggerung benötigt. Die Bolustriggerung kann daher aus dem Protokoll entfernt werden. Geben Sie dann ein Delay von 40 s für die Spiralakquisition ein.

Patientenorientierung

Head-First (Kopf voran) und Supination (Rückenlage).

Tab. 17.1 Übersichtsradiogramm für die Untersuchungsplanung.

Start	Ende	Ausrichtung	Länge
Schädelkalotte	Tracheabifurkation	lateral (und a. p.)	ca. 250 mm

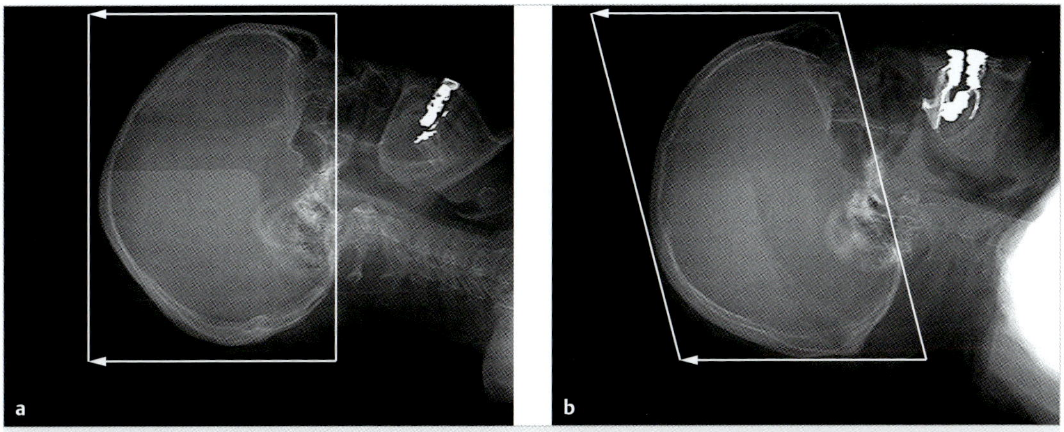

Abb. 17.2 Planung der Bildstapel.
a Untersuchungsplanung ohne Gantryneigung.
b Untersuchungsplanung mit Gantryneigung.

17.2 Untersuchungsablauf

- Kontrastmittelinjektor für die Injektion vorbereiten (▶ Tab. 17.3).
- Kontrastmittelinjektion und Scanelement gleichzeitig starten.
- „Scanelement 1" (▶ Tab. 17.2) startet nach 35 s.
- Rekonstruktionsaufträge siehe in ▶ Tab. 17.4.

Tab. 17.2 Scanelement.

Nr.	Name	Delay	Start	Ende	Scanrichtung
1	CTA Sinusvenen	35 s	unterhalb Schädelbasis	Schädelkalotte	kaudokranial

Tab. 17.3 Kontrastmittelprotokoll für die CTA Sinusvenen.

	Volumen (ml)	Flow (ml/s)
Kontrastmittel	80	3,0
NaCl	40	3,0

Tab. 17.4 Rekonstruktionsaufträge.

	Rekon 1	Rekon 2
Filter/Kernel	Weichteil	Weichteil
Schichtdicke	3 mm	Dünnschicht*
Schichtabstand	3 mm	30–50 % Überlappung
Bildfensterung	WW: 400/WL: 150	WW: 400/WL: 150
Hinweise	-	für Bildnachverarbeitung (MPR/3D)

* Mit der optionalen 3D-MPR-Software von Siemens-Geräten kann die Bildnachverarbeitung (MPR) direkt aus den Rohdaten vorgenommen werden. In diesem Fall ist eine Dünnschichtrekonstruktion nicht erforderlich.

17.3 Bildnachverarbeitung

Übersicht der empfohlenen Bildnachverarbeitung in ▸ Tab. 17.5.

Tab. 17.5 Bildnachverarbeitung bei CTA der venösen Blutleiter.

Nachverarbeitungstechnik	Schichtebene	Verwendeter Dünnschichtdatensatz	Schichtdicke	Schichtabstand	Abbildung
Mittelwert/Average (klassische MPR)	axial	Weichteil	3 mm	3 mm	▸ Abb. 17.5, ▸ Abb. 17.6, ▸ Abb. 17.9, ▸ Abb. 17.10
	sagittal	Weichteil	3 mm	3 mm	▸ Abb. 17.3, ▸ Abb. 17.4, ▸ Abb. 17.7, ▸ Abb. 17.8
	koronal	Weichteil	3 mm	3 mm	▸ Abb. 17.3, ▸ Abb. 17.4, ▸ Abb. 17.7, ▸ Abb. 17.8
Maximum-Intensitäts-Projektion (MaxIP)	axial	Weichteil	3 mm	2 mm	▸ Abb. 17.5, ▸ Abb. 17.6, ▸ Abb. 17.9, ▸ Abb. 17.10
	sagittal	Weichteil	3 mm	2 mm	▸ Abb. 17.3, ▸ Abb. 17.4, ▸ Abb. 17.7, ▸ Abb. 17.8
	koronal	Weichteil	3 mm	2 mm	▸ Abb. 17.3, ▸ Abb. 17.4, ▸ Abb. 17.7, ▸ Abb. 17.8

17.3.1 Rekonstruktionen

Zur Planung der Bildstapel (▸ Abb. 17.4) ist es wichtig, zuvor den Datensatz in allen Ebenen korrekt auszurichten. Für die **Ausrichtung der koronalen und sagittalen Ebene** sind folgende 3 Schritte durchzuführen:

1. In der koronalen Ebene die senkrechte Linie des Fadenkreuzes nach der Mittellinie ausrichten (▸ Abb. 17.3a) und/oder die horizontale Linie des Fadenkreuzes an den Unterkanten des Procc. zygomatici ausrichten.
2. Die axiale Ebene so einstellen, dass die Jochbögen sichtbar sind (▸ Abb. 17.3c). Das Fadenkreuz so drehen, dass die horizontale Linie des Kreuzes die Vorderkanten der beiden Jochbögen verbindet.
3. Die sagittale Ebene so einstellen, dass die Hinterkante des Hirnstamms sichtbar ist (▸ Abb. 17.3b). Nun das Fadenkreuz so drehen, dass die vertikale Linie des Kreuzes parallel zur Hinterkante des Hirnstamms verläuft.

Ausrichtung der axialen Ebene, wenn die eigentliche Untersuchung bei suboptimaler Schichtführung durchgeführt wurde, und Planung des Bildstapels (▸ Abb. 17.6):

1. In der koronalen Ebene die senkrechte Linie des Fadenkreuzes nach der Mittellinie ausrichten (▸ Abb. 17.5a) und/oder die horizontale Linie des Fadenkreuzes an den Unterkanten der Procc. zygomatici ausrichten.
2. Die axiale Ebene so einstellen, dass die Jochbögen sichtbar sind (▸ Abb. 17.5c). Das Fadenkreuz so drehen, dass die horizontale Linie des Kreuzes die Vorderkanten der beiden Jochbögen verbindet.
3. Die sagittale Ebene so einstellen, dass das Orbitadach sichtbar ist (▸ Abb. 17.5b). Nun das Fadenkreuz so drehen, dass die horizontale Linie des Kreuzes das Orbitadach mit dem Unterrand der hinteren Schädelgrube verbindet.

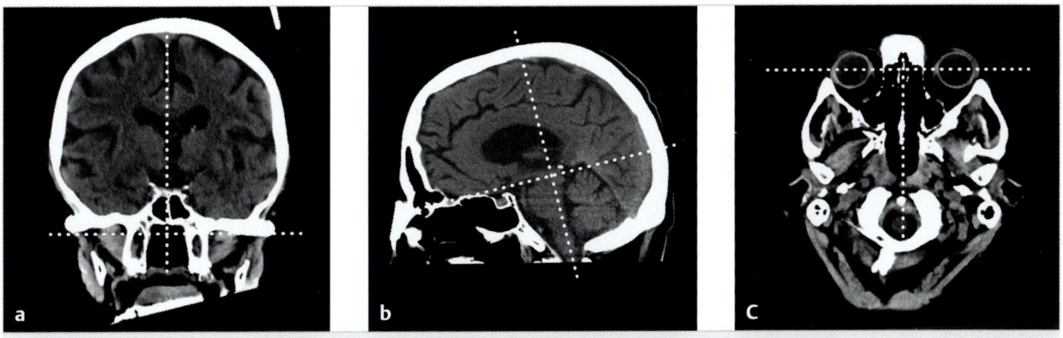

Abb. 17.3 Ausrichtung der koronalen und sagittalen Ebene.
a Koronale Ebene.
b Sagittale Ebene.
c Axiale Ebene.

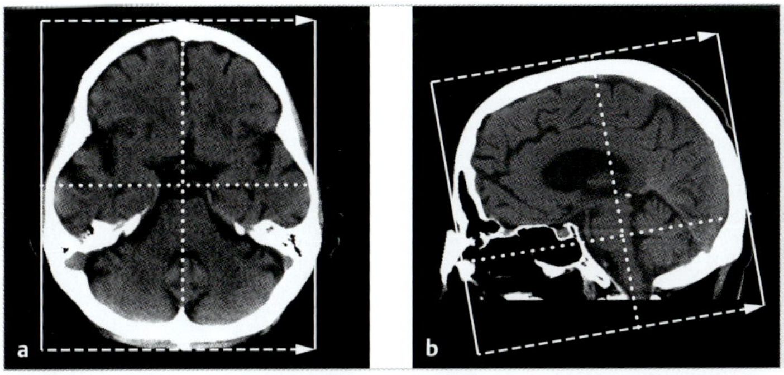

Abb. 17.4 Planung der Bildstapel.
a Rekonstruktionsbereich des sagittalen Bildstapels
b Rekonstruktionsbereich des koronalen Bildstapels.

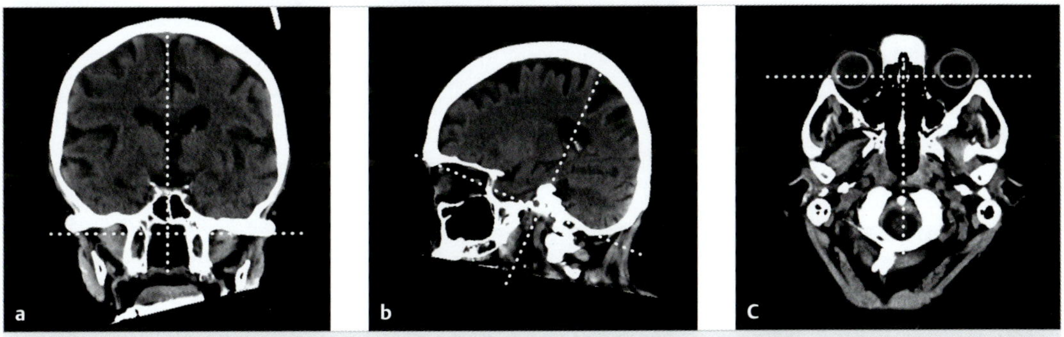

Abb. 17.5 Ausrichtung der axialen Ebene.
a Koronale Ebene.
b Sagittale Ebene.
c Axiale Ebene.

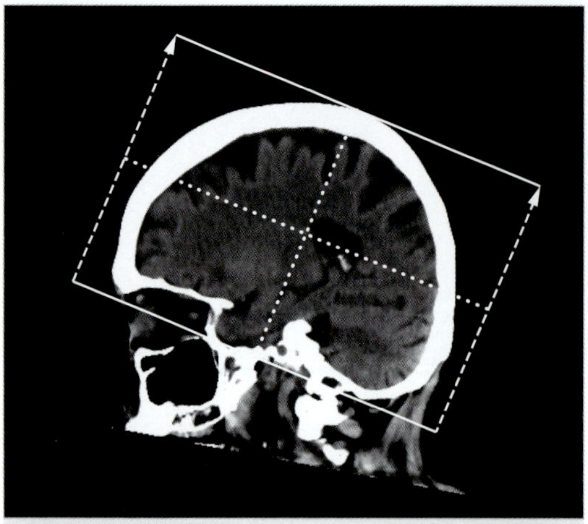

Abb. 17.6 Rekonstruktionsbereich des axialen Bildstapels.

17.3.2 Bildnachverarbeitung Toshiba-adaptiert

Die Besonderheit bei der MPR-Software von Toshiba-Scannern ist, dass die Bilder gedreht werden, um sie auszurichten, und nicht – wie bei anderen MPR-Softwarelösungen– das Fadenkreuz.

Zur Planung der Bildstapel (▸ Abb. 17.8) ist es wichtig, zuvor den Datensatz in allen Ebenen korrekt auszurichten. Für die **Ausrichtung der koronalen und sagittalen Ebene** sind folgende 3 Schritte durchzuführen:

1. Die koronale Ebene so drehen, dass die senkrechte Linie des Fadenkreuzes parallel zur Mittellinie verläuft (▸ Abb. 17.7a) und/oder die horizontale Linie des Fadenkreuzes die beiden Unterkanten der Procc. zygomatici verbindet.
2. Die axiale Ebene so einstellen, dass die Jochbögen sichtbar sind (▸ Abb. 17.7c). Das Bild so

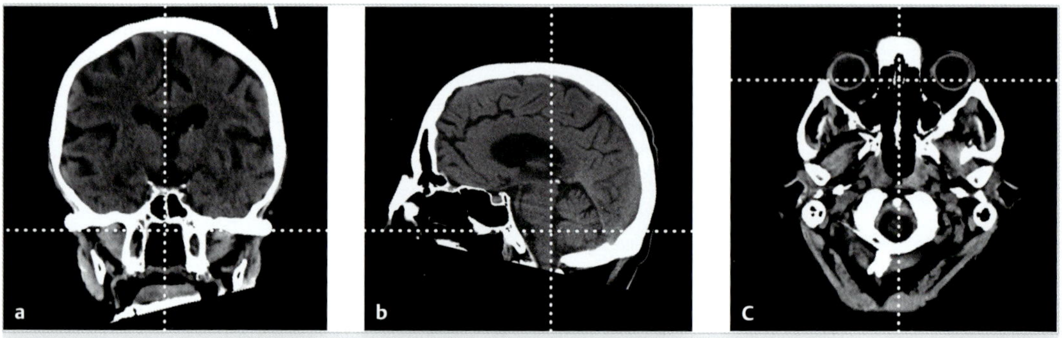

Abb. 17.7 Ausrichtung der koronalen und sagittalen Ebene.
- **a** Koronale Ebene.
- **b** Sagittale Ebene.
- **c** Axiale Ebene.

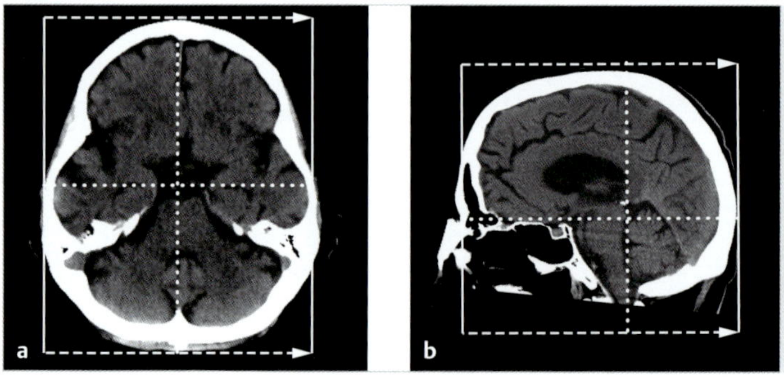

Abb. 17.8 Planung der Bildstapel.
- **a** Rekonstruktionsbereich des sagittalen Bildstapels.
- **b** Rekonstruktionsbereich des koronalen Bildstapels.

drehen, dass die horizontale Linie des Kreuzes die Vorderkanten der beiden Jochbögen verbindet.
3. Die sagittale Ebene so einstellen, dass die Hinterkante des Hirnstamms sichtbar ist (▶ Abb. 17.7b). Nun das Bild so drehen, dass die vertikale Linie des Kreuzes parallel zur Hinterkante des Hirnstammes verläuft.

Korrekte **Ausrichtung der axialen Ebene**, wenn die eigentliche Untersuchung bei suboptimaler Schichtführung durchgeführt wurde und Planung der Bildstapel (▶ Abb. 17.10):
1. Die koronale Ebene so drehen, dass die senkrechte Linie des Fadenkreuzes parallel zur Mittellinie verläuft (▶ Abb. 17.9a) und/oder die horizontale Linie des Fadenkreuzes die beiden Unterkanten der Procc. zygomatici verbindet.
2. Die axiale Ebene so einstellen, dass die Jochbögen sichtbar sind (▶ Abb. 17.9c). Das Bild so drehen, dass die horizontale Linie des Kreuzes die Vorderkanten der beiden Jochbögen verbindet.
3. Die sagittale Ebene so einstellen, dass das Orbitadach sichtbar ist (▶ Abb. 17.9b). Nun das Bild so drehen, dass die horizontale Linie des Kreuzes das Orbitadach mit dem Unterrand der hinteren Schädelgrube verbindet.

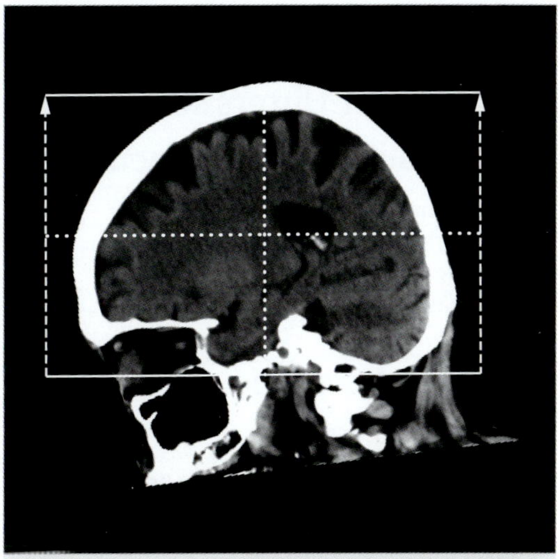

Abb. 17.10 Rekonstruktionsbereich des axialen Bildstapels.

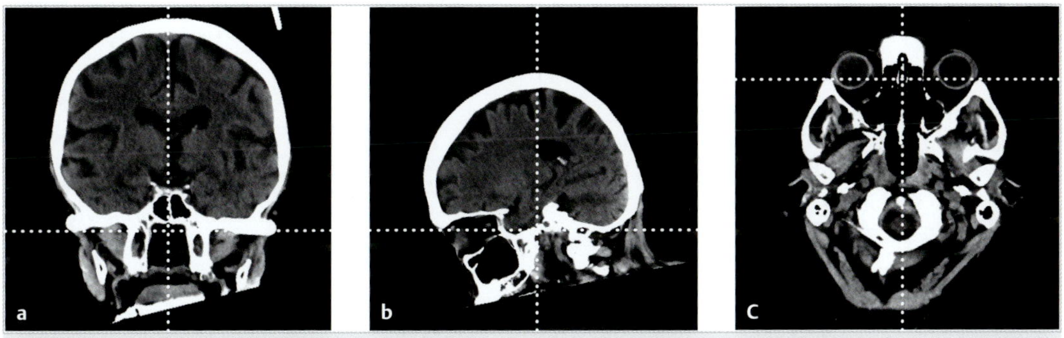

Abb. 17.9 Ausrichtung der axialen Ebene.
a Koronale Ebene.
b Sagittale Ebene.
c Axiale Ebene.

18 CTA Kopf-Hals-Gefäße

18.1 Vor der Untersuchung

18.1.1 Häufige Indikationen

- V. a. Karotisstenose
- akuter Schlaganfall
- V. a. akuten Gefäßverschluss
- V. a. Gefäßdissektion

18.1.2 Vorbereitung

Allgemein

- Wegen der Kontrastmittelgabe sollte der Patient wenn möglich 4 Stunden vor der Untersuchung nüchtern bleiben oder nur leichte Kost zu sich nehmen.
- Voruntersuchungen und Vorbefunde prüfen.
- Laborwerte prüfen: Kreatinin, eGFR, TSH.
- Patienten über die Untersuchung aufklären.
- Abklärung von Kontraindikationen:
  - Schwangerschaft
  - gleiche Untersuchung unmittelbar vorher
  - Niereninsuffizienz
  - Allergien
  - Schilddrüsenerkrankungen
  - Metformingabe bei Diabetes mellitus

Patientenvorbereitung

- Untersuchungsgebiet frei machen.
- Störende Fremdkörper und Metall entfernen.
- Zahnersatz wenn möglich entfernen, um Komplikationen bei einer Kontrastmittelreaktion vorzubeugen.
- Verweilkanüle (18 Gauge, grün) legen, wenn möglich am rechten Arm.

Patientenaufklärung

Wichtige Punkte, über die der Patient informiert werden sollte, während er auf dem Untersuchungstisch gelagert und für die Untersuchungsdurchführung vorbereitet wird:
- Wärmegefühl bei der Kontrastmittelinjektion
- mittlere Inspiration bei den folgenden Atemkommandos (tiefe Inspiration sollte vermieden werden)

Das Üben des Atemkommandos mit dem Patienten vor Beginn der Untersuchung führt zu besseren Untersuchungsergebnissen und beruhigt den Patienten, da er weiß, was auf ihn zukommt.

Aktiver Strahlenschutz

- Linsenschutz:
  - **nach** dem Übersichtsradiogramm auflegen.
  - Abstandshalter (z. B. metallfreie Brille) verwenden, um die Artefakte zu reduzieren.
- Schilddrüsenschutz (Bismuth):
  - **nach** dem Übersichtsradiogramm auflegen.
  - Abstandshalter (z. B. Gelkissen) verwenden, um die Artefakte zu reduzieren.
- Becken-, Bauch- und Brustregion in Bleigummimatte einwickeln.
- Bleigummischürze so positionieren, dass diese so nah wie möglich an die Untersuchungsregion heranreicht, jedoch nicht hineinragt.

Patientenlagerung

- Rückenlage.
- Den Kopf des Patienten so lagern, dass die HWS möglichst parallel zum CT-Tisch verläuft (► Abb. 18.1).

Zu beachten

Den Kopf des Patienten leicht reklinieren, damit möglicherweise entstehende Zahnartefakte nicht die Karotisbifurkation überlagern.

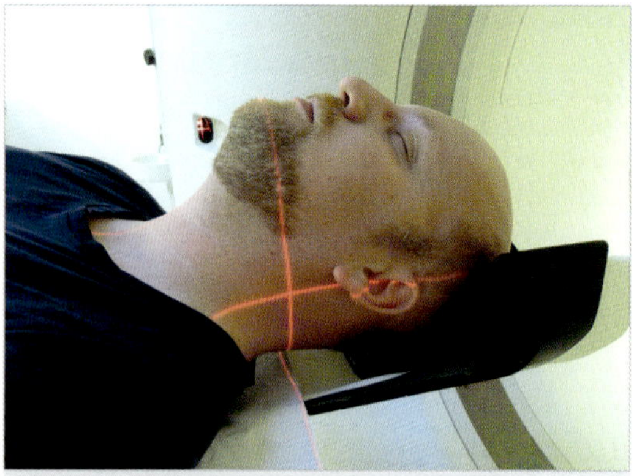

Abb. 18.1 Patientenlagerung.

Zentrierung für Übersichtsradiogramm

- Seitenlaser (Tischhöhe): seitliche Halsmitte
- Startposition Übersichtsradiogramm (Querlaser-Scanebene): 2 Querfinger oberhalb der Schädelkalotte (bei kraniokaudaler Scanrichtung)

18.1.3 Untersuchungsprotokoll und Planung

Das Untersuchungsprotokoll ist ▶ Tab. 18.1, ▶ Tab. 18.2, ▶ Tab. 18.4, die Planung ▶ Abb. 18.2 zu entnehmen.

Patientenorientierung

Head-First (Kopf voran) und Supination (Rückenlage).

Tab. 18.1 Übersichtsradiogramm für die Untersuchungsplanung.

Start	Ende	Ausrichtung	Länge
Schädelkalotte	Tracheabifurkation	a. p. (und lateral)	ca. 400 mm

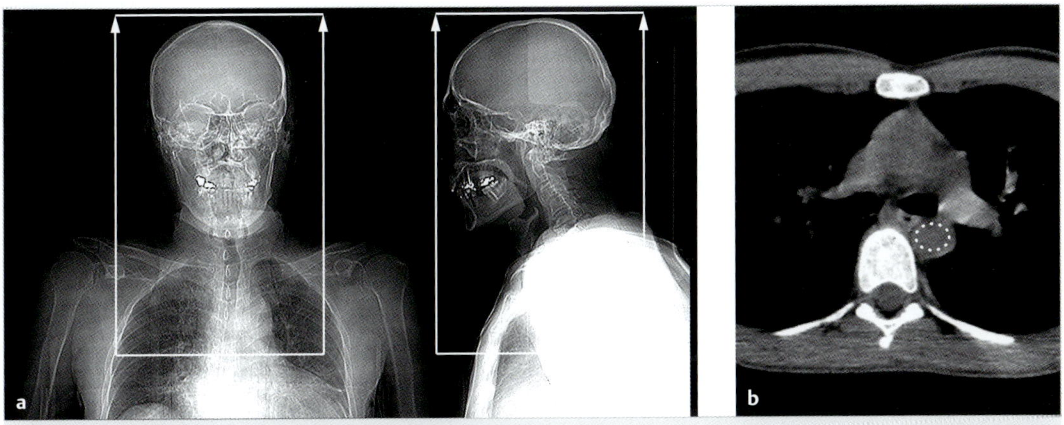

Abb. 18.2 Planung der CTA der Kopf-Hals-Gefäße.
a Planung der Untersuchungsbereiche.
b Positionierung der Mess-ROI für die Bolustriggerung.

18.2 Untersuchungsablauf

- Linsenschutz und Schilddrüsenschutz (Bismuth) auflegen.
- Planungsschicht für Bolustracking akquirieren.
- ROI für Bolustracking in Aorta descendens platzieren (▶ Tab. 18.2).
- Kontrastmittelinjektor für die Injektion vorbereiten (▶ Tab. 18.4).
- Kontrastmittelinjektion und Bolustracking gleichzeitig starten.
- Die Bolustracking-Messung startet nach Ablauf des 10 s Pre-Monitoring-Delay (auf Monitoring-Bildern darauf achten, ob eine Aortendissektion vorliegt)

Tab. 18.2 Bolustracking (BT).

Lokalisation Planungsschicht	ROI-Position	Pre-Monitoring-Delay
1 cm unterhalb Tracheabifurkation	Aorta (descendens)	10 s
Wichtig: Die Dosis der Pre-Monitoring-Schicht und der Bolustriggerung sollte bei 50 mAs liegen, da sonst – durch die Arme – die Artefakte im Bereich des Mediastinums möglicherweise zu stark ausfallen und das Bolustracking behindern.		

- „Scanelement 1" (▶ Tab. 18.3) startet nach Erreichen der Triggerschwelle (ggf. manuell starten wenn der Schwellenwert nicht erreicht wird).
- Rekonstruktionsaufträge siehe in ▶ Tab. 18.6.

Tab. 18.3 Scanelement.

Nr.	Name	Delay	Start	Ende	Scanrichtung
1	CTA Kopf-Hals	-	unterhalb Aortenbogen	Schädelkalotte	kaudokranial

Tab. 18.4 Kontrastmittelprotokoll.

	Volumen (ml)	Flow (ml/s)
Kontrastmittel	80*	4,0
NaCl	40	4,0

* Je nach CT-Gerätetyp und Scangeschwindigkeit kann es ggf. sinnvoll sein, das Kontrastmittelvolumen mit Hilfe der Formeln in ▶ Tab. 18.5 anzupassen.

Tab. 18.5 Anpassung des Kontrastmittelvolumens.

CT-Zeilenzahl	Berechnung des KM-Volumens
bis 16-Zeiler	Scanzeit × Flow
16- bis 20-Zeiler	(Scanzeit + 5) × Flow
32- bis 80-Zeiler	(Scanzeit + 10) × Flow
Flash/TurboFlash/ONE Volume	(Scanzeit + 15) × Flow

Tab. 18.6 Rekonstruktionsaufträge.

	Rekon 1	Rekon 2
Filter/Kernel	Weichteil	Weichteil
Schichtdicke	3 mm	Dünnschicht*
Schichtabstand	3 mm	30–50 % Überlappung
Bildfensterung	WW: 400, WL: 150	WW: 400, WL: 150
Hinweise	-	für Bildnachverarbeitung (MPR, 3D)

* Mit der optionalen 3D-MPR-Software von Siemens-Geräten kann die Bildnachverarbeitung (MPR) direkt aus den Rohdaten vorgenommen werden. In diesem Fall ist eine Dünnschichtrekonstruktion nicht erforderlich.

18.3 Bildnachverarbeitung

Überblick der Bildnachverarbeitung in ▶ Tab. 18.7, ▶ Video 18.1, ▶ Video 18.2, ▶ Video 18.5, ▶ Video 18.3 und ▶ Video 18.4.

Tab. 18.7 Bildnachverarbeitung bei CTA der Kopf-Hals-Gefäße.

Nachverarbeitungstechnik	Schichtebene	Verwendeter Dünnschichtdatensatz	Schichtdicke	Schichtabstand	Abbildung
Basis					
Maximum-Intensitäts-Projektion (MaxIP)	sagittal	Weichteil	5 mm	3 mm	▶ Abb. 18.3a
	koronal	Weichteil	5 mm	3 mm	▶ Abb. 18.3b
	axial	Weichteil	5 mm	3 mm	▶ Abb. 18.3c

Tab. 18.7 Fortsetzung

Nachverarbeitungstechnik	Schichtebene	Verwendeter Dünnschichtdatensatz	Schichtdicke	Schichtabstand	Abbildung
Weiterführende Bildnachverarbeitung					
Maximum-Intensitäts-Projektion (MaxIP)	Aortenbogen schräg	Weichteil	10 mm	3 mm	▶ Abb. 18.4, ▶ Abb. 18.5, ▶ Abb. 18.14, ▶ Abb. 18.15
	Karotisbifurkation rechts schräg	Weichteil	5–7 mm	3 mm	▶ Abb. 18.6, ▶ Abb. 18.7, ▶ Abb. 18.16, ▶ Abb. 18.17
	Karotisbifurkation links schräg	Weichteil	5–7 mm	3 mm	▶ Abb. 18.6, ▶ Abb. 18.7, ▶ Abb. 18.16, ▶ Abb. 18.17
Mittelwert/Average (klassische MPR)	Karotissiphon rechts	Weichteil	1 mm	0,8 mm	▶ Abb. 18.8, ▶ Abb. 18.9, ▶ Abb. 18.18, ▶ Abb. 18.19
	Karotissiphon links	Weichteil	1 mm	0,8 mm	▶ Abb. 18.8, ▶ Abb. 18.9, ▶ Abb. 18.18, ▶ Abb. 18.19
Maximum-Intensitäts-Projektion (MaxIP)	A. basilaris koronal	Weichteil	5–8 mm	3 mm	▶ Abb. 18.10, ▶ Abb. 18.11, ▶ Abb. 18.20, ▶ Abb. 18.21
	Circulus Willisii axial schräg	Weichteil	30 mm	3 mm	▶ Abb. 18.12, ▶ Abb. 18.13, ▶ Abb. 18.22, ▶ Abb. 18.23

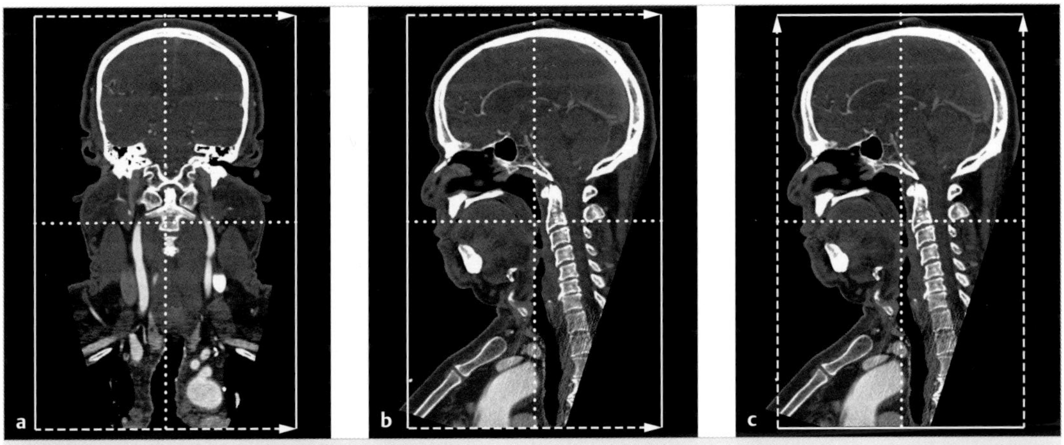

Abb. 18.3 Bildnachverarbeitung – Basis.
a Rekonstruktionsbereich des sagittalen Bildstapels.
b Rekonstruktionsbereich des koronalen Bildstapels.
c Rekonstruktionsbereich des axialen Bildstapels.

18.3.1 Rekonstruktionen

Aortenbogen schräg

Zur Planung der Bildstapel (▸ Abb. 18.5) ist es wichtig, zuvor den Datensatz in allen Ebenen korrekt auszurichten. Dazu sind folgende drei Schritte durchzuführen:

1. Auf der axialen Ebene das Fadenkreuz so drehen, dass die Aorta ascendens und die Aorta descendens durch eine Linie des Fadenkreuzes miteinander verbunden sind (▸ Abb. 18.4c).
2. Bei Bedarf das Fadenkreuz auf der sagittale Ebene so ausrichten, dass die vertikale Linie des Fadenkreuzes dem Verlauf der Halsgefäße folgt (▸ Abb. 18.4a).
3. Ergebnisbild: Der Aortenbogen und die abgehenden Gefäße sind sichtbar (▸ Abb. 18.4b).

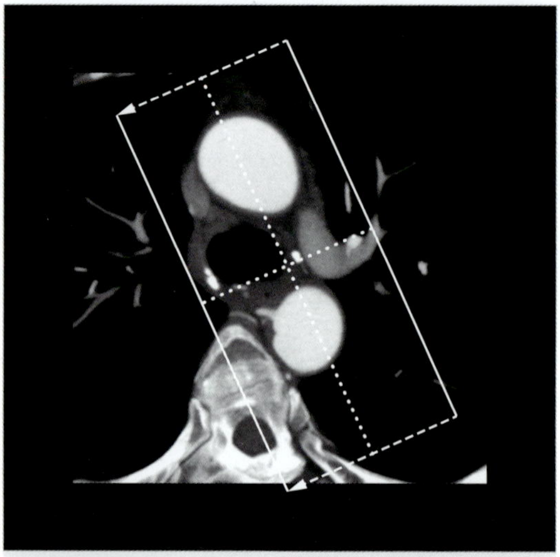

Abb. 18.5 Rekonstruktionsbereich des Bildstapels „Aortenbogen schräg".

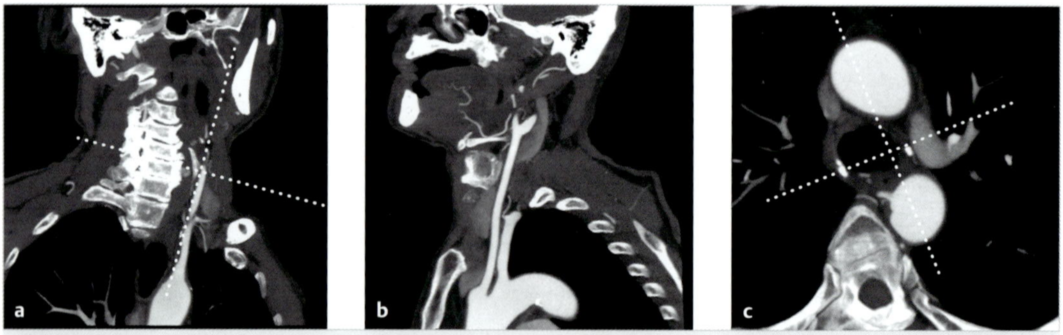

Abb. 18.4 Ausrichtung der Ebenen – Aortenbogen schräg.
a Koronale Ebene.
b Ergebnisbild.
c Axiale Ebene.

Karotisbifurkation

Zur Planung der Bildstapel (▸ Abb. 18.7) ist es wichtig, zuvor den Datensatz in allen Ebenen korrekt auszurichten (hier am Beispiel der linken A. carotis). Dazu sind folgende 3 Schritte durchzuführen:

1. In der axialen Ebene das Fadenkreuz so ausrichten, dass die A. carotis interna und die A. carotis externa durch eine Linie miteinander verbunden sind (▸ Abb. 18.6c).
2. Bei Bedarf die vertikale Linie des Fadenkreuzes dem Verlauf der Halsgefäße anpassen (▸ Abb. 18.6a).
3. Ergebnisbild: Die Bifurkation der A. carotis ist gut einsehbar (▸ Abb. 18.6b).

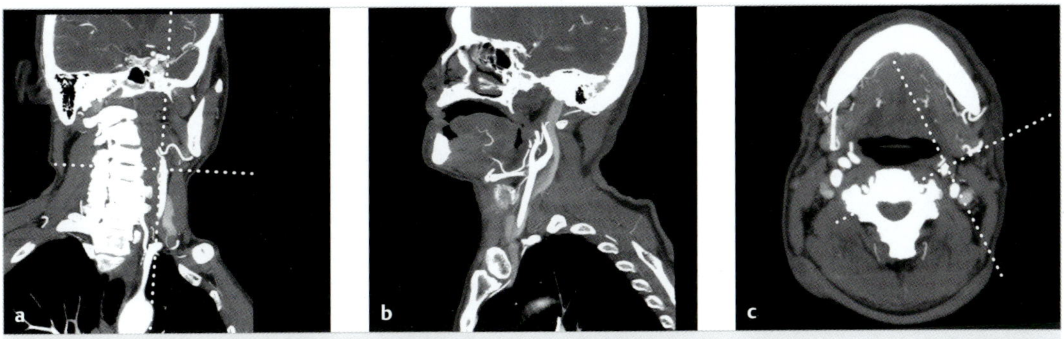

Abb. 18.6 **Ausrichtung der Ebenen für die Darstellung der Karotisbifurkation.**
a Vertikale Linie des Fadenkreuzes dem Verlauf der Halsgefäße anpassen.
b Ergebnisbild.
c Axiale Ebene.

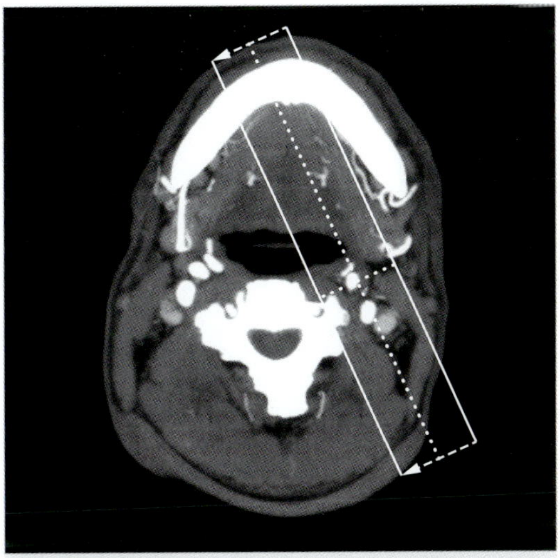

Abb. 18.7 **Rekonstruktionsbereich des Bildstapels „Karotisbifurkation schräg".**

Karotissiphon schräg

Zur Planung der Bildstapel (▸ Abb. 18.9) ist es wichtig, zuvor den Datensatz in allen Ebenen korrekt auszurichten (hier am Beispiel des linken Karotissiphons). Für die Darstellung des Karotissiphons muss in der axialen Ebene zunächst die Bildposition aufgesucht werden, auf der man den Verlauf der A. carotis interna innerhalb der Schädelbasis sieht (▸ Abb. 18.8e, Pfeile). Danach sind folgende 3 Schritte durchzuführen:

1. In der axialen Ebene das Fadenkreuz so ausrichten, dass die horizontale Linie paralell zu dem Verlauf der A. carotis interna durch die Schädelbasis verläuft (▸ Abb. 18.8c und ▸ Abb. 18.8d).
2. Bei Bedarf das Fadenkreuz in der sagittalen Ebene ein wenig drehen, um das optimale Ergebnisbild zu erreichen (▸ Abb. 18.8b).
3. Ergebnisbild: Dieses kann so gespeichert werden (▸ Abb. 18.8a).

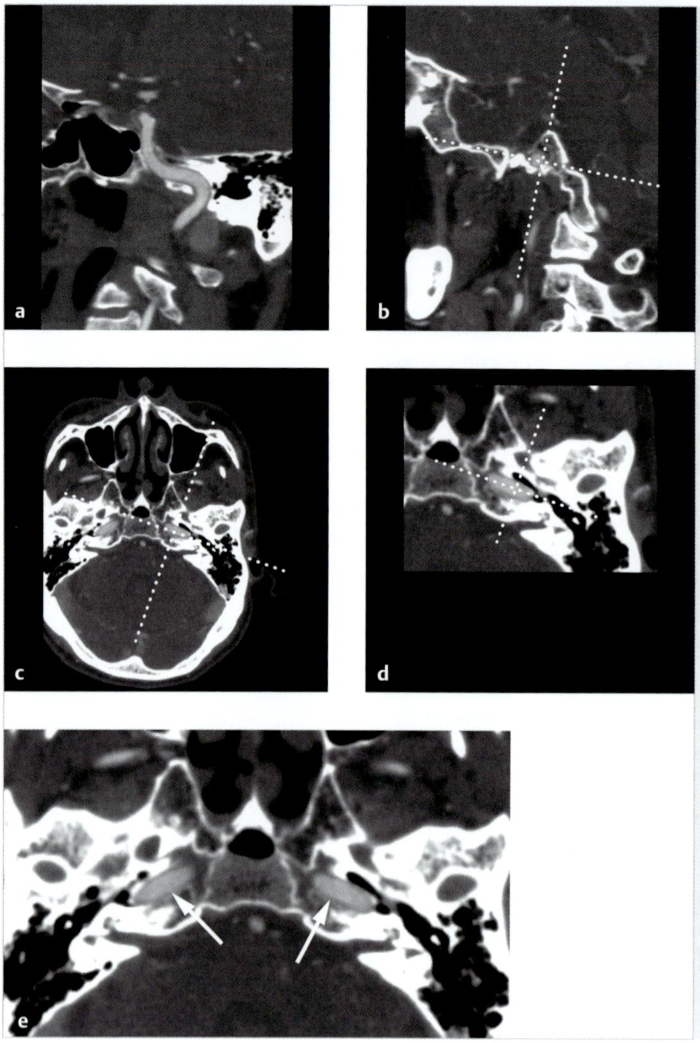

Abb. 18.8 Ausrichtung der Ebenen – Karotissiphon schräg.
a Ergebnisbild.
b Sagittale Ebene.
c Axiale Ebene.
d Die Vergrößerung der axialen Schicht zeigt die Ausrichtung der horizontalen Linie des Fadenkreuzes zum Verlauf der A. carotis interna.
e Verlauf der A. carotis interna innerhalb der Schädelbasis.

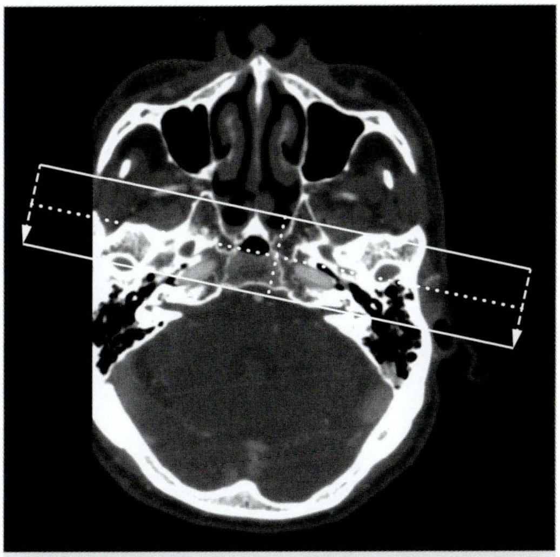

Abb. 18.9 Rekonstruktionsbereich des Bildstapels „Karotissiphon“.

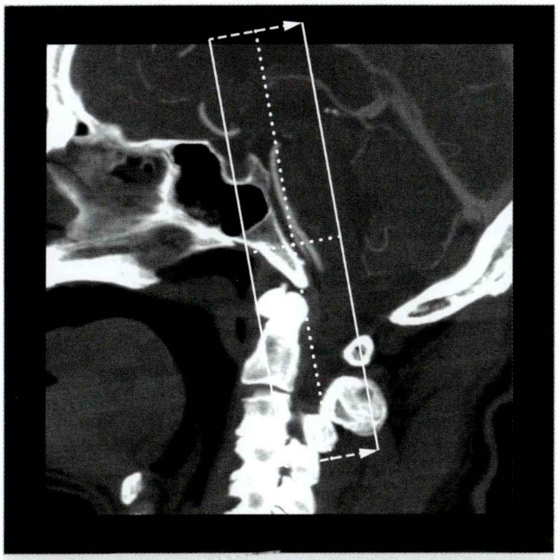

Abb. 18.11 Rekonstruktionsbereich des Bildstapels „A. basilaris koronal“.

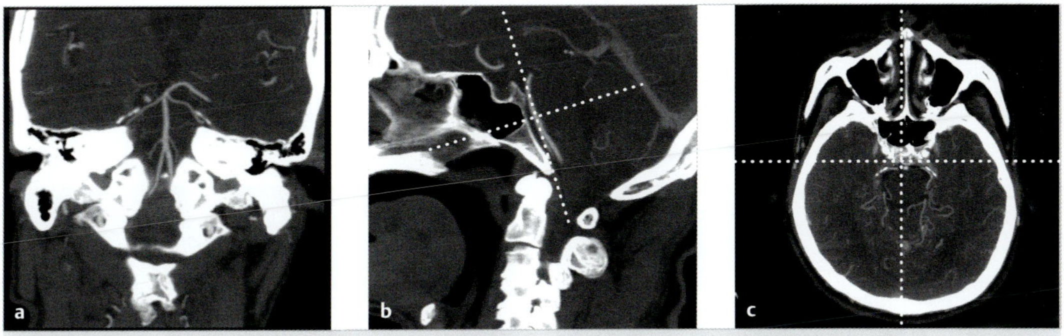

Abb. 18.10 Ausrichtung der Ebenen – A. basilaris koronal.
a Ergebnisbild.
b Sagittale Ebene.
c Axiale Ebene.

A. basilaris koronal

Zur Planung der Bildstapel (► Abb. 18.11) ist es wichtig, zuvor den Datensatz in allen Ebenen korrekt auszurichten. Dazu sind folgende 3 Schritte durchzuführen:

1. In der sagittalen Ebene das Fadenkreuz so ausrichten, dass die vertikale Linie parallel zur A. basilaris verläuft (► Abb. 18.10b).
2. Bei Bedarf das Fadenkreuz in der axialen Ebene ein wenig drehen, um das optimale Ergebnisbild zu erreichen (► Abb. 18.10c).
3. Ergebnisbild (► Abb. 18.10a).

Circulus Willisii (COW) axial

Zur Planung der Bildstapel (▶ Abb. 18.13) ist es wichtig, zuvor den Datensatz in allen Ebenen korrekt auszurichten. Dazu sind folgende 3 Schritte durchzuführen:

1. Zunächst die sagittale Ebene so einstellen, dass das Orbitadach sichtbar ist. Dann das Fadenkreuz so ausrichten, dass die horizontale Linie parallel zum Orbitadach verläuft (▶ Abb. 18.12b).
2. Bei einer Kopfschieflage des Patienten die Schieflage durch Drehen des Fadenkreuzes ausgleichen (▶ Abb. 18.12a).
3. Ergebnisbild bei MaxIP mit 20 mm Schichtdicke (▶ Abb. 18.12c).

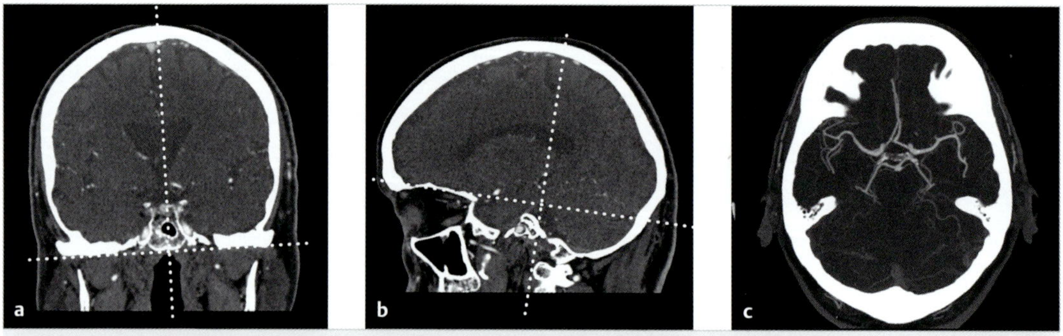

Abb. 18.12 Ausrichtung der Ebenen.
a Schieflage ausgleichen.
b Sagittale Ebene.
c Ergebnisbild.

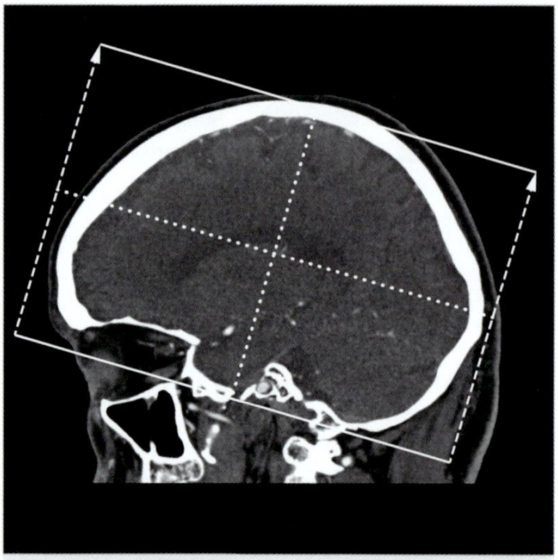

Abb. 18.13 Rekonstruktionsbereich des Bildstapels „Circulus Willisii (COW) axial".

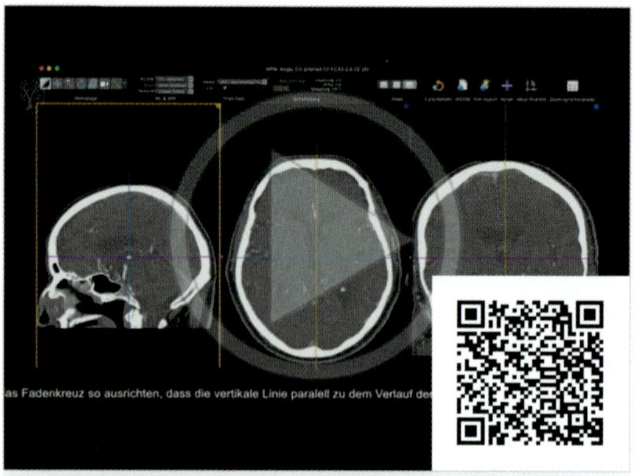

Video 18.1 Dieses Beispiel für die Bildnachverarbeitung einer CT-Angiografie des Kopf- und Halsbereiches, zeigt die korrekte Ausrichtung der Ebenen sowie die Planung der Bildstapel für die Darstellung der A. basilaris.

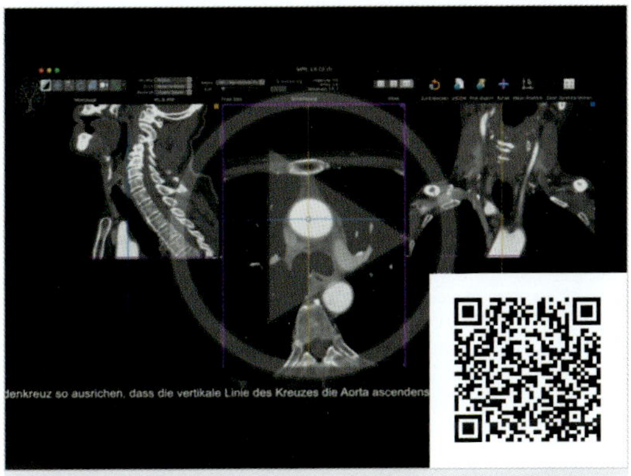

Video 18.2 Dieses Beispiel für die Bildnachverarbeitung einer CT-Angiografie des Kopf- und Halsbereiches zeigt die korrekte Ausrichtung der Ebenen sowie die Planung der Bildstapel für die Darstellung des Aortenbogen schräg.

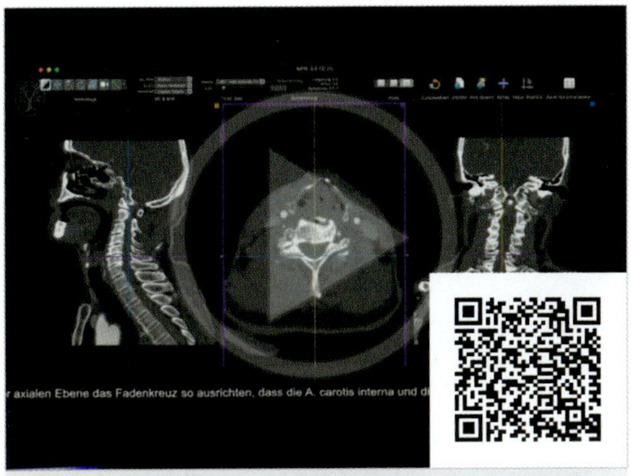

Video 18.3 Dieses Beispiel für die Bildnachverarbeitung einer CT-Angiografie des Kopf- und Halsbereiches zeigt die korrekte Ausrichtung der Ebenen sowie die Planung der Bildstapel für die Darstellung der Karotisbifurkation.

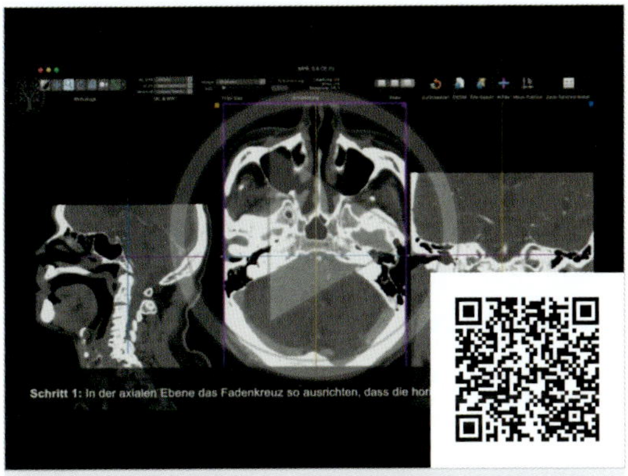

Video 18.4 Dieses Beispiel für die Bildnachverarbeitung einer CT-Angiografie des Kopf- und Halsbereiches zeigt die korrekte Ausrichtung der Ebenen sowie die Planung der Bildstapel für die Darstellung des Karotissiphons.

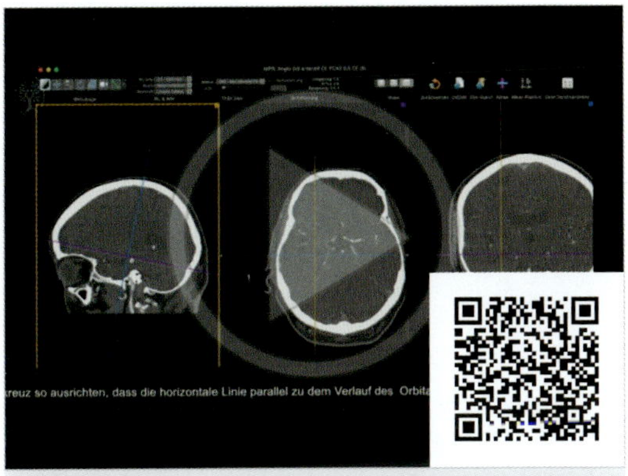

Video 18.5 Dieses Beispiel für die Bildnachverarbeitung einer CT-Angiografie des Kopf- und Halsbereiches zeigt die korrekte Ausrichtung der Ebenen sowie die Planung der Bildstapel für die Darstellung des Circulus Willisii.

18.3.2 Bildnachverarbeitung Toshiba-adaptiert

Die Besonderheit bei der MPR-Software von Toshiba-Scannern ist, dass die Bilder gedreht werden um sie auszurichten, und nicht – wie bei anderen MPR-Softwarelösungen– das Fadenkreuz.

Aortenbogen schräg

Zur Planung der Bildstapel (▶ Abb. 18.15) ist es wichtig, zuvor den Datensatz in allen Ebenen korrekt auszurichten. Dazu sind folgende 3 Schritte durchzuführen:

1. Die axiale Ebene so drehen, dass die Aorta ascendens und die Aorta descendens durch eine Linie des Fadenkreuzes miteinander verbunden sind (▶ Abb. 18.14c).
2. Bei Bedarf die sagittale Ebene so ausrichten, dass die vertikale Linie des Fadenkreuzes dem Verlauf der Halsgefäße folgt (▶ Abb. 18.14a).
3. Ergebnisbild: Der Aortenbogen und die abgehenden Gefäße sind sichtbar (▶ Abb. 18.14b).

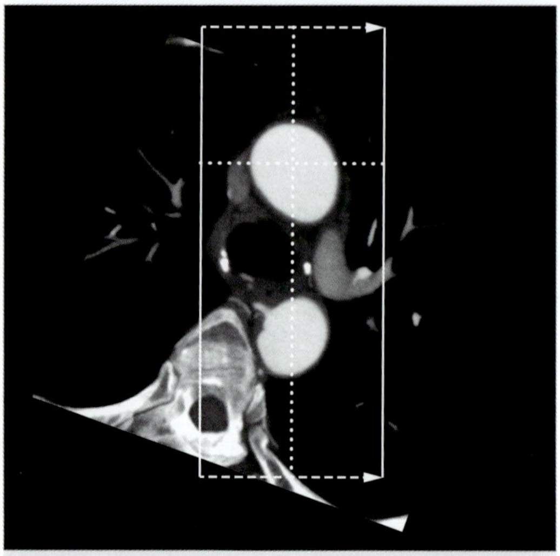

Abb. 18.15 Rekonstruktionsbereich des Bildstapels „Aortenbogen schräg".

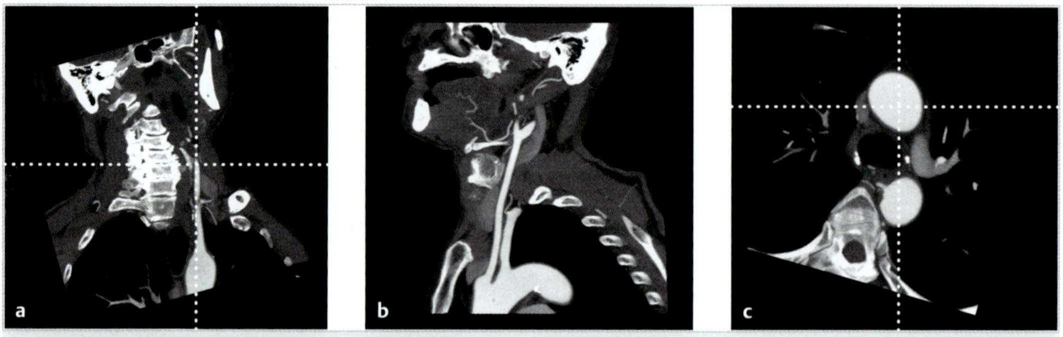

Abb. 18.14 Ausrichtung der Ebenen – Aortenbogen schräg.
a Sagittale Ebene.
b Ergebnisbild.
c Axiale Ebene.

Karotisbifurkation

Zur Planung der Bildstapel (▸ Abb. 18.17) ist es wichtig, zuvor den Datensatz in allen Ebenen korrekt auszurichten. Dazu sind folgende 3 Schritte durchzuführen (hier am Beispiel der linken A. carotis).

1. Die axiale Ebene so drehen, dass die A. carotis interna und die A. carotis externa durch eine Linie des Fadenkreuzes miteinander verbunden sind (▸ Abb. 18.16c).
2. Bei Bedarf die koronale Ebene so drehen, dass die vertikale Linie des Fadenkreuzes dem Verlauf der Halsgefäße folgt (▸ Abb. 18.16a).
3. Ergebnisbild: Die Bifurkation der A. carotis ist gut einsehbar (▸ Abb. 18.16b).

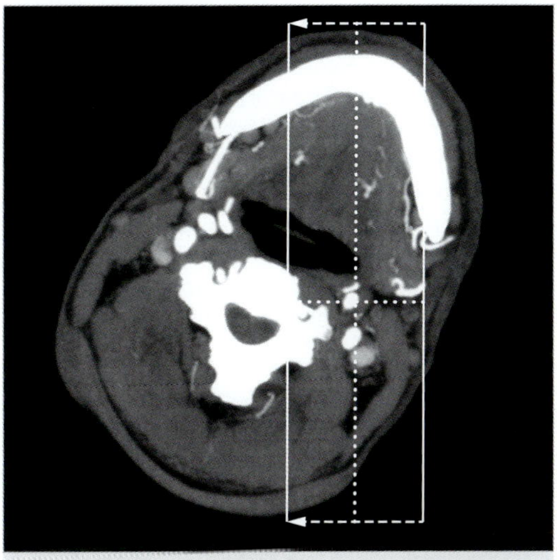

Abb. 18.17 Rekonstruktionsbereich des Bildstapels „Karotisbifurkation schräg".

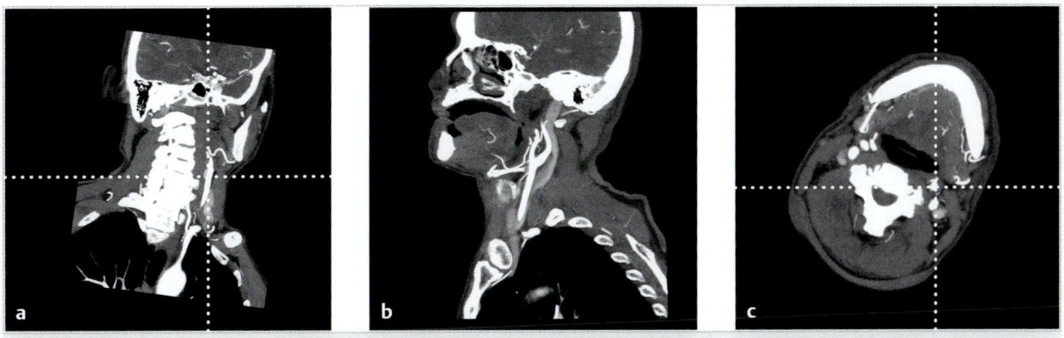

Abb. 18.16 Ausrichtung der Ebenen für die Darstellung der Karotisbifurkation.
a Koronale Ebene.
b Ergebnisbild.
c Axiale Ebene.

Karotissiphon schräg

Zur Planung der Bildstapel (▶ Abb. 18.19) ist es wichtig, zuvor den Datensatz in allen Ebenen korrekt auszurichten. Für die Darstellung des Karotissiphons muss in der axialen Ebene zunächst die Bildposition aufgesucht werden, auf der man den Verlauf der A. carotis interna innerhalb der Schädelbasis sieht (▶ Abb. 18.18e – Pfeile). Danach sind folgende 3 Schritte durchzuführen (hier am Beispiel des linken Karotissiphons):

1. Die axiale Ebene so drehen, dass die horizontale Linie das Fadenkreuzes parallel zur A. carotis interna durch die Schädelbasis verläuft (▶ Abb. 18.18c, ▶ Abb. 18.18d).
2. Bei Bedarf die sagittale Ebene ein wenig drehen, um das optimale Ergebnisbild zu erreichen (▶ Abb. 18.18b).
3. Ergebnisbild (▶ Abb. 18.18a).

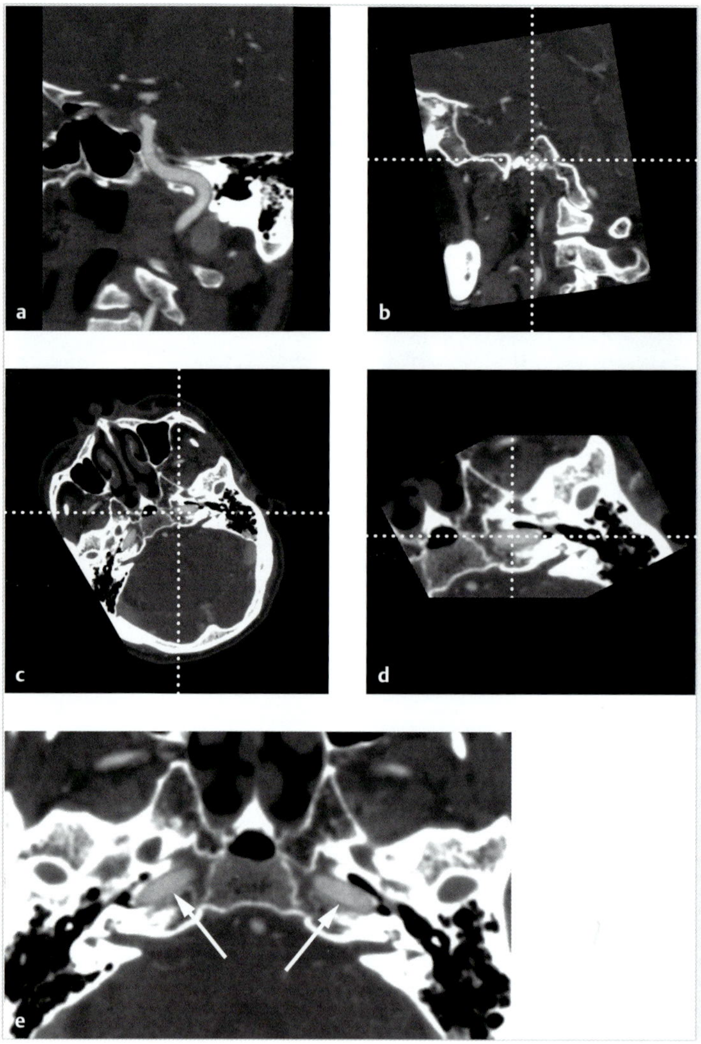

Abb. 18.18 Ausrichtung der Ebenen – Karotissiphon schräg.
a Ergebnisbild.
b Sagittale Ebene.
c Axiale Ebene.
d Die Vergrößerung der axialen Schicht zeigt die Ausrichtung der horizontalen Linie des Fadenkreuzes zum Verlauf der A. carotis interna.
e Verlauf der A. carotis interna innerhalb der Schädelbasis.

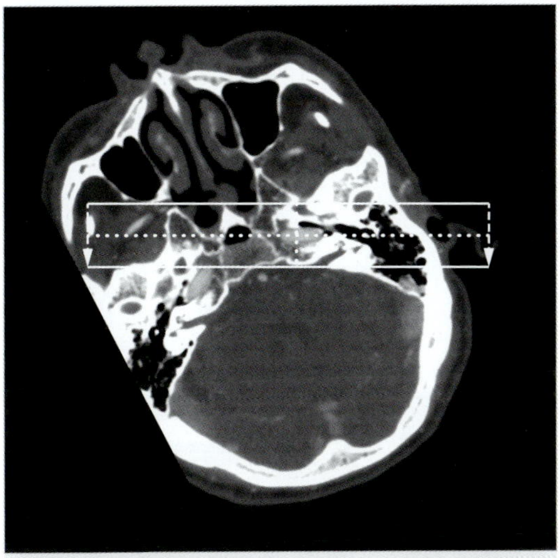

Abb. 18.19 Rekonstruktionsbereich des Bildstapels „Karotissiphon".

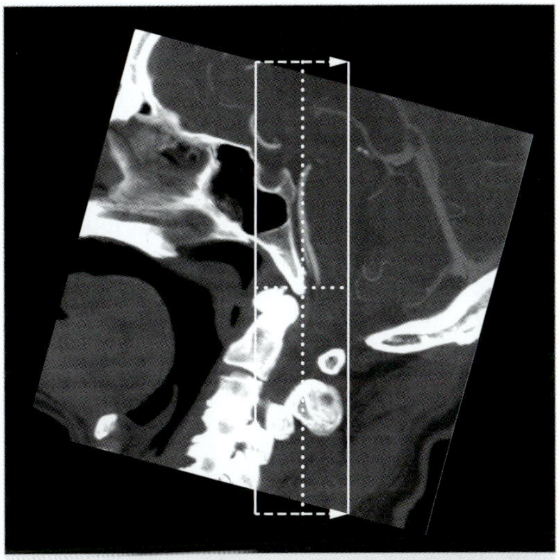

Abb. 18.21 Rekonstruktionsbereich des Bildstapels „A. basilaris koronal".

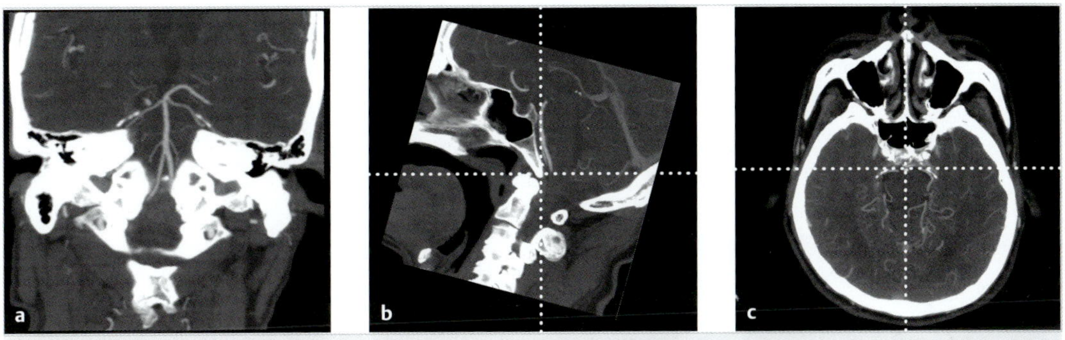

Abb. 18.20 Ausrichtung der Ebenen – A. basilaris koronal.
a Ergebnisbild.
b Sagittale Ebene.
c Axiale Ebene.

A. basilaris koronal

Zur Planung der Bildstapel (▶ Abb. 18.21) ist es wichtig, zuvor den Datensatz in allen Ebenen korrekt auszurichten. Dazu sind folgende 3 Schritte durchzuführen:

1. Die sagittale Ebene so drehen, dass die vertikale Linie des Fadenkreuzes parallel zur A. basilaris verläuft (▶ Abb. 18.20b).
2. Bei Bedarf die axiale Ebene ein wenig drehen, um das optimale Ergebnisbild zu erhalten (▶ Abb. 18.20c).
3. Ergebnisbild (▶ Abb. 18.20a).

Circulus Willisii (COW) axial

Zur Planung der Bildstapel (▶ Abb. 18.23) ist es wichtig, zuvor den Datensatz in allen Ebenen korrekt auszurichten. Dazu sind folgende 3 Schritte durchzuführen:

1. Zunächst die sagittale Ebene so einstellen, dass das Orbitadach sichtbar ist. Dann das Bild so drehen, dass die horizontale Linie des Fadenkreuzes parallel zum Orbitadach verläuft (▶ Abb. 18.22b).
2. Bei einer Kopfschieflage des Patienten die Schieflage durch Drehen des koronalen Bildes ausgleichen (▶ Abb. 18.22a).
3. Ergebnisbild bei MaxIP mit 20 mm Schichtdicke (▶ Abb. 18.22c).

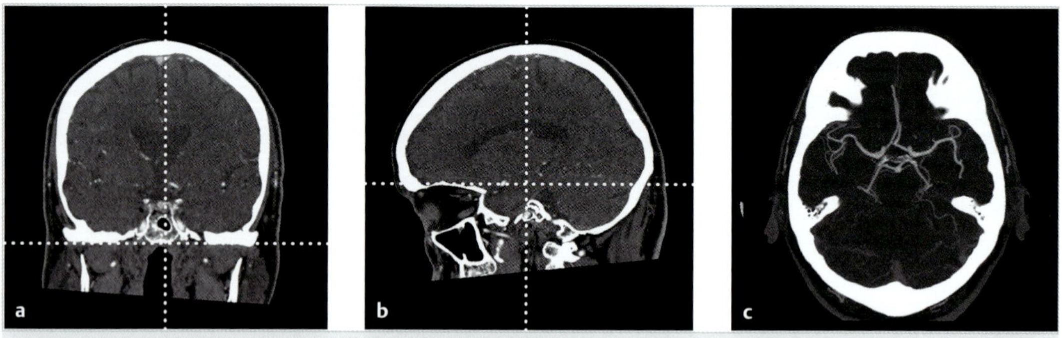

Abb. 18.22 Ausrichtung der Ebenen – Circulus Willisii (COW) axial.
a Schieflage ausgleichen.
b Sagittale Ebene.
c Ergebnisbild.

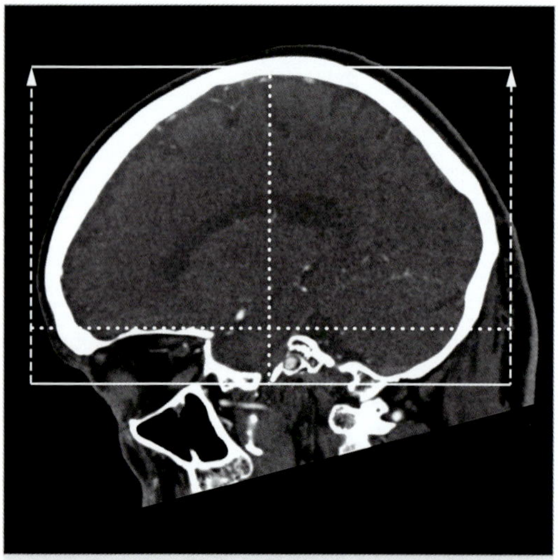

Abb. 18.23 Rekonstruktionsbereich des Bildstapels „Circulus Willisii (COW) axial".

19 CTA Kopf-Hals-Gefäße zur Hirntodbestimmung

19.1 Vor der Untersuchung

19.1.1 Häufige Indikation

Hirntodbestimmung.

19.1.2 Vorbereitung

Allgemein

- Voruntersuchungen und Vorbefunde prüfen.
- Laborwerte prüfen: Kreatinin, eGFR, TSH.
- Indikationen gezielt überprüfen.

Patientenvorbereitung

- Untersuchungsgebiet freimachen.
- Störende Fremdkörper und Metall entfernen.
- Verweilkanüle (18 Gauge, grün) legen, wenn möglich am rechten Arm.

Patientenlagerung

- Patienten in Rückenlage bringen.
- Der Patientenkopf sollte so gelagert werden, dass die HWS möglichst parallel zum CT-Tisch verläuft (► Abb. 19.1).
- Den Kopf leicht reklinieren, damit möglicherweise entstehende Zahnartefakte nicht die Karotisbifurkation überlagern.

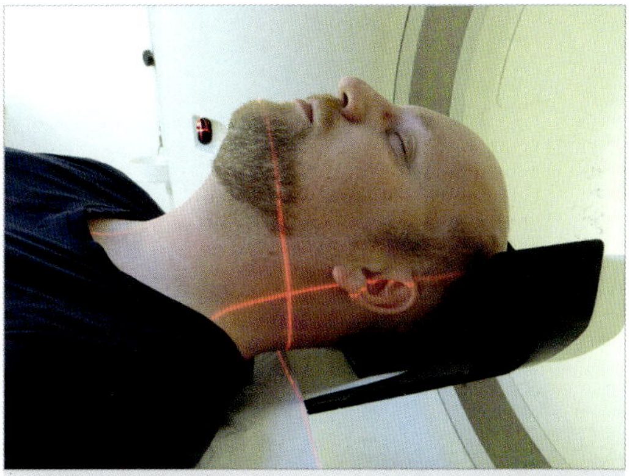

Abb. 19.1 Patientenlagerung für eine CTA zur Hirntodbestimmung.

Zentrierung für Übersichtsradiogramm

- Seitenlaser (Tischhöhe): seitliche Halsmitte
- Startposition Übersichtsradiogramm (Querlaser-Scanebene): 2 Querfinger oberhalb der Schädelkalotte (bei kraniokaudaler Scanrichtung)

19.1.3 Untersuchungsprotokoll und Planung

Das Untersuchungsprotokoll ist ► Tab. 19.1 ► Tab. 19.2, ► Tab. 19.4, ► Tab. 19.5, die Planung ► Abb. 19.2 zu entnehmen.

Tab. 19.1 Übersichtsradiogramm für die Untersuchungsplanung.

Start	Ende	Ausrichtung	Länge
Schädelkalotte	Tracheabifurkation	a. p. (und lateral)	ca. 400 mm

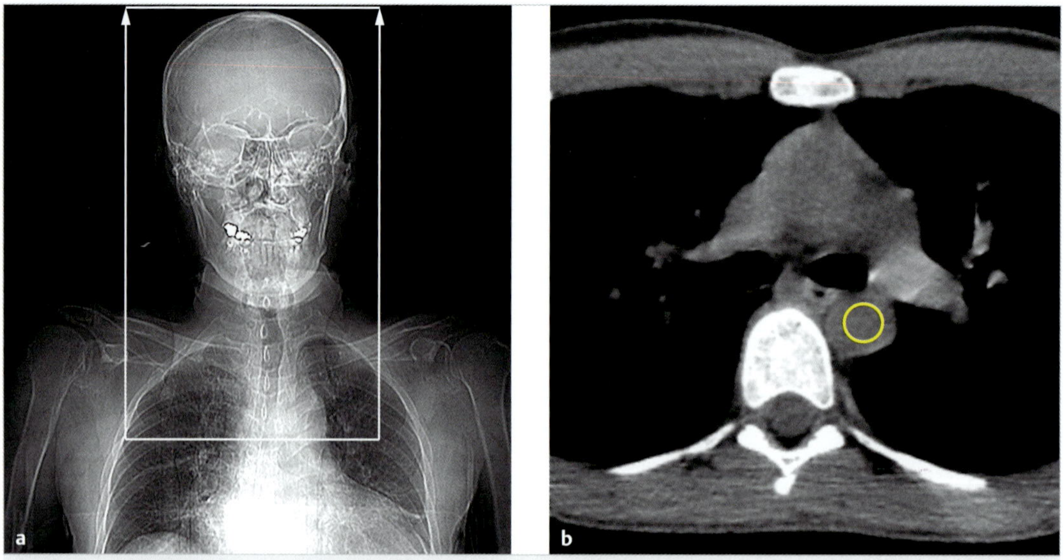

Abb. 19.2 Planung einer CTA der Kopf-Hals-Gefäße zur Hirntodbestimmung.
a Planung der Untersuchungsbereiche.
b Positionierung der Mess-ROI für die Bolustriggerung.

19.2 Untersuchungsablauf

- Nativscan durchführen (▶ Tab. 19.5).
- Planungsschicht für Bolustracking akquirieren.
- ROI für Bolustracking in Aorta (descendens) platzieren.
- Kontrastmittelinjektor für die Injektion vorbereiten (▶ Tab. 19.2).
- Kontrastmittelinjektion und Bolustracking (▶ Tab. 19.4) gleichzeitig starten.
- Die Bolustracking-Messung startet nach Ablauf des (10-s-)Pre-Monitoring-Delays (auf Monitoring-Bildern beachten, ob eine Aortendissektion vorliegt).
- „Scanelement 1“ (▶ Tab. 19.5) startet nach Erreichen der Triggerschwelle (ggf. manuell starten wenn der Schwellenwert nicht erreicht wird).
- „Scanelement 2“ startet 25 s nach Abschluss des 1. Scanelements.
- Rekonstruktionsaufträge siehe in ▶ Tab. 19.6.

Tab. 19.2 Kontrastmittelprotokoll.

	Volumen (ml)	Flow (ml/s)
Kontrastmittel	80*	4,0
NaCl	40	4,0

* Je nach CT-Gerätetyp und Scangeschwindigkeit kann es ggf. sinnvoll sein, das o. g. Kontrastmittelvolumen mit Hilfe der folgenden Formeln in ▶ Tab. 19.3 anzupassen..

Tab. 19.3 Anpassung des Kontrastmittelvolumens.

CT-Zeilenzahl	Berechnung des KM-Volumens
bis 16-Zeiler	Scanzeit × Flow
16- bis 20-Zeiler	(Scanzeit + 5) × Flow
32- bis 80-Zeiler	(Scanzeit + 10) × Flow
Flash/TurboFlash/ONE Volume	(Scanzeit + 15) × Flow

Tab. 19.4 Bolustracking (BT).

Lokalisation Planungsschicht	ROI Position	Pre-Monitoring-Delay
1 cm unterhalb Tracheabifurkation	Aorta descendens	10 s
Achtung: Die Dosis der Pre-Monitoring-Schicht und der Bolustriggerung sollte bei 50 mAs liegen, da sonst – durch die Arme – die Artefakte im Bereich des Mediastinums möglicherweise zu stark ausfallen und das Bolustracking behindern.		

Tab. 19.5 Scanelemente.

Nr.	Name	Delay	Start	Ende	Scanrichtung
Nativ					
0	CTA Kopf-Hals nativ	-	unterhalb Aortenbogen	Schädelkalotte	kaudokranial
Mit Kontrastmittel					
1	CTA Kopf-Hals arteriell	5	unterhalb Aortenbogen	Schädelkalotte	kaudokranial
2	CTA Kopf-Hals venös	*(25s)	unterhalb Aortenbogen	Schädelkalotte	kaudokranial
* Die venöse Phase soll 50 s nach Beginn der Kontrastmittelinjektion durchgeführt werden. Die Delay-Zeit vor Beginn der venösen Phase hängt von der Scandauer der arteriellen Phase ab.					

Tab. 19.6 Rekonstruktionsaufträge.

	Rekon 1	Rekon 2
Filter/Kernel	Weichteil	Weichteil
Schichtdicke	3 mm	Dünnschicht*
Schichtabstand	3 mm	30–50 % Überlappung
Bildfensterung	WW: 400, WL: 150	WW: 400, WL: 150
Hinweise	-	für Bildnachverarbeitung (MPR, 3D)
* Mit der optionalen 3D-MPR-Software von Siemens-Geräten kann die Bildnachverarbeitung (MPR) direkt aus den Rohdaten vorgenommen werden. In diesem Fall ist eine Dünnschichtrekonstruktion nicht erforderlich.		

19.3 Bildnachverarbeitung

Überblick der empfohlenen Bildnachverarbeitung in ▶ Tab. 19.7, Planung der Bildstapel in ▶ Abb. 19.3.

Tab. 19.7 Bildnachverarbeitung: Basis.

Nachverarbeitungstechnik	Schichtebene	Verwendeter Dünnschichtdatensatz	Schichtdicke	Schichtabstand	Abbildung
Maximum-Intensitäts-Projektion (MaxIP)	sagittal	Weichteil	5 mm	3 mm	▶ Abb. 19.3a
	koronal	Weichteil	5 mm	3 mm	▶ Abb. 19.3b
	axial	Weichteil	8 mm	3 mm	▶ Abb. 19.3c

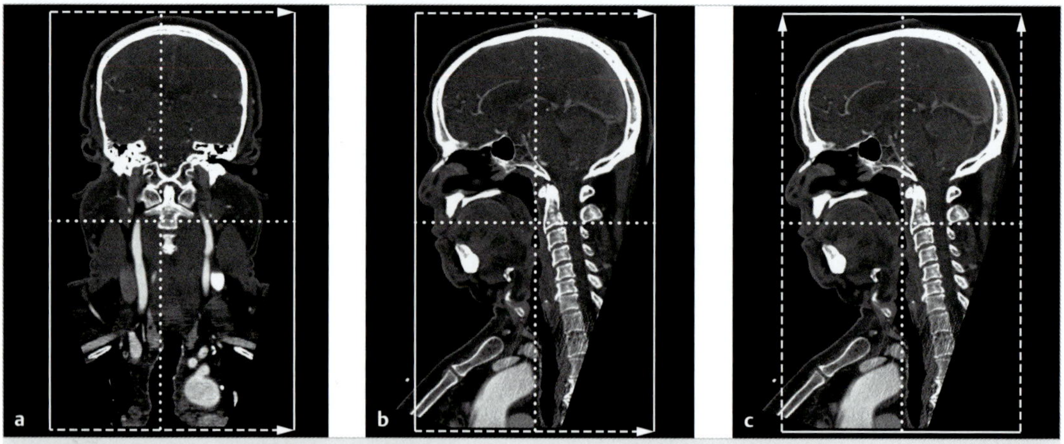

Abb. 19.3 Planung der Bildstapel.
a Rekonstruktionsbereich des sagittalen Bildstapels.
b Rekonstruktionsbereich des koronalen Bildstapels.
c Rekonstruktionsbereich des axialen Bildstapels.

19.3.1 Rekonstruktionen

Tipps

Die Untersuchung kann auch ohne Verwendung einer Bolustracking-Software durchgeführt werden. In diesem Fall sollte die arterielle Spirale mit einem Delay von 20 Sekunden gestartet werden. Das Delay vor der venösen Spirale sollte so gewählt werden, dass diese 50 s nach Beginn der Kontrastmittelgabe akquiriert wird.

Weiterführende Literatur:

Bundesärztekammer – Richtlinie gemäß § 16 Abs. 1 S. 1 Nr. 1 TPG für die Regeln zur Feststellung des Todes nach § 3 Abs. 1 S. 1 Nr. 2 TPG und die Verfahrensregeln zur Feststellung des endgültigen, nicht behebbaren Ausfalls der Gesamtfunktion des Großhirns, des Kleinhirns und des Hirnstamms nach § 3 Abs. 2 Nr. 2 TPG, vierte Fortschreibung. www.bundesaerztekammer.de/fileadmin/user_upload/downloads/irrev.Hirnfunktionsausfall.pdf

Österreichisches Bundesinstitut für Gesundheitswesen. Empfehlungen zur Durchführung der Hirntoddiagnostik bei einer geplanten Organentnahme. www.austrotransplant.at/download/Empfehlungen_Hirntoddiagnostik.pdf

20 CTA Halsgefäße (A. carotis)

20.1 Vor der Untersuchung

20.1.1 Häufige Indikationen

- V. a. Karotisstenose
- akuter Schlaganfall (Gefäßstenose)
- V. a. Gefäßdissektion

20.1.2 Vorbereitung

Allgemein

- Voruntersuchungen und Vorbefunde prüfen.
- Laborwerte prüfen: Kreatinin, eGFR, TSH.
- Patienten über die Untersuchung aufklären.
- Indikationen gezielt überprüfen:
  - Schwangerschaft
  - gleiche Untersuchung unmittelbar vorher
  - Niereninsuffizienz
  - Allergien
  - Schilddrüsenerkrankungen
  - Metformingabe bei Diabetes mellitus

Patientenvorbereitung

- Untersuchungsgebiet freimachen.
- Störende Fremdkörper und Metall entfernen.
- Verweilkanüle (18 Gauge, grün) legen, wenn möglich am rechten Arm.

> **Patientenaufklärung**
>
> Wichtige Punkte, über die der Patient informiert werden sollte, während er auf dem Untersuchungstisch gelagert und für die Untersuchungsdurchführung vorbereitet wird:
> - Wärmegefühl bei der Kontrastmittelinjektion
> - mittlere Inspiration bei den folgenden Atemkommandos (tiefe Inspiration sollte vermieden werden)
>
> Das Üben des Atemkommando mit dem Patienten vor Beginn der Untersuchung führt zu besseren Untersuchungsergebnissen und beruhigt den Patienten, da er weiß, was auf ihn zukommt.

Aktiver Strahlenschutz

- Linsenschutz:
  - **nach** dem Übersichtsradiogramm auflegen.
  - Abstandshalter (z. B. metallfreie Brille) verwenden, um die Artefakte zu reduzieren.
- Schilddrüsenschutz (Bismuth):
  - **nach** dem Übersichtsradiogramm auflegen.
  - Abstandshalter (z. B. Gelkissen) verwenden. um die Artefakte zu reduzieren.
- Becken-, Bauch- und Brustregion in Bleigummimatte einwickeln.
- Bleigummischürze so positionieren, dass diese so nah wie möglich an die Untersuchungsregion heranreicht, jedoch nicht hineinragt.

Patientenlagerung

- Rückenlage.
- Kopf des Patienten so lagern, dass die HWS möglichst parallel zum CT-Tisch verläuft (► Abb. 20.1).
- Kopf leicht reklinieren, damit möglicherweise entstehende Zahnartefakte nicht die Karotisbifurkation überlagern.

Zentrierung für Übersichtsradiogramm

- Seitenlaser (Tischhöhe): seitliche Halsmitte
- Startposition Übersichtsradiogramm (Querlaser-Scanebene): 2 Querfinger oberhalb der Schädelkalotte (bei kraniokaudaler Scanrichtung)

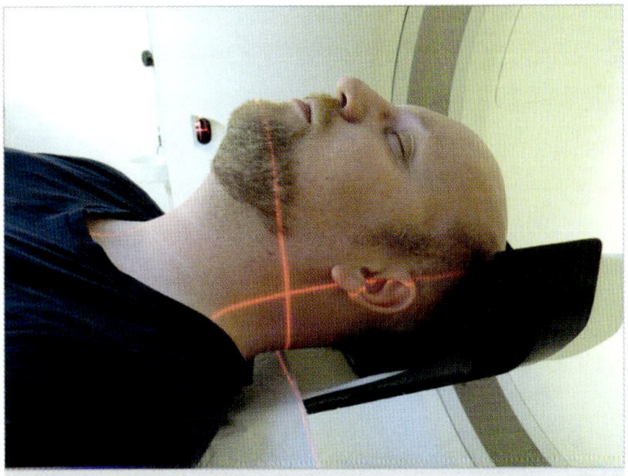

Abb. 20.1 Patientenlagerung.

20.1.3 Untersuchungsprotokoll und Planung

Untersuchungsprotokoll in ▸ Tab. 20.1, ▸ Tab. 20.2, ▸ Tab. 20.5, Planung in ▸ Abb. 20.2.

Patientenorientierung

Head-First (Kopf voran) und Supination (Rückenlage).

Tab. 20.1 Übersichtsradiogramm für die Untersuchungsplanung.

Start	Ende	Ausrichtung	Länge
Schädelkalotte	Tracheabifurkation	a. p. und lateral	ca. 400 mm

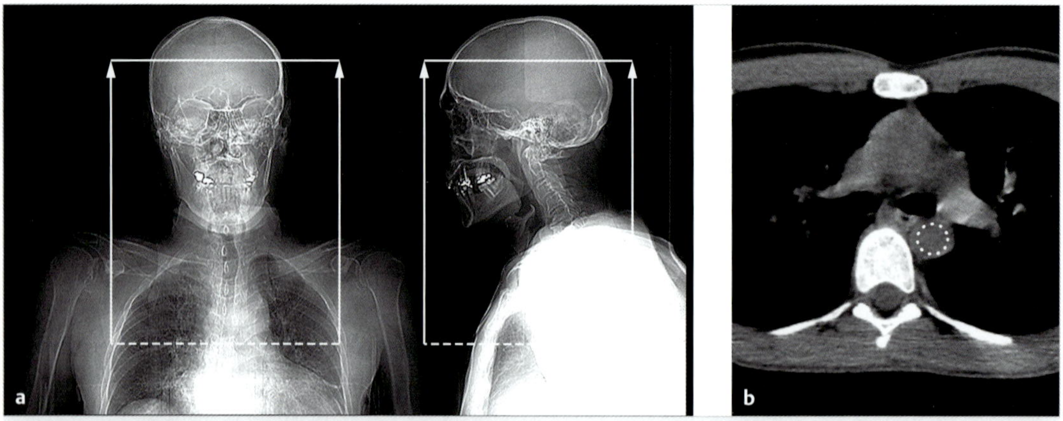

Abb. 20.2 Planung einer CTA der Halsgefäße.
a Planung der Untersuchungsbereiche.
b Positionierung der Mess-ROI für die Bolustriggerung.

20.2 Untersuchungsablauf

- Linsenschutz und Schilddrüsenschutz (Bismuth) auflegen.
- Planungsschicht für Bolustracking akquirieren.
- ROI für Bolustracking in Aorta (descendens) platzieren (▸ Tab. 20.2).
- Kontrastmittelinjektor für die Injektion vorbereiten (▸ Tab. 20.3).
- Kontrastmittelinjektion und Bolustracking gleichzeitig starten.
- Die Bolustracking-Messung startet nach Ablauf des (10-s-)Pre-Monitoring-Delays (auf Monitoring-Bildern darauf achten, ob eine Aortendissektion vorliegt)
- „Scanelement 1" (▸ Tab. 20.5) startet nach Erreichen der Triggerschwelle (ggf. manuell starten, wenn der Schwellenwert nicht erreicht wird).
- Rekonstruktionsaufträge siehe in ▸ Tab. 20.6.

Tab. 20.2 Bolustracking (BT).

Lokalisation Planungsschicht	ROI-Position	Pre-Monitoring-Delay
1 cm unterhalb Tracheabifurkation	Aorta descendens	10 s

Tab. 20.3 Kontrastmittelprotokoll.

	Volumen (ml)	Flow (ml/s)
Kontrastmittel	80*	4,0
NaCl	40	4,0

* Je nach Gerätetyp und Scangeschwindigkeit kann es ggf. sinnvoll sein, das o. g. Kontrastmittelvolumen mit Hilfe der Formeln in ▸ Tab. 20.4 anzupassen.

Tab. 20.4 Anpassung des Kontrastmittelvolumens.

CT-Zeilenzahl	Berechnung des KM-Volumens
bis 16-Zeiler	Scanzeit × Flow
16- bis 20-Zeiler	(Scanzeit + 5) × Flow
32- bis 80-Zeiler	(Scanzeit + 10) × Flow
Flash/TurboFlash/ONE Volume	(Scanzeit + 15) × Flow

Tab. 20.5 Scanelement.

Nr.	Name	Delay	Start	Ende	Scanrichtung
1	CTA Halsgefäße	-	unterhalb Aortenbogen	oberhalb Schädelbasis	kaudokranial

Tab. 20.6 Rekonstruktionsaufträge.

	Rekon 1	Rekon 2
Filter/Kernel	Weichteil	Weichteil
Schichtdicke	3 mm	Dünnschicht*
Schichtabstand	3 mm	30–50 % Überlappung
Bildfensterung	WW: 400, WL: 150	WW: 400, WL: 150
Hinweise	-	für Bildnachverarbeitung (MPR, 3D)

* Mit der optionalen 3D-MPR-Software von Siemens-Geräten kann die Bildnachverarbeitung (MPR) direkt aus den Rohdaten vorgenommen werden. In diesem Fall ist eine Dünnschichtrekonstruktion nicht erforderlich.

20.3 Bildnachverarbeitung

Übersicht der Bildnachverarbeitung in ▶ Tab. 20.7, ▶ Video 20.4, ▶ Video 20.1, ▶ Video 20.5, ▶ Video 20.2 und ▶ Video 20.3.

Tab. 20.7 Bildnachverarbeitung bei CTA der Halsgefäße.

Nachverarbeitungstechnik	Schichtebene	Verwendeter Dünnschichtdatensatz	Schichtdicke	Schichtabstand	Abbildung
Basis					
Maximum-Intensitäts-Projektion (MaxIP)	sagittal	Weichteil	5 mm	3 mm	▶ Abb. 20.3a
	koronal	Weichteil	5 mm	3 mm	▶ Abb. 20.3b
	axial	Weichteil	8 mm	3 mm	▶ Abb. 20.3c
Weiterführende Bildnachverarbeitung					
Maximum-Intensitäts-Projektion (MaxIP)	Aortenbogen schräg	Weichteil	10 mm	3 mm	▶ Abb. 20.4, ▶ Abb. 20.5, ▶ Abb. 20.14, ▶ Abb. 20.15
	Karotisbifurkation rechts schräg	Weichteil	5–7 mm	3 mm	▶ Abb. 20.6, ▶ Abb. 20.7, ▶ Abb. 20.16, ▶ Abb. 20.17
	Karotisbifurkation links schräg	Weichteil	5–7 mm	3 mm	▶ Abb. 20.6, ▶ Abb. 20.7, ▶ Abb. 20.16, ▶ Abb. 20.17

Tab. 20.7 Fortsetzung

Nachverarbeitungstechnik	Schichtebene	Verwendeter Dünnschichtdatensatz	Schichtdicke	Schichtabstand	Abbildung
Mittelwert/Average (klassische MPR)	Karotissiphon rechts	Weichteil	1 mm	0,8 mm	▶ Abb. 20.8, ▶ Abb. 20.9, ▶ Abb. 20.18, ▶ Abb. 20.19
	Karotissiphon links	Weichteil	1 mm	0,8 mm	▶ Abb. 20.8, ▶ Abb. 20.9, ▶ Abb. 20.18, ▶ Abb. 20.19
Maximum-Intensitäts-Projektion (MaxIP)	A. basilaris koronal	Weichteil	5–8 mm	3 mm	▶ Abb. 20.10, ▶ Abb. 20.11, ▶ Abb. 20.20, ▶ Abb. 20.21
	Circulus Willisii axial schräg	Weichteil	30 mm	3 mm	▶ Abb. 20.12, ▶ Abb. 20.13, ▶ Abb. 20.22, ▶ Abb. 20.23

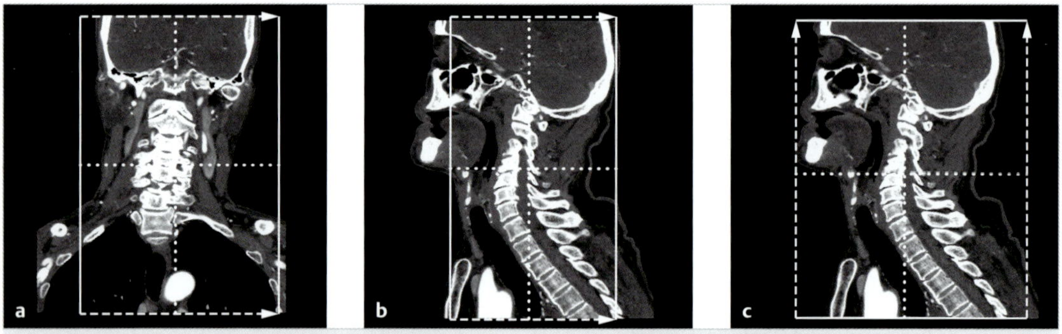

Abb. 20.3 Bildnachverarbeitung – Basis.
a Rekonstruktionsbereich des sagittalen Bildstapels.
b Rekonstruktionsbereich des koronalen Bildstapels.
c Rekonstruktionsbereich des axialen Bildstapels.

20.3.1 Rekonstruktionen

Aortenbogen schräg

Zur Planung des Bildstapels (▶ Abb. 20.5) ist es wichtig, zuvor den Datensatz in allen Ebenen korrekt auszurichten. Dazu sind folgende drei Schritte durchzuführen:

1. Das Fadenkreuz auf der axiale Ebene so ausrichten, dass die Aorta ascendens und die Aorta descendens durch eine Linie des Fadenkreuzes miteinander verbunden sind (▶ Abb. 20.4c).
2. Bei Bedarf das Fadenkreuz in der koronalen Ebene so anpassen, dass die vertikale Linie des Fadenkreuzes dem Verlauf der Halsgefäße folgt (▶ Abb. 20.4a).
3. Ergebnisbild: Der Aortenbogen und die abgehenden Gefäße sind sichtbar (▶ Abb. 20.4b).

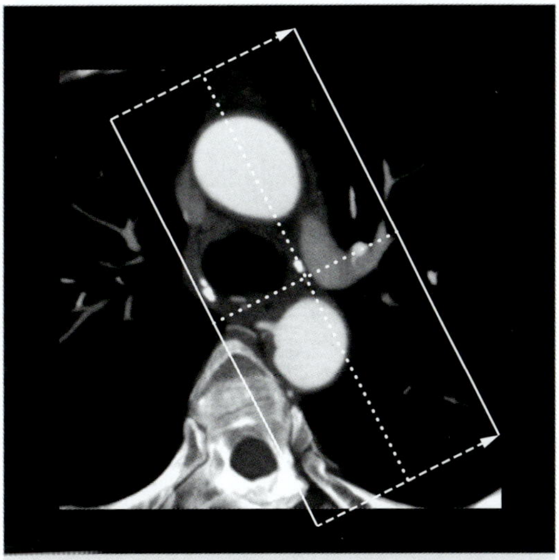

Abb. 20.5 Rekonstruktionsbereich des Bildstapels „Aortenbogen schräg“.

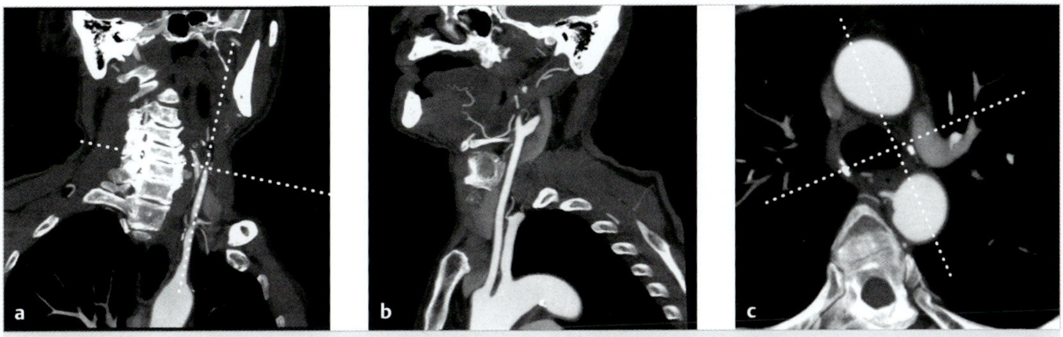

Abb. 20.4 Ausrichtung der Ebenen – Aortenbogen schräg.
a Koronale Ebene.
b Ergebnisbild.
c Axiale Ebene.

Karotisbifurkation

Zur Planung des Bildstapels (▶ Abb. 20.7) ist es wichtig, zuvor den Datensatz in allen Ebenen korrekt auszurichten (hier am Beispiel der linken A. carotis). Dazu sind folgende 3 Schritte durchzuführen:

1. Das Fadenkreuz auf der axialen Ebene so ausrichten, dass die A. carotis interna und die A. carotis externa durch eine Linie miteinander verbunden sind (▶ Abb. 20.6c).
2. Bei Bedarf die vertikale Linie des Fadenkreuzes, auf der koronalen Ebene, dem Verlauf der Halsgefäße anpassen (▶ Abb. 20.6a).
3. Ergebnisbild: Die Bifurkation der A. carotis ist gut einsehbar (▶ Abb. 20.6b).

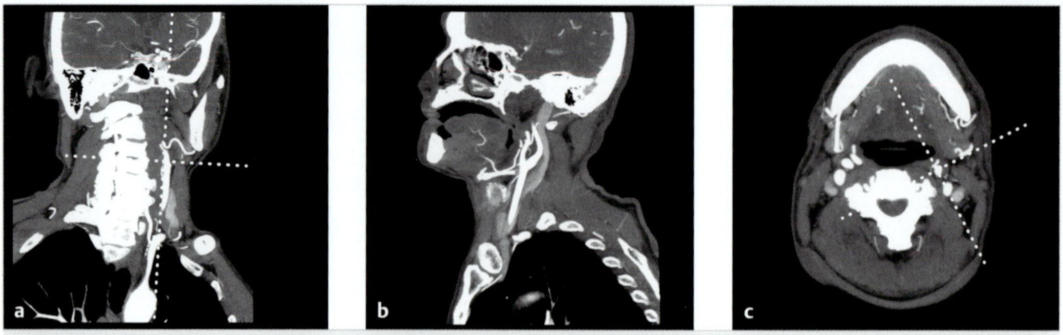

Abb. 20.6 Ausrichtung der Ebenen zur CTA-Darstellung der Karotisbifurkation.
a Die vertikale Linie des Fadenkreuzes dem Verlauf der Halsgefäße anpassen.
b Ergebnisbild.
c Axiale Ebene.

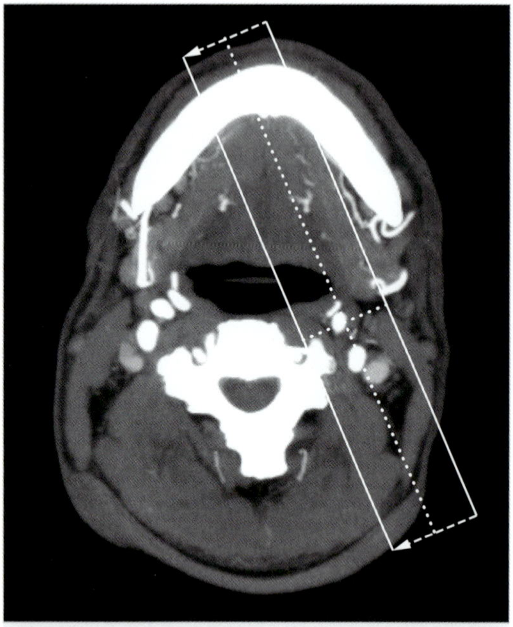

Abb. 20.7 Rekonstruktionsbereich des Bildstapels „Karotisbifurkation schräg".

Karotissiphon schräg

Zur Planung des Bildstapels (► Abb. 20.9) ist es wichtig, zuvor den Datensatz in allen Ebenen korrekt auszurichten (hier am Beispiel des linken Karotissiphons). Zunächst muss in der axialen Ebene die Bildposition aufgesucht werden, auf der man den Verlauf der A. carotis interna innerhalb der Schädelbasis sieht (► Abb. 20.8e, Pfeile). Danach sind folgende 3 Schritte durchzuführen:

1. In der axialen Ebene das Fadenkreuz so ausrichten, dass die horizontale Linie parallel zur A. carotis interna durch die Schädelbasis verläuft (► Abb. 20.8c).
2. Bei Bedarf das Fadenkreuz in der sagittalen Ebene ein wenig drehen, um das optimale Ergebnisbild zu erreichen (► Abb. 20.8b).
3. Ergebnisbild (► Abb. 20.8a).

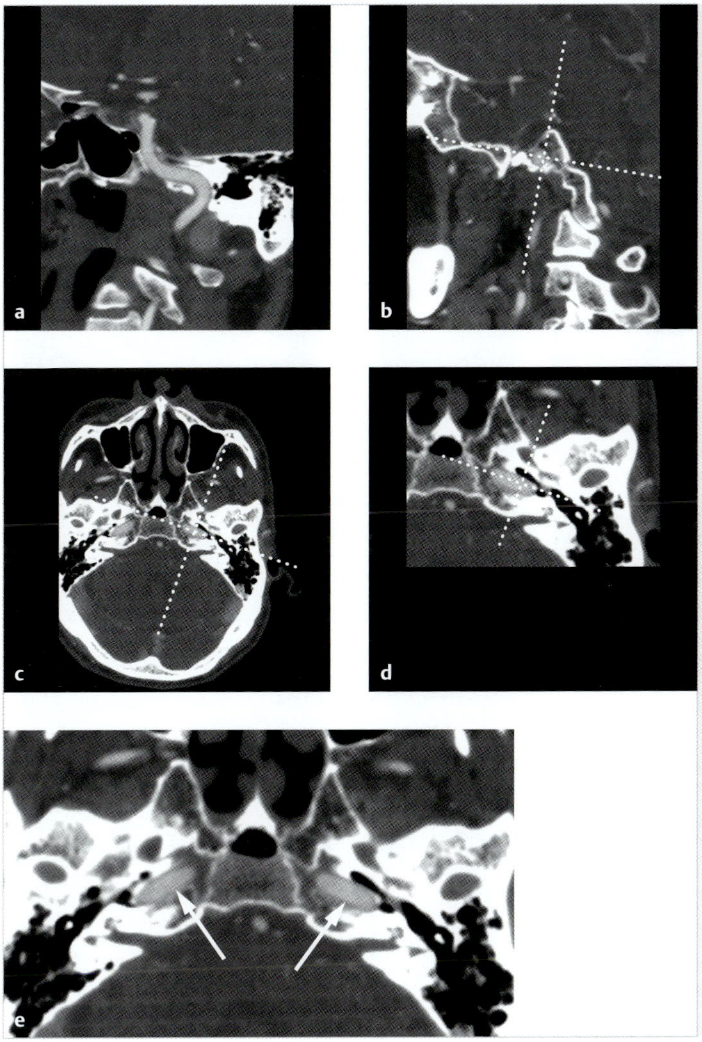

Abb. 20.8 Ausrichtung der Ebenen – Karotissiphon schräg.

a Ergebnisbild.

b Sagittale Ebene.

c Axiale Ebene.

d Vergrößerung der axialen Schicht: zeigt die Ausrichtung der horizontalen Linie des Fadenkreuzes zum Verlauf der A. carotis interna.

e Verlauf der A. carotis interna innerhalb der Schädelbasis.

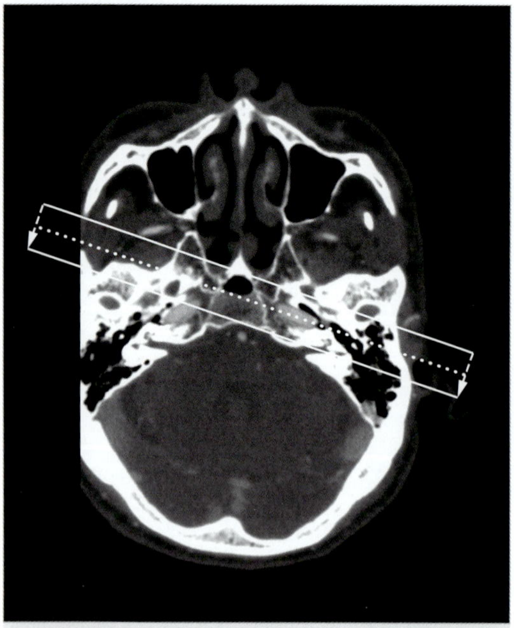

Abb. 20.9 Rekonstruktionsbereich des Bildstapels „Karotissiphon".

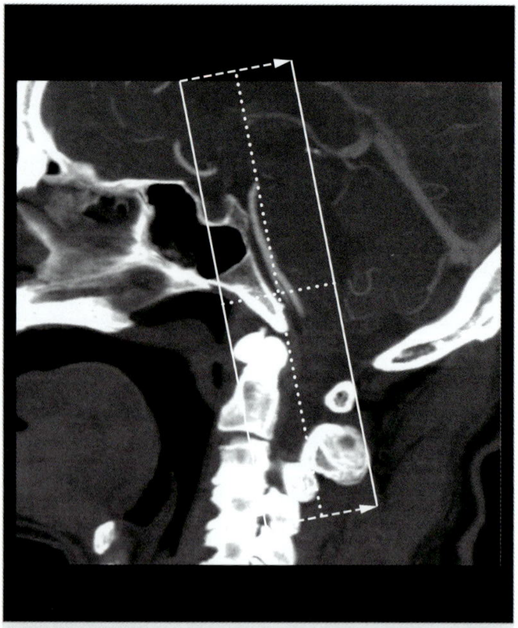

Abb. 20.11 Rekonstruktionsbereich des Bildstapels „A. basilaris koronal".

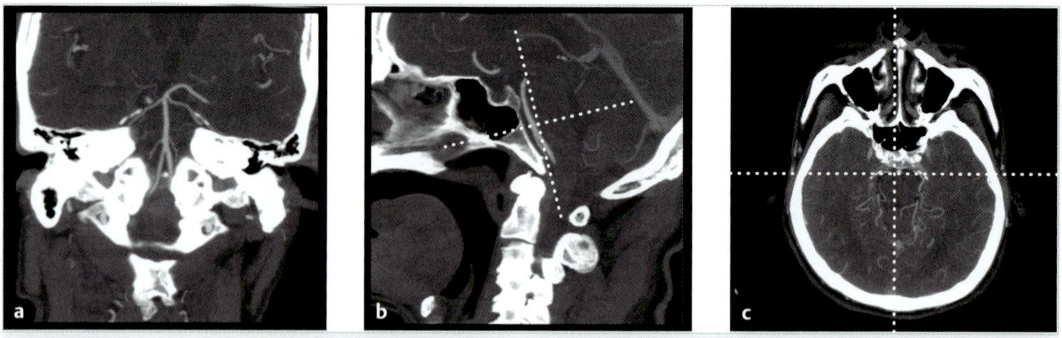

Abb. 20.10 Ausrichtung der Ebenen – A. basilaris koronal.
a Ergebnisbild.
b Sagittale Ebene.
c Axiale Ebene.

A. basilaris koronal

Zur Planung des Bildstapels (▶ Abb. 20.11) ist es wichtig, zuvor den Datensatz in allen Ebenen korrekt auszurichten. Dazu sind folgende 3 Schritte durchzuführen:

1. In der sagittalen Ebene das Fadenkreuz so ausrichten, dass die vertikale Linie parallel zur A. basilaris verläuft (▶ Abb. 20.10b).
2. Bei Bedarf das Fadenkreuz in der axialen Ebene ein wenig drehen, um das optimale Ergebnisbild zu erreichen (▶ Abb. 20.10c).
3. Ergebnisbild (▶ Abb. 20.10a).

Circulus Willisii (COW) axial

Zur Planung des Bildstapels (▶ Abb. 20.13) ist es wichtig, zuvor den Datensatz in allen Ebenen korrekt auszurichten. Dazu sind folgende 3 Schritte durchzuführen:

1. Zunächst die sagittale Ebene so einstellen, dass das Orbitadach sichtbar ist. Dann das Fadenkreuz so ausrichten, dass die horizontale Linie parallel zum Orbitadach verläuft (▶ Abb. 20.12b).
2. Bei einer Kopfschieflage des Patienten die Schieflage durch Drehen des Fadenkreuzes ausgleichen (▶ Abb. 20.12a).
3. Ergebnisbild (bei MaxIP mit 20 mm Schichtdicke) (▶ Abb. 20.12c).

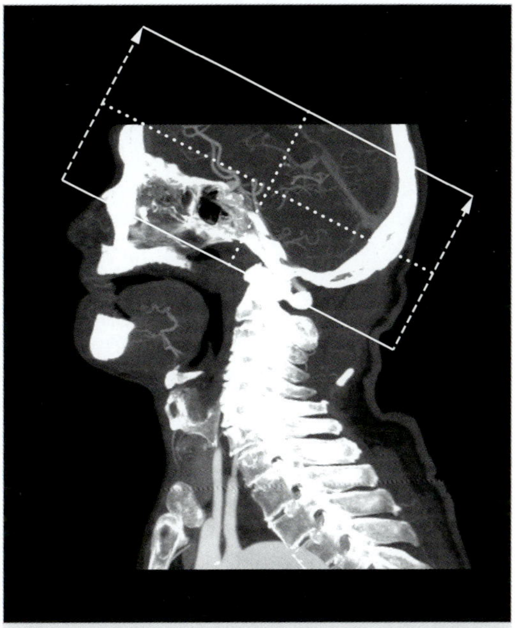

Abb. 20.13 Rekonstruktionsbereich des Bildstapels „Circulus Willisii (COW) axial“.

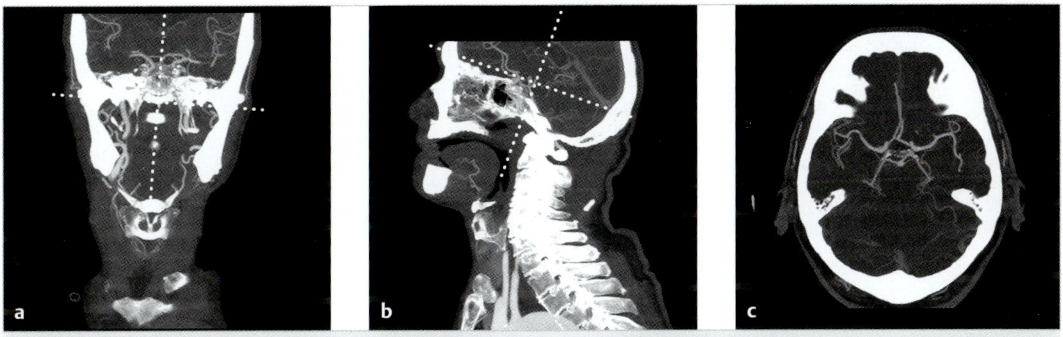

Abb. 20.12 Ausrichtung der Ebenen zur Darstellung des Circulus Willisii (COW).
a Schieflage ausgleichen.
b Sagittale Ebene.
c Ergebnisbild.

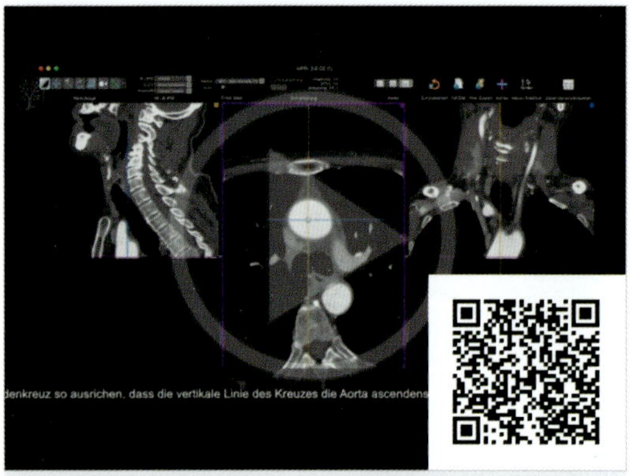

Video 20.1 Dieses Beispiel für die Bildnachverarbeitung einer CT-Angiografie des Halsbereiches zeigt die korrekte Ausrichtung der Ebenen sowie die Planung der Bildstapel für die Darstellung des Aortenbogen schräg.

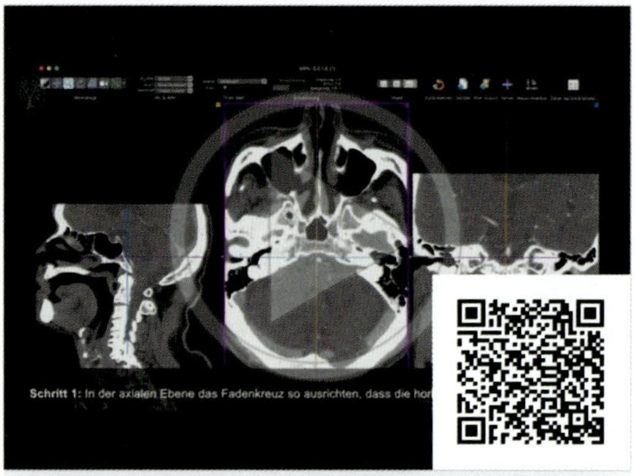

Video 20.3 Dieses Beispiel für die Bildnachverarbeitung einer CT-Angiografie des Halsbereiches zeigt die korrekte Ausrichtung der Ebenen sowie die Planung der Bildstapel für die Darstellung des Karotissiphons.

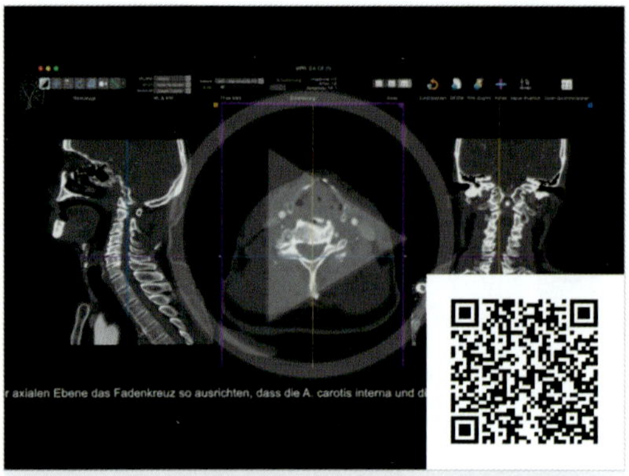

Video 20.2 Dieses Beispiel für die Bildnachverarbeitung einer CT-Angiografie des Halsbereiches zeigt die korrekte Ausrichtung der Ebenen sowie die Planung der Bildstapel für die Darstellung der Karotisbifurkation.

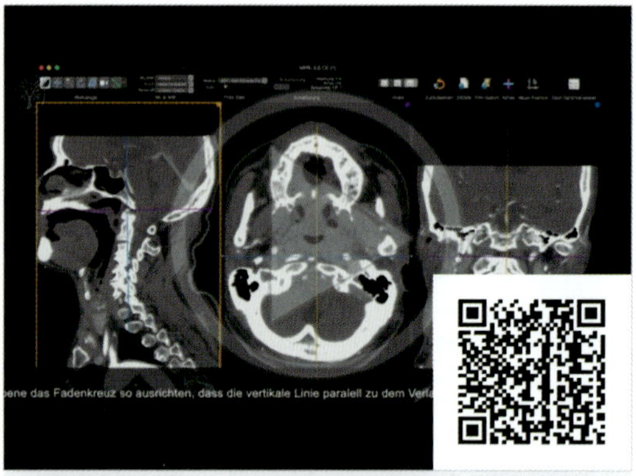

Video 20.4 Dieses Beispiel für die Bildnachverarbeitung einer CT-Angiografie des Halsbereiches zeigt die korrekte Ausrichtung der Ebenen sowie die Planung der Bildstapel für die Darstellung der A. basilaris.

20.3.2 Bildnachverarbeitung Toshiba-adaptiert

Die Besonderheit bei der MPR-Software von Toshiba-CT-Scannern ist, dass die Bilder gedreht werden, um sie auszurichten, und nicht – wie bei anderen MPR-Softwarelösungen– das Fadenkreuz.

Aortenbogen schräg

Zur Planung des Bildstapels (▶ Abb. 20.15) ist es wichtig, zuvor den Datensatz in allen Ebenen korrekt auszurichten. Dazu sind folgende 3 Schritte durchzuführen:

1. Die axiale Ebene so drehen, dass die Aorta ascendens und die Aorta descendens durch eine Linie des Fadenkreuzes miteinander verbunden sind (▶ Abb. 20.14c).
2. Bei Bedarf die sagittale Ebene so ausrichten, dass die vertikale Linie des Fadenkreuzes dem Verlauf der Halsgefäße folgt (▶ Abb. 20.14a).
3. Ergebnisbild: Der Aortenbogen und die abgehenden Gefäße sind sichtbar (▶ Abb. 20.14b).

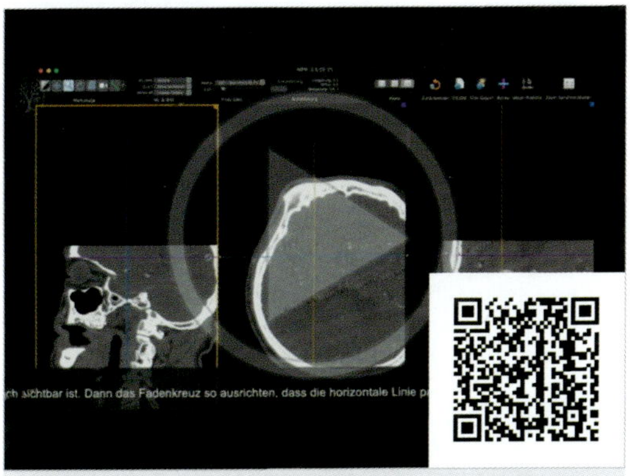

Video 20.5 Dieses Beispiel für die Bildnachverarbeitung einer CT-Angiografie des Halsbereiches zeigt die korrekte Ausrichtung der Ebenen sowie die Planung der Bildstapel für die Darstellung des Circulus Willisii.

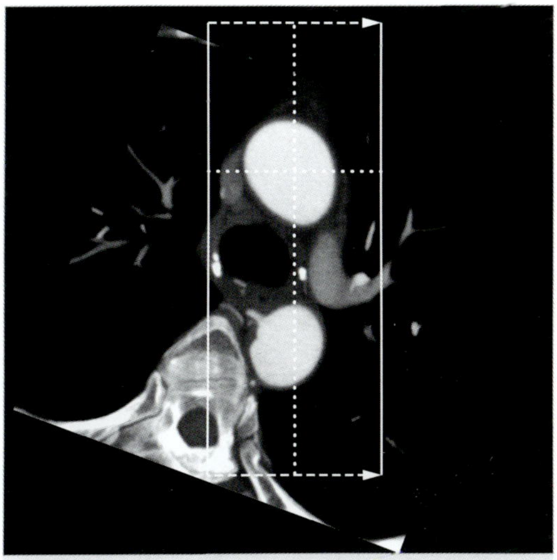

Abb. 20.15 Rekonstruktionsbereich des Bildstapels „Aortenbogen schräg“.

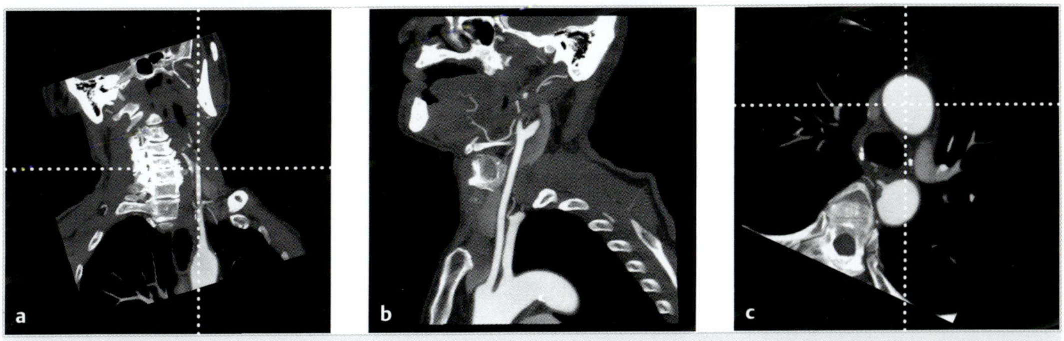

Abb. 20.14 Ausrichtung der Ebenen – Aortenbogen schräg.
a Sagittale Ebene.
b Ergebnisbild.
c Axiale Ebene.

Karotisbifurkation

Zur Planung des Bildstapels (► Abb. 20.17) ist es wichtig, zuvor den Datensatz in allen Ebenen korrekt auszurichten (hier am Beispiel der linken A. carotis). Dazu sind folgende 3 Schritte durchzuführen:

1. Die axiale Ebene so ausrichten, dass die A. carotis interna und die A. carotis externa durch eine Linie des Fadenkreuzes miteinander verbunden sind (► Abb. 20.16c).
2. Bei Bedarf die koronale Ebene so ausrichten, dass die vertikale Linie des Fadenkreuzes dem Verlauf der Halsgefäße folgt (► Abb. 20.16a).
3. Ergebnisbild: Die Bifurkation der A. carotis ist gut einsehbar (► Abb. 20.16b).

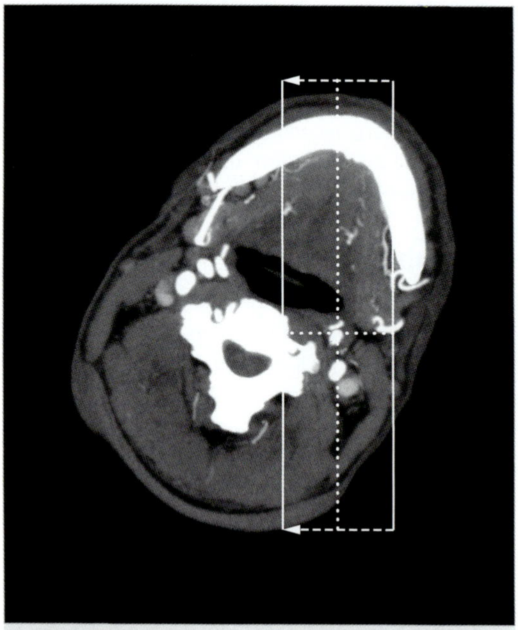

Abb. 20.17 Rekonstruktionsbereich des Bildstapels „Karotisbifurkation schräg “.

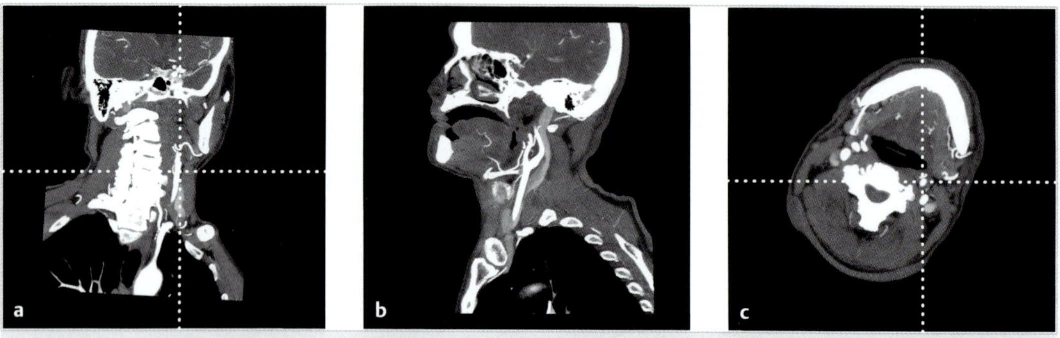

Abb. 20.16 Ausrichtung der Ebenen zur Darstellung der Karotisbifurkation.
a Koronale Ebene.
b Ergebnisbild.
c Axiale Ebene.

Karotissiphon schräg

Zur Planung des Bildstapels (► Abb. 20.19) ist es wichtig, zuvor den Datensatz in allen Ebenen korrekt auszurichten (hier am Beispiel des linken Karotissiphons). Zunächst muss in der axialen Ebene die Bildposition aufgesucht werden, auf der man den Verlauf der A. carotis interna innerhalb der Schädelbasis sieht (► Abb. 20.18e, Pfeile). Danach sind folgende 3 Schritte durchzuführen:

1. Die axiale Ebene so ausrichten, dass die horizontale Linie das Fadenkreuzes parallel zur A. carotis interna durch die Schädelbasis verläuft (► Abb. 20.18c).
2. Bei Bedarf die sagittale Ebene ein wenig drehen, um das optimale Ergebnisbild zu erreichen (► Abb. 20.18b).
3. Ergebnisbild (► Abb. 20.18a).

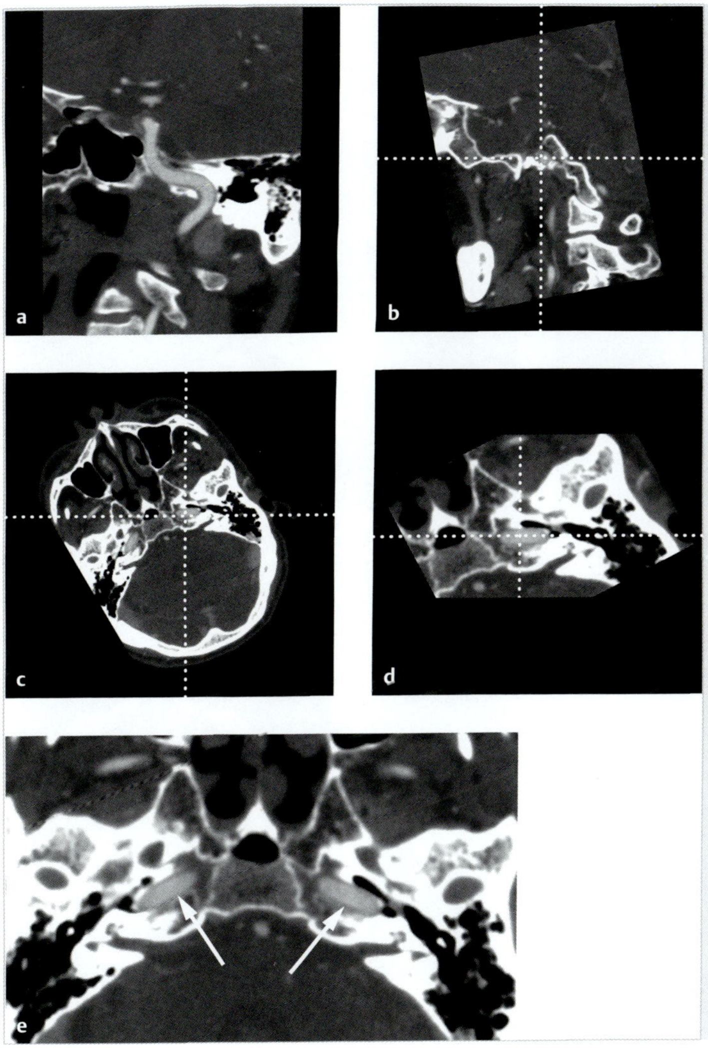

Abb. 20.18 Ausrichtung der Ebenen für die Darstellung des Karotissiphons.

- **a** Ergebnisbild.
- **b** Sagittale Ebene,
- **c** Axiale Ebene.
- **d** Vergrößerung der axialen Schicht: zeigt die Ausrichtung des Gefäßverlaufs zur horizontalen Linie des Fadenkreuzes.
- **e** Verlauf der A. carotis interna innerhalb der Schädelbasis.

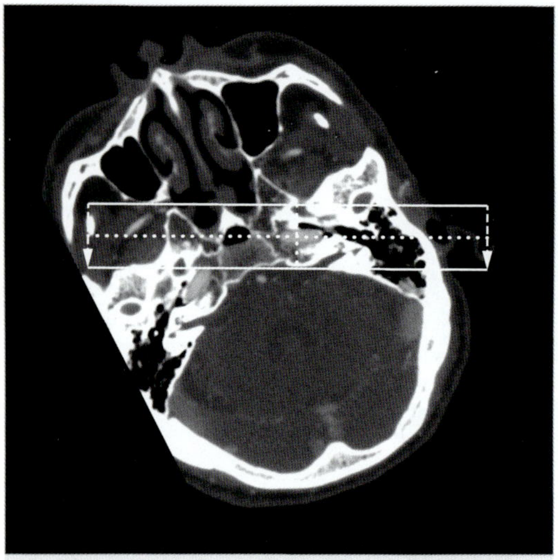

Abb. 20.19 Rekonstruktionsbereich des Bildstapels „Karotissiphon".

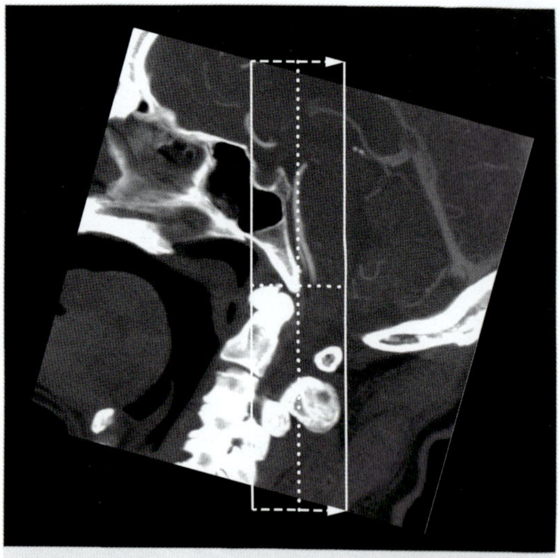

Abb. 20.21 Rekonstruktionsbereich des Bildstapels „A. basilaris koronal".

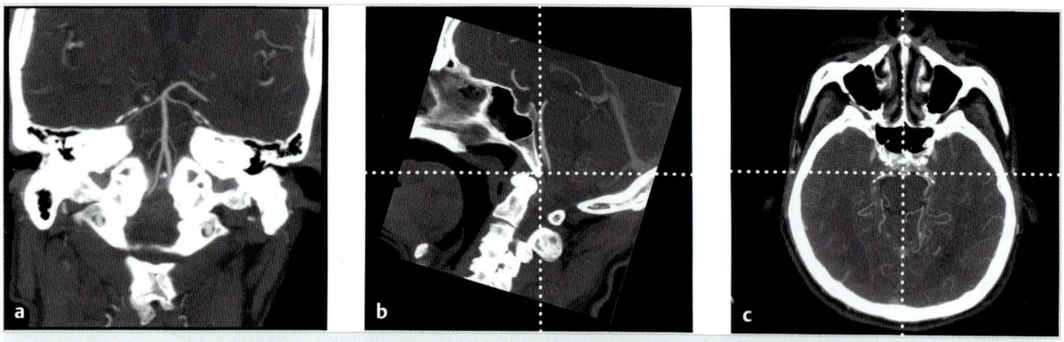

Abb. 20.20 Ausrichtung der Ebenen für die Darstellung der A. basilaris.
a Ergebnisbild.
b Sagittale Ebene.
c Axiale Ebene.

A. basilaris koronal

Zur Planung des Bildstapels (▸ Abb. 20.21) ist es wichtig, zuvor den Datensatz in allen Ebenen korrekt auszurichten. Dazu sind folgende 3 Schritte durchzuführen:

1. Die sagittale Ebene so drehen, dass die vertikale Linie des Fadenkreuzes parallel zur A. basilaris verläuft (▸ Abb. 20.20b).
2. Bei Bedarf die axiale Ebene ein wenig drehen, um das optimale Ergebnisbild zu erreichen (▸ Abb. 20.20c).
3. Ergebnisbild (▸ Abb. 20.20a).

Circulus Willisii (COW) axial

Zur Planung des Bildstapels (► Abb. 20.23) ist es wichtig, zuvor den Datensatz in allen Ebenen korrekt auszurichten. Dazu sind folgende 3 Schritte durchzuführen:

1. Zunächst die sagittale Ebene so einstellen, dass das Orbitadach sichtbar ist. Dann die Ebene so ausrichten, dass die horizontale Linie des Fadenkreuzes parallel zum Orbitadach verläuft (► Abb. 20.22b).
2. Bei einer Kopfschieflage des Patienten die Schieflage durch Drehen des Bildes ausgleichen (► Abb. 20.22a).
3. Ergebnisbild (bei MaxIP 20 mm Schichtdicke) (► Abb. 20.22c).

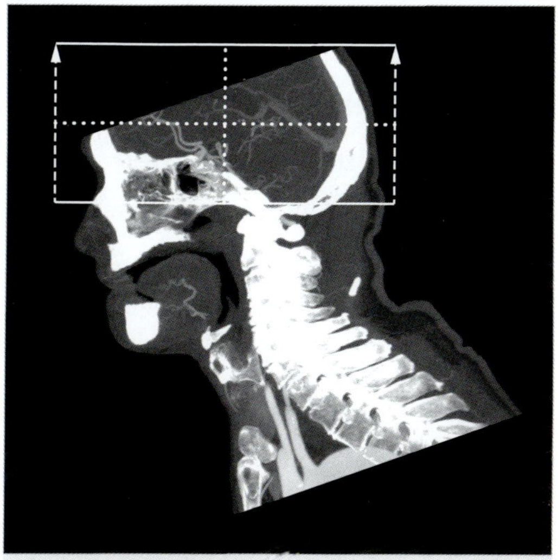

Abb. 20.23 Rekonstruktionsbereich des Bildstapels „Circulus Willisii (COW) axial".

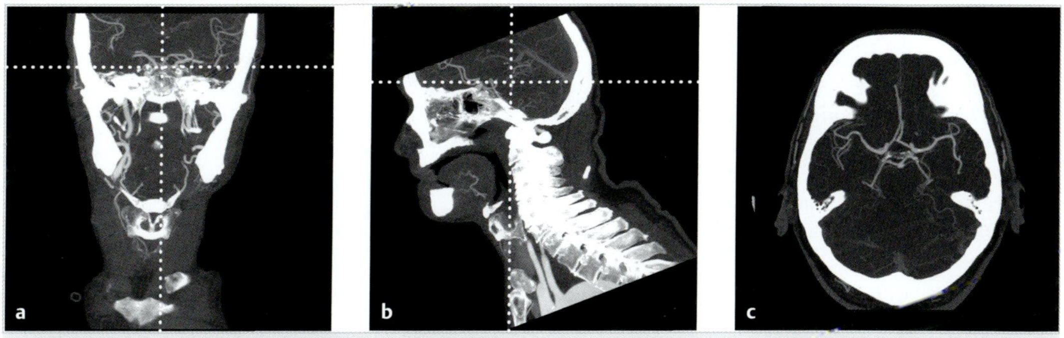

Abb. 20.22 Ausrichten der Ebenen zur Darstellung des Circulus Willisii.
a Schieflage ausgleichen.
b Sagittale Ebene.
c Ergebnisbild.

21 CT Thorax

21.1 Vor der Untersuchung

21.1.1 Häufige Indikationen

- V. a. pulmonale und mediastinale Raumforderungen
- onkologisches Staging, Verlaufskontrollen
- Erstabklärung von pulmonalen Rundherden
- Z. n. Thoraxtrauma

21.1.2 Vorbereitung

Allgemein

- Wegen der Kontrastmittelgabe sollte der Patient wenn möglich 4 Stunden vor der Untersuchung nüchtern bleiben oder nur leichte Kost zu sich nehmen.
- Voruntersuchungen und Vorbefunde prüfen.
- Laborwerte prüfen: Kreatinin, eGFR, TSH.
- Patienten über die Untersuchung rechtswirksam aufklären.
- Indikationen gezielt überprüfen:
  - Schwangerschaft
  - gleiche Untersuchung unmittelbar vorher
  - Niereninsuffizienz
  - Allergien
  - Schilddrüsenerkrankungen
  - Metformingabe bei Diabetes mellitus

Patientenvorbereitung

- Untersuchungsgebiet freimachen.
- Störende Fremdkörper und Metall entfernen.
- Zahnersatz wenn möglich entfernen, um Komplikationen bei einer Kontrastmittelreaktion vorzubeugen.
- Verweilkanüle (20 Gauge, rosa) z. B. antekubital – wenn möglich am rechten Arm – legen.

Patientenaufklärung

Wichtige Punkte, über die der Patient informiert werden sollte, während er auf dem Untersuchungstisch gelagert und für die Untersuchungsdurchführung vorbereitet wird:

- Wärmegefühl bei der Kontrastmittelinjektion
- mittlere Inspiration bei den folgenden Atemkommandos (tiefe Inspiration sollte vermieden werden)

Das Atemkommando sollte mit dem Patienten vor Beginn der Untersuchung geübt werden. Dies führt zu besseren Untersuchungsergebnissen und beruhigt den Patienten, da er weiß, was auf ihn zukommt.

Aktiver Strahlenschutz

- Schilddrüsenschutz (Bismuth):
  - Nach dem Übersichtsradiogramm auflegen.
  - Abstandshalter (z. B. Gelkissen) verwenden, um die Artefakte zu reduzieren.
- Unterbauch in Bleigummimatte einwickeln, so dass die Bleigummimatte so nah wie möglich an den Untersuchungsbereich heranreicht, jedoch nicht hineinragt.

Patientenlagerung

- Rückenlage – Head-First oder Feet-First
- Arme über dem Kopf lagern (eleviert)

Zu beachten

Der Arm, der für die Kontrastmittelapplikation verwendet wird, sollte möglichst gestreckt gelagert werden, damit das Kontrastmittel ungehindert appliziert werden kann.

- Auf bequeme Patientenlagerung achten:
  - Bei Bedarf Arme unterpolstern.
  - Knierolle unterlegen.
- Klettgurte anbringen.
- Ggf. Patient mit einem Laken zudecken.

Zentrierung für Übersichtsradiogramm

- Seitenlaser (Tischhöhe): seitliche Thoraxmitte
- Startposition Übersichtsradiogramm (Querlaser-Scanebene): Kinnspitze (bei kraniokaudaler Scanrichtung)

21.1.3 Untersuchungsprotokoll und Planung

Untersuchungsprotokoll in ▶ Tab. 21.1, ▶ Tab. 21.2, ▶ Tab. 21.5, Planung in ▶ Abb. 21.1.

Patientenorientierung

- Wenn der Patient mit dem Kopf in Richtung Gantry gelagert wird: Head-First (Kopf voran) und Supination (Rückenlage).
- Wenn der Patient mit den Füßen in Richtung Gantry gelagert wird: Feet-First (Füße voran) und Supination (Rückenlage).

Tab. 21.1 Übersichtsradiogramm für die Untersuchungsplanung.

Start	Ende	Ausrichtung	Länge
Kinnspitze	Bauchnabel	a. p. (und lateral)	ca. 500 mm

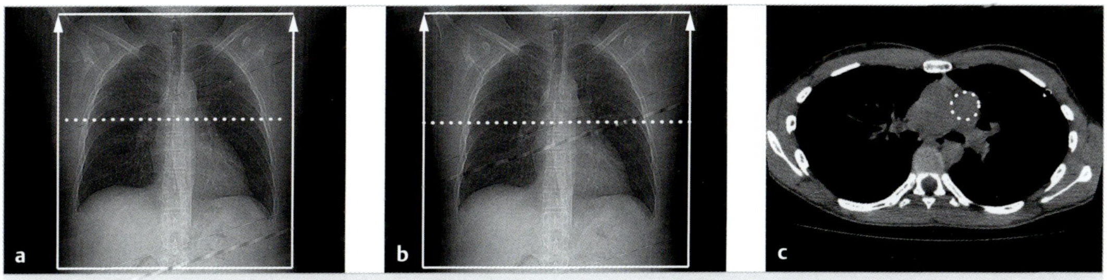

Abb. 21.1 Planung von Thorax-CT-Untersuchungen.
a Standardplanung einer Thorax-CT-Untersuchung.
b Planung einer Thorax-CT-Untersuchung bei bekanntem oder Verdacht auf Mammakarzinom oder Lymphom. Das Field of View muss so gewählt sein, dass die Axillen komplett mit dargestellt sind.
c ROI-Position für die Bolustriggerung im Truncus pulmonalis.

21.2 Untersuchungsablauf

- Schilddrüsenschutz (Bismuth) auflegen.
- Planungsschicht für Bolustracking akquirieren (▶ Tab. 21.2).
- ROI für Bolustracking in den Truncus pulmonalis platzieren (▶ Abb. 21.1c).
- Kontrastmittelinjektor für die Injektion vorbereiten (▶ Tab. 21.3)
- Kontrastmittelinjektion und Bolustracking gleichzeitig starten.
- Die Bolustracking-Messung startet nach Ablauf des (10-s-)Pre-Monitoring-Delays.
- „Scanelement 1“ (▶ Tab. 21.5) startet nach Erreichen der Triggerschwelle (ggf. manuell starten, wenn der Schwellenwert nicht erreicht wird oder wenn das CT über keinen automatischen Start verfügt).
- Rekonstruktionsaufträge siehe in ▶ Tab. 21.6.

Tipp

Bei Injektionsgeschwindigkeiten von weniger als 2,0 ml/s die Spirale erst starten, wenn das Kontrastmittel komplett eingelaufen ist und die NaCl-Injektion beginnt (Beispiel: 70 ml KM bei Flow 1,0 ml/s; die Spirale nach 70 s starten ohne Bolustracking).

Tab. 21.2 Bolustracking (BT).

Lokalisation Planungsschicht	ROI-Position	Pre-Monitoring-Delay
1 cm unterhalb Tracheabifurkation	Truncus pulmonalis	10 s

Tab. 21.3 Kontrastmittelprotokoll.

	Volumen (ml)	Flow (ml/s)
Kontrastmittel	70*	3,0
NaCl	40	3,0

* Je nach Gerätetyp und Scangeschwindigkeit kann es ggf. sinnvoll sein, das o. g. Kontrastmittelvolumen mit Hilfe der Formeln in ► Tab. 21.4 anzupassen.

Tab. 21.4 Anpassung des Kontrastmittelvolumens.

CT-Zeilenzahl	Berechnung des KM-Volumens
bis 16-Zeiler	Scanzeit × Flow
16- bis 20-Zeiler	(Scanzeit + 5) × Flow
32- bis 80-Zeiler	(Scanzeit + 10) × Flow
Flash/TurboFlash/ONE Volume	(Scanzeit + 15) × Flow

Tab. 21.5 Scanelement.

Nr.	Name	Delay	Start*	Ende*	Scanrichtung
1	CT Thorax	10 s (30 s ohne Bolustracking bei Flow 3,0 ml/s)	Nierenhilus (unterhalb beider Nebennieren, ca. Mitte LWK 2)	unterer Kehlkopfrand	kaudokranial* (kraniokaudal)

* Die kaudokraniale Schichtführung hat folgende Vorteile gegenüber der kraniokaudalen Schichtführung: Kontrastmittelbedingte Einstromartefakte werden reduziert, da die Kontrastmittelinjektion bereits beendet ist, wenn die obere Thoraxapertur gescannt wird. Falls der Patient die Luft nicht lange genug anhalten kann und während des Scans weiteratmet, entstehen in den apikalen Lungenabschnitten weniger Atemartefakte als in den basalen Lungenabschnitten. Bei kraniokaudaler Schichtführung sind Start und Ende des Untersuchungsbereichs getauscht.

Tab. 21.6 Rekonstruktionsaufträge.

	Rekon 1	Rekon 2	Rekon 3	Rekon 4
Filter/Kernel	Weichteil	Lunge	Weichteil	Lunge
Schichtdicke	3 (5) mm	3 (5) mm	Dünnschicht*	Dünnschicht*
Schichtabstand	3 (5) mm	3 (5) mm	30–50 % Überlappung	30–50 % Überlappung
Bildfensterung	WW: 350, WL: 50	WW: 1500, WL: -500	WW: 350, WL: 50	WW: 1500, WL: -500
Hinweise	-		für Bildnachverarbeitung (MPR, 3D)	

* Dünnschicht = die kleinste rekonstruierbare Schichtdicke. Mit der optionalen 3D-MPR-Software von Siemens-Geräten kann die Bildnachverarbeitung (MPR) direkt aus den Rohdaten vorgenommen werden. In diesem Fall ist eine Dünnschichtrekonstruktion nicht erforderlich.

21.3 Bildnachverarbeitung

Übersicht der empfohlenen Bildnachverarbeitung in ▶ Tab. 21.7.

Tab. 21.7 Bildnachverarbeitung bei Thorax-CT.

Nachverarbeitungs-technik	Schichtebene	Verwendeter Dünnschichtdatensatz	Schichtdicke	Schichtabstand	Abbildung
Average/Mittelwert (klassische MPR)	koronal	Weichteil	3 (5) mm	3 (5) mm	▶ Abb. 21.2a
	sagittal	Weichteil	3 (5) mm	3 (5) mm	▶ Abb. 21.2c
	koronal	Lunge	3 (5) mm	3 (5) mm	▶ Abb. 21.2b
	sagittal	Lunge	3 (5) mm	3 (5) mm	▶ Abb. 21.2d
Maximum-Intensitäts-Projektion (MaxIP)	axial	Lunge*	5(–10)mm	3 mm	-
	koronal	Lunge*	5(–10) mm	3 mm	▶ Abb. 21.2d

* Die MaxIP hat u. a. die Eigenschaft, das Bildrauschen zu verstärken. Sollten die MaxIP-Rekonstruktionen unter Verwendung der Lungenfilters(-kerns) zu „rauschig" erscheinen, kann auch die dünnschichtige Weichteilrekonstruktion verwendet werden.

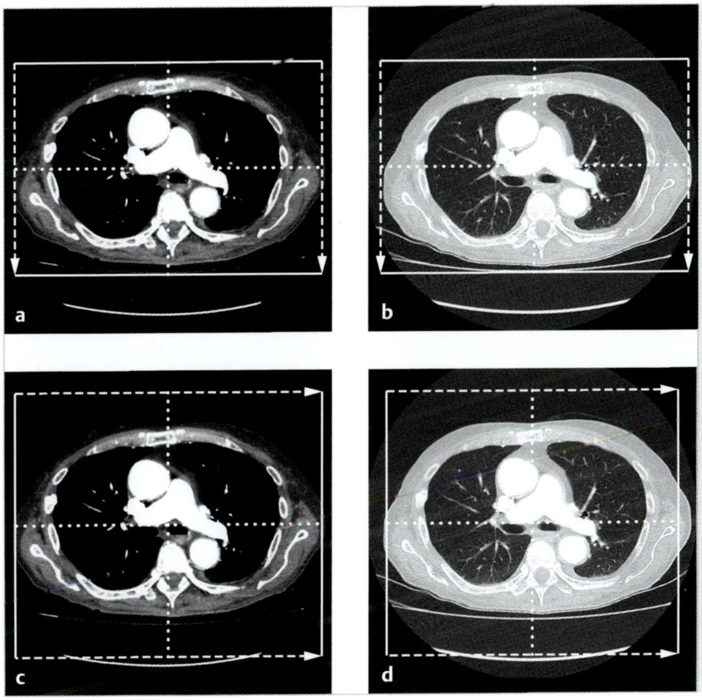

Abb. 21.2 Bildnachverarbeitung bei einer Thorax-CT-Untersuchung.
- **a** Rekonstruktionsbereich des koronalen Bildstapels des Weichteilfensters.
- **b** Rekonstruktionsbereich des koronalen Bildstapels des Lungenfensters.
- **c** Rekonstruktionsbereich des sagittalen Bildstapels des Weichteilfensters.
- **d** Rekonstruktionsbereich des sagittalen Bildstapels des Lungenfensters.

Tipps

- Die Kontrastmittelgabe über den rechten Arm verhindert kontrastmittelbedingte Einstromartefakte im Bereich des Aortenbogens.
- Die Atembewegungen in der oberen Lungenhälfte sind deutlich geringer als in den basalen Lungenabschnitten. Daher reduziert die kaudokraniale Scanrichtung die Wahrscheinlichkeit von Atemartefakten, wenn der Patient die Luft nicht während der gesamten Scanzeit anhalten kann.
- Wenn der Patient die Luft gar nicht anhalten kann, können die Atemartefakte reduziert werden, indem die Scanzeit so kurz wie möglich gewählt wird. Dies gelingt durch die Optimierung folgender Parameter:
  - PITCH: so hoch wie möglich
  - Rotationsgeschwindigkeit: so schnell wie möglich
- Wenn der Patient einen oder beide Arme nicht über dem Kopf lagern kann, sollte dieser Arm bzw. beide Arme ausgestreckt auf dem Bauch gelagert werden (S. 62). Dies kann helfen die Artefakte zu reduzieren, die entstehen würden, wenn die Arme neben dem Körper gelagert werden.
- Bei CT-Scannern mit leistungsstarken Röntgenstrahlern können niedrigere Röhrenspannungen (100 kV, 80 kV) verwendet werden. Dies verbessert deutlich den Gefäßkontrast und kann die Möglichkeit der Dosisreduktion (S. 19) bieten.
- Die niedrigen Röhrenspannungen können auch bei CT-Scannern mit geringerer Röhrenleistung verwendet werden. Allerdings beschränkt sich die Anwendbarkeit der geringeren Röhrenspannungen auf sehr schlanke Patienten.

22 CT Thorax venös

22.1 Vor der Untersuchung

22.1.1 Häufige Indikationen

- V. a. Empyem
- V. a. Venenokklusionen
- V. a. venöse Thromben

22.1.2 Vorbereitung

Allgemein

- Wegen der Kontrastmittelgabe sollte der Patient wenn möglich 4 Stunden vor der Untersuchung nüchtern bleiben oder nur leichte Kost zu sich nehmen.
- Voruntersuchungen und Vorbefunde prüfen.
- Laborwerte prüfen: Kreatinin, eGFR, TSH.
- Patienten über die Untersuchung rechtswirksam aufklären.
- Indikationen gezielt überprüfen:
  - Schwangerschaft
  - gleiche Untersuchung unmittelbar vorher
  - Niereninsuffizienz
  - Allergien
  - Schilddrüsenerkrankungen
  - Metformingabe bei Diabetes mellitus

Patientenvorbereitung

- Untersuchungsgebiet freimachen.
- Störende Fremdkörper und Metall entfernen.
- Zahnersatz wenn möglich entfernen, um Komplikationen bei einer Kontrastmittelreaktion vorzubeugen.
- Verweilkanüle (20 Gauge, rosa) z. B. antekubital (wenn möglich rechter Arm) legen.

Patientenaufklärung

Wichtige Punkte, über die der Patient informiert werden sollte, während er auf dem Untersuchungstisch gelagert und für die Untersuchungsdurchführung vorbereitet wird:

- Wärmegefühl bei der Kontrastmittelinjektion
- mittlere Inspiration bei den folgenden Atemkommandos (tiefe Inspiration sollte vermieden werden).

Das Atemkommando sollte mit dem Patienten vor Beginn der Untersuchung geübt werden. Dies führt zu besseren Untersuchungsergebnissen und beruhigt den Patienten, da er weiß, was auf ihn zukommt.

Aktiver Strahlenschutz

- Schilddrüsenschutz (Bismuth):
  - Nach dem Übersichtsradiogramm auflegen.
  - Abstandshalter (z. B. Gelkissen) verwenden, um die Artefakte zu reduzieren.
- Unterbauch in Bleigummimatte einwickeln, so dass die Bleigummimatte so nah wie möglich an den Untersuchungsbereich heranreicht, jedoch nicht hineinragt.

Patientenlagerung

- Rückenlage – Head-First oder Feet-First
- Arme über dem Kopf lagern (eleviert)

Zu beachten

Der Arm, der für die Kontrastmittelapplikation verwendet wird, sollte möglichst gestreckt gelagert werden, damit das Kontrastmittel ungehindert appliziert werden kann.

- Auf bequeme Patientenlagerung achten:
  - Die Arme sollten bequem gelagert werden. Bei Bedarf sind sie zu unterpolstern.
  - Knierolle unterlegen.
- Klettgurte anbringen.
- Ggf. Patient mit einem Laken zudecken.

Zentrierung für Übersichtsradiogramm

- Seitenlaser (Tischhöhe): seitliche Thoraxmitte
- Startposition Übersichtsradiogramm (Querlaser-Scanebene): Kinnspitze (bei kraniokaudaler Scanrichtung)

22.1.3 Untersuchungsprotokoll und Planung

Untersuchungsprotokoll in ▶ Tab. 22.1, ▶ Tab. 22.3, Planung in ▶ Abb. 22.1.

Patientenorientierung

- Wenn der Patient mit Kopf in Richtung Gantry gelagert wird: Head-First (Kopf voran) und Supination (Rückenlage).
- Wenn der Patient mit den Füßen in Richtung Gantry gelagert wird: Feet-First (Füße voran) und Supination (Rückenlage).

Tab. 22.1 Übersichtsradiogramm für die Untersuchungsplanung.

Start	Ende	Ausrichtung	Länge
Kinnspitze	Bauchnabel	a. p. (und lateral)	ca. 500 mm

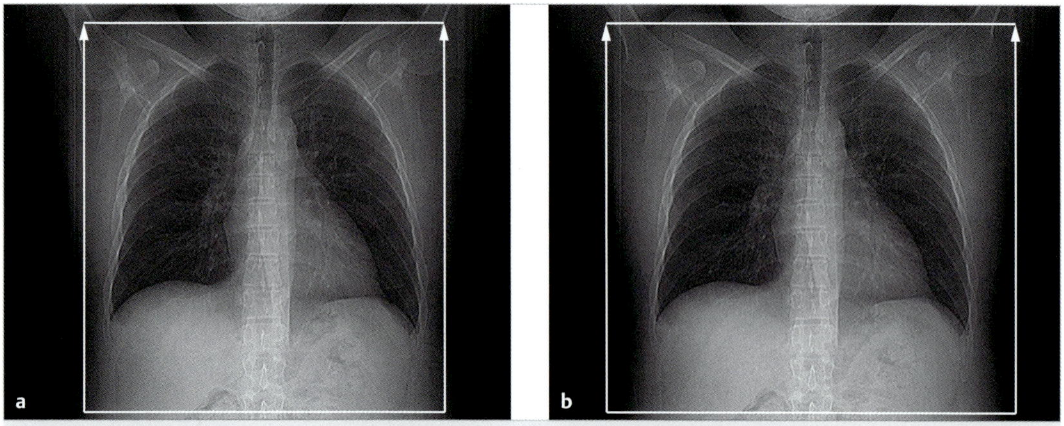

Abb. 22.1 Planung von Thorax-CT-Untersuchungen.
a Standardplanung einer Thorax-CT-Untersuchung.
b Planung einer Thorax-CT-Untersuchung bei bekanntem oder Verdacht auf Mammakarzinom oder Lymphom. Das Field of View muss so gewählt sein, dass die Axillen komplett mit dargestellt werden.

22.2 Untersuchungsablauf

- Schilddrüsenschutz auflegen (Bismuth).
- Kontrastmittelinjektor für die Injektion vorbereiten (▶ Tab. 22.2).
- Kontrastmittelinjektion und Scanelement gleichzeitig starten.
- Nach Ablauf des 60-s-Delays startet das „Scanelement 1“ (▶ Tab. 22.3) automatisch.
- Rekonstruktionsaufträge siehe in ▶ Tab. 22.4.

Tipp

Wenn bei dieser Untersuchung Injektionsgeschwindigkeiten verwendet werden müssen, die **geringer als 3 ml/s sind**, ist es sinnvoll auch die Spirale später zu starten. Achten Sie darauf, um wieviel länger die Injektionsdauer ist, wenn Sie eine geringere Injektionsgeschwindigkeit verwenden, und erhöhen Sie das Delay der Spirale genau um diesen Wert.

Beispiel: 70 ml @ 3,0 ml/s = 23 s Injektionszeit. Wenn Sie einen Flow von 1,5 ml/s verwenden, beträgt die Injektionszeit 46 s und ist somit 23 s länger als bei einem Flow von 3,0 ml/s. Nun erhöhen Sie das Delay der Spirale (▶ Tab. 22.3) um 23 s und stellen es auf 83 s.

Tab. 22.2 Kontrastmittelprotokoll.

	Volumen (ml)	Flow (ml/s)
Kontrastmittel	80	3,0
NaCl	40	3,0

Tab. 22.3 Scanelement.

Nr.	Name	Delay	Start*	Ende*	Scanrichtung
1	CT Thorax venös	60 s	Nierenhilus (unterhalb beider Nebennieren, ca. Mitte LWK 2)	unterer Kehlkopfrand	kaudokranial* (kraniokaudal)

* Die kaudokraniale Schichtführung hat folgende Vorteile gegenüber der kraniokaudalen Schichtführung: Falls der Patient die Luft nicht lange genug anhalten kann und während des Scans weiteratmet, entstehen in den apikalen Lungenabschnitten weniger Atemartefakte als in den basalen Lungenabschnitten. Bei kraniokaudaler Schichtführung sind Start und Ende des Untersuchungsbereiches getauscht.

Tab. 22.4 Rekonstruktionsaufträge.

	Rekon 1	Rekon 2	Rekon 3	Rekon 4
Filter/Kernel	Weichteil	Lunge	Weichteil	Lunge
Schichtdicke	3 (5) mm	3 (5) mm	Dünnschicht*	Dünnschicht*
Schichtabstand	3 (5) mm	3 (5) mm	30–50 % Überlappung	30–50 % Überlappung
Bildfensterung	WW: 350, WL: 50	WW: 1500, WL: -500	WW: 350, WL: 50	WW: 1500, WL: -500
Hinweise	-		für Bildnachverarbeitung (MPR/3D)	

* Dünnschicht = die kleinste rekonstruierbare Schichtdicke. Mit der optionalen 3D-MPR-Software von Siemens-Geräten kann die Bildnachverarbeitung (MPR) direkt aus den Rohdaten vorgenommen werden. In diesem Fall ist eine Dünnschichtrekonstruktion nicht erforderlich.

22.3 Bildnachverarbeitung

Übersicht der empfohlenen Bildnachverarbeitung in ▶ Tab. 22.5.

Tab. 22.5 Bildnachverarbeitung bei Thorax-CT venös.

Nachverarbeitungstechnik	Schichtebene	Verwendeter Dünnschichtdatensatz	Schichtdicke	Schichtabstand	Abbildung
Average/Mittelwert (klassische MPR)	koronal	Weichteil	3 (5) mm	3 (5) mm	▶ Abb. 22.2a
	sagittal	Weichteil	3 (5) mm	3 (5) mm	▶ Abb. 22.2c
	koronal	Lunge	3 (5) mm	3 (5) mm	▶ Abb. 22.2b
	sagittal	Lunge	3 (5) mm	3 (5) mm	▶ Abb. 22.2d
Maximum-Intensitäts-Projektion (MaxIP)	axial	Lunge*	5(–10)mm	3 mm	-
	koronal	Lunge*	5(–10) mm	3 mm	▶ Abb. 22.2b

* Die MaxIP hat u. a. die Eigenschaft, dass Bildrauschen zu verstärken. Sollten die MaxIP-Rekonstruktionen unter Verwendung der Lungenfilters(-kerns) zu „rauschig“ erscheinen, kann auch die dünnschichtige Weichteilrekonstruktion verwendet werden.

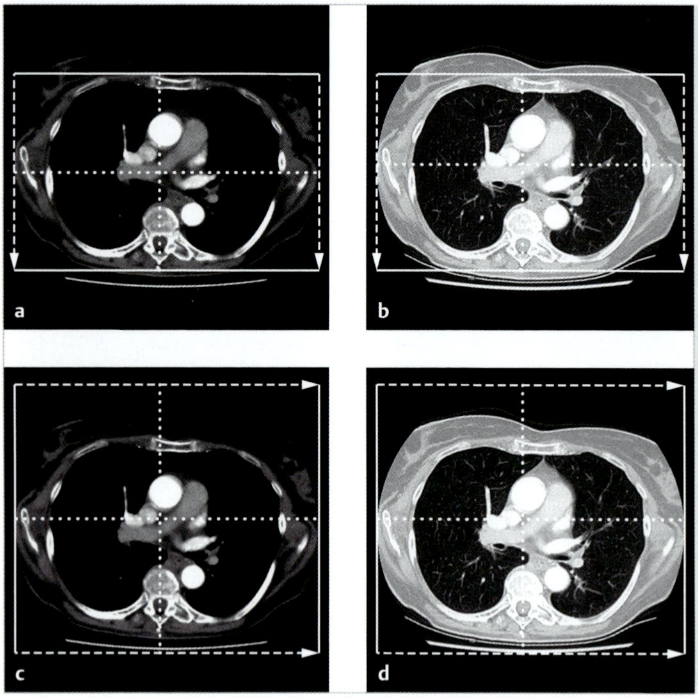

Abb. 22.2 Bildnachverarbeitung bei Thorax-CT venös.
a Rekonstruktionsbereich des koronalen Bildstapels des Weichteilfensters.
b Rekonstruktionsbereich des koronalen Bildstapels des Lungenfensters.
c Rekonstruktionsbereich des sagittalen Bildstapels des Weichteilfensters.
d Rekonstruktionsbereich des sagittalen Bildstapels des Lungenfensters.

Tipps

- Die Kontrastmittelgabe über den rechten Arm verhindert kontrastmittelbedingte Einstromartefakte im Bereich des Aortenbogens.
- Die Atembewegungen in der oberen Lungenhälfte sind deutlich geringer als in den basalen Lungenabschnitten. Daher reduziert die kaudokraniale Scanrichtung die Wahrscheinlichkeit von Atemartefakten, wenn der Patient die Luft nicht während der gesamten Scanzeit anhalten kann.
- Wenn der Patient die Luft gar nicht anhalten kann, können die Atemartefakte reduziert werden, indem die Scanzeit so kurz wie möglich gewählt wird. Dies gelingt durch die Optimierung folgender Parameter:
  - Pitch: so hoch wie möglich
  - Rotationsgeschwindigkeit: so schnell wie möglich
- Wenn der Patient einen Arm oder beide Arme nicht über dem Kopf lagern kann, sollte(n) dieser Arm (oder beide Arme) ausgestreckt auf dem Bauch gelagert werden (S. 62). Dies kann helfen die Artefakte zu reduzieren, die entstehen würden, wenn die Arme neben dem Körper gelagert werden.
- Bei leistungsstarken CT-Scannern kann die Verwendung von 100 kV (80 kV) den Gefäßkontrast verbessern und die Möglichkeit der Dosisreduktion (S. 19) bieten. Die Reduktion der Röhrenspannung ist in der Regel nur bei schlanken und normalgewichtigen Patienten zu empfehlen. Bei adipösen Patienten ist die Anwendung der geringeren kV-Stufen oft durch die Höhe des verfügbaren Röhrenstroms (mA) limitiert.

23 CT Thorax HR (nativ)

23.1 Vor der Untersuchung

23.1.1 Häufige Indikationen

- V. a. Fibrose
- V. a. COPD/Emphysem
- schlechter Gasaustausch
- Dyspnoe unklarer Genese – wenn kein Verdacht auch eine Lungenembolie vorliegt
- V. a. Pneumonie

Zu beachten

Die Verwendung eines Röntgenkontrastmittels bei der Thorax-CT-Untersuchung führt zu einer Dichteanhebung des Lungenparenchyms. Speziell bei der Diagnostik interstitieller Lungenerkrankungen empfiehlt es sich daher, auf die Verwendung eines Kontrastmittels zu verzichten.

23.1.2 Vorbereitung

Allgemein

- Voruntersuchungen und Vorbefunde prüfen.
- Patienten über die Untersuchung rechtswirksam aufklären.
- Indikationen gezielt überprüfen: Schwangerschaft; gleiche Untersuchung unmittelbar vorher

Patientenvorbereitung

- Untersuchungsgebiet freimachen.
- Störende Fremdkörper und Metall entfernen.

Patientenaufklärung

Wichtiger Punkt, über den der Patient informiert werden sollte, während er auf dem Untersuchungstisch gelagert und für die Untersuchungsdurchführung vorbereitet wird:
- Atemkommando: tiefe Inspiration

Das Atemkommando sollte mit dem Patienten vor Beginn der Untersuchung geübt werden. Dies führt zu besseren Untersuchungsergebnissen und beruhigt den Patienten, da er weiß, was auf ihn zukommt.

Aktiver Strahlenschutz

- Schilddrüsenschutz (Bismuth):
  - nach dem Übersichtsradiogramm auflegen.
  - Abstandshalter (z. B. Gelkissen) verwenden, um die Artefakte zu reduzieren.
- Unterbauch in Bleigummimatte einwickeln, so dass die Bleigummimatte so nah wie möglich an den Untersuchungsbereich heranreicht, jedoch nicht hineinragt.

Patientenlagerung

- Rückenlage – Head-First oder Feet-First
- Arme über dem Kopf lagern (eleviert)
- Auf bequeme Patientenlagerung achten:
  - Die Arme bei Bedarf unterpolstern.
  - Knierolle unterlegen.
- Klettgurte anbringen.
- Ggf. Patient mit Laken zudecken.

Zentrierung für Übersichtsradiogramm

- Seitenlaser (Tischhöhe): seitliche Thoraxmitte
- Startposition Übersichtsradiogramm (Querlaser-Scanebene): Kinnspitze (bei kraniokaudaler Scanrichtung)

23.1.3 Untersuchungsprotokoll und Planung

Untersuchungsprotokoll in ► Tab. 23.1, ► Tab. 23.2, Planung in ► Abb. 23.1.

Tab. 23.1 Übersichtsradiogramm für die Untersuchungsplanung.

Start	Ende	Ausrichtung	Länge
Kinnspitze	Bauchnabel	a. p. (und lateral)	ca. 500 mm

Tab. 23.2 Scanelement.

Nr.	Name	Delay	Start*	Ende*	Scanrichtung
1	CT Thorax HR	-	unterhalb der posterioren pleuralen Rezessus	oberhalb Lungenspitzen	kaudokranial

* Die kaudokraniale Schichtführung hat folgende Vorteile gegenüber der kraniokaudalen Schichtführung: Falls der Patient die Luft nicht lange genug anhalten kann und während des Scans weiteratmet, entstehen in den apikalen Lungenabschnitten weniger Atemartefakte als in den basalen Lungenabschnitten.

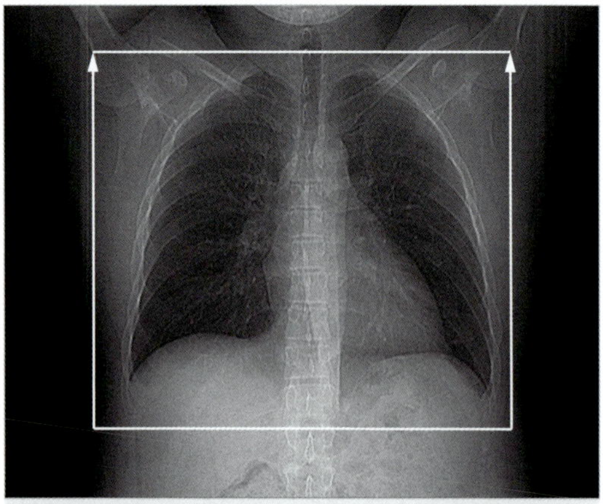

Abb. 23.1 Planung einer HR-CT-Untersuchung des Thorax.

Patientenorientierung

- Wenn der Patient mit Kopf in Richtung Gantry gelagert wird: Head-First (Kopf voran) und Supination (Rückenlage).
- Wenn der Patient mit den Füßen in Richtung Gantry gelagert wird: Feet-First (Füße voran) und Supination (Rückenlage).

23.2 Untersuchungsablauf

- Schilddrüsenschutz auflegen (Bismuth).
- Nach Beendigung der Untersuchungsplanung kann das „Scanelement 1“ (▸ Tab. 23.2) gestartet werden.
- Rekonstruktionsaufträge siehe in ▸ Tab. 23.3.

Tab. 23.3 Rekonstruktionsaufträge.

	Rekon 1	Rekon 2	Rekon 3	Rekon 4
Filter/Kernel	Weichteil	Lunge	Weichteil	Lunge
Schichtdicke	3 mm	1–1,5 mm	Dünnschicht*	Dünnschicht*
Schichtabstand	3 mm	1–1,5 mm	30–50 % Überlappung	30–50 % Überlappung
Bildfensterung	WW: 350, WL: 50	WW: 1500, WL: -500	WW: 350, WL: 50	WW: 1500, WL: -500
Hinweise	-		für Bildnachverarbeitung (MPR, 3D)	

* Mit der optionalen 3D-MPR-Software von Siemens-Geräten kann die Bildnachverarbeitung (MPR) direkt aus den Rohdaten vorgenommen werden. In diesem Fall ist eine Dünnschichtrekonstruktion nicht erforderlich.

23.3 Bildnachverarbeitung

Übersicht der empfohlenen Bildnachverarbeitung in ▶ Tab. 23.4.

Tab. 23.4 Bildnachverarbeitung bei HR-Thorax-CT.

Nachverarbeitungstechnik	Schichtebene	Verwendeter Dünnschichtdatensatz	Schichtdicke	Schichtabstand	Abbildung
Average/Mittelwert (klassische MPR)	streng koronal	Weichteil	3 mm	3 mm	▶ Abb. 23.2a
	streng sagittal	Weichteil	3 mm	3 mm	▶ Abb. 23.2c
	streng koronal	Lunge	1–1,5 mm	1–1,5 mm	▶ Abb. 23.2b
	streng sagittal	Lunge	1–1,5 mm	1–1,5 mm	▶ Abb. 23.2d
Maximum-Intensitäts-Projektion (MaxIP)	axial	Lunge	5 mm	2 mm	-
	streng koronal	Lunge	5 mm	2 mm	▶ Abb. 23.2b
bei Bedarf: Minimum-Intensitäts-Projektion (minIP)	streng koronal	Lunge	5 mm	2 mm	▶ Abb. 23.2b

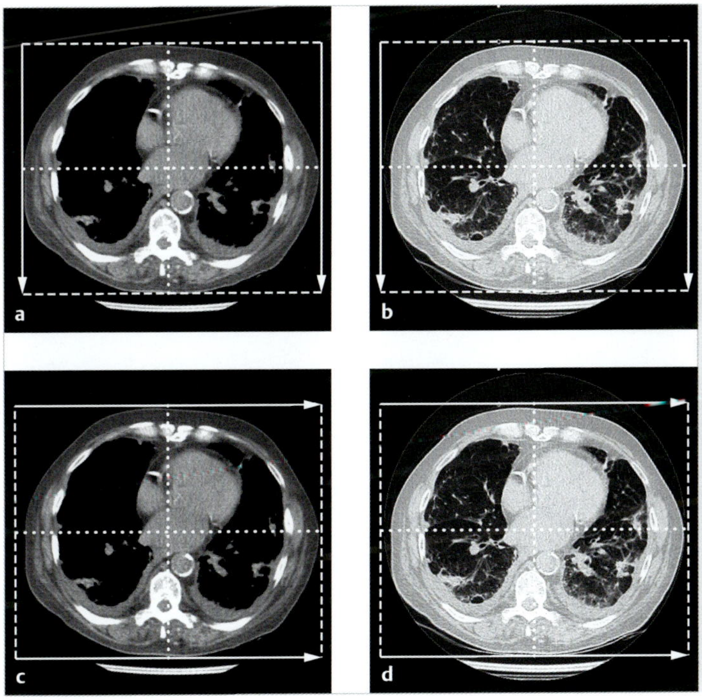

Abb. 23.2 Planung der Bildstapel bei einer HR-CT-Untersuchung des Thorax.

- **a** Rekonstruktionsbereich des koronalen Bildstapels des Weichteilfensters.
- **b** Rekonstruktionsbereich des koronalen Bildstapels des Lungenfensters.
- **c** Rekonstruktionsbereich des sagittalen Bildstapels des Weichteilfensters.
- **d** Rekonstruktionsbereich des sagittalen Bildstapels des Lungenfensters.

Tipps

- Speziell bei der Frage nach interstitiellen Lungenerkrankungen sollte die HR-CT mit den gleichen Belichtungsparametern und derselben Strahlenexposition wie die „klassische Thorax-CT“ durchgeführt werden. Bei der Verwendung eines Low-Dose-Protokolls entsteht ein sehr hohes Bildrauschen, welches zu einer reduzierten Bildqualität für die Beurteilung dieser Fragestellungen führen kann.
- Bei der HR-CT-Technik sollte auf die i. v. Gabe von Kontrastmittel verzichtet werden, da es sonst zur Vortäuschung von Lungenparenchympathologien kommen kann.
- Die Atembewegungen in der oberen Lungenhälfte sind deutlich geringer als in den basalen Lungenabschnitten. Daher reduziert die kaudokraniale Scanrichtung die Wahrscheinlichkeit von Atemartefakten, wenn der Patient die Luft nicht während der gesamten Scanzeit anhalten kann.
- Wenn der Patient die Luft gar nicht anhalten kann, sollte der diagnostische Nutzen dieser Untersuchung in Frage gestellt werden.
- Sollte die Untersuchung trotz der schlechten Patientencompliance durchgeführt werden, können die Atemartefakte reduziert werden, indem die Scanzeit so kurz wie möglich gewählt wird. Dies gelingt durch die Optimierung folgender Parameter:
  - PITCH: so hoch wie möglich
  - Rotationsgeschwindigkeit: so schnell wie möglich
- Wenn der Patient einen Arm oder beide Arme nicht über dem Kopf lagern kann (S. 62), sollte(n) dieser Arm oder beide Arme ausgestreckt auf dem Bauch gelagert werden. Dies kann helfen die Artefakte zu reduzieren, die entstehen würden, wenn die Arme neben dem Körper gelagert werden.

24 CT Thorax Low-Dose (nativ)

24.1 Vor der Untersuchung

24.1.1 Häufige Indikationen

- V. a. Pneumothorax
- Verlaufskontrolle von Lungenrundherden
- Pneumonie-Verlaufskontrolle
- als Zusatzscan in Exspiration zur Ergänzung einer Thorax-CT-Untersuchung
- als Zusatzscan in Bauchlage zur Ergänzung einer Thorax-CT-Untersuchung

M!

Zu beachten

Da die Weichteildarstellung bei der Low-Dose-CT der Lunge durch das hohe Bildrauschen stark eingeschränkt ist, ist die Gabe von Kontrastmittel bei diesem Untersuchungsprotokoll nicht sinnvoll.

24.1.2 Vorbereitung

Allgemein

- Voruntersuchungen und Vorbefunde prüfen.
- Patienten über die Untersuchung rechtswirksam aufklären.
- Indikationen gezielt überprüfen: Schwangerschaft; gleiche Untersuchung unmittelbar vorher.

Patientenvorbereitung

- Untersuchungsgebiet freimachen.
- Störende Fremdkörper und Metall entfernen.

Patientenaufklärung

Wichtiger Punkt, über den der Patient informiert werden sollte, während er auf dem Untersuchungstisch gelagert und für die Untersuchungsdurchführung vorbereitet wird:

- Atemkommando: tiefe Inspiration

Das Atemkommando sollte mit dem Patienten vor Beginn der Untersuchung geübt werden. Dies führt zu besseren Untersuchungsergebnissen und beruhigt den Patienten, da er weiß, was auf ihn zukommt.

Aktiver Strahlenschutz

- Schilddrüsenschutz (Bismuth):
  - nach dem Übersichtsradiogramm auflegen.
  - Abstandshalter (z. B. Gelkissen) verwenden, um die Artefakte zu reduzieren.
- Unterbauch in Bleigummimatte einwickeln, so dass die Bleigummimatte so nah wie möglich an den Untersuchungsbereich heranreicht, jedoch nicht hineinragt.

Patientenlagerung

- Rückenlage einnehmen lassen; Head-First oder Feet-First
- Arme über dem Kopf lagern (eleviert)
- Auf bequeme Patientenlagerung achten:
  - Arme bei Bedarf unterpolstern.
  - Knierolle unterlegen.
- Klettgurte anbringen.
- Ggf. Patient mit Laken zudecken.

Zentrierung für Übersichtsradiogramm

- Seitenlaser (Tischhöhe): seitliche Thoraxmitte
- Startposition Übersichtsradiogramm (Querlaser-Scanebene): Kinnspitze (bei kraniokaudaler Scanrichtung)

24.1.3 Untersuchungsprotokoll und Planung

Untersuchungsprotokoll in ► Tab. 24.1, ► Tab. 24.2, Planung in ► Abb. 24.1.

Patientenorientierung

- Wenn der Patient mit Kopf in Richtung Gantry gelagert wird: Head-First (Kopf voran) und Supination (Rückenlage).
- Wenn der Patient mit den Füßen in Richtung Gantry gelagert wird: Feet-First (Füße voran) und Supination (Rückenlage).

Tab. 24.1 Übersichtsradiogramm für die Untersuchungsplanung.

Start	Ende	Ausrichtung	Länge
Kinnspitze	Bauchnabel	a. p. (und lateral)	ca. 500 mm

Tab. 24.2 Scanelement.

Nr.	Name	Delay	Start*	Ende*	Scanrichtung
1	CT Thorax Low-Dose	-	unterhalb der posterioren pleuralen Rezessi	oberhalb Lungenspitzen	kaudokranial

* Die kaudokraniale Schichtführung hat folgende Vorteile gegenüber der kraniokaudalen Schichtführung: Falls der Patient die Luft nicht lange genug anhalten kann und während des Scans weiteratmet, entstehen in den apikalen Lungenabschnitten weniger Atemartefakte als in den basalen Lungenabschnitten.

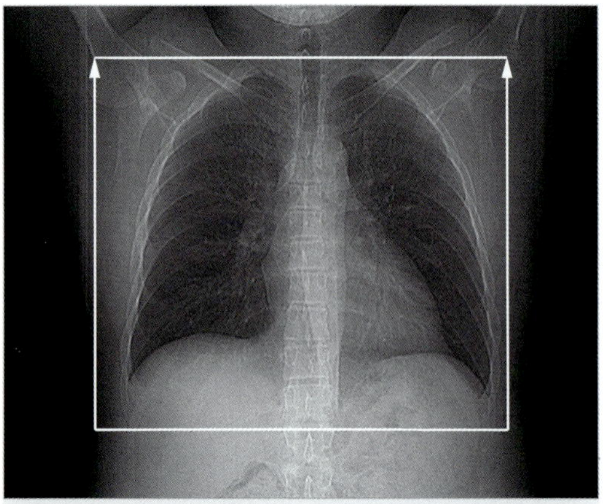

Abb. 24.1 Planung einer Low-Dose-CT-Untersuchung des Thorax.

24.2 Untersuchungsablauf

- Schilddrüsenschutz auflegen (Bismuth).
- Nach der Beendigung der Untersuchungsplanung kann das „Scanelement 1" (▶ Tab. 24.2) gestartet werden.
- Rekonstruktionsaufträge siehe in ▶ Tab. 24.3.

Tab. 24.3 Rekonstruktionsaufträge.

	Rekon 1	Rekon 2	Rekon 3	Rekon 4
Filter/Kernel	Weichteil	Lunge	Weichteil	Lunge
Schichtdicke	3–5 mm	2–3 (5) mm	Dünnschicht*	Dünnschicht*
Schichtabstand	3–5 mm	2–3 (5) mm	30–50 % Überlappung	30–50 % Überlappung
Bildfensterung	WW: 350, WL: 50	WW: 1500, WL: -500	WW: 350, WL: 50	WW: 1500, WL: -500
Hinweise	-		für Bildnachverarbeitung (MPR/3D)	

* Mit der optionalen 3D-MPR-Software von Siemens-Geräten kann die Bildnachverarbeitung (MPR) direkt aus den Rohdaten vorgenommen werden. In diesem Fall ist eine Dünnschichtrekonstruktion nicht erforderlich.

24.3 Bildnachverarbeitung

Übersicht der empfohlenen Bildnachverarbeitung in ▶ Tab. 24.4.

Tab. 24.4 Bildnachverarbeitung bei Low-Lose-CT des Thorax.

Nachverarbeitungstechnik	Schichtebene	Verwendeter Dünnschichtdatensatz	Schichtdicke	Schichtabstand	Abbildung
Average/Mittelwert (klassische MPR)	streng koronal	Weichteil	3–5 mm	3–5 mm	▶ Abb. 24.2a
	streng sagittal	Weichteil	3–5 mm	3–5 mm	▶ Abb. 24.2c
	streng koronal	Lunge	2–3 (5) mm	2–3 (5) mm	▶ Abb. 24.2b
	streng sagittal	Lunge	2–3 (5) mm	2–3 (5) mm	▶ Abb. 24.2d

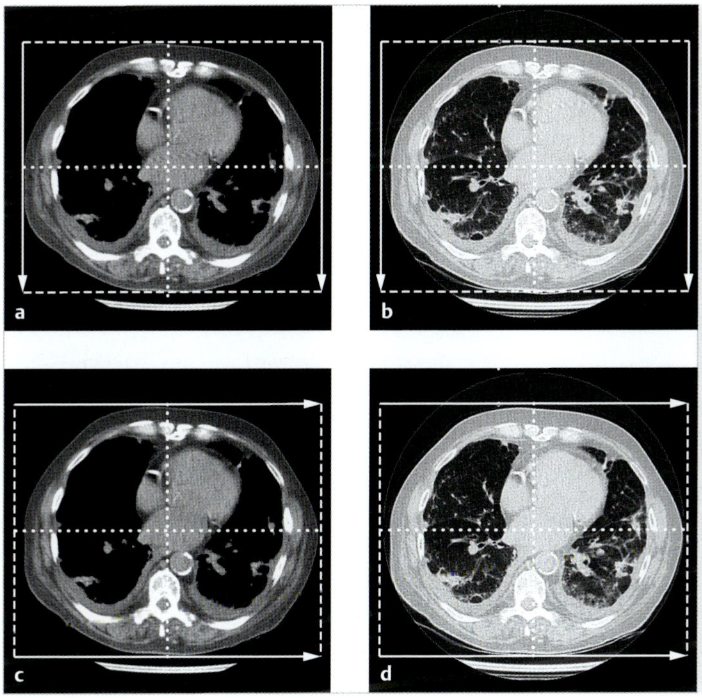

Abb. 24.2 Bildnachverarbeitung nach Low-Dose-CT-Untersuchung des Thorax.

- **a** Rekonstruktionsbereich des koronalen Bildstapels des Weichteilfensters.
- **b** Rekonstruktionsbereich des koronalen Bildstapels des Lungenfensters.
- **c** Rekonstruktionsbereich des sagittalen Bildstapels des Weichteilfensters.
- **d** Rekonstruktionsbereich des sagittalen Bildstapels des Lungenfensters.

Tipps

- Wenn die Untersuchung ohne automatische Röhrenstrom-Modulation, also mit festen Belichtungsparametern, durchgeführt werden soll, werden bei einem normalgewichtigen Patienten (175 cm groß und 75 kg schwer) im Allgemeinen folgende Parametern verwendet:
  - 120 kV und 35 mAs, oder
  - 100 kV und 60 mAs.
- Idealerweise sollten jedoch die Belichtungsparameter manuell an das Gewicht des Patienten angepasst werden, da es sonst bei adipösen Patienten zu einem zu großen Bildrauschen kommt.
- Eine andere Möglichkeit besteht darin, ein zusätzliches Low-Dose-Protokoll für adipöse Patienten auf dem CT-Scanner zu hinterlegen, welches mit einem höheren Röhrenstrom durchgeführt wird.
- Es ist daher empfehlenswert, auch wenn es sich um eine Low-Dose Untersuchung handelt, die CT-Untersuchung mit eingeschalteter automatischer Röhrenstrom-Modulation durchzuführen.
- Folgende Protokolleinstellungen haben sich bewährt:
  - GE: Noise-Index von 23 bei einer 1st Rekon-Schichtdicke von 5 mm
  - Philips: Z-Dom oder DOM: 120 kV und 35 mAs
  - Siemens: CareDose4D: 120 kV und Referenz-mAs: 35 mAs (100 kV und Referenz-mAs: 60 mAs)
  - Toshiba: SureExposure 3D auf „Low Dose" stellen (oder SD-Wert von 23 bei 5 mm Rekon-Schichtdicke)
- Die Atembewegungen in der oberen Lungenhälfte sind deutlich geringer als in den basalen Lungenabschnitten. Daher reduziert die kaudokraniale Scanrichtung die Wahrscheinlichkeit von Atemartefakten, wenn der Patient die Luft nicht während der gesamten Scanzeit anhalten kann.
- Wenn der Patient die Luft gar nicht anhalten kann, sollte der diagnostische Nutzen dieser Untersuchung in Frage gestellt werden.
- Sollte die Untersuchung trotz der schlechten Patientencompliance durchgeführt werden, können die Atemartefakte reduziert werden, indem die Scanzeit so kurz wie möglich gewählt wird. Dies gelingt durch die Optimierung folgender Parameter:
  - PITCH: so hoch wie möglich
  - Rotationsgeschwindigkeit: so schnell wie möglich
- Wenn der Patient einen Arm oder beide Arme nicht über dem Kopf lagern kann, sollte(n) dieser Arm (oder beide Arme) ausgestreckt auf dem Bauch gelagert werden (S. 62). Dies kann helfen die Artefakte zu reduzieren, die entstehen würden, wenn die Arme neben dem Körper gelagert werden.
- In diesem Fall sollte die Dosis des Low-Dose-CTs, speziell wenn es ohne automatische Röhrenstrom-Modulation durchgeführt wird, erhöht werden, um die höhere Schwächung, hervorgerufen durch die Arme, auszugleichen.

25 CTA Pulmonalarterien

25.1 Vor der Untersuchung

25.1.1 Häufige Indikation

- V. a. Lungenembolie.

25.1.2 Vorbereitung

Allgemein

- Wegen der Kontrastmittelgabe sollte der Patient wenn möglich 4 Stunden vor der Untersuchung nüchtern bleiben oder nur leichte Kost zu sich nehmen.
- Voruntersuchungen und Vorbefunde prüfen.
- Laborwerte prüfen: Kreatinin, eGFR, TSH.
- Patienten über die Untersuchung aufklären.
- Indikationen gezielt überprüfen:
  - Schwangerschaft
  - gleiche Untersuchung unmittelbar vorher
  - Niereninsuffizienz
  - Allergien (ggf. Prämedikation des Patienten in Betracht ziehen)
  - Schilddrüsenerkrankungen
  - Metformingabe bei Diabetes mellitus

Patientenvorbereitung

- Untersuchungsgebiet freimachen.
- Störende Fremdkörper und Metall entfernen.
- Zahnersatz wenn möglich entfernen, um Komplikationen bei einer Kontrastmittelreaktion vorzubeugen.
- Verweilkanüle (18 Gauge, grün) legen, wenn möglich am rechten Arm.

Patientenaufklärung

Wichtige Punkte, über die der Patient informiert werden sollte, während er auf dem Untersuchungstisch gelagert und für die Untersuchungsdurchführung vorbereitet wird:

- Wärmegefühl bei der Kontrastmittelinjektion
- mittlere Inspiration bei den folgenden Atemkommandos

Speziell bei der CTA der Pulmonalarterien ist es besonders wichtig, mit dem Patienten das Atemkommando vor der Untersuchung zu üben. Der Patient muss dazu in einer mittleren Inspirationstiefe die Luft anhalten. **Ein schnell durchgeführte, sehr tiefe Inspiration sollte unbedingt vermieden werden.** Dies kann zu einem vermehrten Einstrom von unkontrastiertem Blut aus der V. cava inferior führen, der den Kontrast in den Pulmonalarterien deutlich reduziert. Dieses Phänomen wird als „TIC“ (Transient Interruption of Contrast) bezeichnet.

Aktiver Strahlenschutz

- Schilddrüsenschutz (Bismuth):
  - nach dem Übersichtsradiogramm auflegen.
  - Abstandshalter (z. B. Gelkissen) verwenden, um die Artefakte zu reduzieren.
- Beckenregion bis zum Bauchnabel in eine Bleigummimatte einwickeln.

Patientenlagerung

- Rückenlage einnehmen lassen: Head-First oder Feet-First.
- Arme über dem Kopf lagern (eleviert).

Zu beachten

Der Arm, der für die Kontrastmittelapplikation verwendet wird, sollte möglichst gestreckt gelagert werden, damit das Kontrastmittel ungehindert appliziert werden kann.

- Auf bequeme Patientenlagerung achten:
  - Die Arme bei Bedarf unterpolstern.
  - Knierolle unterlegen.
- Klettgurte anbringen.
- Ggf. Patient mit einem Laken zudecken.

Zentrierung für Übersichtsradiogramm

- Seitenlaser (Tischhöhe): seitliche Thoraxmitte
- Startposition Übersichtsradiogramm (Querlaser-Scanebene): Kinnspitze (bei kraniokaudaler Scanrichtung)

25.1.3 Untersuchungsprotokoll und Planung

Untersuchungsprotokoll in ▶ Tab. 25.1, ▶ Tab. 25.2, ▶ Tab. 25.5, Planung in ▶ Abb. 25.1.

Patientenorientierung

- Wenn der Patient mit Kopf in Richtung Gantry gelagert wird: Head-First (Kopf voran) und Supination (Rückenlage).
- Wenn der Patient mit den Füßen in Richtung Gantry gelagert wird: Feet-First (Füße voran) und Supination (Rückenlage).

Tab. 25.1 Übersichtsradiogramm für die Untersuchungsplanung.

Start	Ende	Ausrichtung	Länge
Kinnspitze	Bauchnabel	a. p. (und lateral)	ca. 500 mm

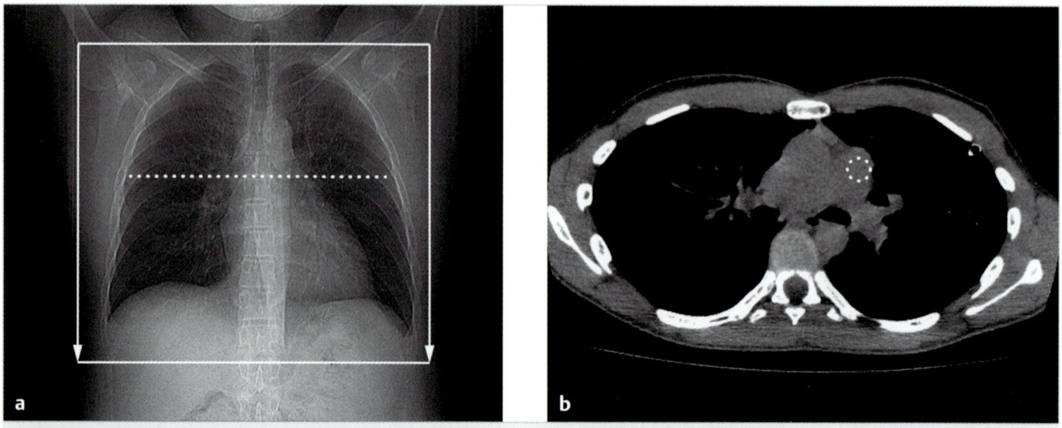

Abb. 25.1 Planung für die CTA der Pulmonalarterien.
a Untersuchungsplanung.
b ROI-Position für Bolustracking.

25.2 Untersuchungsablauf

- Schilddrüsenschutz (Bismuth) auflegen.
- Planungsschicht für Bolustracking akquirieren (▶ Tab. 25.2).
- ROI für Bolustracking in den Truncus pulmonalis platzieren (▶ Tab. 25.2).
- Kontrastmittelinjektor für die Injektion vorbereiten (▶ Tab. 25.3).
- Kontrastmittelinjektion und Bolustracking gleichzeitig starten.
- Die Bolustracking-Messung startet nach Ablauf des (5-s-)Pre-Monitoring-Delays.
- „Scanelement 1“ (▶ Tab. 25.5) startet nach Erreichen der Triggerschwelle (ggf. manuell starten, wenn der Schwellenwert nicht erreicht wird oder wenn das CT über keinen automatischen Start verfügt).
- Rekonstruktionsaufträge siehe in ▶ Tab. 25.6.

Zu beachten

Bei Injektionsgeschwindigkeiten von **weniger als 2,0 ml/s** die Spirale erst starten, wenn das Kontrastmittel komplett eingelaufen ist und die NaCl Injektion beginnt (Beispiel: 80 ml KM bei Flow 1,0 ml/s: Die Spirale nach 80 s starten).

Tab. 25.2 Bolustracking (BT).

Lokalisation Planungsschicht	ROI-Position	Pre-Monitoring-Delay
1 cm unterhalb Tracheabifurkation	Truncus pulmonalis	5 s

Tab. 25.3 Kontrastmittelprotokoll.

	Volumen (ml)	Flow (ml/s)
Kontrastmittel	80*	4,0
NaCl	40	4,0

* Je nach Gerätetetyp und Scangeschwindigkeit kann es ggf. sinnvoll sein, das o. g. Kontrastmittelvolumen mit Hilfe der Formeln in ▶ Tab. 25.4 anzupassen.

Tab. 25.4 Anpassung des Kontrastmittelvolumens.

CT-Zeilenzahl	Berechnung des KM-Volumens
bis 16-Zeiler	Scanzeit × Flow
16- bis 20-Zeiler	(Scanzeit + 5) × Flow
32- bis 80-Zeiler	(Scanzeit + 10) × Flow
Flash/TurboFlash/ONE Volume	(Scanzeit + 15) × Flow

Tab. 25.5 Scanelement.

Nr.	Name	Delay	Start	Ende	Scanrichtung
1	CTA Thorax	Minimum	oberhalb Lungenspitzen	hintere untere Lungenrezessus	kraniokaudal

Tab. 25.6 Rekonstruktionsaufträge.

	Rekon 1	Rekon 2	Rekon 3	Rekon 4
Filter/Kernel	Weichteil	Lunge	Weichteil	Lunge
Schichtdicke	2–3 mm	2–3 mm	Dünnschicht*	Dünnschicht*
Schichtabstand	2–3 mm	2–3 mm	30–50 % Überlappung	30–50 % Überlappung
Bildfensterung	WW: 500, WL: 150	WW: 1500, WL: -500	WW: 500, WL: 150	WW: 1500, WL: -500
Hinweise	-		für Bildnachverarbeitung (MPR/3D)	

* Mit der optionalen 3D-MPR-Software von Siemens-Geräten kann die Bildnachverarbeitung (MPR) direkt aus den Rohdaten vorgenommen werden. In diesem Fall ist eine Dünnschichtrekonstruktion nicht erforderlich.

25.3 Bildnachverarbeitung

Übersicht der empfohlenen Bildnachverarbeitung in ▶ Tab. 25.7.

Tab. 25.7 Bildnachverarbeitung bei CTA der Pulmonalarterien.

Nachverarbeitungstechnik	Schichtebene	Verwendeter Dünnschichtdatensatz	Schichtdicke	Schichtabstand	Abbildung
Average/Mittelwert (klassische MPR)	koronal	Weichteil	2–3 mm	2–3 mm	▶ Abb. 25.2a
	sagittal	Weichteil	2–3 mm	2–3 mm	▶ Abb. 25.2c
	koronal	Lunge	2–3 mm	2–3 mm	▶ Abb. 25.2b
	sagittal	Lunge	2–3 mm	2–3 mm	▶ Abb. 25.2d
Maximum-Intensitäts-Projektion (MaxIP)	koronal	Weichteil	5 mm	3 mm	▶ Abb. 25.2a
	sagittal	Weichteil	5 mm	3 mm	▶ Abb. 25.2c

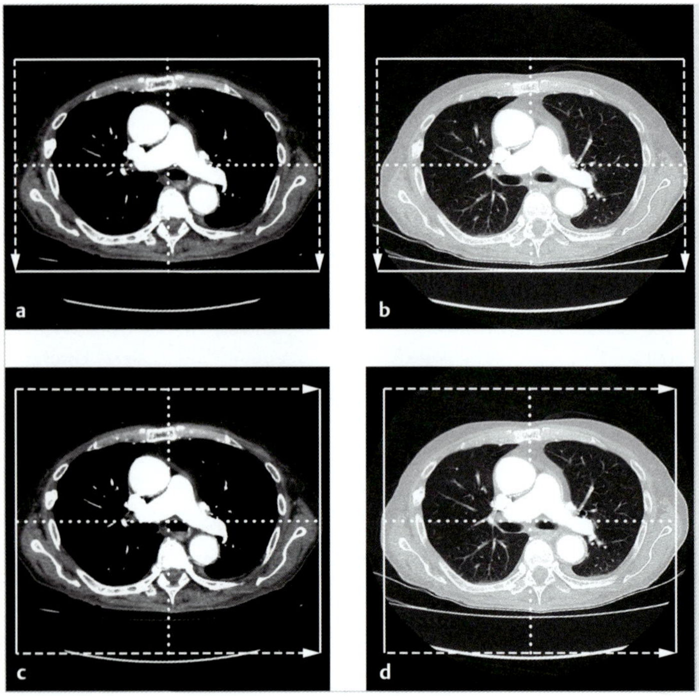

Abb. 25.2 Bildnachverarbeitung nach CTA der Pulmonalarterien.
a Rekonstruktionsbereich des koronalen Bildstapels des Weichteilfensters.
b Rekonstruktionsbereich des koronalen Bildstapels des Lungenfensters.
c Rekonstruktionsbereich des sagittalen Bildstapels des Weichteilfensters.
d Rekonstruktionsbereich des sagittalen Bildstapels des Lungenfensters.

Tipps

- Die Kontrastmittelgabe über den rechten Arm verhindert kontrastmittelbedingte Einstromartefakte im Bereich des Aortenbogens.
- Bewegungs- und Atemartefakte können reduziert werden, indem die Scanzeit so kurz wie möglich gewählt wird. Dies gelingt durch die Optimierung folgender Parameter:
  - Pitch: so hoch wie möglich
  - Rotationsgeschwindigkeit: so schnell wie möglich
- Wenn der Patient die Arme nicht über dem Kopf lagern kann, sollten sie ausgestreckt auf dem Bauch gelagert werden (S. 62).
- Bei CT-Scannern mit leistungsstarken Röntgenstrahlern können niedrigere Röhrenspannungen (100 kV, 80 kV) verwendet werden. Dies verbessert deutlich den Gefäßkontrast und kann die Möglichkeit der Dosisreduktion (S. 19) bieten.
- Die niedrigen Röhrenspannungen können auch bei CT-Scannern mit geringerer Röhrenleistung verwendet werden. Allerdings beschränkt sich die Anwendbarkeit der geringeren Röhrenspannungen auf sehr schlanke Patienten.

26 CTA Thorakale Aorta

26.1 Vor der Untersuchung

26.1.1 Häufige Indikationen

- V. a. thorakales Aortenaneurysma
- prä- und post operative Bildgebung

Zu beachten

Bei V. a. Aortendissektion unklaren Ausmaßes das Protokoll „CTA Aorta gesamt" (S. 257) verwenden.

26.1.2 Vorbereitung

Allgemein

- Voruntersuchungen und Vorbefunde prüfen.
- Laborwerte prüfen: Kreatinin, eGFR, TSH.
- Patienten über die Untersuchung aufklären.
- Indikationen gezielt überprüfen:
  - Schwangerschaft
  - gleiche Untersuchung unmittelbar vorher
  - Niereninsuffizienz
  - Allergien
  - Schilddrüsenerkrankungen
  - Metformingabe bei Diabetes mellitus

Patientenvorbereitung

- Untersuchungsgebiet freimachen.
- Störende Fremdkörper und Metall entfernen.
- Verweilkanüle (18 Gauge, grün) – wenn möglich am rechten Arm – legen.

Patientenaufklärung

Wichtige Punkte, über die der Patient informiert werden sollte, während er auf dem Untersuchungstisch gelagert und für die Untersuchungsdurchführung vorbereitet wird:
- Wärmegefühl bei der Kontrastmittelinjektion
- mittlere Inspiration bei den folgenden Atemkommandos (tiefe Inspiration sollte vermieden werden)

Das Atemkommando sollte mit dem Patienten vor Beginn der Untersuchung geübt werden. Dies führt zu besseren Untersuchungsergebnissen und beruhigt den Patienten, da er weiß, was auf ihn zukommt.

Aktiver Strahlenschutz

- Schilddrüsenschutz (Bismuth):
  - nach dem Übersichtsradiogramm auflegen.
  - Abstandshalter (z. B. Gelkissen) verwenden, um die Artefakte zu reduzieren.
- Becken in Bleigummimatte einwickeln, so dass die Bleigummimatte so nah wie möglich an den Untersuchungsbereich heranreicht, jedoch nicht hineinragt.

Patientenlagerung

- Rückenlage einnehmen lassen; Head-First oder Feet-First.
- Arme über dem Kopf lagern (eleviert).

Zu beachten

Der Arm, der für die Kontrastmittelapplikation verwendet wird, sollte möglichst gestreckt gelagert werden, damit das Kontrastmittel ungehindert appliziert werden kann.

- Auf bequeme Patientenlagerung achten. Bei Bedarf Arme unterpolstern.
- Knierolle unterlegen.
- Klettgurte anbringen.

Zentrierung für Übersichtsradiogramm

- Seitenlaser (Tischhöhe): seitliche Thoraxmitte
- Startposition Übersichtsradiogramm (Querlaser-Scanebene): Kinnspitze (bei kraniokaudaler Scanrichtung)

26.1.3 Untersuchungsprotokoll und Planung

Untersuchungsprotokoll in ▸ Tab. 26.1, ▸ Tab. 26.2, ▸ Tab. 26.5, Planung in ▸ Abb. 26.1.

Patientenorientierung

- Wenn der Patient mit Kopf in Richtung Gantry gelagert wird: Head-First (Kopf voran) und Supination (Rückenlage).
- Wenn der Patient mit den Füßen in Richtung Gantry gelagert wird: Feet-First (Füße voran) und Supination (Rückenlage).

Tab. 26.1 Übersichtsradiogramm für die Untersuchungsplanung.

Start	Ende	Ausrichtung	Länge
Kinnspitze	Bauchnabel	a. p. (und lateral)	ca. 500 mm

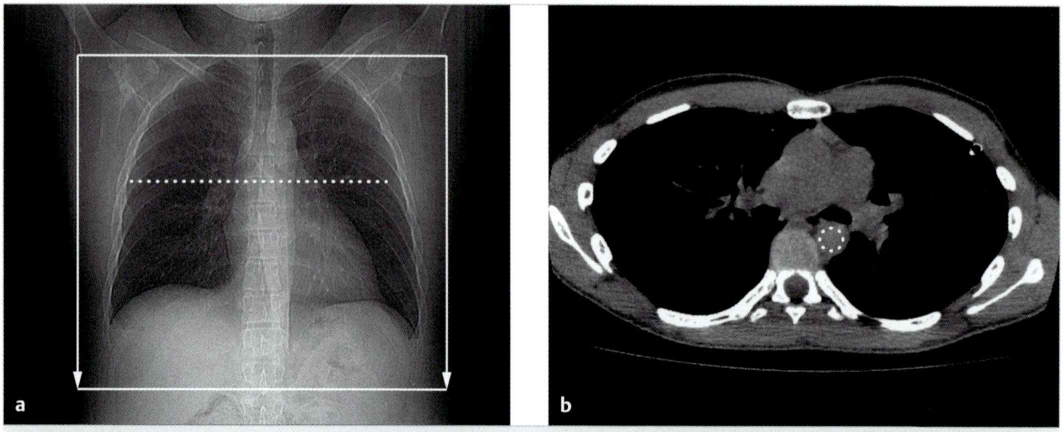

Abb. 26.1 Planung einer CTA des Thorax.
a Untersuchungsplanung.
b ROI-Position für Bolustracking.

26.2 Untersuchungsablauf

- Schilddrüsenschutz auflegen (Bismuth).
- Planungsschicht für Bolustracking akquirieren (▸ Tab. 26.2).
- ROI für Bolustracking in Aorta descendens platzieren (▸ Abb. 26.1b).

Tipp

Bei V. a. Aortendissektion ist wichtig, die Gefäßkontrastierung während des Bolustrackings genau zu beobachten. Wenn eine Dissektion vorliegt, kann es sein, dass die ROI das gut durchströmte, wahre Gefäßlumen nicht optimal erfasst und die Bolustriggerung nicht automatisch auslöst (▸ Abb. 26.2). In diesem Fall muss der Spiralscan manuell ausgelöst werden, sobald das wahre Lumen sichtbar kontrastiert ist.

- Kontrastmittelinjektor für die Injektion vorbereiten (▸ Tab. 26.3).
- Kontrastmittelinjektion und Bolustracking gleichzeitig starten.
- Die Bolustracking-Messung startet nach Ablauf des (10-s-)Pre-Monitoring-Delays (auf Monitoring-Bildern darauf achten, ob eine Aortendissektion vorliegt).
- „Scanelement 1" (▸ Tab. 26.5) startet nach Erreichen der Triggerschwelle (ggf. manuell starten, wenn z. B. bei Vorliegen einer Dissektion der Schwellenwert nicht erreicht wird).
- Rekonstruktionsaufträge siehe in ▸ Tab. 26.6.

Tab. 26.2 Bolustracking (BT).

Lokalisation Planungsschicht	ROI-Position	Pre-Monitoring Delay
1 cm unterhalb Tracheabifurkation	Aorta descendens	10 s

Tab. 26.3 Kontrastmittelprotokoll.

	Volumen (ml)	Flow (ml/s)
Kontrastmittel	80*	4,0
NaCl	40	4,0

* Je nach Gerätetyp und Scangeschwindigkeit kann es ggf. sinnvoll sein, das o. g. Kontrastmittelvolumen mit Hilfe der Formeln in ► Tab. 26.4 anzupassen.

Tab. 26.4 Anpassung des Kontrastmittelvolumens.

CT-Zeilenzahl	Berechnung des KM-Volumens
bis 16-Zeiler	Scanzeit × Flow
16- bis 20-Zeiler	(Scanzeit + 5) × Flow
32- bis 80-Zeiler	(Scanzeit + 10) × Flow
Flash/TurboFlash/ONE Volume	(Scanzeit + 15) × Flow

Tab. 26.5 Scanelement.

Nr.	Name	Delay	Start	Ende	Scanrichtung
1	CTA Thorax	-	oberhalb Lungenspitzen	unterhalb Nebenarterien	kraniokaudal

Tab. 26.6 Rekonstruktionsaufträge.

	Rekon 1	Rekon 2	Rekon 3	Rekon 4
Filter/Kernel	Weichteil	Lunge	Weichteil	Lunge
Schichtdicke	3 mm	3 mm	Dünnschicht*	Dünnschicht*
Schichtabstand	3 mm	3 mm	30–50 % Überlappung	30–50 % Überlappung
Bildfensterung	WW: 500, WL: 150	WW: 1500, WL: -500	WW: 500, WL:150	WW: 1500, WL: -500
Hinweise	-		für Bildnachverarbeitung (MPR/3D)	

* Mit der optionalen 3D-MPR-Software von Siemens-Geräten kann die Bildnachverarbeitung (MPR) direkt aus den Rohdaten vorgenommen werden. In diesem Fall ist eine Dünnschichtrekonstruktion nicht erforderlich.

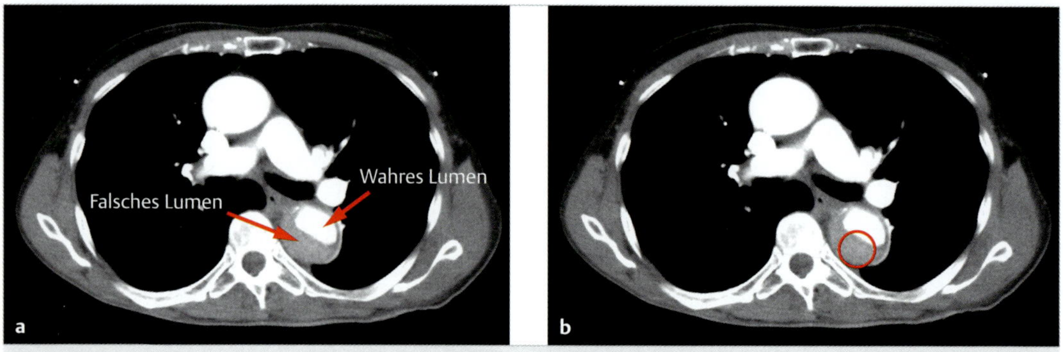

Abb. 26.2 Vorgehen bei Aortendissektion.
a Wahres und falsches Gefäßlumen bei Vorliegen einer Aortendissektion.
b Wenn die Mess-ROI das wahre (gut durchblutete) Gefäßlumen nur teilweise erfasst, kann es passieren, dass der Ziel-Schwellenwert der Bolustriggerung nicht erreicht wird. In diesem Fall muss die Spirale manuell gestartet werden.

26.3 Bildnachverarbeitung

Übersicht der empfohlenen Bildnachverarbeitung in ▶ Tab. 26.7.

Tab. 26.7 Bildnachverarbeitung bei Thorax-CTA.

Nachverarbeitungstechnik	Schichtebene	Verwendeter Dünnschichtdatensatz	Schichtdicke	Schichtabstand	Abbildung
Average/Mittelwert (klassische MPR)	streng koronal	Weichteil	3 mm	3 mm	▶ Abb. 26.3a
	streng sagittal	Weichteil	3 mm	3 mm	▶ Abb. 26.3c
	streng koronal	Lunge	3 mm	3 mm	▶ Abb. 26.3b
	streng sagittal	Lunge	3 mm	3 mm	▶ Abb. 26.3d
Maximum-Intensitäts-Projektion (MaxIP)	streng koronal	Weichteil	5–10 mm	3 mm	▶ Abb. 26.3a
	streng sagittal	Weichteil	5–10 mm	3 mm	▶ Abb. 26.3c
	oblique/schräg (Aortenbogen parallel)	Weichteil	10 mm	3 mm	▶ Abb. 26.4, ▶ Abb. 26.5, ▶ Abb. 26.6, ▶ Abb. 26.7

26.3.1 Rekonstruktionen

Koronale und sagittale Reformatierung

Die Planung der Bildstapel ist in ▶ Abb. 26.3 dargestellt.

Aortenbogen schräg

Zur Planung des Bildstapels (▶ Abb. 26.5) ist es wichtig, zuvor den Datensatz in allen Ebenen korrekt auszurichten. Dazu sind folgende drei Schritte durchzuführen:

1. In der axialen Ebene das Fadenkreuz so ausrichten, dass die Aorta ascendens und die Aorta descendens durch eine Linie miteinander verbunden sind (▶ Abb. 26.4c).
2. Je nach individuellem Verlauf der Aorta thoracalis kann es notwendig sein, auf der entstandenen koronal-obliquen Ebene die senkrecht verlaufende Linie dem Verlauf der Aorta descendens anzupassen (▶ Abb. 26.4a).
3. Ergebnisbild (▶ Abb. 26.4b).

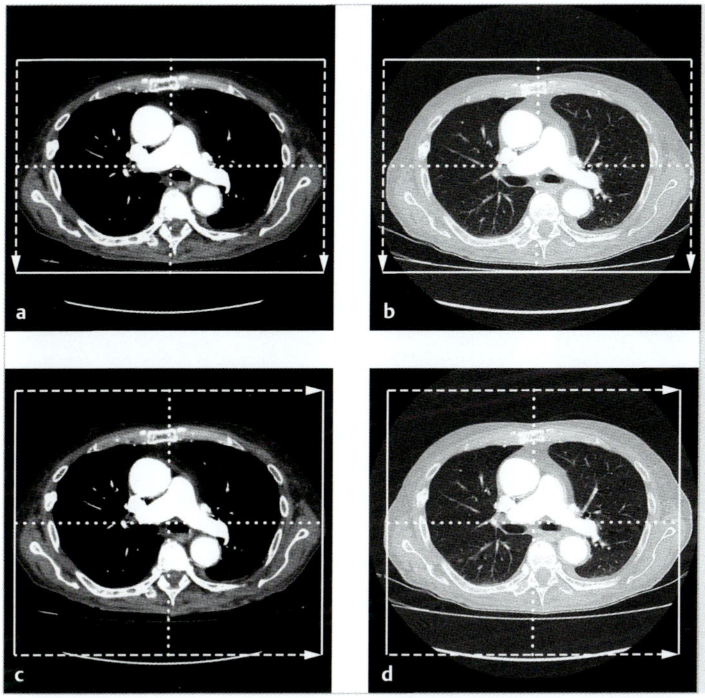

Abb. 26.3 Koronale und sagittale Reformatierung.
a Rekonstruktionsbereich des koronalen Bildstapels des Weichteilfensters.
b Rekonstruktionsbereich des koronalen Bildstapels des Lungenfensters.
c Rekonstruktionsbereich des sagittalen Bildstapels des Weichteilfensters.
d Rekonstruktionsbereich des sagittalen Bildstapels des Lungenfensters.

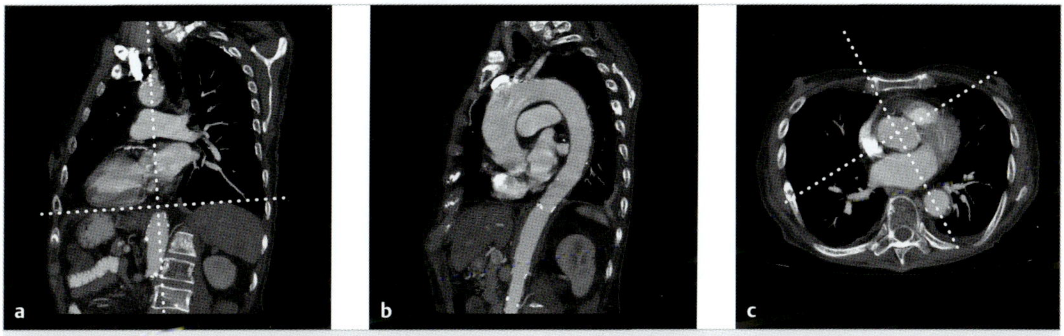

Abb. 26.4 Ausrichtung der Ebenen bei CTA des Thorax.
a Koronal-oblique Ebene.
b Ergebnisbild.
c Axiale Ebene.

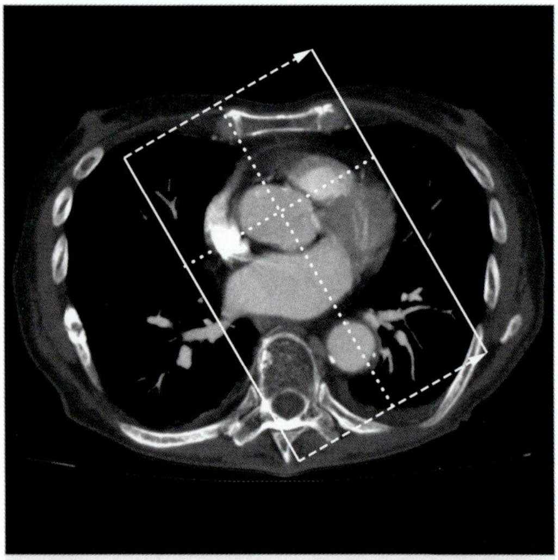

Abb. 26.5 Rekonstruktionsbereich des Bildstapels.

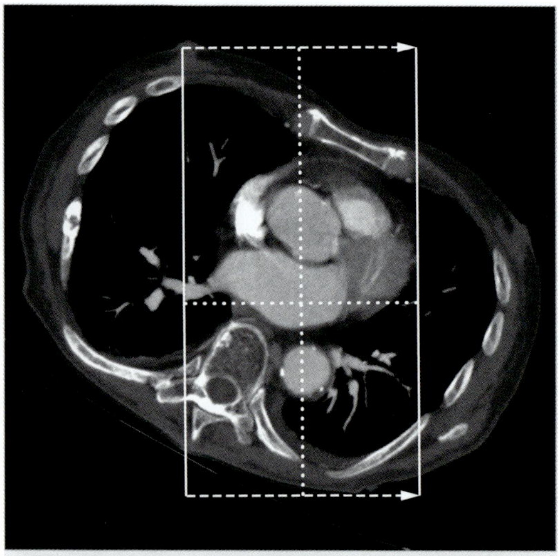

Abb. 26.7 Rekonstruktionsbereich des Bildstapels (Toshiba-adaptiert).

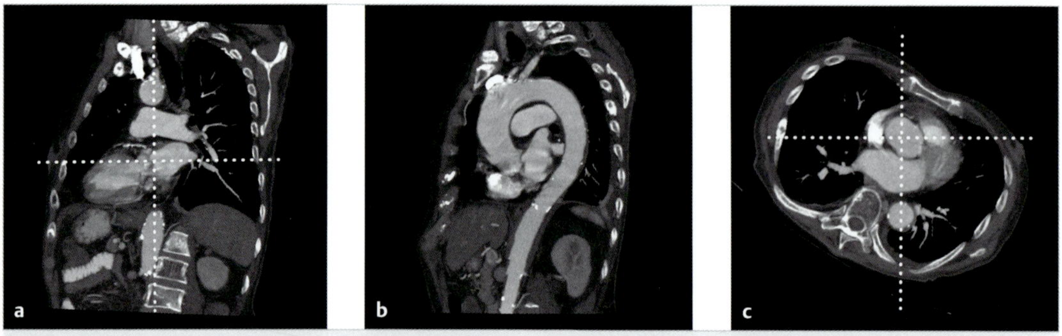

Abb. 26.6 Ausrichtung der Ebenen bei CTA des Thorax.
a Koronal-oblique Ebene.
b Ergebnisbild.
c Axiale Ebene.

26.3.2 Bildnachverarbeitung Toshiba-adaptiert

Die Besonderheit bei der MPR-Software von Toshiba-Scannern ist, dass die Bilder gedreht werden, um sie auszurichten, und nicht – wie bei anderen MPR-Softwarelösungen– das Fadenkreuz.

Aortenbogen schräg

Zur Planung des Bildstapels (▶ Abb. 26.7) ist es wichtig, zuvor den Datensatz in allen Ebenen korrekt auszurichten. Dazu sind folgende drei Schritte durchzuführen:

1. Die axiale Ebene so ausrichten, dass die Aorta ascendens und die Aorta descendens durch die Linie des Fadenkreuzes miteinander verbunden sind (▶ Abb. 26.6c).
2. Je nach individuellem Verlauf der Aorta thoracalis kann es notwendig sein, die entstandene koronal-oblique Ebene so zu drehen, dass die senkrechte verlaufende Linie des Fadenkreuzes dem Verlauf der Aorta descendens folgt (▶ Abb. 26.6a).
3. Ergebnisbild (▶ Abb. 26.6b).

Tipps

- Die Kontrastmittelgabe über den rechten Arm verhindert kontrastmittelbedingte Einstromartefakte im Bereich des Aortenbogens.
- Die Verwendung einer EKG-synchronisierten Akquisition kann verwendet werden, um die Bewegungsartefakte der Aorta ascendens und der Abgänge der Koronargefäße zu eliminieren (dies kann, je nach verwendeter Scantechnik, zu deutlich höherer Strahlenexposition führen).
- Wenn keine EKG-synchronisierte Akquisition verfügbar ist, können Bewegungsartefakte der Aorta ascendens reduziert werden, indem die Scanzeit so kurz wie möglich gewählt wird. Dies gelingt durch die Optimierung folgender Parameter:
  - PITCH: so hoch wie möglich
  - Rotationsgeschwindigkeit: so schnell wie möglich
- Wenn der Patient die Arme nicht über dem Kopf lagern kann, sollten sie ausgestreckt auf dem Bauch gelagert werden (S. 62).
- Bei CT-Scannern mit leistungsstarken Röntgenstrahlern können niedrigere Röhrenspannungen (100 kV, 80 kV) verwendet werden. Dies verbessert deutlich den Gefäßkontrast und kann die Möglichkeit der Dosisreduktion (S. 20) bieten.
- Die niedrigen Röhrenspannungen können auch bei CT Scannern mit geringerer Röhrenleistung verwendet werden. Allerdings beschränkt sich die Anwendbarkeit der geringeren Röhrenspannungen auf sehr schlanke Patienten.

27 Double Rule Out (Gleichzeitiger Ausschluss von Lungenembolie und Aortendissektion)

27.1 Vor der Untersuchung

27.1.1 Häufige Indikation

Gleichzeitiger Ausschluss von Lungenembolie und Aortendissektion.

27.1.2 Vorbereitung

Allgemein

- Wegen der Kontrastmittelgabe sollte der Patient wenn möglich 4 Stunden vor der Untersuchung nüchtern bleiben oder nur leichte Kost zu sich nehmen.
- Voruntersuchungen und Vorbefunde prüfen.
- Laborwerte prüfen: Kreatinin, eGFR, TSH.
- Patienten über die Untersuchung aufklären.
- Indikationen gezielt überprüfen:
  - Schwangerschaft
  - gleiche Untersuchung unmittelbar vorher
  - Niereninsuffizienz
  - Allergien
  - Schilddrüsenerkrankungen
  - Metformingabe bei Diabetes mellitus

Patientenvorbereitung

- Untersuchungsgebiet freimachen.
- Störende Fremdkörper und Metall entfernen.
- Zahnersatz wenn möglich entfernen, um Komplikationen bei einer Kontrastmittelreaktion vorzubeugen.
- Verweilkanüle (18 Gauge, grün) legen, wenn möglich am rechten Arm.

Patientenaufklärung

Wichtige Punkte, über die der Patient informiert werden sollte, während er auf dem Untersuchungstisch gelagert und für die Untersuchungsdurchführung vorbereitet wird:
- Wärmegefühl bei der Kontrastmittelinjektion
- mittlere Inspiration bei den folgenden Atemkommandos (tiefe Inspiration sollte vermieden werden)

Das Üben des Atemkommandos mit dem Patienten vor Beginn der Untersuchung führt zu besseren Untersuchungsergebnissen und beruhigt den Patienten, da er weiß, was auf ihn zukommt.

Aktiver Strahlenschutz

- Linsenschutz:
  - verwenden, wenn das Übersichtsradiogramm am Orbita-Unterrand beginnt.
  - nach dem Übersichtsradiogramm auflegen.
  - Abstandshalter (z. B. metallfreie Brille) verwenden, um die Artefakte zu minimieren.
- Schilddrüsenschutz (Bismuth):
  - nach dem Übersichtsradiogramm auflegen.
  - Abstandshalter (z. B. Gelkissen) verwenden, um die Artefakte zu reduzieren.
- Männer: Hodenkapsel anlegen lassen.

Patientenlagerung

- Rückenlage einnehmen lassen, Head First oder Feet First.
- Arme über dem Kopf lagern (eleviert).
- Auf bequeme Patientenlagerung achten:
  - Die Arme bei Bedarf unterpolstern.
  - Knierolle unterlegen.
- Klettgurte anbringen.

Zentrierung für Übersichtsradiogramm

- Seitenlaser (Tischhöhe): seitliche Thoraxmitte
- Startposition Übersichtsradiogramm (Querlaser-Scanebene): Orbita-Unterrand (bei kraniokaudaler Scanrichtung)

27.1.3 Untersuchungsprotokoll und Planung

Untersuchungsprotokoll in ▶ Tab. 27.1, ▶ Tab. 27.2, ▶ Tab. 27.4, Planung in ▶ Abb. 27.1.

Tab. 27.1 Übersichtsradiogramm für die Untersuchungsplanung.			
Start	**Ende**	**Ausrichtung**	**Länge**
Schädelbasis	unterhalb Sitzbein	a. p. (und lateral)	ca. 1000 mm

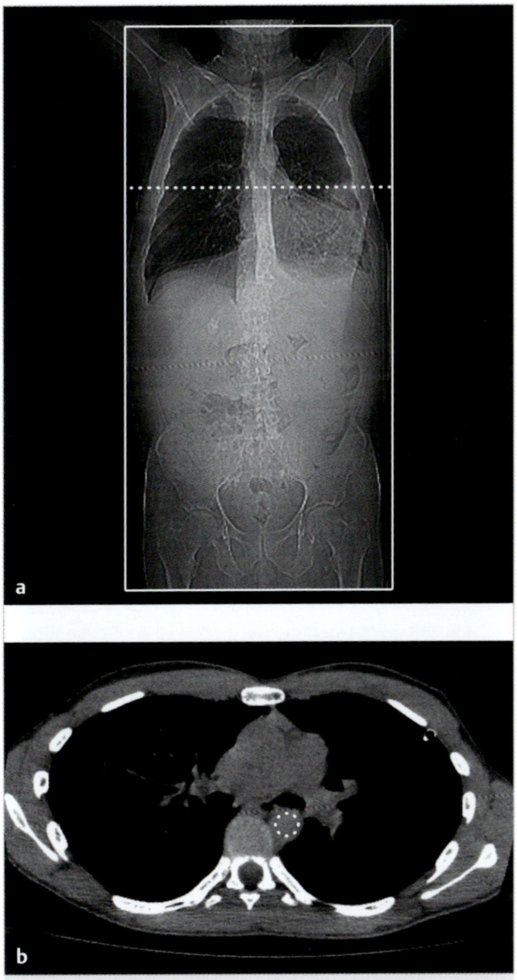

Abb. 27.1 Planung einer Double-Rule-Out-Untersuchung.
a Planung der Untersuchungsbereiche.
b Positionierung der Mess-ROI für die Bolustriggerung.

Patientenorientierung

- Wenn der Patient mit Kopf in Richtung Gantry gelagert wird: Head-First (Kopf voran) und Supination (Rückenlage).
- Wenn der Patient mit den Füßen in Richtung Gantry gelagert wird: Feet-First (Füße voran) und Supination (Rückenlage).

27.2 Untersuchungsablauf

- Linsenschutz und Schilddrüsenschutz auflegen (Bismuth).
- Planungsschicht für Bolustracking akquirieren (▶ Tab. 27.2).
- ROI für Bolustracking in Aorta descendens platzieren (▶ Abb. 27.1b).
- Kontrastmittelinjektor für die Injektion vorbereiten (▶ Tab. 27.3).
- Kontrastmittelinjektion und Bolustracking gleichzeitig starten.
- Die Bolustracking-Messung startet nach Ablauf des (10-s-)Pre-Monitoring-Delays (auf Monitoring-Bildern darauf achten, ob eine Aortendissektion vorliegt).
- „Scanelement 1“ (▶ Tab. 27.4) startet nach Erreichen der Triggerschwelle (ggf. manuell starten, wenn z. B. bei Vorliegen einer Dissektion der Schwellenwert nicht erreicht wird).
- Rekonstruktionsaufträge siehe in ▶ Tab. 27.5.

Tipp

Bei V. a. Aortendissektion ist wichtig, die Gefäßkontrastierung während des Bolustrackings genau zu beobachten. Wenn eine Dissektion vorliegt, kann es sein, dass die ROI das gut durchströmte, wahre Gefäßlumen nicht optimal erfasst und die Bolustriggerung nicht automatisch auslöst (▶ Abb. 27.2). In diesem Fall muss der Spiralscan manuell ausgelöst werden, sobald das wahre Lumen sichtbar kontrastiert ist.

Tipp

Bei **Injektionsgeschwindigkeiten von weniger als 2,0 ml/s** die Spirale erst starten, wenn das Kontrastmittel komplett eingelaufen ist und die NaCl Injektion beginnt. Beispiel: 100 ml KM bei Flow 1,0 ml/s: Die Spirale nach 100 s starten.

Tab. 27.2 Bolustracking (BT).

Lokalisation Planungsschicht	ROI-Position	Pre-Monitoring Delay
1 cm unterhalb Tracheabifurkation	Aorta descendens	10 s

Tab. 27.3 Kontrastmittelprotokoll.

	Volumen (ml)	Flow (ml/s)
Kontrastmittel	110*	4,0
NaCl	40	4,0

* oder die Kontrastmittelmenge, die an Ihrem CT-Gerät üblicherweise für eine CTA der Aorta verwendet wird + 30 ml KM-Volumen. Dadurch wird sichergestellt, dass auch die Lungenarterien gut kontrastiert sind.

Tab. 27.4 Scanelement.

Nr.	Name	Delay	Start	Ende	Scanrichtung
1	Double Rule Out	-	unterhalb Schädelbasis	unterhalb Sitzbein*	kraniokaudal

* Wenn sich der Untersuchungsbereich nur auf den Thorax beschränken soll, sollte der Scanbereich bis unterhalb der Nierenarterien reichen.

Tab. 27.5 Rekonstruktionsaufträge.

	Rekon 1	Rekon 2	Rekon 3	Rekon 4
Filter/Kernel	Weichteil	Lunge	Weichteil	Lunge
Schichtdicke	3 mm	3 mm	Dünnschicht*	Dünnschicht*
Schichtabstand	3 mm	3 mm	30–50 % Überlappung	30–50 % Überlappung
Bildfensterung	WW: 500, WL: 150	WW: 1500, WL: -500	WW: 500, WL: 150	WW: 1500, WL: -500
Hinweise	-	nur Thoraxregion	für Bildnachverarbeitung (MPR, 3D)	

* Mit der optionalen 3D-MPR-Software von Siemens-Geräten kann die Bildnachverarbeitung (MPR) direkt aus den Rohdaten vorgenommen werden. In diesem Fall ist eine Dünnschichtrekonstruktion nicht erforderlich.

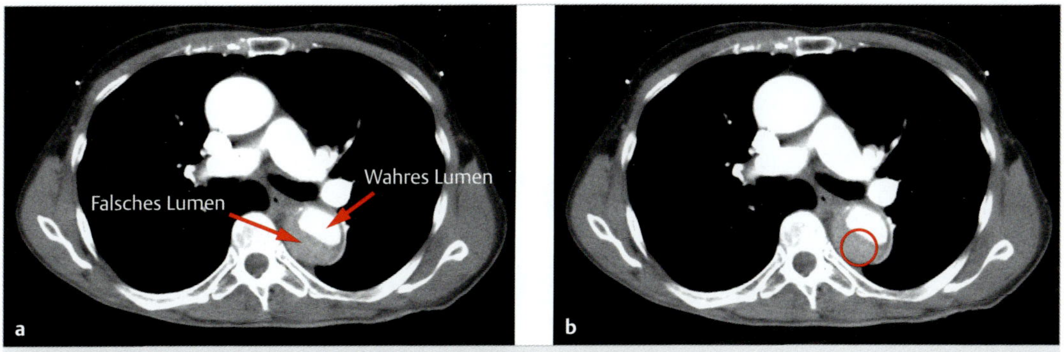

Abb. 27.2 Vorgehen bei Aortendissektion.
a Wahres und falsches Gefäßlumen bei Vorliegen einer Aortendissektion.
b Wenn die Mess-ROI das wahre (gut durchblutete) Gefäßlumen nur teilweise erfasst, kann es passieren, dass der Ziel-Schwellenwert der Bolustriggerung nicht erreicht wird. In diesem Fall muss die Spirale manuell gestartet werden.

27.3 Bildnachverarbeitung

Übersicht der empfohlenen Bildnachverarbeitung in ▶ Tab. 27.6.

27.3.1 Rekonstruktionen

Koronale und sagittale Reformatierung

Die Planung der Bildstapel ist in ▶ Abb. 27.3 dargestellt.

Aortenbogen schräg

Zur Planung des Bildstapels (▶ Abb. 27.5) ist es wichtig, zuvor den Datensatz in allen Ebenen korrekt auszurichten. Dazu sind folgende drei Schritte durchzuführen:

1. In der axialen Ebene das Fadenkreuz so ausrichten, dass die Aorta ascendens und die Aorta descendens durch eine Linie miteinander verbunden sind (▶ Abb. 27.4c).
2. Je nach individuellem Verlauf der Aorta thoracalis kann es notwendig sein, auf der entstandenen Koronal-oblique-Ebene die senkrecht verlaufende Linie dem Verlauf der Aorta descendens anzupassen (▶ Abb. 27.4a).
3. Ergebnisbild (▶ Abb. 27.4b).

Tab. 27.6 Bildnachverarbeitung bei „Double Rule Out“.

Nachverarbeitungstechnik	Schichtebene	Verwendeter Dünnschichtdatensatz	Schichtdicke	Schichtabstand	Abbildung
Average/Mittelwert (klassische MPR)	streng koronal	Weichteil	3 mm	3 mm	▶ Abb. 27.3a
	streng sagittal	Weichteil	3 mm	3 mm	▶ Abb. 27.3c
	streng koronal	Lunge	3 mm	3 mm	▶ Abb. 27.3b
	streng sagittal	Lunge	3 mm	3 mm	▶ Abb. 27.3d
Maximum-Intensitäts-Projektion (MaxIP)	streng koronal	Weichteil	5 mm	3 mm	▶ Abb. 27.3a
	streng sagittal	Weichteil	5 mm	3 mm	▶ Abb. 27.3c
	oblique/schräg (Aortenbogen parallel)	Weichteil	5 mm	3 mm	▶ Abb. 27.4, ▶ Abb. 27.5, ▶ Abb. 27.6, ▶ Abb. 27.7

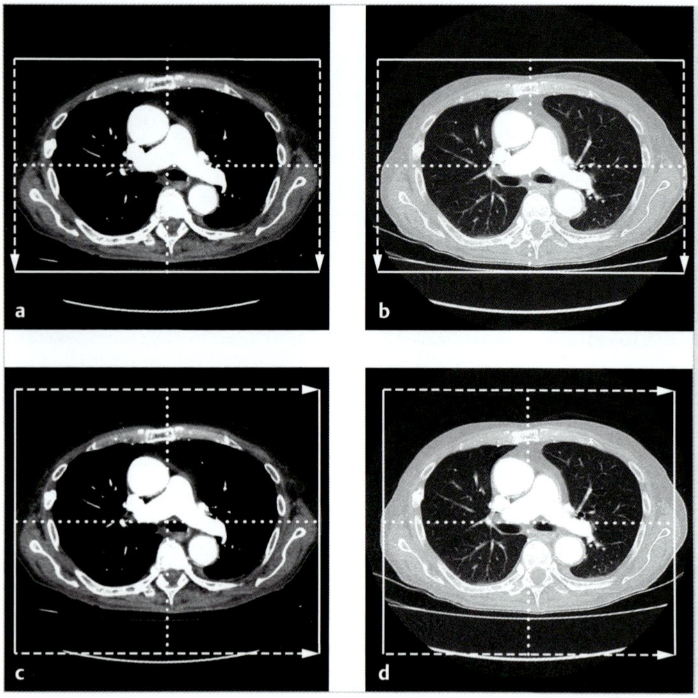

Abb. 27.3 **Koronale und sagittale Reformatierung.**
a Rekonstruktionsbereich des koronalen Bildstapels des Weichteilfensters.
b Rekonstruktionsbereich des koronalen Bildstapels des Lungenfensters.
c Rekonstruktionsbereich des sagittalen Bildstapels des Weichteilfensters.
d Rekonstruktionsbereich des sagittalen Bildstapels des Lungenfensters.

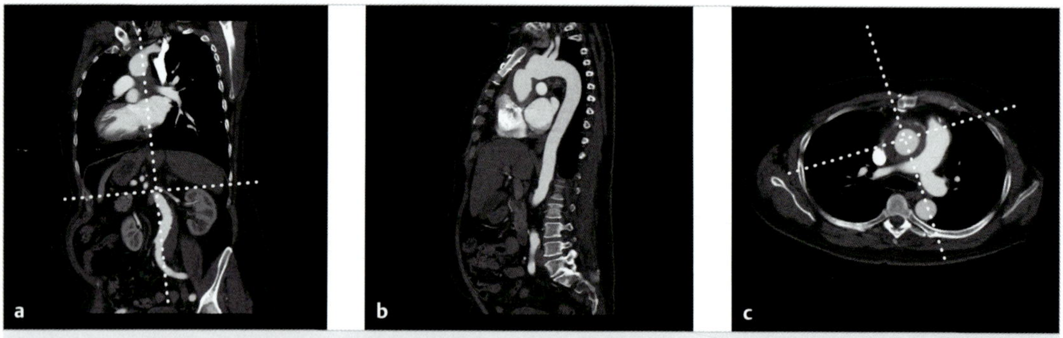

Abb. 27.4 **Ausrichtung der Ebenen zur Darstellung des Aortenbogens.**
a Koronal-oblique Ebene.
b Ergebnisbild.
c Axiale Ebene.

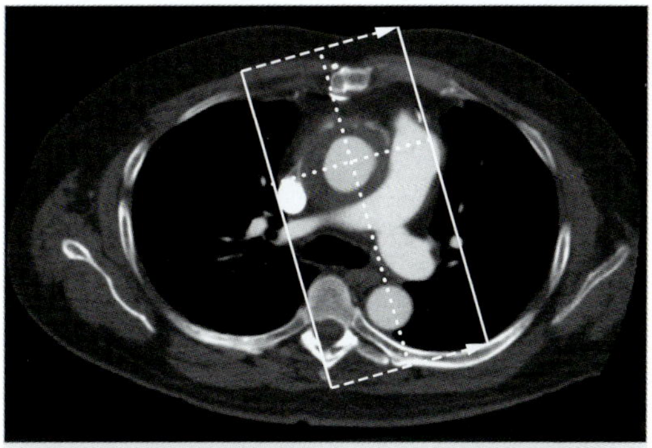

Abb. 27.5 Rekonstruktionsbereich des Bildstapels.

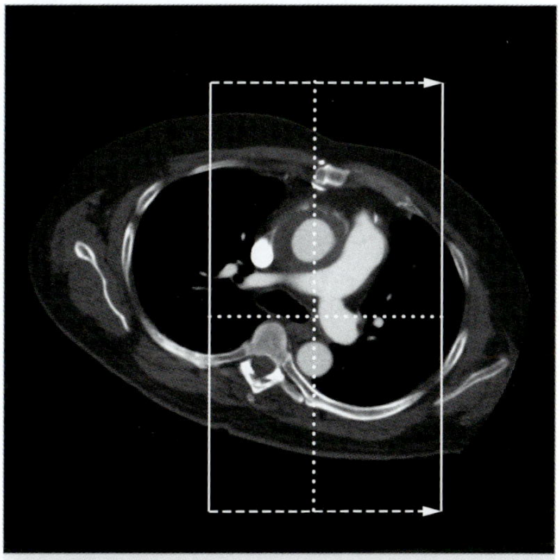

Abb. 27.7 Rekonstruktionsbereich des Bildstapels (Toshiba-adaptiert).

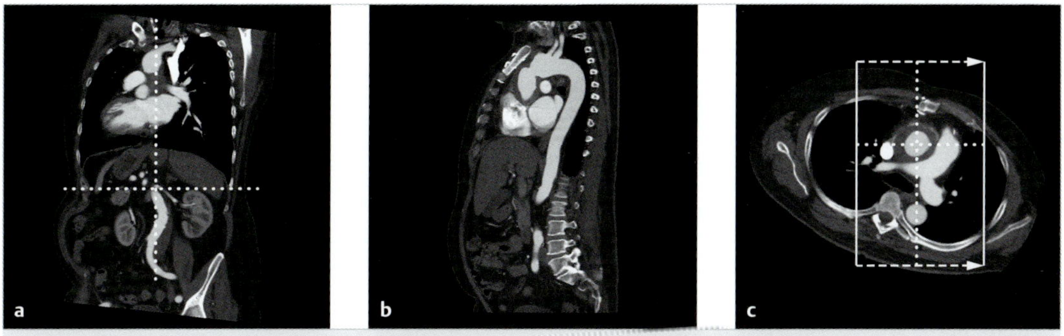

Abb. 27.6 Ausrichtung der Ebenen zur Darstellung des Aortenbogens (Toshiba-adaptiert).

a Koronal-oblique Ebene.

b Ergebnisbild.

c Axiale Ebene.

27.3.2 Bildnachverarbeitung Toshiba-adaptiert

Die Besonderheit bei der MPR-Software von Toshiba-CT-Scannern ist, dass die Bilder gedreht werden, um sie auszurichten, und nicht – wie bei anderen MPR-Softwarelösungen – das Fadenkreuz.

Aortenbogen schräg

Zur Planung des Bildstapels (▶ Abb. 27.7) ist es wichtig, zuvor den Datensatz in allen Ebenen korrekt auszurichten. Dazu sind folgende drei Schritte durchzuführen:

1. Die axiale Ebene so ausrichten, dass die Aorta ascendens und die Aorta descendens durch die Linie des Fadenkreuzes miteinander verbunden sind (▶ Abb. 27.6c).
2. Je nach individuellem Verlauf der Aorta thorakalis kann es notwendig sein, die entstandene koronal-oblique Ebene so zu drehen, dass die senkrecht verlaufende Linie des Fadenkreuzes dem Verlauf der Aorta descendens folgt (▶ Abb. 27.6a).
3. Ergebnisbild (▶ Abb. 27.6b).

Tipps

- Die Kontrastmittelgabe über den rechten Arm verhindert kontrastmittelbedingte Einstromartefakte im Bereich des Aortenbogens.
- Die EKG-synchronisierte Akquisition kann verwendet werden, um die Bewegungsartefakte der Aorta ascendens und der Abgänge der Koronargefäße zu eliminieren (dies kann, je nach verwendeter Scantechnik, zu deutlich höherer Strahlenexposition führen).
- Wenn keine EKG-synchronisierte Akquisition verfügbar ist, können Bewegungsartefakte der Aorta ascendens reduziert werden, indem die Scanzeit so kurz wie möglich gewählt wird. Dies gelingt durch die Optimierung folgender Parameter:
  - PITCH: so hoch wie möglich
  - Rotationsgeschwindigkeit: so schnell wie möglich
- Wenn der Patient die Arme nicht über dem Kopf lagern kann, sollten sie ausgestreckt auf dem Bauch gelagert werden (S. 62).
- Bei CT-Scannern mit leistungsstarken Röntgenstrahlern können niedrigere Röhrenspannungen (100 kV, 80 kV) verwendet werden. Dies verbessert deutlich den Gefäßkontrast und kann die Möglichkeit der Dosisreduktion (S. 19) bieten.
- Die niedrigen Röhrenspannungen können auch bei CT-Scannern mit geringerer Röhrenleistung verwendet werden. Allerdings beschränkt sich ihre Anwendbarkeit hier auf sehr schlanke Patienten.

28 CTA Arteria subclavia

28.1 Vor der Untersuchung

28.1.1 Häufige Indikationen

- V. a. Stenose der A. subclavia
- V. a. Subclavian-Steel-Syndrom (SSS)
- V. a. Thoracic-Outlet-Syndrom

28.1.2 Vorbereitung

Allgemein

- Wegen der Kontrastmittelgabe sollte der Patient wenn möglich 4 Stunden vor der Untersuchung nüchtern bleiben oder nur leichte Kost zu sich nehmen.
- Voruntersuchungen und Vorbefunde prüfen.
- Laborwerte prüfen: Kreatinin, eGFR, TSH.
- Patienten über die Untersuchung aufklären.
- Indikationen gezielt überprüfen:
  - Schwangerschaft
  - gleiche Untersuchung unmittelbar vorher
  - Niereninsuffizienz
  - Allergien
  - Schilddrüsenerkrankungen
  - Metformingabe bei Diabetes mellitus

Patientenvorbereitung

- Untersuchungsgebiet freimachen.
- Zahnersatz wenn möglich entfernen, um Komplikationen bei einer Kontrastmittelreaktion vorzubeugen.
- Störende Fremdkörper und Metall entfernen.
- Verweilkanüle (18 Gauge, grün) auf der nicht betroffenen Seite legen (z. B. wenn die rechte A. subclavia untersucht werden soll, am linken Arm legen). Wenn beide Seiten untersucht werden sollen, ist die rechte Armseite vorzuziehen.

Patientenaufklärung

Wichtige Punkte, über die der Patient informiert werden sollte, während er auf dem Untersuchungstisch gelagert und für die Untersuchungsdurchführung vorbereitet wird:
- Wärmegefühl bei der Kontrastmittelinjektion
- mittlere Inspiration bei den folgenden Atemkommandos (tiefe Inspiration sollte vermieden werden).

Das Atemkommando sollte mit dem Patienten vor Beginn der Untersuchung geübt werden. Dies führt zu besseren Untersuchungsergebnissen und beruhigt den Patienten, da er weiß, was auf ihn zukommt.

Aktiver Strahlenschutz

Schilddrüsenschutz (Bismuth):
- nach dem Übersichtsradiogramm auflegen.
- Abstandshalter (z. B. Gelkissen) verwenden.
- Beckenregion bis zum Bauchnabel in Bleigummimatte einwickeln.

Patientenlagerung

- Rückenlage einnehmen lassen – Head-First
- Die Lagerung der Arme ist von der Fragestellung abhängig:
  - Wenn nur eine Seite untersucht werden soll: Den zu untersuchenden Arm am Körper entlang lagern und den kontralateralen Arm über dem Kopf.
  - Wenn beide Seiten untersucht werden sollen: Beide Arme am Körper entlang lagern.
  - Bei der Fragestellung nach Thoracic-Outlet-Syndrom: Beide Arme über dem Kopf lagern.

Hinweis

Bei V. a. Thoracic-Outlet-Syndrom wird die Untersuchung üblicherweise einmal bei Armlagerung neben dem Körper und einmal mit elevierten (über dem Kopf) Armen durchgeführt.

Zu beachten

Der Arm, der für die Kontrastmittelapplikation verwendet wird, sollte möglichst gestreckt gelagert werden, damit das Kontrastmittel ungehindert appliziert werden kann.

- Auf bequeme Patientenlagerung achten:
  - Die Arme bei Bedarf unterpolstern.
  - Knierolle unterlegen.
- Klettgurte anbringen.

Zentrierung für Übersichtsradiogramm

- Seitenlaser (Tischhöhe): seitliche Thoraxmitte
- Startposition Übersichtsradiogramm (Querlaser-Scanebene): Kinnspitze (bei kraniokaudaler Scanrichtung)

28.1.3 Untersuchungsprotokoll und Planung

Untersuchungsprotokoll in ► Tab. 28.1, ► Tab. 28.2, ► Tab. 28.5, Planung in ► Abb. 28.1.

Tipp

Verwenden Sie das Protokoll, welches Sie auch für die CTA der thorakalen Aorta benutzen.

Patientenorientierung

- Wenn der Patient mit Kopf in Richtung Gantry gelagert wird: Head-First (Kopf voran) und Supination (Rückenlage).
- Wenn der Patient mit den Füßen in Richtung Gantry gelagert wird: Feet-First (Füße voran) und Supination (Rückenlage).

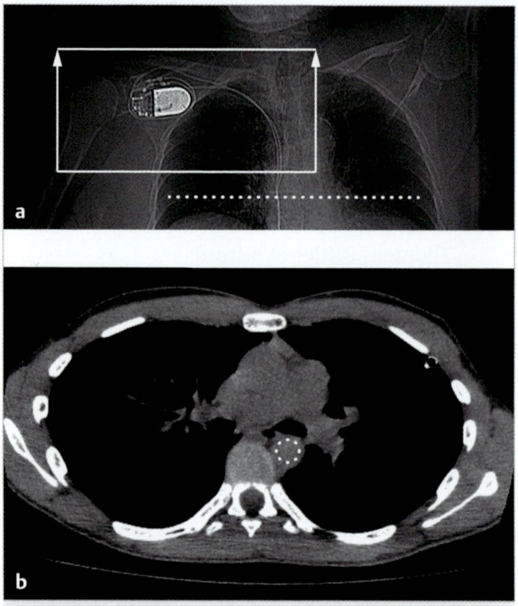

Abb. 28.1 Planung einer CTA der A. subclavia (hier am Beispiel der rechten A. subclavia).
a Planung der Untersuchungsbereiche.
b Positionierung der Mess-ROI für die Bolustriggerung.

Tab. 28.1 Übersichtsradiogramm für die Untersuchungsplanung.

Start	Ende	Ausrichtung	Länge
Kinnspitze	Sternummitte	a. p. (und lateral)	ca. 350 mm

28.2 Untersuchungsablauf

- Planungsschicht für Bolustracking akquirieren (▶ Tab. 28.2).
- ROI für Bolustracking in Aorta (descendens) platzieren (▶ Abb. 28.1b).
- Kontrastmittelinjektor für die Injektion vorbereiten (▶ Tab. 28.3).
- Kontrastmittelinjektion und Bolustracking gleichzeitig starten.
- Die Bolustracking-Messung startet nach Ablauf des (10-s-)Pre-Monitoring-Delays.
- „Scanelement 1" (▶ Tab. 28.5) startet automatisch nach Erreichen der Triggerschwelle (ggf. manuell starten).
- Rekonstruktionsaufträge siehe in ▶ Tab. 28.6.

Tab. 28.2 Bolustracking (BT).

Lokalisation Planungsschicht	ROI-Position	Pre-Monitoring-Delay
1 cm unterhalb Tracheabifurkation	Aorta descendens	10 s

Tab. 28.3 Kontrastmittelprotokoll.

	Volumen (ml)	Flow (ml/s)
Kontrastmittel	80*	4,0
NaCl	40	4,0

* Je nach Gerätetyp und Scangeschwindigkeit kann es ggf. sinnvoll sein, das o. g. Kontrastmittelvolumen mit Hilfe der Formeln in ▶ Tab. 28.4 anzupassen.

Tab. 28.4 Anpassung des Kontrastmittelvolumens.

CT-Zeilenzahl	Berechnung des KM-Volumens
bis 16-Zeiler	Scanzeit × Flow
16- bis 20-Zeiler	(Scanzeit + 5) × Flow
32- bis 80-Zeiler	(Scanzeit + 10) × Flow
Flash/TurboFlash/ONE Volume	(Scanzeit + 15) × Flow

Tab. 28.5 Scanelement.

Nr.	Name	Delay	Start	Ende	Scanrichtung
1	CTA A. subclavia	Minimum	unterhalb Aortenbogen	oberhalb Akromioklavikulargelenk	kaudokranial

Tab. 28.6 Rekonstruktionsaufträge.

	Rekon 1	Rekon 2
Filter/Kernel	Weichteil	Weichteil
Schichtdicke	3 mm	Dünnschicht*
Schichtabstand	3 mm	30–50 % Überlappung
Bildfensterung	WW: 500, WL: 150	WW: 500, WL: 150
Hinweise	-	für Bildnachverarbeitung (MPR, 3D)

* Mit der optionalen 3D-MPR-Software von Siemens-Geräten kann die Bildnachverarbeitung (MPR) direkt aus den Rohdaten vorgenommen werden. In diesem Fall ist eine Dünnschichtrekonstruktion nicht erforderlich.

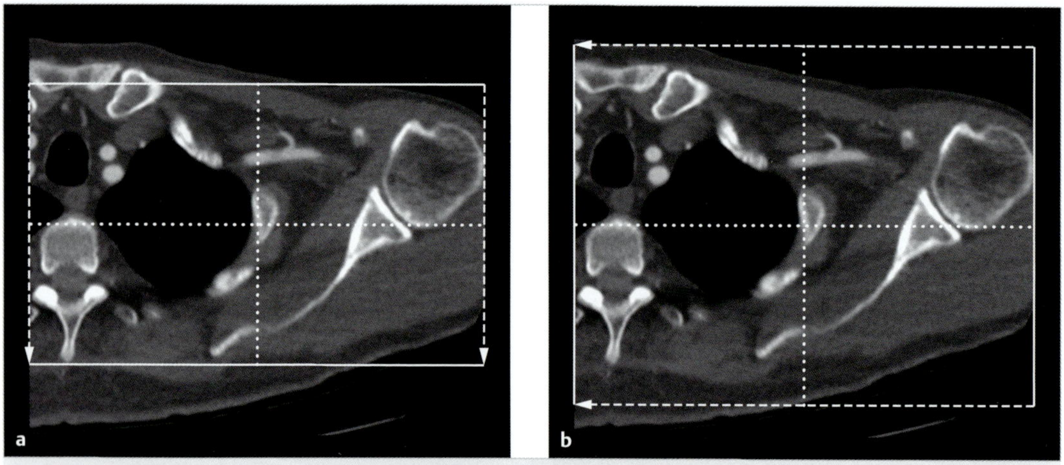

Abb. 28.2 Bildnachverarbeitung einer CTA der A. subclavia (hier am Bespiel der linken Seite).
a Rekonstruktionsbereich des streng koronalen Bildstapels.
b Rekonstruktionsbereich des streng sagittalen Bildstapels.

28.3 Bildnachverarbeitung

Übersicht der empfohlenen Bildnachverarbeitung in ▶ Tab. 28.7.

Tab. 28.7 Bildnachverarbeitung bei CTA der A. subclavia.

Nachverarbeitungstechnik	Schichtebene	Verwendeter Dünnschichtdatensatz	Schichtdicke	Schichtabstand	Abbildung
Average/Mittelwert (klassische MPR)	streng koronal	Weichteil	3 mm	3 mm	▶ Abb. 28.2a
	streng sagittal	Weichteil	3 mm	3 mm	▶ Abb. 28.2b
Maximum-Intensitäts-Projektion (MaxIP)	streng koronal	Weichteil	5 mm	3 mm	▶ Abb. 28.2a
	streng sagittal	Weichteil	5 mm	3 mm	▶ Abb. 28.2b
	streng axial	Weichteil	5 mm	3 mm	-
Weiterführende anatomieadaptierte Bildnachverarbeitung					
Average/Mittelwert (klassische MPR)	schräg koronal anatomieadaptiert	Weichteil	3 mm	3 mm	▶ Abb. 28.3, ▶ Abb. 28.4, ▶ Abb. 28.5, ▶ Abb. 28.6
Maximum-Intensitäts-Projektion (MaxIP)	schräg koronal anatomieadaptiert	Weichteil	5 mm	3 mm	▶ Abb. 28.3, ▶ Abb. 28.4, ▶ Abb. 28.5, ▶ Abb. 28.6

28.3.1 Rekonstruktionen

Vor der Planung der Bildstapel (▸ Abb. 28.4) ist es wichtig, die schräg koronale Ebene korrekt auszurichten. Dafür sind folgende 3 Schritte durchzuführen:

1. Auf der axialen Ebene das Fadenkreuz so drehen, dass die horizontale Linie des Kreuzes parallel zur A. subclavia verläuft (▸ Abb. 28.3c).
2. Um den Gefäßverlauf in der koronalen Ebene möglichst optimal darzustellen, kann es jedoch manchmal sinnvoll sein, das Fadenkreuz auf der sagittalen Ebene ein wenig zu drehen (▸ Abb. 28.3b).
3. Ergebnisbild (▸ Abb. 28.3a).

Tipps

- Die Kontrastmittelgabe über den kontralateralen Arm durchführen.
- Bei CT-Scannern mit leistungsstarken Röntgenstrahlern können niedrigere Röhrenspannungen (100 kV, 80 kV) verwendet werden. Dies verbessert deutlich den Gefäßkontrast und kann die Möglichkeit der Dosisreduktion (S. 19) bieten.
- Die niedrigen Röhrenspannungen können auch bei CT-Scannern mit geringerer Röhrenleistung verwendet werden. Allerdings beschränkt sich die Anwendbarkeit auf sehr schlanke Patienten.

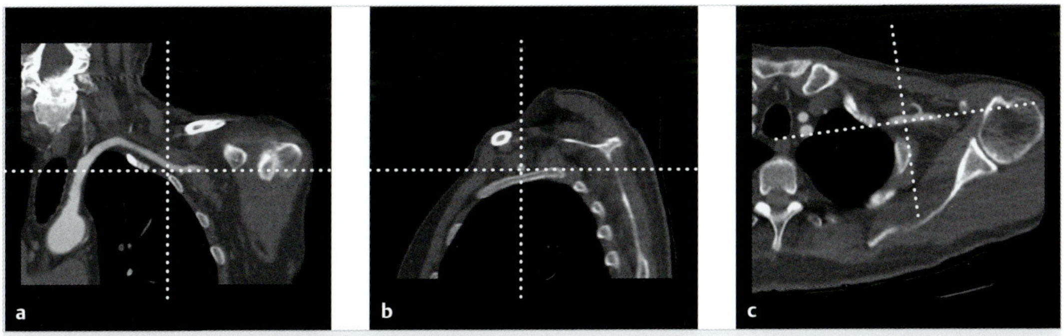

Abb. 28.3 Ausrichtung der schräg koronalen Ebene.
a Ergebnisbild.
b Sagittale Ebene.
c Axiale Ebene.

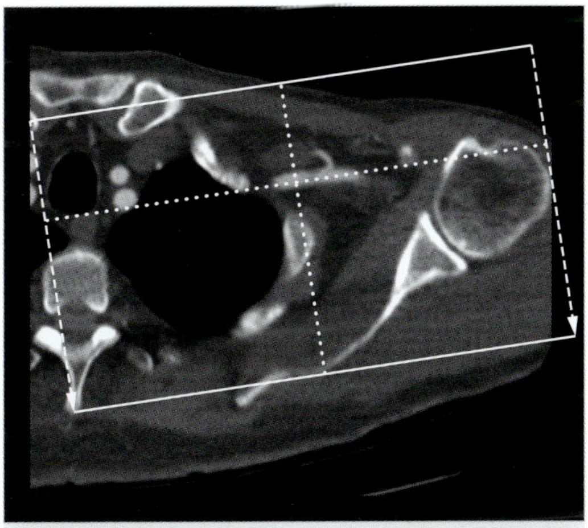

Abb. 28.4 Rekonstruktionsbereich des schräg koronalen Bildstapels.

28.3.2 Bildnachverarbeitung Toshiba-adaptiert

Die Besonderheit bei der MPR-Software von Toshiba-Scannern ist, dass die Bilder gedreht werden, um sie auszurichten, und nicht – wie bei anderen MPR-Softwarelösungen – das Fadenkreuz.

Vor der Planung der Bildstapel (▶ Abb. 28.5) ist es wichtig, die schräg koronale Ebene korrekt auszurichten. Dafür sind folgende 3 Schritte durchzuführen:

1. Die axiale Ebene so drehen, dass die horizontale Linie des Kreuzes parallel zur A. subclavia verläuft (▶ Abb. 28.5c).
2. Um den Gefäßverlauf in der koronalen Ebene möglichst optimal darzustellen, kann es jedoch manchmal sinnvoll sein, die sagittale Ebene ein wenig zu drehen (▶ Abb. 28.5b).
3. Ergebnisbild (▶ Abb. 28.5a).

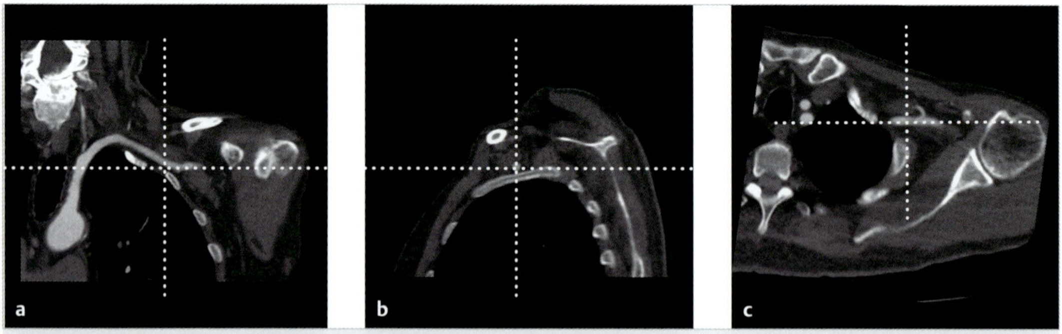

Abb. 28.5 Ausrichtung der schräg koronalen Ebene.
a Ergebnisbild.
b Sagittale Ebene.
c Axiale Ebene.

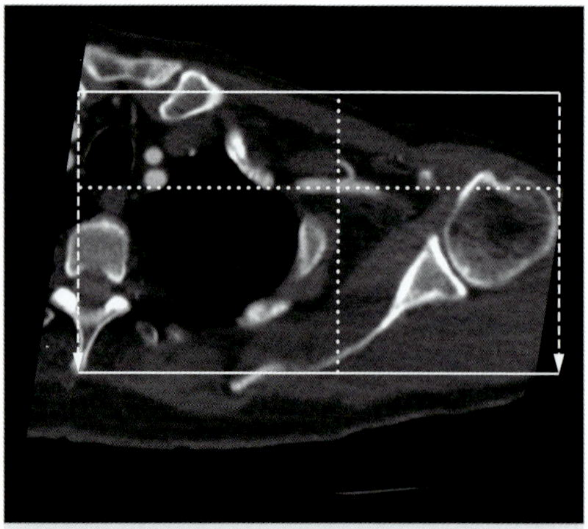

Abb. 28.6 Rekonstruktionsbereich des schräg koronalen Bildstapels.

29 CTA Vena subclavia

29.1 Vor der Untersuchung

29.1.1 Häufige Indikation

- V. a. Thrombose der V. subclavia.

29.1.2 Vorbereitung

Allgemein

- Wegen der Kontrastmittelgabe sollte der Patient wenn möglich 4 Stunden vor der Untersuchung nüchtern bleiben oder nur leichte Kost zu sich nehmen.
- Voruntersuchungen und Vorbefunde prüfen.
- Laborwerte prüfen: Kreatinin, eGFR, TSH.
- Patienten über die Untersuchung aufklären.
- Indikationen gezielt überprüfen:
  - Schwangerschaft
  - gleiche Untersuchung unmittelbar vorher
  - Niereninsuffizienz
  - Allergien
  - Schilddrüsenerkrankungen
  - Metformingabe bei Diabetes mellitus

Patientenvorbereitung

- Untersuchungsgebiet freimachen.
- Zahnersatz wenn möglich entfernen, um Komplikationen bei einer Kontrastmittelreaktion vorzubeugen.
- Störende Fremdkörper und Metall entfernen.
- Verweilkanüle (20 Gauge, rosa) legen. Die Lage der Verweilkanüle hängt vom verwendeten Kontrastmittelprotokoll ab:
  - Wenn die Venen direkt dargestellt werden sollen, ist es wichtig, die Verweilkanüle an dem Arm zu legen, der untersucht werden soll.
  - Bei einer indirekten Venografie (systemisch venöser Kontrast) ist die Seite, an der die Verweilkanüle gelegt wird, von untergeordneter Bedeutung.

> **Aufklärung**
>
> Wichtiger Punkt, über den der Patient informiert werden sollte, während er auf dem Untersuchungstisch gelagert und für die Untersuchungsdurchführung vorbereitet wird:
> - Wärmegefühl bei der Kontrastmittelinjektion

Aktiver Strahlenschutz

Schilddrüsenschutz (Bismuth) verwenden.
- Nach dem Übersichtsradiogramm auflegen.
- Abstandshalter verwenden (Gelkissen).
- Beckenregion bis zum Bauchnabel in Bleigummimatte einwickeln.

Patientenlagerung

- Rückenlage einnehmen lassen – Head-First.
- Die Lagerung der Arme ist von der Fragestellung abhängig:
  - Wenn nur eine Seite untersucht werden soll: Den zu untersuchenden Arm am Körper entlang lagern und den kontralateralen Arm über dem Kopf lagern.
  - Wenn beide Seiten untersucht werden sollen: Beide Arme am Körper entlang lagern.

> **Zu beachten**
>
> Der Arm, der für die Kontrastmittelapplikation verwendet wird, sollte möglichst gestreckt gelagert werden, damit das Kontrastmittel ungehindert appliziert werden kann.

- Auf bequeme Patientenlagerung achten:
  - Arme bei Bedarf unterpolstern.
  - Knierolle unterlegen.
- Klettgurte anbringen.

Zentrierung für Übersichtsradiogramm

- Seitenlaser (Tischhöhe): seitliche Thoraxmitte
- Startposition Übersichtsradiogramm (Querlaser-Scanebene): Kinnspitze (bei kraniokaudaler Scanrichtung)

29.1.3 Untersuchungsprotokoll und Planung

Diese Untersuchung kann mit 2 unterschiedlichen Kontrastierungsstrategien durchgeführt werden:
- Protokoll 1: direkte Kontrastierung (Injektion in die Armvenen des zu untersuchenden Arms)
- Protokoll 2: indirekte Kontrastierung (systemische Kontrastierung)

Zu beachten

Für eine direkte Kontrastierung der Armvenen muss die Verweilkanüle an der zu untersuchenden Seite gelegt sein, für eine indirekte Kontrastierung an der kontralateralen Seite.

Untersuchungsprotokoll in ► Tab. 29.1, ► Tab. 29.2, ► Tab. 29.5, Planung in ► Abb. 29.1.

Merke

Verwenden Sie das Protokoll, welches Sie auch für die CT-Angiografie der thorakalen Aorta benutzen.

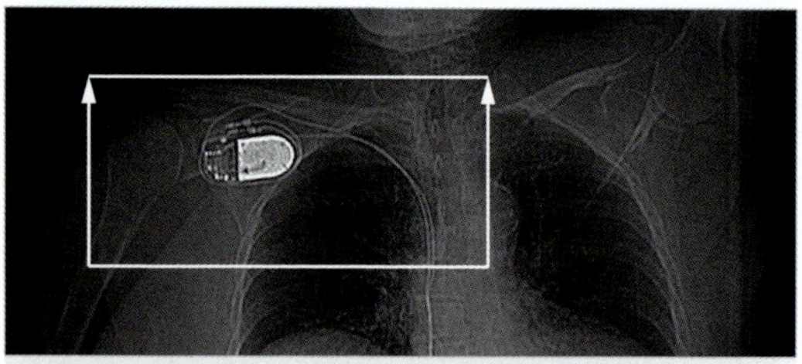

Abb. 29.1 Planung einer CTA der V. subclavia.

Tab. 29.1 Übersichtsradiogramm für die Untersuchungsplanung.

Start	Ende	Ausrichtung	Länge
Kinnspitze	Sternummitte	a. p. (und lateral)	ca. 400 mm

29.2 Untersuchungsablauf

29.2.1 Protokoll 1: direkte Kontrastierung

- Kontrastmittelinjektor für die Injektion vorbereiten (► Tab. 29.2).
- Kontrastmittelinjektion und CT-Scan gleichzeitig starten.
- „Scanelement 1" (► Tab. 29.3) startet nach 100 s/ 70 s.
- Rekonstruktionsaufträge siehe in ► Tab. 29.6.

Tab. 29.2 Kontrastmittelprotokoll für Protokoll 1 (direkte Kontrastierung).

	Volumen (ml)	Flow (ml/s)
Kontrastmittel	15 (20 ml bei 0,3 ml/s)	0,1(–0,3)*
NaCl	20	0,1(–0,3)*

* Bitte verwenden Sie die langsamste Injektionsgeschwindigkeit, die am Injektor eingestellt werden kann. Diese liegt zwischen 0,1 ml/s und 0,3 ml/s. Die langsame Injektionsgeschwindigkeit ist wichtig, da sonst der Kontrast zu intensiv wäre und der Thrombus innerhalb des Gefäßes „überstrahlt" werden würde. Durch die langsame Injektionsgeschwindigkeit kommt es zu einer Verdünnung des Kontrastmittels durch das Blut, wodurch die Kontrastmitteldichte im Gefäß reduziert wird. Das lange Delay vor dem Scanelement stellt sicher, dass sich das Kontrastmittel in den Armvenen gut verteilen kann.

Tab. 29.3 Scanelement für Protokoll 1 (direkte Kontrastierung).

Nr.	Name	Delay	Start	Ende	Scanrichtung
1	CTA V. subclavia	100 s bei 0,1 ml/s; 70 s bei 0,3 ml/s	unterhalb Aortenbogen	oberhalb Akromioklavikulargelenk	kaudokranial

29.2.2 Protokoll 2: indirekte Kontrastierung

- Kontrastmittelinjektor für die Injektion vorbereiten (▶ Tab. 29.4).
- Kontrastmittelinjektion und Bolustracking gleichzeitig starten.
- „Scanelement 1“ (▶ Tab. 29.5) startet nach 60 s.
- Rekonstruktionsaufträge siehe in ▶ Tab. 29.6.

Tab. 29.4 Kontrastmittelprotokoll für Protokoll 2 (indirekte Kontrastierung).

	Volumen (ml)	Flow (ml/s)
Kontrastmittel	130*	3,0
NaCl	40	3,0

* Die hohe Kontrastmittelmenge ist bei der indirekten Venografie wichtig, da sonst der venöse Kontrast nur ungenügend wäre, um Thromben auszuschließen.

Tab. 29.5 Scanelement für Protokoll 2 (indirekte Kontrastierung).

Nr.	Name	Delay	Start	Ende	Scanrichtung
1	CTA V. subclavia	60 s	unterhalb Aortenbogen	oberhalb Akromioklavikulargelenk	kaudokranial

Tab. 29.6 Rekonstruktionsaufträge für Protokoll 1 und 2.

	Rekon 1	Rekon 2
Filter/Kernel	Weichteil	Weichteil
Schichtdicke	3 mm	Dünnschicht*
Schichtabstand	3 mm	30–50 % Überlappung
Bildfensterung	WW: 500, WL: 150	WW: 500, WL: 150
Hinweise		für Bildnachverarbeitung (MPR, 3D)

* Mit der optionalen 3D-MPR-Software von Siemens-Geräten kann die Bildnachverarbeitung (MPR) direkt aus den Rohdaten vorgenommen werden. In diesem Fall ist eine Dünnschichtrekonstruktion nicht erforderlich.

29.3 Bildnachverarbeitung

Übersicht der empfohlenen Bildnachverarbeitung in ► Tab. 29.7, anatomieadaptiert in ► Tab. 29.8.

Tab. 29.7 Bildnachverarbeitung bei CTA der V. subclavia.

Nachverarbeitungs-technik	Schichtebene	Verwendeter Dünn-schichtdatensatz	Schichtdi-cke	Schichtabstand	Abbildung
Average/Mittelwert (klassische MPR)	streng koronal	Weichteil	3 mm	3 mm	► Abb. 29.2a
	streng sagittal	Weichteil	3 mm	3 mm	► Abb. 29.2b
Maximum-Intensitäts-Projektion (MaxIP)	streng koronal	Weichteil	5 mm	3 mm	► Abb. 29.2a
	streng sagittal	Weichteil	5 mm	3 mm	► Abb. 29.2b

Tab. 29.8 Anatomieadaptierte Bildnachverarbeitung.

Nachverarbeitungs-technik	Schichtebene	Verwendeter Dünn-schichtdatensatz	Schichtdicke	Schichtab-stand	Abbildung
Average/Mittelwert (klassische MPR)	schräg koronal anatomieadap-tiert	Weichteil	3 mm	3 mm	► Abb. 29.3, ► Abb. 29.4, ► Abb. 29.5, ► Abb. 29.6
Maximum-Intensitäts-Projektion (MaxIP)	schräg koronal anatomieadap-tiert	Weichteil	5 mm	3 mm	► Abb. 29.3, ► Abb. 29.4, ► Abb. 29.5, ► Abb. 29.6

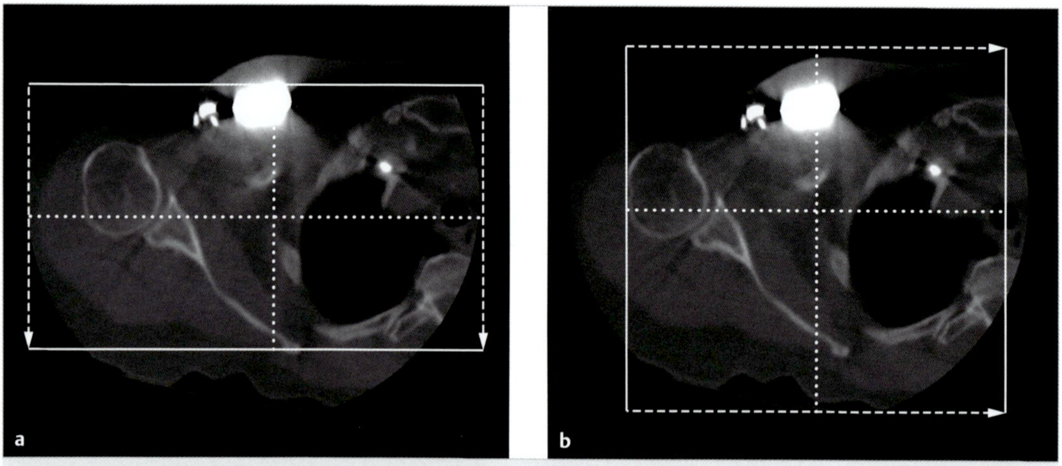

Abb. 29.2 Bildnachverarbeitung bei CTA der V. subclavia.
a Rekonstruktionsbereich des streng koronalen Bildstapels.
b Rekonstruktionsbereich des streng sagittalen Bildstapels.

29.3.1 Rekonstruktionen

Vor der Planung der Bildstapel (▶ Abb. 29.4) ist es wichtig, die schräg koronale Ebene korrekt auszurichten. Dafür sind folgende 3 Schritte durchzuführen:

1. Auf der axialen Ebene das Fadenkreuz so drehen, dass die horizontale Linie des Kreuzes parallel zur V. subclavia verläuft (▶ Abb. 29.3c).
2. Um den Gefäßverlauf in der koronalen Ebene möglichst optimal darzustellen, kann es jedoch manchmal sinnvoll sein, das Fadenkreuz auf der sagittalen Ebene ein wenig zu drehen (▶ Abb. 29.3b).
3. Ergebnisbild (▶ Abb. 29.3a).

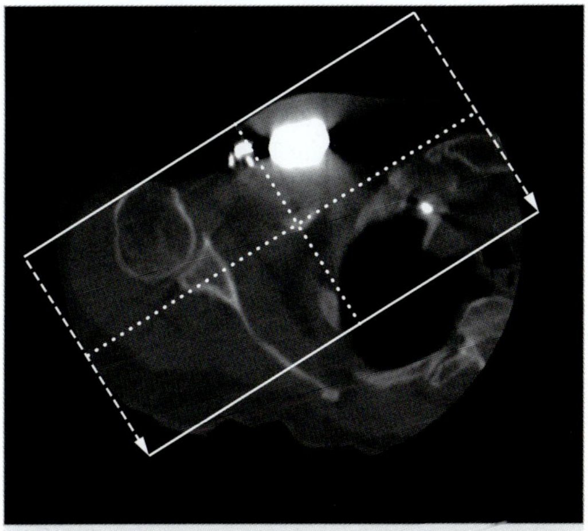

Abb. 29.4 Rekonstruktionsbereich des schräg koronalen Bildstapels.

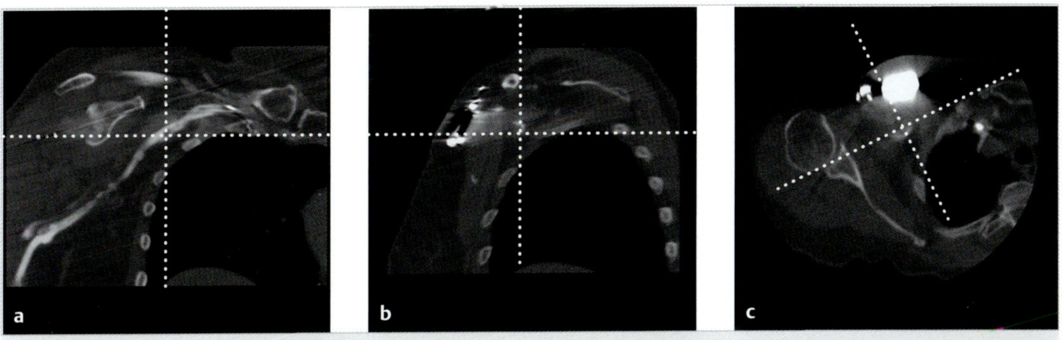

Abb. 29.3 Ausrichtung der schräg koronalen Ebene.
a Ergebnisbild.
b Koronale Ebene.
c Axiale Ebene.

29.3.2 Bildnachverarbeitung Toshiba-adaptiert

Die Besonderheit bei der MPR-Software von Toshiba-Scannern ist, dass die Bilder gedreht werden, um sie auszurichten, und nicht – wie bei anderen MPR-Softwarelösungen – das Fadenkreuz.

Vor der Planung der Bildstapel (▶ Abb. 29.6) ist es wichtig, die schräg koronale Ebene korrekt auszurichten. Dafür sind folgende 3 Schritte durchzuführen:

1. Die axiale Ebene so drehen, dass die horizontale Linie des Kreuzes parallel zur V. subclavia verläuft (▶ Abb. 29.5c).
2. Um den Gefäßverlauf in der koronalen Ebene möglichst optimal darzustellen, kann es jedoch manchmal sinnvoll sein, die sagittale Ebene ein wenig zu drehen (▶ Abb. 29.5b).
3. Ergebnisbild (▶ Abb. 29.5a).

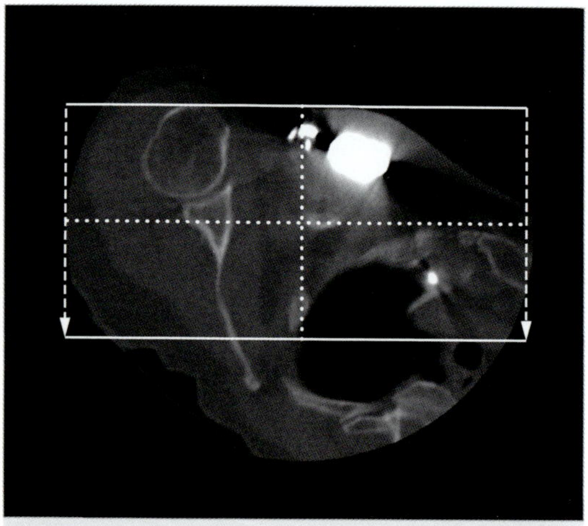

Abb. 29.6 Rekonstruktionsbereich des schräg koronalen Bildstapels.

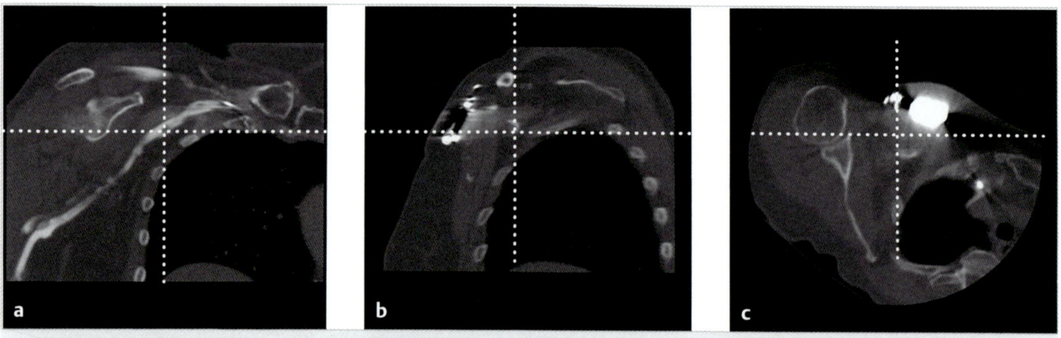

Abb. 29.5 Ausrichtung der schräg koronalen Ebene.
a Ergebnisbild.
b Sagittale Ebene.
c Axiale Ebene.

Tipps

- Die Kontrastmittelgabe über den kontralateralen Arm durchführen.
- Bei CT-Scannern mit leistungsstarken Röntgenstrahlern können niedrigere Röhrenspannungen (100 kV, 80 kV) verwendet werden. Dies verbessert deutlich den Gefäßkontrast und kann die Möglichkeit der Dosisreduktion (S. 19) bieten.
- Die niedrigen Röhrenspannungen können auch bei CT Scannern mit geringerer Röhrenleistung verwendet werden. Allerdings beschränkt sich ihre Anwendbarkeit auf sehr schlanke Patienten.

30 CTA Armarterien

30.1 Vor der Untersuchung

30.1.1 Häufige Indikationen

- V. a. Gefäßstenose
- V. a. Gefäßverschluss

30.1.2 Vorbereitung

Allgemein

- Wegen der Kontrastmittelgabe sollte der Patient wenn möglich 4 Stunden vor der Untersuchung nüchtern bleiben oder nur leichte Kost zu sich nehmen.
- Voruntersuchungen und Vorbefunde prüfen.
- Laborwerte prüfen: Kreatinin, eGFR, TSH.
- Patienten über die Untersuchung aufklären.
- Indikationen gezielt überprüfen:
  - Schwangerschaft
  - gleiche Untersuchung unmittelbar vorher
  - Niereninsuffizienz
  - Allergien
  - Schilddrüsenerkrankungen
  - Metformingabe bei Diabetes mellitus

Patientenvorbereitung

- Untersuchungsgebiet freimachen.
- Zahnersatz wenn möglich entfernen, um Komplikationen bei einer Kontrastmittelreaktion vorzubeugen.
- Störende Fremdkörper und Metall entfernen.
- Verweilkanüle (18 Gauge, grün) auf der nicht zu untersuchenden Seite legen (wenn der rechte Arm untersucht werden soll, am linken Arm).

Patientenaufklärung

Wichtige Punkte, über die der Patient informiert werden sollte, während er auf dem Untersuchungstisch gelagert und für die Untersuchungsdurchführung vorbereitet wird:

- Wärmegefühl bei der Kontrastmittelinjektion
- mittlere Inspiration bei den folgenden Atemkommandos (tiefe Inspiration sollte vermieden werden)

Das Atemkommando sollte mit dem Patienten vor Beginn der Untersuchung geübt werden. Dies führt zu besseren Untersuchungsergebnissen und beruhigt den Patienten, da er weiß, was auf ihn zukommt.

Aktiver Strahlenschutz

- Linsenschutz & Schilddrüsenschutz (Bismuth):
  - nach dem Übersichtsradiogramm auflegen.
  - Abstandshalter (z. B. Brille, Gelkissen) verwenden, um die Artefakte zu reduzieren.
- Becken und Bauch in Bleigummimatte einwickeln, so dass die Bleigummimatte so nah wie möglich an den Untersuchungsbereich heranreicht, jedoch nicht hineinragt.

Patientenlagerung

- Rückenlage einnehmen lassen; Head-First (Kopf in Richtung Gantry)
- Der zu untersuchende Arm sollte über dem Kopf gelagert werden, während der kontralaterale Arm am Körper entlang positioniert wird.

Zu beachten

M!

Der Arm, der für die Kontrastmittelapplikation verwendet wird, sollte möglichst gestreckt gelagert werden, damit das Kontrastmittel ungehindert appliziert werden kann.

- Auf bequeme Patientenlagerung achten:
  - Bei Bedarf Arme unterpolstern.
  - Knierolle unterlegen.
- Klettgurte anbringen.
- Tischhöhe Seitenlaser: seitliche Thoraxmitte

Zentrierung für Übersichtsradiogramm

- Seitenlaser (Tischhöhe): seitliche Oberarmmitte
- Startposition Übersichtsradiogramm (Querlaser-Scanebene):
  - Xiphoid (bei kaudokranialer Scanrichtung)
  - Fingerspitzen (bei kraniokaudaler Scanrichtung)

30.1.3 Untersuchungsprotokoll und Planung

Untersuchungsprotokoll in ▸ Tab. 30.1, ▸ Tab. 30.2, ▸ Tab. 30.5, Planung in ▸ Abb. 30.1.

Patientenorientierung

Wenn der Patient mit Kopf in Richtung Gantry gelagert wird: Head-First (Kopf voran) und Supination (Rückenlage).

Tab. 30.1 Übersichtsradiogramm für die Untersuchungsplanung.

Start	Ende	Ausrichtung	Länge
Xiphoid	oberhalb Fingerspitzen	a. p. (und lateral)	ca. 1000 mm

30.2 Untersuchungsablauf

- Planungsschicht für Bolustracking akquirieren (▸ Tab. 30.2).
- ROI für Bolustracking in Aorta (descendens) platzieren.
- Kontrastmittelinjektor für die Injektion vorbereiten (▸ Tab. 30.3).
- Kontrastmittelinjektion und Bolustracking gleichzeitig starten.
- Die Bolustracking-Messung startet nach Ablauf des (10-s-)Pre-Monitoring-Delays.
- „Scanelement 1“ (▸ Tab. 30.5) startet nach Erreichen der Triggerschwelle (ggf. manuell starten).
- Rekonstruktionsaufträge siehe in ▸ Tab. 30.6.

Tab. 30.2 Bolustracking (BT).

Lokalisation Planungsschicht	ROI-Position	Pre-Monitoring-Delay
1 cm unterhalb Tracheabifurkation	Aorta descendens	10 s

Tab. 30.3 Kontrastmittelprotokoll.

	Volumen (ml)	Flow (ml/s)
Kontrastmittel	80*	4,0
NaCl	40	4,0

* Je nach Gerätetyp und Scangeschwindigkeit kann es ggf. sinnvoll sein, das o. g. Kontrastmittelvolumen mit Hilfe der Formeln in ▸ Tab. 30.4 anzupassen.

Tab. 30.4 Anpassung des Kontrastmittelvolumens.

CT-Zeilenzahl	Berechnung des KM-Volumens
bis 16-Zeiler	Scanzeit × Flow
16- bis 20-Zeiler	(Scanzeit + 5) × Flow
32- bis 80- Zeiler	(Scanzeit + 10) × Flow
ab 80-Zeiler (inkl. High-Pitch-CT)	(Scanzeit + 15) × Flow

Tab. 30.5 Scanelement.

Nr.	Name	Delay	Start	Ende	Scanrichtung
1	CTA Armgefäße	Minimum	unterhalb Aortenbogen	oberhalb Fingerspitzen	kaudokranial

Tab. 30.6 Rekonstruktionsaufträge.

	Rekon 1	Rekon 2
Filter/Kernel	Weichteil	Weichteil
Schichtdicke	3 mm	Dünnschicht*
Schichtabstand	3 mm	30–50 % Überlappung
Bildfensterung	WW: 500, WL: 150	WW: 500, WL: 150
Hinweise	-	für Bildnachverarbeitung (MPR, 3D)

* Mit der optionalen 3D-MPR-Software von Siemens-Geräten kann die Bildnachverarbeitung (MPR) direkt aus den Rohdaten vorgenommen werden. In diesem Fall ist eine Dünnschichtrekonstruktion nicht erforderlich.

30.3 Bildnachverarbeitung

Übersicht der empfohlenen Bildnachverarbeitung in ► Tab. 30.7.

Tab. 30.7 Bildnachverarbeitung bei CTA der Armarterien.

Nachverarbeitungstechnik	Schichtebene	Verwendeter Dünnschichtdatensatz	Schichtdicke	Schichtabstand	Abbildung
Average/Mittelwert (klassische MPR)	koronal anatomieadaptiert	Weichteil	3 mm	3 mm	► Abb. 30.2, ► Abb. 30.3, ► Abb. 30.4, ► Abb. 30.5
	sagittal anatomieadaptiert	Weichteil	3 mm	3 mm	
	axial anatomieadaptiert	Weichteil	3 mm	3 mm	
Maximum-Intensitäts-Projektion (MaxIP)	koronal anatomieadaptiert	Weichteil	5 mm	3 mm	► Abb. 30.2, ► Abb. 30.3, ► Abb. 30.4, ► Abb. 30.5
	sagittal anatomieadaptiert	Weichteil	5 mm	3 mm	
	axial anatomieadaptiert	Weichteil	5 mm	3 mm	

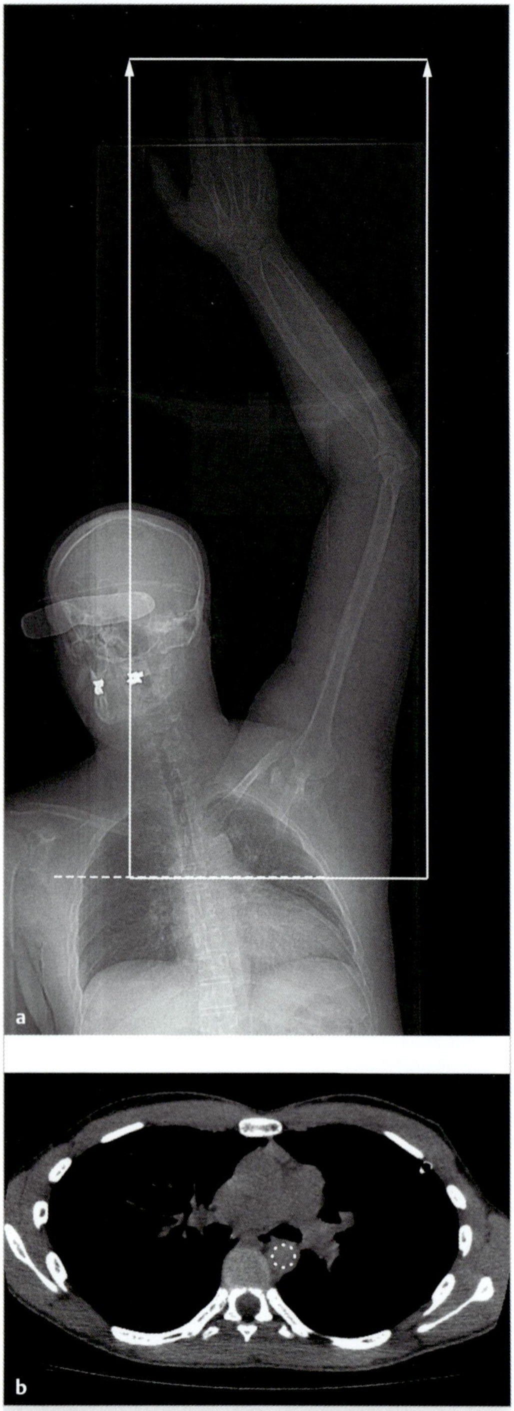

Abb. 30.1 Planung einer CTA der Armarterien.
a Planung der Untersuchungsbereiche.
b Positionierung des Mess-ROI für die Bolustriggerung.

30.3.1 Rekonstruktionen

Vor der Planung der Bildstapel (▶ Abb. 30.3) ist es wichtig, die koronale, sagittale und axiale Ebene korrekt auszurichten. Dafür sind folgende drei Schritte durchzuführen:

1. Die axiale Ebene so einstellen, dass die Epikondylen des Ellbogengelenks gut sichtbar sind. Das Fadenkreuz so ausrichten, dass die senkrechte Linien die beiden Epikondylen miteinander verbindet (▶ Abb. 30.2c).
2. Die sagittale Ebene so einstellen, dass der Verlauf von Ober- und Unterarm abgeschätzt werden kann. Die vertikale Linie des Fadenkreuzes so ausrichten, dass sie parallel zum Ober- und Unterarm verläuft (▶ Abb. 30.2b).
3. In der koronalen Ebene sind im Allgemeinen keine Anpassungen nötig (▶ Abb. 30.2a).

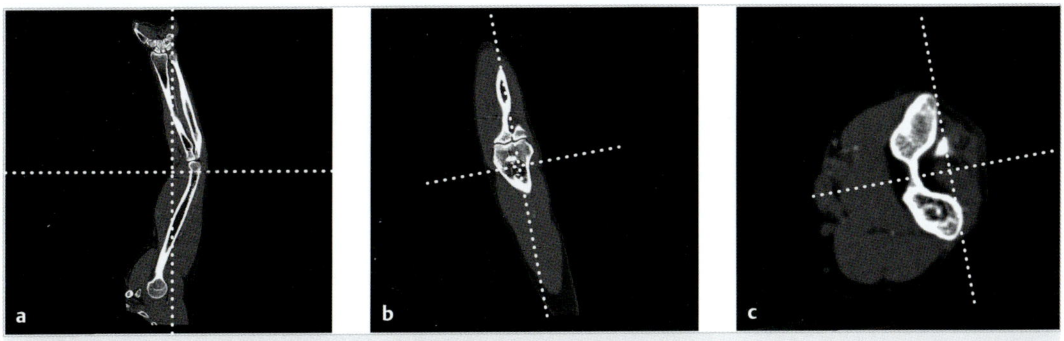

Abb. 30.2 Ausrichtung der koronalen, sagittalen und axialen Ebene.
a Koronale Ebene.
b Sagittale Ebene.
c Axiale Ebene.

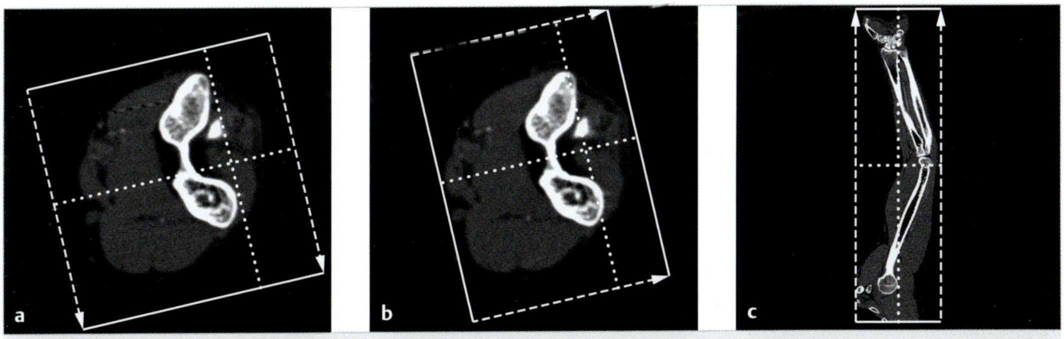

Abb. 30.3 Planung der Bildstapel.
a Rekonstruktionsbereich des koronalen Bildstapels.
b Rekonstruktionsbereich des sagittalen Bildstapels.
c Rekonstruktionsbereich des axialen Bildstapels.

30.3.2 Bildnachverarbeitung Toshiba-adaptiert

Die Besonderheit bei der MPR-Software von Toshiba-Scannern ist, dass die Bilder gedreht werden, um sie auszurichten, und nicht – wie bei anderen MPR-Softwarelösungen – das Fadenkreuz.

Vor der Planung der Bildstapel (▸ Abb. 30.5) ist es wichtig, die koronale, sagittale und axiale Ebene korrekt auszurichten. Dafür sind folgende drei Schritte durchzuführen:

1. Die axiale Ebene so einstellen, dass die Epikondylen des Ellbogengelenks gut sichtbar sind. Das Bild so ausrichten, dass die senkrechte Linien des Fadenkreuzes die beiden Epikondylen miteinander verbindet (▸ Abb. 30.4c).
2. Die Ebene so einstellen, dass der Verlauf von Ober- und Unterarm abgeschätzt werden kann. Das Bild so drehen, dass die vertikale Linie parallel zum Verlauf des Ober- und Unterarms verläuft (▸ Abb. 30.4b).
3. In der koronalen Ebene sind im Allgemeinen keine Anpassungen nötig (▸ Abb. 30.4a).

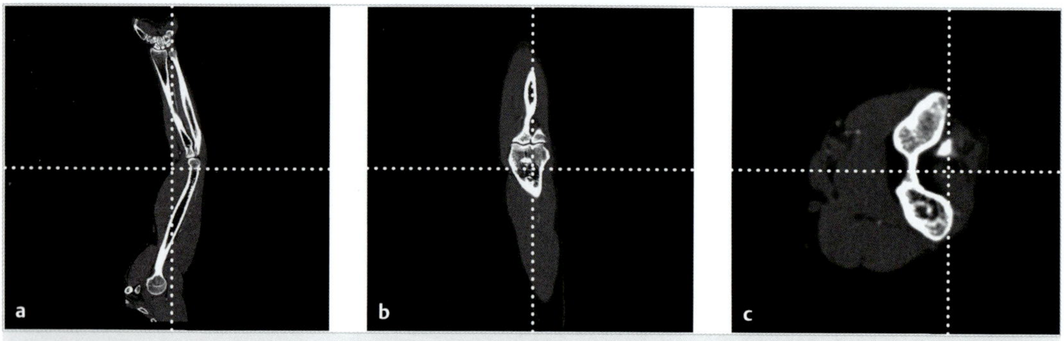

Abb. 30.4 Ausrichtung der koronalen, sagittalen und axialen Ebene
a Koronale Ebene.
b Sagittale Ebene.
c Axiale Ebene.

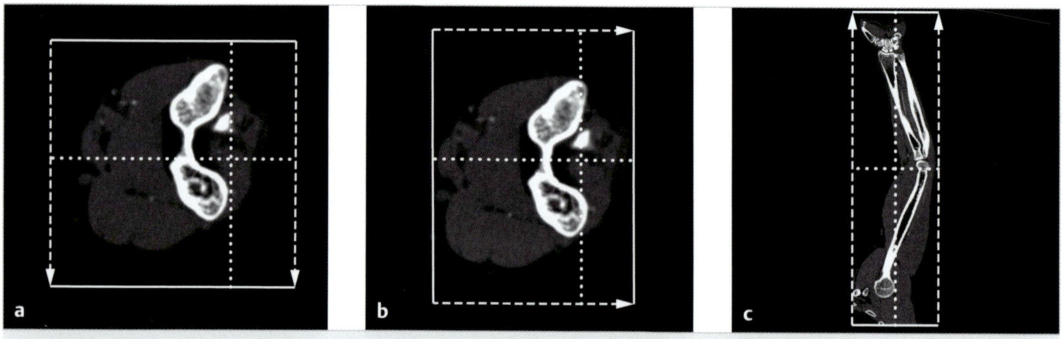

Abb. 30.5 Rekonstruktionsbereiche.
a Koronaler Bildstapel.
b Sagittaler Bildstapel.
c Axialer Bildstapel.

Tipps

- Bei CT-Scannern mit leistungsstarken Röntgenstrahlern können niedrigere Röhrenspannungen (100 kV, 80 kV) verwendet werden. Dies verbessert deutlich den Gefäßkontrast und kann die Möglichkeit der Dosisreduktion (S. 19) bieten.
- Die niedrigen Röhrenspannungen können auch bei CT Scannern mit geringerer Röhrenleistung verwendet werden. Allerdings beschränkt sich ihre Anwendbarkeit auf sehr schlanke Patienten.

31 CT Abdomen-Becken portalvenös

31.1 Vor der Untersuchung

31.1.1 Häufige Indikationen

- Entzündungssuche (z. B. Appendizitis, Divertikulitis)
- Abklärung von Abdominalschmerzen
- Tumorstaging
- V. a. Pankreatitis

31.1.2 Vorbereitung

Allgemein

- Wegen der Kontrastmittelgabe sollte der Patient wenn möglich 4 Stunden vor der Untersuchung nüchtern bleiben oder nur leichte Kost zu sich nehmen.
- Voruntersuchungen und Vorbefunde prüfen.
- Laborwerte prüfen: Kreatinin, eGFR, TSH.
- Patienten über die Untersuchung aufklären.
- Indikationen gezielt überprüfen:
  - Schwangerschaft
  - gleiche Untersuchung unmittelbar vorher
  - Niereninsuffizienz
  - Allergien
  - Schilddrüsenerkrankungen
  - Metformingabe bei Diabetes mellitus

Orale Kontrastmittelgabe

- 1500 ml orales Kontrastmittel (barium-/jodhaltig oder wasseräquivalent)
- Start: 1,5 Stunden vor Untersuchungsbeginn – gleichmäßig verteilt über die Trinkdauer

Tipp

Um eine gute Füllung des Magens und des Duodenums sicherzustellen, sollte der Patient stets direkt vor der Untersuchung (nachdem die Verweilkanüle gelegt wurde) auf dem Untersuchungstisch noch ca. 300 ml Wasser trinken.

Patientenvorbereitung

- Untersuchungsgebiet freimachen.
- Störende Fremdkörper und Metall entfernen.
- Zahnersatz wenn möglich entfernen, um Komplikationen bei einer Kontrastmittelreaktion vorzubeugen.
- Verweilkanüle legen, 20 Gauge (rosa).

Patientenaufklärung

Wichtige Punkte, über die der Patient informiert werden sollte, während er auf dem Untersuchungstisch gelagert und für die Untersuchungsdurchführung vorbereitet wird:

- Wärmegefühl bei der Kontrastmittelinjektion
- mittlere und möglichst identische Inspiration bei den folgenden Atemkommandos (tiefe Inspiration sollte vermieden werden)

Das Atemkommando sollte mit dem Patienten vor Beginn der Untersuchung geübt werden. Dies führt zu besseren Untersuchungsergebnissen und beruhigt den Patienten, da er weiß, was auf ihn zukommt.

Aktiver Strahlenschutz

- Wenn der Scanbereich bis zur Symphyse geht, sollten männliche Patienten eine Hodenkapsel anlegen.
- Wenn jedoch der Scanbereich über die Symphyse hinausgeht, sollte auf eine Hodenkapsel verzichtet werden, da diese starke Artefakte erzeugt und die automatische Röhrenstrom-Modulation der CT-Systeme die Dosis in diesem Bereich deutlich erhöhen.

Patientenlagerung

- Rückenlage einnehmen lassen; Head-First oder Feet-First.
- Arme über dem Kopf lagern (eleviert).

Zu beachten

Der Arm, der für die Kontrastmittelapplikation verwendet wird, sollte möglichst gestreckt gelagert werden, damit das Kontrastmittel ungehindert appliziert werden kann.

- Auf bequeme Patientenlagerung achten:
  - Bei Bedarf Arme unterpolstern.
  - Knierolle unterlegen.
- Klettgurte anbringen.

Zentrierung für Übersichtsradiogramm

- Seitenlaser (Tischhöhe): seitliche Abdomenmitte
- Startposition Übersichtsradiogramm (Querlaser-Scanebene):
  - vier Querfinger oberhalb des Xiphoids (bei kraniokaudaler Scanrichtung)
  - unterhalb des Sitzbeins (Trochanter major) (bei kaudokranialer Scanrichtung)

31.1.3 Untersuchungsprotokoll und Planung

Untersuchungsprotokoll in ▸ Tab. 31.1, ▸ Tab. 31.4, Planung in ▸ Abb. 31.1.

Patientenorientierung

- Wenn der Patient mit Kopf in Richtung Gantry gelagert wird: Head-First (Kopf voran) und Supination (Rückenlage).
- Wenn der Patient mit den Füßen in Richtung Gantry gelagert wird: Feet-First (Füße voran) und Supination (Rückenlage).

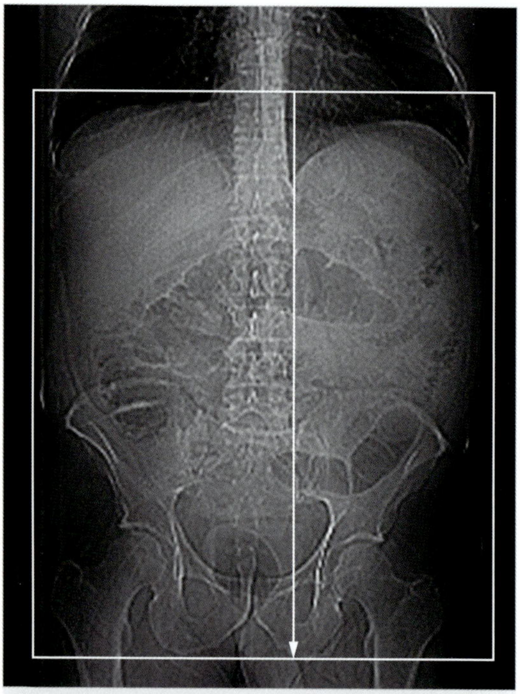

Abb. 31.1 Planung einer portalvenösen Abdomen-Becken-CT.

Tab. 31.1 Übersichtsradiogramm für die Untersuchungsplanung.

Start	Ende	Ausrichtung	Länge
4 Querfinger oberhalb Xiphoid	unterhalb Sitzbein	a. p. (und lateral)	ca. 500 mm

31.2 Untersuchungsablauf

- Kontrastmittelinjektor für die Injektion vorbereiten (▸ Tab. 31.2).
- Kontrastmittelinjektion und „Scanelement 1" (▸ Tab. 31.4) gleichzeitig starten.
- „Scanelement 1" (▸ Tab. 31.4) startet nach 75 s.
- Rekonstruktionsaufträge (▸ Tab. 31.6) gelten für jede akquirierte Serie.

Tipp

Sollte sich nach der Durchsicht der akquirierten Bilder die Notwendigkeit ergeben, eine Spätphase der Leber zu ergänzen, kann das Scanelement der portalvenösen Phase kopiert und, in Abhängigkeit von der Fragestellung, einen bestimmten Zeitraum nach Beginn der Kontrastmittelinjektion gestartet werden:

- 3–5 min p. i.: Sicherung von Zysten oder Hämangiomen
- 10–15 min p. i.: Detektion kleiner Zysten oder Tumore mit ausgeprägt fibrotischem Anteil

Tab. 31.2 Kontrastmittelprotokoll.

	Volumen (ml)	Flow (ml/s)
Kontrastmittel	gewichtsadaptiert (▶ Tab. 31.3)	3,0 ml/ s
NaCl	40	3,0 ml/ s

Tab. 31.3 Gewichtsadaptierung für Kontrastmittelprotokoll.

Entspricht 360 mg pro kg KG	KM-Konzentration				
	300 mg Jod/ml	320 mg Jod/ml	350 mg Jod/ml	370 mg Jod/ml	400 mg Jod/ml
bis 60 kg	75 ml	70 ml	65 ml	60 ml	55 ml
bis 80 kg	100 ml	90 ml	85 ml	80 ml	75 ml
bis 100 kg	120 ml	110 ml	105 ml	100 ml	95 ml
bis 120 kg	145 ml	135 ml	125 ml	120 ml	110 ml
ab 120 kg	160 ml	155 ml	150 ml	140 ml	130 ml

Tab. 31.4 Scanelement.

Nr.	Name	Delay	Start	Ende	Scanrichtung
1	CT Abdomen-Becken portalvenös	75 s*	oberhalb der höchsten Zwerchfellkuppe	unterhalb Sitzbein	kraniokaudal

* Der Akquisitionszeitpunkt der portalvenösen Phase hängt von der Injektionsgeschwindigkeit ab (▶ Tab. 31.5).

Tab. 31.5 Delay in Abhängigkeit von der Injektionsgeschwindigkeit.

Flow (ml/s)	Delay (s)
1,0	150 s
1,5	120 s
2,0	90 s
2,5	85 s
3,0	75 s
4,0	65 s
5,0	60 s

Tab. 31.6 Rekonstruktionsaufträge (gelten für jede akquirierte Serie).

	Rekon 1	Rekon 2
Filter/Kernel	Weichteil	Weichteil
Schichtdicke	3–5 mm	Dünnschicht*
Schichtabstand	3–5 mm	30–50 % Überlappung
Bildfensterung	WW: 350, WL: 50	WW: 350, WL: 50
Hinweise		für Bildnachverarbeitung

* Mit der optionalen 3D-MPR-Software von Siemens-Geräten kann die Bildnachverarbeitung (MPR) direkt aus den Rohdaten vorgenommen werden. In diesem Fall ist eine Dünnschichtrekonstruktion nicht erforderlich.

31.3 Bildnachverarbeitung

Übersicht der empfohlenen Bildnachverarbeitung in ▸ Tab. 31.7 (Rekonstruktionsaufträge gelten für jede akquirierte Serie).

Tab. 31.7 Bildnachverarbeitung bei portalvenöser Abdomen-Becken-CT.

Nachverarbeitungstechnik	Schichtebene	Verwendeter Dünnschichtdatensatz	Schichtdicke	Schichtabstand	Abbildung
Average/Mittelwert (klassische MPR)	streng koronal	Weichteil	3–5 mm	3–5 mm	▸ Abb. 31.2a
	streng sagittal	Weichteil	3–5 mm	3–5 mm	▸ Abb. 31.2b

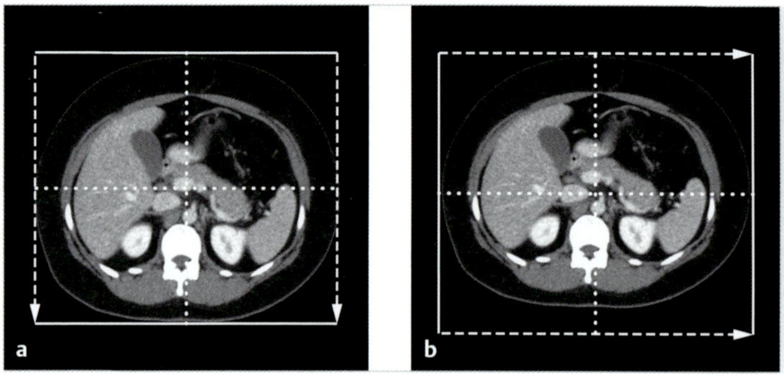

Abb. 31.2 Bildnachverarbeitung bei portalvenöser Abdomen-Becken-CT.
a Rekonstruktionsbereich des koronalen Bildstapels.
b Rekonstruktionsbereich des sagittalen Bildstapels.

32 CT Leber arteriell und portalvenös

32.1 Vor der Untersuchung

32.1.1 Häufige Indikationen

- unklare Leberläsionen
- V. a. Tumor der Leber (z. B. HCC, Hämangiom, FNH)
- V. a. Metastasen der Leber

32.1.2 Vorbereitung

Allgemein

- Wegen der Kontrastmittelgabe sollte der Patient wenn möglich 4 Stunden vor der Untersuchung nüchtern bleiben oder nur leichte Kost zu sich nehmen.
- Voruntersuchungen und Vorbefunde prüfen.
- Laborwerte prüfen: Kreatinin, eGFR, TSH.
- Patienten über die Untersuchung aufklären.
- Indikationen gezielt überprüfen:
  - Schwangerschaft
  - gleiche Untersuchung unmittelbar vorher
  - Niereninsuffizienz
  - Allergien
  - Schilddrüsenerkrankungen
  - Metformingabe bei Diabetes mellitus

Orale Kontrastmittelgabe

- Wenn nur der Oberbauch untersucht wird:
  - 1000 ml orales Kontrastmittel (barium-/jodhaltig oder wasseräquivalent)
  - Start: 1 Stunde vor Untersuchungsbeginn – gleichmäßig verteilt über die Trinkdauer
- Wenn der gesamte Abdomen-Becken-Bereich untersucht wird:
  - 1500 ml orales Kontrastmittel (barium-/jodhaltig oder wasseräquivalent)
  - Start: 1,5 Stunden vor Untersuchungsbeginn – gleichmäßig verteilt über die Trinkdauer

Patientenvorbereitung

- Untersuchungsgebiet freimachen.
- Störende Fremdkörper und Metall entfernen.
- Zahnersatz wenn möglich entfernen, um Komplikationen bei einer Kontrastmittelreaktion vorzubeugen.
- Verweilkanüle legen, wenn möglich 18 Gauge (grün), ansonsten 20 Gauge (rosa).

Patientenaufklärung

Wichtige Punkte, über die der Patient informiert werden sollte, während er auf dem Untersuchungstisch gelagert und für die Untersuchungsdurchführung vorbereitet wird:

- Wärmegefühl bei der Kontrastmittelinjektion
- mittlere und möglichst identische Inspiration bei den folgenden Atemkommandos (tiefe Inspiration sollte vermieden werden)

Das Atemkommando sollte mit dem Patienten vor Beginn der Untersuchung geübt werden. Dies führt zu besseren Untersuchungsergebnissen und beruhigt den Patienten, da er weiß, was auf ihn zukommt.

Aktiver Strahlenschutz

- Wenn der Scanbereich bis zur Symphyse geht, sollten männliche Patienten eine Hodenkapsel anlegen.
- Wenn jedoch der Scanbereich über die Symphyse hinausgeht, sollte auf eine Hodenkapsel verzichtet werden, da diese starke Artefakte erzeugt und die automatische Röhrenstrom-Modulation der CT-Systeme die Dosis in diesem Bereich deutlich erhöhen.

Patientenlagerung

- Rückenlage einnehmen lassen; Head-First oder Feet-First.
- Arme über dem Kopf lagern (eleviert)

Zu beachten

Der Arm, der für die Kontrastmittelapplikation verwendet wird, sollte möglichst gestreckt gelagert werden, damit das Kontrastmittel ungehindert appliziert werden kann.

- Auf bequeme Patientenlagerung achten:
  - Bei Bedarf Arme unterpolstern.
  - Knierolle unterlegen.
- Klettgurte anbringen.

Zentrierung für Übersichtsradiogramm

- Seitenlaser (Tischhöhe): seitliche Abdomenmitte
- Startposition Übersichtsradiogramm (Querlaser-Scanebene):
  - vier Querfinger oberhalb des Xiphoids (bei kraniokaudaler Scanrichtung)
  - unterhalb des Sitzbeins (bei kaudokranialer Scanrichtung)

Patientenorientierung

- Wenn der Patient mit Kopf in Richtung Gantry gelagert wird: Head-First (Kopf voran) und Supination (Rückenlage).
- Wenn der Patient mit den Füßen in Richtung Gantry gelagert wird: Feet-First (Füße voran) und Supination (Rückenlage).

32.1.3 Untersuchungsprotokoll und Planung

Untersuchungsprotokoll in ▶ Tab. 32.1, ▶ Tab. 32.2, ▶ Tab. 32.3, ▶ Tab. 32.6, Planung in ▶ Abb. 32.1.

Tab. 32.1 Übersichtsradiogramm für die Untersuchungsplanung.

Start	Ende	Ausrichtung	Länge
4 Querfinger oberhalb Xiphoid	unterhalb Sitzbein	a. p. (und lateral)	ca. 500 mm

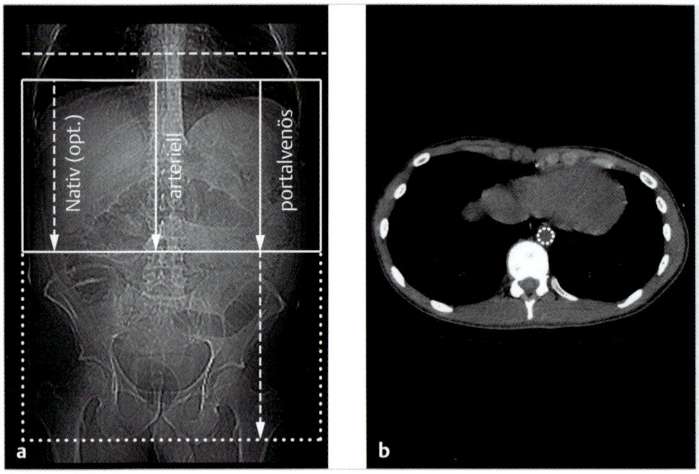

Abb. 32.1 Planung einer Leber-CT arteriell und portalvenös.
a Planung der Untersuchungsbereiche.
b Positionierung der Mess-ROI für die Bolustriggerung.

32.2 Untersuchungsablauf

- Wenn indiziert, Nativ-CT der Leber akquirieren (▶ Tab. 32.2).
- Planungsschicht für Bolustracking akquirieren (▶ Tab. 32.3).
- ROI für Bolustracking in Aorta platzieren (▶ Abb. 32.1b).
- Kontrastmittelinjektor für die Injektion vorbereiten (▶ Tab. 32.4).
- Kontrastmittelinjektion und Bolustracking gleichzeitig starten.
- Die Bolustracking-Messung startet nach Ablauf des (10-s-)Pre-Monitoring-Delays.
- „Scanelement 1" (▶ Tab. 32.6) startet 10 s nach Erreichen der Triggerschwelle.
- „Scanelement 2" (▶ Tab. 32.6) startet 45 s nach Ende des vorangegangenen Scanelements.
- Rekonstruktionsaufträge (▶ Tab. 32.7) gelten für jede akquirierte Serie.

Tab. 32.2 Scanelement – Leber nativ (optional).

Nr.	Name	Delay	Start	Ende	Scanrichtung
0	CT-Leber nativ (optional – abhängig von Fragestellung)	-	oberhalb der höchsten Zwerchfellkuppe	unterhalb kaudaler Leberrand	kraniokaudal

Tab. 32.3 Bolustracking (BT).

Lokalisation Planungsschicht	ROI-Position	Pre-Monitoring-Delay
oberhalb der höchsten Zwerchfellkuppe, sodass Teile des rechten Vorhofs mit erfasst werden*, oder Lebermitte	Aorta	10 s
* Diese Bolustriggerungs-Position hat folgende Vorteile: Im Bereich der Lunge ist die Strahlungsschwächung geringer und die Bildqualität des Bolustrackings auch bei kräftigen Patienten gut. Da der rechte Vorhof beim Bolustracking mit erfasst wird, ist sehr schnell ersichtlich, ob das Kontrastmittel ungehindert in den Patienten gelangt. Auf diese Weise kann, im Vergleich zur Bolustriggerung auf Höhe Leberhilus, viel früher erkannt werden, ob Probleme bei der Kontrastmittelinjektion vorliegen (z. B. Paravasat).		

Tab. 32.4 Kontrastmittelprotokoll.

	Volumen (ml)	Flow (ml/s)
Kontrastmittel	gewichtsadaptiert (▶ Tab. 32.5)	4,0 ml/s wenn möglich, sonst 3,0 ml/s
NaCl	40	4,0 ml/s wenn möglich, sonst 3,0 ml/s

Tab. 32.5 Gewichtsadaptierung.

Entspricht 360 mg pro kg KG	KM-Konzentration				
	300 mg Jod/ml	320 mg Jod/ml	350 mg Jod/ml	370 mg Jod/ml	400 mg Jod/ml
bis 60 kg	75 ml	70 ml	65 ml	60 ml	55 ml
bis 80 kg	100 ml	90 ml	85 ml	80 ml	75 ml
bis 100 kg	120 ml	110 ml	105 ml	100 ml	95 ml
bis 120 kg	145 ml	135 ml	125 ml	120 ml	110 ml
ab 120 kg	160 ml	155 ml	150 ml	140 ml	130 ml

Tab. 32.6 Scanelemente.

Nr.	Name	Delay	Start	Ende	Scanrichtung
1	CT-Leber spät-arteriell	10 s	oberhalb der höchsten Zwerchfellkuppe	unterhalb kaudaler Leberrand	kraniokaudal
2	CT-Leber oder Abdomen/Becken portalvenös (je nach Fragestellung)	45 s	oberhalb der höchsten Zwerchfellkuppe	unterhalb kaudaler Leberrand oder unterhalb Sitzbein (je nach Fragestellung)	kraniokaudal

Tab. 32.7 Rekonstruktionsaufträge.

	Rekon 1	Rekon 2
Filter/Kernel	Weichteil	Weichteil
Schichtdicke	3–5 mm	Dünnschicht*
Schichtabstand	3–5 mm	30–50 % Überlappung
Bildfensterung	WW: 350, WL: 50	WW: 350, WL: 50
Hinweise	-	für Bildnachverarbeitung

* Mit der optionalen 3D-MPR-Software von Siemens-Geräten kann die Bildnachverarbeitung (MPR) direkt aus den Rohdaten vorgenommen werden. In diesem Fall ist eine Dünnschichtrekonstruktion nicht erforderlich.

Tipp

Sollte sich nach der Durchsicht der akquirierten Bilder die Notwendigkeit ergeben, eine Spätphase der Leber zu ergänzen, kann das Scanelement der arteriellen Phase kopiert und, in Abhängigkeit der Fragestellung, einen bestimmten Zeitraum nach Beginn der Kontrastmittelinjektion gestartet werden:

- 3–5 min p. i.: Sicherung von Zysten oder Hämangiomen
- 10–15 min p. i.: Detektion kleiner Zysten oder Tumore mit ausgeprägt fibrotischem Anteil

32.3 Bildnachverarbeitung

Übersicht über empfohlene Bildnachverarbeitung in ▶ Tab. 32.8 (Rekonstruktionsaufträge gelten für jede akquirierte Serie).

Tab. 32.8 Bildnachverarbeitung bei Leber-CT arteriell und portalvenös.

Nachverarbeitungstechnik	Schichtebene	Verwendeter Dünnschichtdatensatz	Schichtdicke	Schichtabstand	Abbildung
Average/Mittelwert (klassische MPR)	streng koronal	Weichteil	3–5 mm	3–5 mm	▶ Abb. 32.2a
	streng sagittal	Weichteil	3–5 mm	3–5 mm	▶ Abb. 32.2b

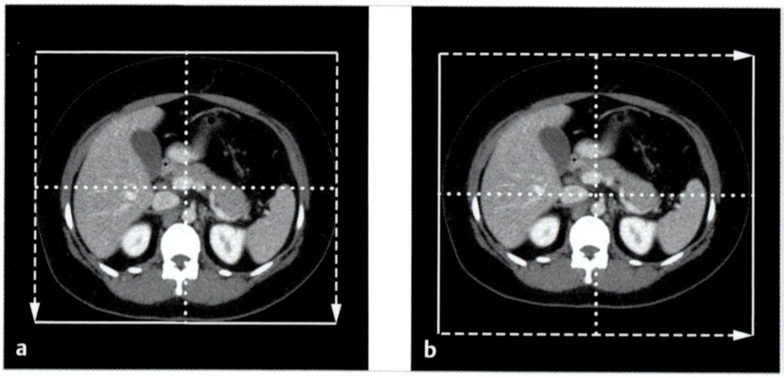

Abb. 32.2 Bildnachverarbeitung bei Leber-CT arteriell und portalvenös.
a Rekonstruktionsbereich des koronalen Bildstapels.
b Rekonstruktionsbereich des sagittalen Bildstapels.

33 CT Leber arteriell, portalvenös und spät

33.1 Vor der Untersuchung

33.1.1 Häufige Indikationen

- präoperativ vor Transplantation
- V. a. Cholangiokarzinom (CCC)
- V. a. HCC

33.1.2 Vorbereitung

Allgemein

- Voruntersuchungen und Vorbefunde prüfen.
- Laborwerte prüfen: Kreatinin, eGFR, TSH.
- Patienten über die Untersuchung aufklären.
- Indikationen gezielt überprüfen:
  - Schwangerschaft
  - gleiche Untersuchung unmittelbar vorher
  - Niereninsuffizienz
  - Allergien
  - Schilddrüsenerkrankungen
  - Metformingabe bei Diabetes mellitus

Orale Kontrastmittelgabe

- Wenn nur der Oberbauch untersucht wird:
  - 1000 ml orales Kontrastmittel (barium-/jodhaltig oder wasseräquivalent)
  - Start: 1 h vor Untersuchungsbeginn – gleichmäßig verteilt über die Trinkdauer
- Wenn der gesamte Abdomen-Becken-Bereich untersucht wird:
  - 1500 ml orales Kontrastmittel (barium-/jodhaltig oder wasseräquivalent)
  - Start: 1,5 h vor Untersuchungsbeginn – gleichmäßig verteilt über die Trinkdauer

Patientenvorbereitung

- Untersuchungsgebiet freimachen.
- Störende Fremdkörper und Metall entfernen.
- Zahnersatz wenn möglich entfernen, um Komplikationen bei einer Kontrastmittelreaktion vorzubeugen.
- Verweilkanüle legen, wenn möglich 18 Gauge (grün), ansonsten 20 Gauge (rosa).

Patientenaufklärung

Wichtige Punkte, über die der Patient informiert werden sollte, während er auf dem Untersuchungstisch gelagert und für die Untersuchungsdurchführung vorbereitet wird:

- Wärmegefühl bei der Kontrastmittelinjektion
- mittlere und möglichst identische Inspiration bei den folgenden Atemkommandos (tiefe Inspiration sollte vermieden werden)

Das Atemkommando sollte mit dem Patienten vor Beginn der Untersuchung geübt werden. Dies führt zu besseren Untersuchungsergebnissen und beruhigt den Patienten, da er weiß, was auf ihn zukommt.

Aktiver Strahlenschutz

- Wenn der Scanbereich bis zur Symphyse geht, sollten männliche Patienten eine Hodenkapsel anlegen.
- Wenn jedoch der Scanbereich über die Symphyse hinausgeht, sollte auf eine Hodenkapsel verzichtet werden, da diese starke Artefakte erzeugt und die automatische Röhrenstrom-Modulation der CT-Systeme die Dosis in diesem Bereich deutlich erhöhen.

Patientenlagerung

- Rückenlage einnehmen lassen; Head-First oder Feet-First.
- Arme über dem Kopf lagern (eleviert)

Zu beachten

Der Arm, der für die Kontrastmittelapplikation verwendet wird, sollte möglichst gestreckt gelagert werden, damit das Kontrastmittel ungehindert appliziert werden kann.

- Auf bequeme Patientenlagerung achten:
  - Bei Bedarf Arme unterpolstern.
  - Knierolle unterlegen.
- Klettgurte anbringen.

Zentrierung für Übersichtsradiogramm

- Seitenlaser (Tischhöhe): seitliche Abdomenmitte
- Startposition Übersichtsradiogramm (Querlaser-Scanebene):
  - vier Querfinger oberhalb des Xiphoids (bei kraniokaudaler Scanrichtung)
  - Unterhalb Sitzbein (bei kaudokranialer Scanrichtung)

Patientenorientierung

- Wenn der Patient mit Kopf in Richtung Gantry gelagert wird: Head-First (Kopf voran) und Supination (Rückenlage).
- Wenn der Patient mit den Füßen in Richtung Gantry gelagert wird: Feet-First (Füße voran) und Supination (Rückenlage).

33.1.3 Untersuchungsprotokoll und Planung

Untersuchungsprotokoll in ▸ Tab. 33.1, ▸ Tab. 33.2, ▸ Tab. 33.3, ▸ Tab. 33.6, Planung in ▸ Abb. 33.1.

Tab. 33.1 Übersichtsradiogramm für die Untersuchungsplanung.

Start	Ende	Ausrichtung	Länge
4 Querfinger oberhalb Xiphoid	unterhalb Sitzbein	a. p. (und lateral)	ca. 500 mm

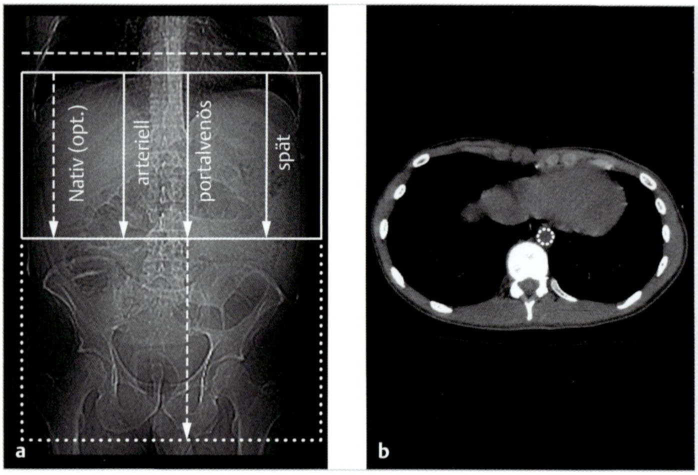

Abb. 33.1 Planung einer Leber-CT arteriell, portalvenös und spät.
a Planung der Untersuchungsbereiche.
b Positionierung der Mess-ROI für die Bolustriggerung.

33.2 Untersuchungsablauf

- Wenn indiziert, Nativ-CT der Leber akquirieren (▸ Tab. 33.2).
- Planungsschicht für Bolustracking akquirieren (▸ Tab. 33.3).
- ROI für Bolustracking in Aorta platzieren (▸ Abb. 33.1b).
- Kontrastmittelinjektor für die Injektion vorbereiten (▸ Tab. 33.4).
- Kontrastmittelinjektion und Bolustracking gleichzeitig starten.
- Die Bolustracking-Messung startet nach Ablauf des 10-s-Pre-Monitoring-Delays.
- „Scanelement 1“ (▸ Tab. 33.6) startet 10 s nach Erreichen der Triggerschwelle.
- „Scanelement 2“ (▸ Tab. 33.6) startet 45 s nach Ende des vorangegangenen Scanelements.
- „Scanelement 3“ (▸ Tab. 33.6) startet 2–4 min oder 8–13 min nach Ende des vorangegangenen Scanelements.
- Rekonstruktionsaufträge (▸ Tab. 33.7) gelten für jede akquirierte Serie.

Tab. 33.2 Scanelement – Leber nativ (optional).

Nr.	Name	Delay	Start	Ende	Scanrichtung
0	CT-Leber nativ (optional – abhängig von Fragestellung)	-	oberhalb der höchsten Zwerchfellkuppe	unterhalb des kaudalen Leberrands	kraniokaudal

Tab. 33.3 Bolustracking (BT).

Lokalisation Planungsschicht	ROI-Position	Pre-Monitoring-Delay
oberhalb der höchsten Zwerchfellkuppe, sodass Teile des rechten Vorhofs mit erfasst werden*, oder Lebermitte	Aorta	10 s

* Diese Bolustriggerungs-Position hat folgende Vorteile: Im Bereich der Lunge ist die Strahlungsschwächung geringer und die Bildqualität des Bolustrackings auch bei kräftigen Patienten gut. Da der rechte Vorhof beim Bolustracking mit erfasst wird, ist sehr schnell ersichtlich, ob das Kontrastmittel ungehindert in den Patienten gelangt. Auf diese Weise kann, im Vergleich zur Bolustriggerung auf Höhe Leberhilus, viel früher erkannt werden, ob Probleme bei der Kontrastmittelinjektion vorliegen (z. B. Paravasat).

Tab. 33.4 Kontrastmittelprotokoll.

	Volumen (ml)	Flow (ml/s)
Kontrastmittel	gewichtsadaptiert (▶ Tab. 33.5)	4,0 wenn möglich, sonst 3,0
NaCl	40	4,0 wenn möglich, sonst 3,0

Tab. 33.5 Gewichtsadaptierung.

Entspricht 360 mg pro kg KG	KM-Konzentration				
	300 mg Jod/ml	320 mg Jod/ml	350 mg Jod/ml	370 mg Jod/ml	400 mg Jod/ml
bis 60 kg	75 ml	70 ml	65 ml	60 ml	55 ml
bis 80 kg	100 ml	90 ml	85 ml	80 ml	75 ml
bis 100 kg	120 ml	110 ml	105 ml	100 ml	95 ml
bis 120 kg	145 ml	135 ml	125 ml	120 ml	110 ml
ab 120 kg	160 ml	155 ml	150 ml	140 ml	130 ml

Tab. 33.6 Scanelemente.

Nr.	Name	Delay	Start*	Ende*	Scanrichtung
1	CT-Leber spät-arteriell	10 s	oberhalb der höchsten Zwerchfellkuppe	unterhalb kaudaler Leberrand	kraniokaudal
2	CT-Leber oder Abdomen und Becken portalvenös (je nach Fragestellung)	45 s	oberhalb der höchsten Zwerchfellkuppe	unterhalb kaudaler Leberrand oder unterhalb Sitzbein (je nach Fragestellung)	kraniokaudal
3	CT-Leber spät	2–4 min oder 10–13 min*	oberhalb der höchsten Zwerchfellkuppe	unterhalb kaudaler Leberrand	kraniokaudal

* 2–4 min nach vorangegangenem Scan (≙ ca. 3–5 min p. i.): Sicherung von Zysten oder Hämangiomen; 8–13 min nach vorangegangenem Scan (≙ ca. 10–15 min p. i.): Detektion kleiner Zysten oder Tumore mit ausgeprägt fibrotischem Anteil.

Tab. 33.7 Rekonstruktionsaufträge.

	Rekon 1	Rekon 2
Filter/Kernel	Weichteil	Weichteil
Schichtdicke	3–5 mm	Dünnschicht*
Schichtabstand	3–5 mm	30–50 % Überlappung
Bildfensterung	WW: 350, WL: 50	WW: 350, WL: 50
Hinweise	-	für Bildnachverarbeitung

* Mit der optionalen 3D-MPR-Software von Siemens-Geräten kann die Bildnachverarbeitung (MPR) direkt aus den Rohdaten vorgenommen werden. In diesem Fall ist eine Dünnschichtrekonstruktion nicht erforderlich.

33.3 Bildnachverarbeitung

Übersicht über empfohlene Bildnachverarbeitung siehe in ▶ Tab. 33.8. Diese Rekonstruktionsaufträge gelten für jede akquirierte Serie.

Tab. 33.8 Bildnachverarbeitung bei Leber-CT arteriell, portalvenös und spät.

Nachverarbeitungstechnik	Schichtebene	Verwendeter Dünnschichtdatensatz	Schichtdicke	Schichtabstand	Abbildung
Average/Mittelwert (klassische MPR)	streng koronal	Weichteil	3–5 mm	3–5 mm	▶ Abb. 33.2a
	streng sagittal	Weichteil	3–5 mm	3–5 mm	▶ Abb. 33.2b

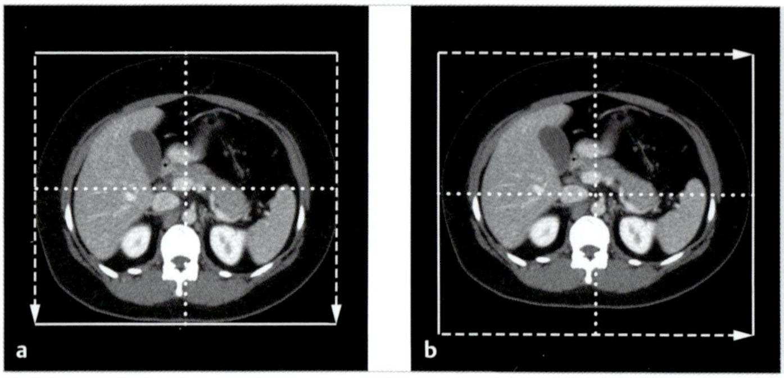

Abb. 33.2 Bildnachverarbeitung bei Leber-CT arteriell, portalvenös und spät.
a Rekonstruktionsbereich des koronalen Bildstapels.
b Rekonstruktionsbereich des sagittalen Bildstapels.

34 CT Pankreas 2 Phasen

34.1 Vor der Untersuchung

34.1.1 Häufige Indikationen

- V. a. Pankreastumor
- Tumorstaging

Hinweis: bei V. a. Pankreatitis verwenden sie bitte das Protokoll „CT Abdomen portalvenös".

34.1.2 Vorbereitung

Allgemein

- Wegen der Kontrastmittelgabe sollte der Patient wenn möglich 4 Stunden vor der Untersuchung nüchtern bleiben oder nur leichte Kost zu sich nehmen.
- Voruntersuchungen und Vorbefunde prüfen.
- Laborwerte prüfen: Kreatinin, eGFR, TSH.
- Patienten über die Untersuchung aufklären.
- Indikationen gezielt überprüfen:
  - Schwangerschaft
  - gleiche Untersuchung unmittelbar vorher
  - Niereninsuffizienz
  - Allergien
  - Schilddrüsenerkrankungen
  - Metformingabe bei Diabetes mellitus

Orale Kontrastmittelgabe

- Wenn nur der Oberbauch untersucht wird:
  - 1000 ml orales wasseräquivalentes Kontrastmittel (**kein** positives Kontrastmittel)
  - Start: 1 h vor Untersuchungsbeginn – gleichmäßig verteilt über die Trinkdauer
- Wenn der gesamte Abdomen-Becken-Bereich untersucht wird:
  - 1500 ml orales wasseräquivalentes Kontrastmittel (**kein** positives Kontrastmittel)
  - Start: 1,5 h vor Untersuchungsbeginn – gleichmäßig verteilt über die Trinkdauer
- Für eine möglichst optimale Pankreas-CT-Diagnostik ist es wichtig, dass der Magen und das Duodenum mit wasseräquivalentem oralem Kontrastmittel gut gefüllt sind. Um dies zu erreichen, ist eine zusätzliche Gabe von 500 ml Wasser in Rechtsseitenlage direkt auf dem Untersuchungstisch sinnvoll.

Patientenvorbereitung

- Untersuchungsgebiet freimachen.
- Störende Fremdkörper und Metall entfernen.
- Zahnersatz wenn möglich entfernen, um Komplikationen bei einer Kontrastmittelreaktion vorzubeugen.
- Verweilkanüle legen, wenn möglich 18 Gauge (grün), ansonsten 20 Gauge (rosa).

Auf dem Untersuchungstisch:

- Nachdem die Verweilkanüle gelegt worden ist, sollte der Patient in Rechtsseitenlage direkt auf dem Untersuchungstisch möglichst 500 ml Wasser trinken (mit Strohhalm).
- Danach sollte er noch ca. 2–3 min in Rechtsseitenlage liegenbleiben.
- In Anschluss daran ist die Untersuchung zügig durchzuführen.

Patientenaufklärung

Wichtige Punkte, über die der Patient informiert werden sollte, während er auf dem Untersuchungstisch gelagert und für die Untersuchungsdurchführung vorbereitet wird:

- Wärmegefühl bei der Kontrastmittelinjektion
- mittlere und möglichst identische Inspiration bei den folgenden Atemkommandos (tiefe Inspiration sollte vermieden werden)

Das Atemkommando sollte mit dem Patienten vor Beginn der Untersuchung geübt werden. Dies führt zu besseren Untersuchungsergebnissen und beruhigt den Patienten, da er weiß, was auf ihn zukommt.

Aktiver Strahlenschutz

- Wenn der Scanbereich bis zur Symphyse geht, sollten männliche Patienten eine Hodenkapsel anlegen.
- Wenn jedoch der Scanbereich über die Symphyse hinausgeht, sollte auf eine Hodenkapsel verzichtet werden, da diese starke Artefakte erzeugt und die automatischen Röhrenstrom-Modulationen der CT-Systeme die Dosis in diesem Bereich deutlich erhöhen.

Patientenlagerung

- Rückenlage einnehmen lassen; Head-First oder Feet-First.
- Arme über dem Kopf lagern (eleviert).

> **Zu beachten**
>
> Der Arm, der für die Kontrastmittelapplikation verwendet wird, sollte möglichst gestreckt gelagert werden, damit das Kontrastmittel ungehindert appliziert werden kann.

- Auf bequeme Patientenlagerung achten:
  - Bei Bedarf Arme unterpolstern.
  - Knierolle unterlegen.
- Klettgurte anbringen.

Zentrierung für Übersichtsradiogramm

- Seitenlaser (Tischhöhe): seitliche Abdomenmitte
- Startposition Übersichtsradiogramm (Querlaser-Scanebene):
  - vier Querfinger oberhalb des Xiphoids (bei kraniokaudaler Scanrichtung)
  - unterhalb des Sitzbeins (bei kaudokranialer Scanrichtung)

34.1.3 Untersuchungsprotokoll und Planung

Untersuchungsprotokoll in ▶ Tab. 34.1, Planung in ▶ Abb. 34.1.

> **Patientenorientierung**
>
> - Wenn der Patient mit Kopf in Richtung Gantry gelagert wird: Head-First (Kopf voran) und Supination (Rückenlage).
> - Wenn der Patient mit den Füßen in Richtung Gantry gelagert wird: Feet-First (Füße voran) und Supination (Rückenlage).

Tab. 34.1 Übersichtsradiogramm für die Untersuchungsplanung.

Start	Ende	Ausrichtung	Länge
4 Querfinger oberhalb Xiphoid	unterhalb Beckenkamm oder unterhalb Sitzbein (je nach Fragestellung)	a. p. (und lateral)	ca. 500 mm

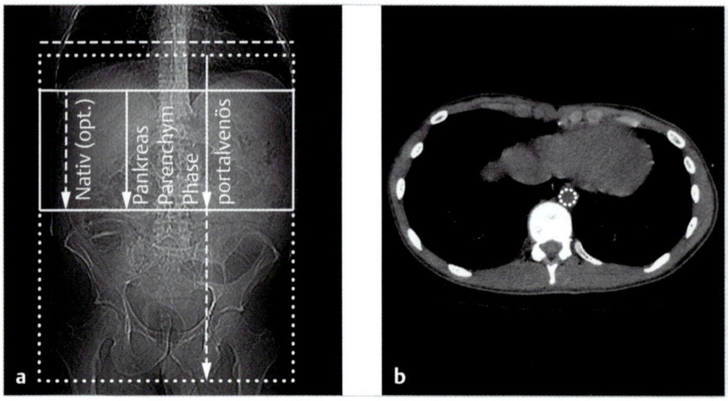

Abb. 34.1 Planung einer CT Pankreas 2 Phasen.
a Planung der Untersuchungsbereiche.
b Positionierung der Mess-ROI für die Bolustriggerung.

34.2 Untersuchungsablauf

- Wenn indiziert, Nativ-CT des Pankreas akquirieren (▶ Tab. 34.2).
- Planungsschicht für Bolustracking akquirieren (▶ Tab. 34.3).
- ROI für Bolustracking in Aorta descendens platzieren (▶ Abb. 34.1b).
- Kontrastmittelinjektor für die Injektion vorbereiten (▶ Tab. 34.4).
- Kontrastmittelinjektion und Bolustracking gleichzeitig starten.
- Die Bolustracking-Messung startet nach Ablauf des 10-s-Pre-Monitoring-Delays.
- „Scanelement 1" (▶ Tab. 34.6) startet 15 s nach Erreichen der Triggerschwelle.
- „Scanelement 2" (▶ Tab. 34.6) startet 45 s nach Ende des vorangegangenen Scanelements.

Tab. 34.2 Optionales Scanelement – Pankreas nativ.

Nr.	Name	Delay	Start	Ende	Scanrichtung
0	CT Pankreas nativ (optional)	-	ca. 2 cm unterhalb der linken Zwerchfellkuppe	1 cm oberhalb Beckenkamm	kraniokaudal

Tab. 34.3 Bolustracking (BT)

Lokalisation Planungsschicht	ROI-Position	Pre-Monitoring-Delay
oberhalb der höchsten Zwerchfellkuppe, sodass Teile des rechten Vorhofs mit erfasst werden*, oder Lebermitte	Aorta	10 s

* Diese Bolustriggerungs-Position hat folgende Vorteile: Im Bereich der Lunge ist die Strahlungsschwächung geringer und die Bildqualität des Bolustrackings auch bei kräftigen Patienten gut. Da der rechte Vorhof bei dieser Triggerposition mit erfasst wird, ist bereits ca. 10 s nach Beginn der Kontrastmittelinjektion ersichtlich, ob das Kontrastmittel ungehindert in den Patienten gelangt. Auf diese Weise kann, im Vergleich zur Bolustriggerung auf Höhe Leberhilus (Kontrastmittel ist erst nach ca. 20–25 s sichtbar), viel früher erkannt werden, ob Probleme bei der Kontrastmittelinjektion vorliegen (z. B. Paravasat).

Tab. 34.4 Kontrastmittelprotokoll.

	Volumen (ml)	Flow (ml/s)
Kontrastmittel	gewichtsadaptiert (▶ Tab. 34.5)	4,0 ml/s wenn möglich, sonst 3,0 ml/s
NaCl	40	4,0 ml/s wenn möglich, sonst 3,0 ml/s

Tab. 34.5 Gewichtsadaptierung beim Kontrastmittelprotokoll.

Entspricht 360 mg/kg KG	KM-Konzentration				
	300 mg Jod/ml	320 mg Jod/ml	350 mg Jod/ml	370 mg Jod/ml	400 mg Jod/ml
bis 60 kg	75 ml	70 ml	65 ml	60 ml	55 ml
bis 80 kg	100 ml	90 ml	85 ml	80 ml	75 ml
bis 100 kg	120 ml	110 ml	105 ml	100 ml	95 ml
bis 120 kg	145 ml	135 ml	125 ml	120 ml	110 ml
ab 120 kg	160 ml	155 ml	150 ml	140 ml	130 ml

Tab. 34.6 Scanelemente.

Nr.	Name	Delay	Start	Ende	Scanrichtung
1	CT Pankreas Parenchymphase	15 s	ca. 2 cm unterhalb der linken Zwerchfellkuppe	1 cm oberhalb Beckenkamm	kraniokaudal
2	CT Pankreas oder Abdomen und Becken (je nach Fragestellung) portalvenös	40 s	oberhalb der höchsten Zwerchfellkuppe	unterhalb kaudaler Leberrand oder unterhalb Sitzbein (je nach Fragestellung)	kraniokaudal

34.3 Rekonstruktionsaufträge

Die Rekonstruktionsaufträge in ▸ Tab. 34.7 gelten für alle akquirierten Serien dieses Protokolls.

Tab. 34.7 Rekonstruktionsaufträge.

	Rekon 1	Rekon 2
Filter/Kernel	Weichteil	Weichteil
Schichtdicke	5 mm (nativ)	Dünnschicht*
	3 mm (Parenchym)	
	3–5 mm (portalvenös)	
Schichtabstand	5 mm (nativ)	30–50 % Überlappung
	3 mm (Parenchym)	
	3–5 mm (portalvenös)	
Bildfensterung	WW: 350, WL: 50	WW: 350, WL: 50
Hinweise	-	für Bildnachverarbeitung

34.4 Bildnachverarbeitung

Diese Rekonstruktionsaufträge gelten für jede akquirierte Serie! ▸ Tab. 34.8.

Tab. 34.8 Bildnachverarbeitung bei Pankreas-CT.

Nachverarbeitungstechnik	Schichtebene	Verwendeter Dünnschichtdatensatz	Schichtdicke	Schichtabstand	Abbildung
Average/Mittelwert (klassische MPR)	streng koronal	Weichteil	5 mm (nativ)	5 mm (nativ)	▸ Abb. 34.2a
			3 mm (Parenchym)	3 mm (Parenchym)	
			3–5 mm (portalvenös)	3–5 mm (portalvenös)	
	streng sagittal	Weichteil	5 mm (nativ)	5 mm (nativ)	▸ Abb. 34.2b
			3 mm (Parenchym)	3 mm (Parenchym)	
			3–5 mm (portalvenös)	3–5 mm (portalvenös)	

* Mit der optionalen 3D-MPR-Software von Siemens-Geräten kann die Bildnachverarbeitung (MPR) direkt aus den Rohdaten vorgenommen werden. In diesem Fall ist eine Dünnschichtrekonstruktion nicht erforderlich.

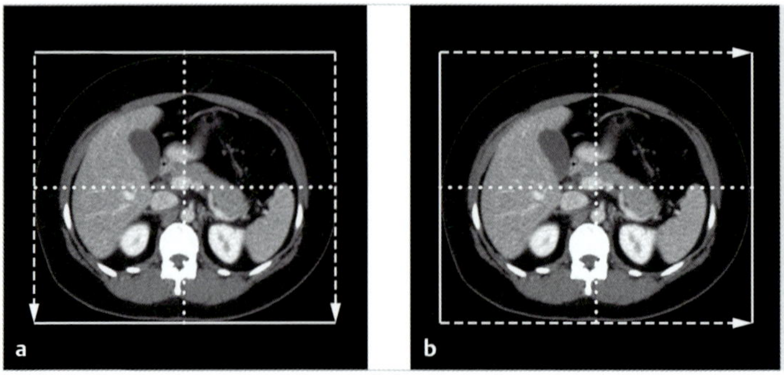

Abb. 34.2 Bildnachverarbeitung bei Pankreas-CT.
a Rekonstruktionsbereich des koronalen Bildstapels.
b Rekonstruktionsbereich des sagittalen Bildstapels.

35 CT Pankreas 3 Phasen

35.1 Vor der Untersuchung

35.1.1 Häufige Indikationen

- V. a. neuroendokriner Pankreastumor
  - Wichtig: neuroendokrine Tumoren des Pankreas und die daraus entstandenen Metastasen sind am besten in der früharteriellen Perfusionsphase darstellbar (s. Protokoll „Pankreas früharteriell")
- V. a. neuroendokriner Pankreastumor
- V. a. Pankreastumor
- Tumorstaging bei neuroendokrinem Tumor

35.1.2 Vorbereitung

Allgemein

- Wegen der Kontrastmittelgabe sollte der Patient wenn möglich 4 Stunden vor der Untersuchung nüchtern bleiben oder nur leichte Kost zu sich nehmen.
- Voruntersuchungen und Vorbefunde prüfen.
- Laborwerte prüfen: Kreatinin, eGFR, TSH.
- Patienten über die Untersuchung aufklären.
- Indikationen gezielt überprüfen:
  - Schwangerschaft
  - gleiche Untersuchung unmittelbar vorher
  - Niereninsuffizienz
  - Allergien
  - Schilddrüsenerkrankungen
  - Metformingabe bei Diabetes mellitus

Orale Kontrastmittelgabe

- Wenn nur der Oberbauch untersucht wird:
  - 1000 ml orales wasseräquivalentes Kontrastmittel (**kein** positives Kontrastmittel)
  - Start: 1 h vor Untersuchungsbeginn – gleichmäßig verteilt über die Trinkdauer
- Wenn der gesamte Abdomen-Becken-Bereich untersucht wird:
  - 1500 ml orales wasseräquivalentes Kontrastmittel (**kein** positives Kontrastmittel)
  - Start: 1,5 h vor Untersuchungsbeginn – gleichmäßig verteilt über die Trinkdauer
- Für eine möglichst optimale Pankreas-CT-Diagnostik ist es wichtig, dass der Magen und das Duodenum mit wasseräquivalentem oralem Kontrastmittel gut gefüllt sind. Um dies zu erreichen, ist eine zusätzliche Gabe von 500 ml Wasser in Rechtsseitenlage direkt auf dem Untersuchungstisch sinnvoll.

Patientenvorbereitung

- Untersuchungsgebiet freimachen.
- Störende Fremdkörper und Metall entfernen.
- Zahnersatz wenn möglich entfernen, um Komplikationen bei einer Kontrastmittelreaktion vorzubeugen.
- Verweilkanüle legen, wenn möglich 18 Gauge (grün), ansonsten 20 Gauge (rosa).

Auf dem Untersuchungstisch:

- Nachdem die Verweilkanüle gelegt worden ist, sollte der Patient in Rechtsseitenlage direkt auf dem Untersuchungstisch möglichst 500 ml Wasser trinken (mit Strohhalm).
- Danach sollte er noch ca. 2–3 min in Rechtsseitenlage liegenbleiben.
- In Anschluss daran ist die Untersuchung zügig durchzuführen.

Patientenaufklärung

Wichtige Punkte, über die der Patient informiert werden sollte, während er auf dem Untersuchungstisch gelagert und für die Untersuchungsdurchführung vorbereitet wird:

- Wärmegefühl bei der Kontrastmittelinjektion
- mittlere und möglichst identische Inspiration bei den folgenden Atemkommandos (tiefe Inspiration sollte vermieden werden)

Das Atemkommando sollte mit dem Patienten vor Beginn der Untersuchung geübt werden. Dies führt zu besseren Untersuchungsergebnissen und beruhigt den Patienten, da er weiß, was auf ihn zukommt.

Aktiver Strahlenschutz

- Wenn der Scanbereich bis zur Symphyse geht, sollten männliche Patienten eine Hodenkapsel anlegen.
- Wenn jedoch der Scanbereich über die Symphyse hinausgeht, sollte auf eine Hodenkapsel verzichtet werden, da diese starke Artefakte erzeugt und die

automatischen Röhrenstrom-Modulationen der CT-Systeme die Dosis in diesem Bereich deutlich erhöhen.

Patientenlagerung

- Rückenlage einnehmen lassen; Head-First oder Feet-First.
- Arme über dem Kopf lagern (eleviert).

Zu beachten

Der Arm, der für die Kontrastmittelapplikation verwendet wird, sollte möglichst gestreckt gelagert werden, damit das Kontrastmittel ungehindert appliziert werden kann.

- Auf bequeme Patientenlagerung achten:
  - Bei Bedarf Arme unterpolstern.
  - Knierolle unterlegen.
- Klettgurte anbringen.

Zentrierung für Übersichtsradiogramm

- Seitenlaser (Tischhöhe): seitliche Abdomenmitte
- Startposition Übersichtsradiogramm (Querlaser-Scanebene):
  - vier Querfinger oberhalb des Xiphoids (bei kraniokaudaler Scanrichtung)
  - unterhalb des Sitzbeins (bei kaudokranialer Scanrichtung)

35.1.3 Untersuchungsprotokoll und Planung

Untersuchungsprotokoll in ▶ Tab. 35.1, Planung in ▶ Abb. 35.1.

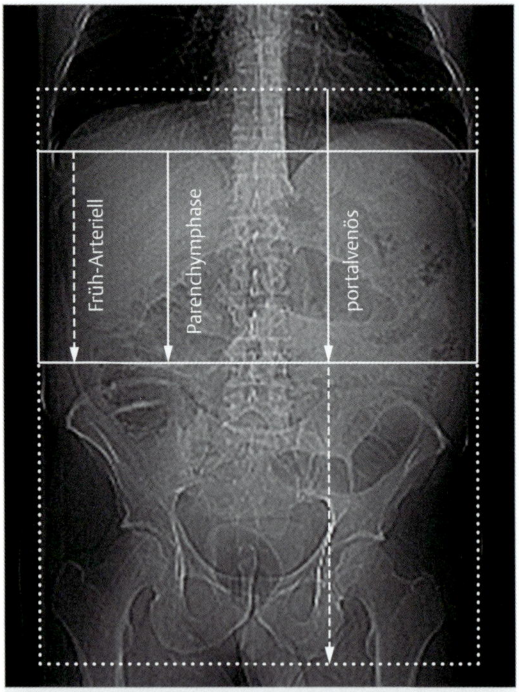

Abb. 35.1 Planung einer CT Pankreas 3 Phasen.

Patientenorientierung

- Wenn der Patient mit Kopf in Richtung Gantry gelagert wird: Head-First (Kopf voran) und Supination (Rückenlage).
- Wenn der Patient mit den Füßen in Richtung Gantry gelagert wird: Feet-First (Füße voran) und Supination (Rückenlage).

Tab. 35.1 Übersichtsradiogramm für die Untersuchungsplanung.

Start	Ende	Ausrichtung	Länge
4 Querfinger oberhalb Xiphoid	unterhalb Beckenkamm oder unterhalb Sitzbein (je nach Fragestellung)	a. p. (und lateral)	ca. 500 mm

35.2 Untersuchungsablauf

- Planungsschicht für Bolustracking akquirieren.
- ROI für Bolustracking in Aorta descendens platzieren (▸ Abb. 35.1).
- Kontrastmittelinjektor für die Injektion vorbereiten (▸ Tab. 35.2).
- Kontrastmittelinjektion und „Scanelement 1“ gleichzeitig starten.
- „Scanelement 1“ (▸ Tab. 35.4) (früharterielle Phase) startet automatisch nach 25 s.
- „Scanelement 2“ (▸ Tab. 35.4) (Pankreas-Parenchymphase) startet 10 s nach Ende des vorangegangenen Scanelements.
- „Scanelement 3“ (▸ Tab. 35.4) (potalvenöse Phase) startet 15 s nach Ende des vorangegangenen Scanelements.

Tab. 35.2 Kontrastmittelprotokoll.

	Volumen (ml)	Flow (ml/s)
Kontrastmittel	gewichtsadaptiert (▸ Tab. 34.5)	4,0 ml/s wenn möglich, sonst 3,0 ml/s
NaCl	40	4,0 ml/s wenn möglich, sonst 3,0 ml/s

Tab. 35.3 Gewichtsadaptierung beim Kontrastmittelprotokoll.

Entspricht 360 mg/kg KG	KM-Konzentration				
	300 mg Jod/ml	320 mg Jod/ml	350 mg Jod/ml	370 mg Jod/ml	400 mg Jod/ml
bis 60 kg	75 ml	70 ml	65 ml	60 ml	55 ml
bis 80 kg	100 ml	90 ml	85 ml	80 ml	75 ml
bis 100 kg	120 ml	110 ml	105 ml	100 ml	95 ml
bis 120 kg	145 ml	135 ml	125 ml	120 ml	110 ml
ab 120 kg	160 ml	155 ml	150 ml	140 ml	130 ml

Tab. 35.4 Scanelemente.

Nr.	Name	Delay	Start	Ende	Scanrichtung
1	CT Pankreas und Leber früharteriell	25 s	oberhalb der höchsten Zwerchfellkuppe	1 cm oberhalb Beckenkamm	kraniokaudal
2	CT Pankreas und Leber Pankreas-Parenchymphase	10 s (= ca. 45 s nach Beginn der Kontrastmittelgabe)	oberhalb der höchsten Zwerchfellkuppe	1 cm oberhalb Beckenkamm	kraniokaudal
3	CT Oberbauch oder Abdomen und Becken (portalvenös) (je nach Fragestellung)	15 s (= ca. 75 s nach Beginn der Kontrastmittelgabe)	oberhalb der höchsten Zwerchfellkuppe	Beckenkamm oder unterhalb Sitzbein (je nach Fragestellung)	kraniokaudal

35.3 Rekonstruktionsaufträge

Die Rekonstruktionsaufträge in ▶ Tab. 35.5 gelten für alle akquirierten Serien dieses Protokolls.

Tab. 35.5 Rekonstruktionsaufträge.

	Rekon 1	Rekon 2
Filter/Kernel	Weichteil	Weichteil
Schichtdicke	5 mm (nativ)	Dünnschicht*
	3 mm (Parenchym)	
	3–5 mm (portalvenös)	
Schichtabstand	5 mm (nativ)	30–50 % Überlappung
	3 mm (Parenchym)	
	3–5 mm (portalvenös)	
Bildfensterung	WW: 350, WL: 50	WW: 350, WL: 50
Hinweise	-	für Bildnachverarbeitung

35.4 Bildnachverarbeitung

Diese Rekonstruktionsaufträge gelten für jede akquirierte Serie! ▶ Tab. 35.6.

Tab. 35.6 Bildnachverarbeitung bei Pankreas-CT.

Nachverarbeitungstechnik	Schichtebene	Verwendeter Dünnschichtdatensatz	Schichtdicke	Schichtabstand	Abbildung
Average/Mittelwert (klassische MPR)	streng koronal	Weichteil	5 mm (nativ)	5 mm (nativ)	▶ Abb. 35.2a
			3 mm (Parenchym)	3 mm (Parenchym)	
			3–5 mm (portalvenös)	3–5 mm (portalvenös)	
	streng sagittal	Weichteil	5 mm (nativ)	5 mm (nativ)	▶ Abb. 35.2b
			3 mm (Parenchym)	3 mm (Parenchym)	
			3–5 mm (portalvenös)	3–5 mm (portalvenös)	

* Mit der optionalen 3D-MPR-Software von Siemens-Geräten kann die Bildnachverarbeitung (MPR) direkt aus den Rohdaten vorgenommen werden. In diesem Fall ist eine Dünnschichtrekonstruktion nicht erforderlich.

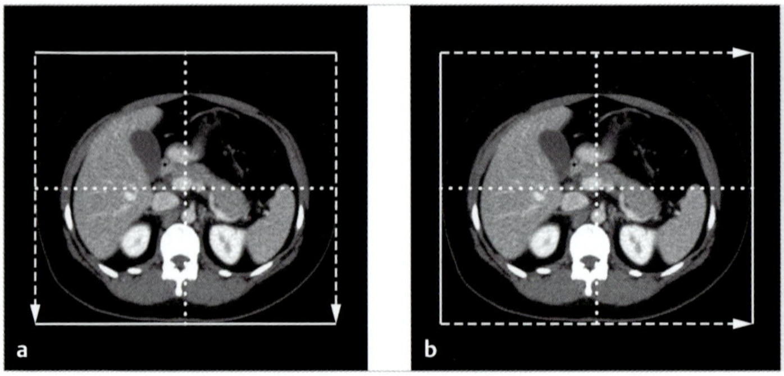

Abb. 35.2 Bildnachverarbeitung bei Pankreas-CT.
a Rekonstruktionsbereich des koronalen Bildstapels.
b Rekonstruktionsbereich des sagittalen Bildstapels.

36 CT Abdomen-Becken Low Dose

36.1 Vor der Untersuchung

36.1.1 Häufige Indikation

- V. a. Urolithiasis

36.1.2 Vorbereitung

Allgemein

- Voruntersuchungen und Vorbefunde?
- Patienten rechtswirksam über Untersuchung aufklären.
- Indikationen gezielt überprüfen:
  - Schwangerschaft
  - Gleiche Untersuchung unmittelbar vorher

Patientenvorbereitung (Kabine/ Untersuchungsraum)

- Untersuchungsgebiet frei machen.
- störende Fremdkörper und Metall entfernen.

> M!
>
> **Patientenaufklärung**
>
> Wichtige Punkte, über die der Patient informiert werden sollte, während er auf dem Untersuchungstisch gelagert und für die Untersuchungsdurchführung vorbereitet wird:
> - Atemkommando: Inspiration
>
> Das Atemkommando sollte mit dem Patienten vor Beginn der Untersuchung geübt werden. Dies führt zu besseren Untersuchungsergebnissen und beruhigt den Patienten, da er weiß, was auf ihn zukommt.

Patientenlagerung

- Rückenlage einnehmen lassen: Head-First oder Feet-First.
- Arme über dem Kopf lagern (eleviert).
- Der Arm, der für die Kontrastmittelapplikation verwendet wird, sollte möglichst gestreckt gelagert werden, damit das Kontrastmittel möglichst ungehindert appliziert werden kann.
- Auf bequeme Patientenlagerung achten:
  - Bei Bedarf Arme unterpolstern.
  - Knierolle unterlegen.
  - Klettgurte anbringen.

Aktiver Strahlenschutz

- Wenn der Scanbereich bis zur Symphyse geht, sollten männliche Patienten eine Hodenkapsel anlegen.
- Wenn jedoch der Scanbereich über die Symphyse hinausgeht, sollte auf eine Hodenkapsel verzichtet werden, da diese starke Artefakte erzeugt und die automatischen Röhrenstrom-Modulationen der CT-Systeme die Dosis in diesem Bereich deutlich erhöhen.

Zentrierung für Übersichtsradiogramm

- Seiten-Laser (Tischhöhe): seitliche Abdomenmitte
- Quer-Laser Scanebene:
  - 4 Querfinger oberhalb Xiphoid (bei kraniokaudaler Scanrichtung des Übersichtsradiogramms)
  - Unterhalb Sitzbein (Trochenter major) (bei kaudokranialer Scanrichtung des Übersichtsradiogramms)

36.1.3 Untersuchungsprotokoll und Planung

Untersuchungsprotokoll in ▶ Tab. 36.1, Planung in ▶ Abb. 36.1.

Tab. 36.1 Übersichtsradiogramm für die Untersuchungsplanung.

Start	Ende	Ausrichtung	Länge
4 Querfinger oberhalb Xiphoid	unterhalb Sitzbein	a. p. (und lateral)	ca. 500 mm

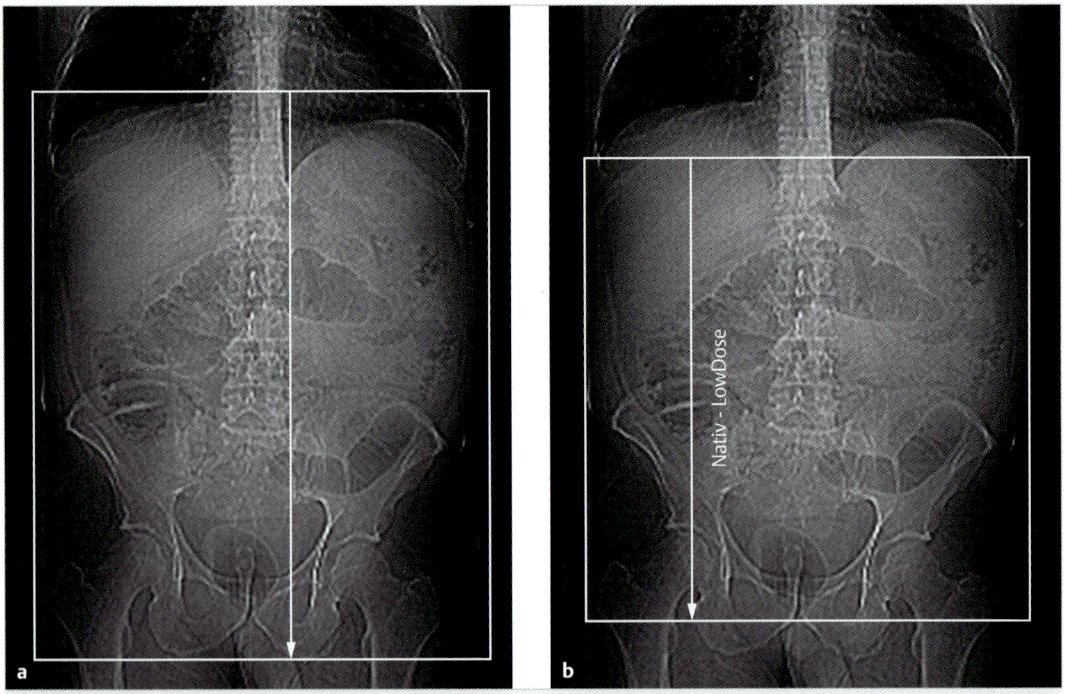

Abb. 36.1 Planung einer CT Abdomen-Becken Low-Dose.
a Planung einer Low-Dose-CT Abdomen-Becken.
b Planung einer Low-Dose-CT der Nieren und ableitenden Harnwege („Steinsuche“).

Untersuchungsablauf

- „Scanelement 1“ (▶ Tab. 36.2) starten.
- Rekonstruktionsaufträge (▶ Tab. 36.3) gelten für jede akquirierte Serie.

Patientenorientierung

M!

- Wenn der Patient mit Kopf in Richtung Gantry gelagert wird: Head-First (Kopf voran) und Supination (Rückenlage).
- Wenn der Patient mit den Füßen in Richtung Gantry gelagert wird: Feet-First (Füße voran) und Supination (Rückenlage).

Tab. 36.2 Scanelemente.

Nr-.	Name	Delay	Start	Ende	Scanrichtung
1	CT Abdomen-Becken bzw. CT Nieren Low-Dose (je nach Fragestellung)	-	oberhalb der höchsten Zwerchfellkuppe bzw. oberhalb Nieren (ca. Mitte TH 12)	unterhalb Sitzbein bzw. unterhalb Blasenboden	kraniokaudal

Tab. 36.3 Rekonstruktionsaufträge.

	Rekon 1	Rekon 2
Filter/Kernel	Weichteil	Weichteil
Schichtdicke	3–5 mm	Dünnschicht*
Schichtabstand	3–5 mm	30–50 % Überlappung
Bildfensterung	WW: 350, WL: 50	WW: 350, WL: 50
Hinweise	-	für Bildnachverarbeitung

* Mit der optionalen 3D-MPR-Software von Siemens-Geräten kann die Bildnachverarbeitung (MPR) direkt aus den Rohdaten vorgenommen werden. In diesem Fall ist eine Dünnschichtrekonstruktion nicht erforderlich.

36.2 Untersuchungsablauf

- „Scanelement 1“ (▸ Tab. 36.2) starten.
- Rekonstruktionsaufträge (▸ Tab. 36.3) gelten für jede akquirierte Serie.

36.3 Bildnachverarbeitung

Übersicht der empfohlenen Bildnachverarbeitung in ▸ Tab. 36.4.

Tab. 36.4 Bildnachverarbeitung bei Low-Dose-CT der Nieren.

Nachverarbeitungstechnik	Schichtebene	Verwendeter Dünnschichtdatensatz	Schichtdicke	Schichtabstand	Abbildung
Average/Mittelwert (klassische MPR)	streng koronal	Weichteil	3–5 mm	3–5 mm	▸ Abb. 36.2
Maximum-Intensitäts-Projektion (MaxIP)	streng koronal	Weichteil	10 mm	3 mm	▸ Abb. 36.2

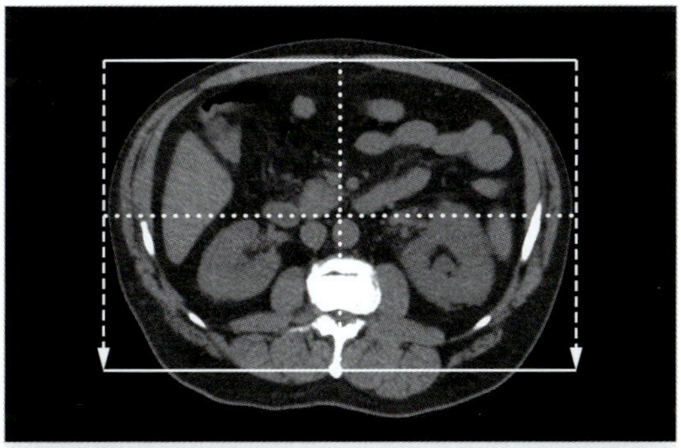

Abb. 36.2 Rekonstruktionsbereich des koronalen Bildstapels.

Tipps

M!

- Wenn die Untersuchung ohne automatische Röhrenstrom-Modulation, also mit festen Belichtungsparametern durchgeführt werden soll, werden bei einem normalgewichtigen Patienten (175 cm groß und 75 kg schwer) im Allgemeinen folgende Parameter verwendet:
  - 120 kV / 50 mAs oder
  - 100 kV / 70 mAs
- Der Nachteil der festen Belichtung ist jedoch, dass idealerweise die Belichtungsparameter manuell an das Gewicht des Patienten angepasst werden sollte, da es sonst bei adipösen Patienten zu einem zu großen Bildrauschen kommt.
- Eine andere Möglichkeit besteht darin, ein zusätzliches Low-Dose-Protokoll für adipöse Patienten auf dem CT zu hinterlegen, welches mit einem höheren Röhrenstrom durchgeführt wird.
- Es ist daher empfehlenswert, auch wenn es sich um eine Low-Dose-Untersuchung handelt, die CT-Untersuchung mit eingeschalteter automatischer Röhrenstrom-Modulation durchzuführen.
- Folgende Protokolleinstellungen haben sich bewährt:
  - **GE:** Noise Index: 23 bei einer First-Recon-Schichtdicke von 5 mm
  - **Philips:** Z-Dom oder DOM: 120 kV @ 50 mAs
  - **Siemens:** CareDose4D: 120 kV und Referenz mAs: 50 mAs (100 kV und Referenz mAs: 70mAs)
  - **Toshiba:** SureExposure 3D auf „LowDose" stellen (oder SD-Wert 23 bei 5 mm Rekon-Schichtdicke)
- Die Atembewegungen in der oberen Lungenhälfte sind deutlich geringer als in den basalen Lungenabschnitten. Daher reduziert die kaudokraniale Scanrichtung die Wahrscheinlichkeit von Atemartefakten, wenn der Patient die Luft nicht während der gesamten Scanzeit anhalten kann.
- Wenn der Patient die Luft gar nicht anhalten kann, sollte der diagnostische Nutzen dieser Untersuchung in Frage gestellt werden.
  - Sollte die Untersuchung trotz der schlechten Patientencompliance durchgeführt werden, können die Atemartefakte reduziert werden, indem die Scanzeit so kurz wie möglich gewählt wird. Dies gelingt durch die Optimierung folgender Parameter:
  - PITCH: so hoch wie möglich
  - Rotationsgeschwindigkeit: so schnell wie möglich
- Wenn der Patient einen Arm oder beide Arme nicht über dem Kopf lagern kann, sollte dieser Arm oder die Arme ausgestreckt auf dem Bauch gelagert werden (siehe: Armlagerung, wenn der Patient die Arme nicht über den Kopf nehmen kann). Dies kann helfen, die Artefakte zu reduzieren, die entstehen würden, wenn die Arme neben dem Körper gelagert werden.
  - In diesem Fall sollte die Dosis des Low-Dose-CT, speziell, wenn es ohne automatische Röhrenstrom-Modulation durchgeführt wird, erhöht werden, um die höhere Schwächung, hervorgerufen durch die Arme, auszugleichen.

37 CT Nieren venös (nephrografische Phase)

37.1 Vor der Untersuchung

37.1.1 Häufige Indikationen

- V. a. Nierenabszess
- V. a. Pyelonephritis/Nephritis
- V. a. Nierentumor
- V. a. Nierenzysten
- Z. n. Trauma

37.1.2 Vorbereitung

Allgemein

- Voruntersuchungen und Vorbefunde prüfen.
- Laborwerte prüfen: Kreatinin, eGFR, TSH.
- Patienten über die Untersuchung aufklären.
- Indikationen gezielt überprüfen:
  - Schwangerschaft
  - gleiche Untersuchung unmittelbar vorher
  - Niereninsuffizienz
  - Allergien
  - Schilddrüsenerkrankungen
  - Metformingabe bei Diabetes mellitus

Orale Kontrastmittelgabe (optional)

- Wenn nur der Oberbauch untersucht wird:
  - 1000 ml orales Kontrastmittel (barium-/jodhaltig oder wasseräquivalent)
  - Start: 1 h vor Untersuchungsbeginn – gleichmäßig verteilt über die Trinkdauer
- Wenn der gesamte Abdomen-Becken-Bereich untersucht wird:
  - 1500 ml orales Kontrastmittel (barium-/jodhaltig oder wasseräquivalent)
  - Start: 1,5 h vor Untersuchungsbeginn – gleichmäßig verteilt über die Trinkdauer

Patientenvorbereitung

- Untersuchungsgebiet freimachen.
- Störende Fremdkörper und Metall entfernen.
- Zahnersatz wenn möglich entfernen, um Komplikationen bei einer Kontrastmittelreaktion vorzubeugen.
- Verweilkanüle legen, 20 Gauge (rosa).

Patientenaufklärung

Wichtige Punkte, über die der Patient informiert werden sollte, während er auf dem Untersuchungstisch gelagert und für die Untersuchungsdurchführung vorbereitet wird:

- Wärmegefühl bei der Kontrastmittelinjektion
- mittlere und möglichst identische Inspiration bei den folgenden Atemkommandos (tiefe Inspiration sollte vermieden werden)

Das Atemkommando sollte mit dem Patienten vor Beginn der Untersuchung geübt werden. Dies führt zu besseren Untersuchungsergebnissen und beruhigt den Patienten, da er weiß, was auf ihn zukommt.

Patientenlagerung

- Rückenlage einnehmen lassen; Head-First oder Feet-First.
- Arme über dem Kopf lagern (eleviert).

M! Zu beachten

Der Arm, der für die Kontrastmittelapplikation verwendet wird, sollte möglichst gestreckt gelagert werden, damit das Kontrastmittel ungehindert appliziert werden kann.

- Auf bequeme Patientenlagerung achten:
  - Bei Bedarf Arme unterpolstern.
  - Knierolle unterlegen.
- Klettgurte anbringen.
- Tischhöhe: Seitenlaser seitliche Abdomenmitte

Aktiver Strahlenschutz

- Wenn der Scanbereich bis zur Symphyse geht, sollten männliche Patienten eine Hodenkapsel anlegen.
- Wenn jedoch der Scanbereich über die Symphyse hinausgeht, sollte auf eine Hodenkapsel verzichtet werden, da diese starke Artefakte erzeugt und die automatischen Röhrenstrom-Modulationen der CT-Systeme die Dosis in diesem Bereich deutlich erhöhen.

37.1.3 Untersuchungsprotokoll und Planung

Untersuchungsprotokoll in ▶ Tab. 37.1, ▶ Tab. 37.2, ▶ Tab. 37.5, Planung in ▶ Abb. 37.1.

Patientenorientierung

- Wenn der Patient mit Kopf in Richtung Gantry gelagert wird: Head-First (Kopf voran) und Supination (Rückenlage).
- Wenn der Patient mit den Füßen in Richtung Gantry gelagert wird: Feet-First (Füße voran) und Supination (Rückenlage).

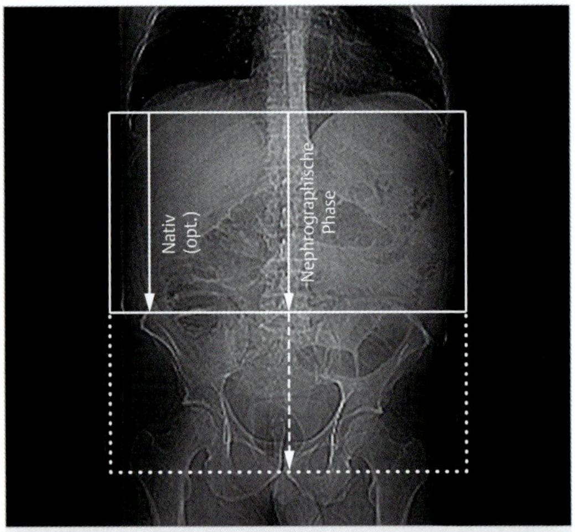

Abb. 37.1 Planung einer Nieren CT – nephrografische Phase.

Tab. 37.1 Übersichtsradiogramm für die Untersuchungsplanung.

Start	Ende	Ausrichtung	Länge
4 Querfinger oberhalb Xiphoid	unterhalb Sitzbein	a. p. (und lateral)	ca. 500 mm

37.2 Untersuchungsablauf

- Wenn indiziert, CT-Niere nativ akquirieren (▶ Tab. 37.2).
- Kontrastmittelinjektor für die Injektion vorbereiten (▶ Tab. 37.3).
- Kontrastmittelinjektion und „Scanelement 1“ gleichzeitig starten.
- „Scanelement 1“ (▶ Tab. 37.5) startet nach 100 s automatisch.
- Die Rekonstruktionsaufträge (▶ Tab. 37.6) gelten für jede akquirierte Serie.

Tab. 37.2 Scanelement – Nieren nativ (optional).

Nr.	Name	Delay	Start	Ende	Scanrichtung
0	CT-Nieren nativ (optional – abhängig von Fragestellung)	-	oberhalb Nieren (ca. Mitte TH 12)	unterhalb Nieren (Beckenkamm) oder unterhalb Blasenboden (je nach Fragestellung)	kraniokaudal

Tab. 37.3 Kontrastmittelprotokoll.

	Volumen (ml)	Flow (ml/s)
Kontrastmittel	gewichtsadaptiert (▶ Tab. 37.4)	3,0 ml/s
NaCl	40	3,0 ml/s

Tab. 37.4 Gewichtsadaptierung zum Kontrastmittelprotokoll.

Entspricht 360 mg/kg KG	KM-Konzentration				
	300 mg Jod/ml	320 mg Jod/ml	350 mg Jod/ml	370 mg Jod/ml	400 mg Jod/ml
bis 60 kg	75 ml	70 ml	65 ml	60 ml	55 ml
bis 80 kg	100 ml	90 ml	85 ml	80 ml	75 ml
bis 100 kg	120 ml	110 ml	105 ml	100 ml	95 ml
bis 120 kg	145 ml	135 ml	125 ml	120 ml	110 ml
ab 120 kg	160 ml	155 ml	150 ml	140 ml	130 ml

Tab. 37.5 Scanelement.

Nr.	Name	Delay	Start	Ende	Scanrichtung
1	CT Nieren –nephrografische Phase	100 s	oberhalb Nieren (ca. Mitte Th 12)	unterhalb Nieren (Beckenkamm) oder unterhalb Blasenboden (je nach Fragestellung)	kraniokaudal

Tab. 37.6 Rekonstruktionsaufträge.

	Rekon 1	Rekon 2
Filter/Kernel	Weichteil	Weichteil
Schichtdicke	3–5 mm	Dünnschicht*
Schichtabstand	3–5 mm	30–50 % Überlappung
Bildfensterung	WW: 350, WL: 50	WW: 350, WL: 50
Hinweise	-	für Bildnachverarbeitung

* Mit der optionalen 3D-MPR-Software von Siemens-Geräten kann die Bildnachverarbeitung (MPR) direkt aus den Rohdaten vorgenommen werden. In diesem Fall ist eine Dünnschichtrekonstruktion nicht erforderlich.

37.3 Bildnachverarbeitung

Übersicht der Bildnachverarbeitung in ▸ Tab. 37.7.

Tab. 37.7 Bildnachverarbeitung bei Nieren-CT – nephrografische Phase.

Nachverarbeitungstechnik	Schichtebene	Verwendeter Dünnschichtdatensatz	Schichtdicke	Schichtabstand	Abbildung
Average/Mittelwert (klassische MPR)	streng koronal	Weichteil	3–5 mm	3–5 mm	▸ Abb. 37.2a
	streng sagittal	Weichteil	3–5 mm	3–5 mm	▸ Abb. 37.2b

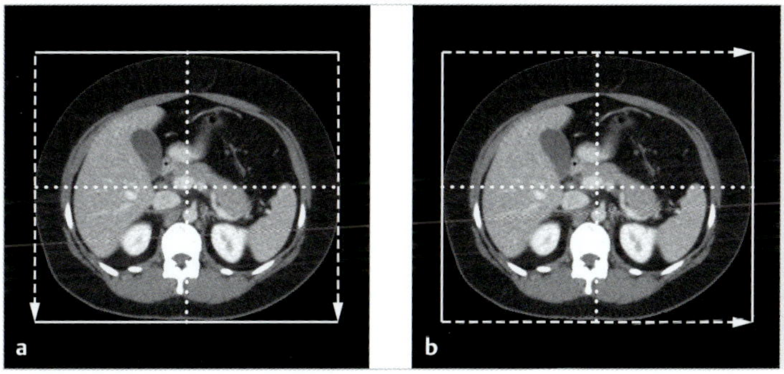

Abb. 37.2 Bildnachverarbeitung bei Nieren-CT – nephrografische Phase.
a Rekonstruktionsbereich des koronalen Bildstapels.
b Rekonstruktionsbereich des sagittalen Bildstapels.

38 CT Nieren kortikomedulläre und nephrografische Phase (arteriell und venös)

38.1 Vor der Untersuchung

38.1.1 Häufige Indikationen

- V. a. Angiomyolipom
- V. a. Niereninfarkt
- Staging bei z.n. Angiomyolipom

38.1.2 Vorbereitung

Allgemein

- Voruntersuchungen und Vorbefunde prüfen.
- Laborwerte prüfen: Kreatinin, eGFR, TSH.
- Patienten über die Untersuchung aufklären.
- Indikationen gezielt überprüfen:
  - Schwangerschaft
  - gleiche Untersuchung unmittelbar vorher
  - Niereninsuffizienz
  - Allergien
  - Schilddrüsenerkrankungen
  - Metformingabe bei Diabetes mellitus

Orale Kontrastmittelgabe (optional)

- Wenn nur der Oberbauch untersucht wird:
  - 1000 ml orales Kontrastmittel (barium-/jodhaltig oder wasseräquivalent)
  - Start: 1 h vor Untersuchungsbeginn – gleichmäßig verteilt über die Trinkdauer
- Wenn der gesamte Abdomen-Becken-Bereich untersucht wird:
  - 1500 ml orales Kontrastmittel (barium-/jodhaltig oder wasseräquivalent)
  - Start: 1,5 h vor Untersuchungsbeginn – gleichmäßig verteilt über die Trinkdauer

Patientenvorbereitung

- Untersuchungsgebiet freimachen.
- Zahnersatz wenn möglich entfernen, um Komplikationen bei einer Kontrastmittelreaktion vorzubeugen.
- Störende Fremdkörper und Metall entfernen.
- Verweilkanüle legen, wenn möglich 18 Gauge (grün), ansonsten 20 Gauge (rosa).

Patientenaufklärung

Wichtige Punkte, über die der Patient informiert werden sollte, während er auf dem Untersuchungstisch gelagert und für die Untersuchungsdurchführung vorbereitet wird:

- Wärmegefühl bei der Kontrastmittelinjektion
- mittlere und möglichst identische Inspiration bei den folgenden Atemkommandos (tiefe Inspiration sollte vermieden werden)

Das Atemkommando sollte mit dem Patienten vor Beginn der Untersuchung geübt werden. Dies führt zu besseren Untersuchungsergebnissen und beruhigt den Patienten, da er weiß, was auf ihn zukommt.

Patientenlagerung

- Rückenlage einnehmen lassen; Head-First oder Feet-First.
- Arme über dem Kopf lagern (eleviert).

Zu beachten

Der Arm, der für die Kontrastmittelapplikation verwendet wird, sollte möglichst gestreckt gelagert werden, damit das Kontrastmittel ungehindert appliziert werden kann.

- Auf bequeme Patientenlagerung achten:
  - Bei Bedarf Arme unterpolstern.
  - Knierolle unterlegen.
- Klettgurte anbringen.
- Tischhöhe: Seitenlaser seitliche Abdomenmitte

Aktiver Strahlenschutz

- Wenn der Scanbereich bis zur Symphyse geht, sollten männliche Patienten eine Hodenkapsel anlegen.
- Wenn jedoch der Scanbereich über die Symphyse hinausgeht, sollte auf eine Hodenkapsel verzichtet werden, da diese starke Artefakte erzeugt und die automatischen Röhrenstrom-Modulationen der CT-Systeme die Dosis in diesem Bereich deutlich erhöhen.

38.1.3 Untersuchungsprotokoll und Planung

Untersuchungsprotokoll in ▸ Tab. 38.1, ▸ Tab. 38.2, ▸ Tab. 38.3, ▸ Tab. 38.6, ▸ Tab. 38.7, Planung in ▸ Abb. 38.1.

Patientenorientierung

- Wenn der Patient mit Kopf in Richtung Gantry gelagert wird: Head-First (Kopf voran) und Supination (Rückenlage).
- Wenn der Patient mit den Füßen in Richtung Gantry gelagert wird: Feet-First (Füße voran) und Supination (Rückenlage).

Tab. 38.1 Übersichtsradiogramm für die Untersuchungsplanung.

Start	Ende	Ausrichtung	Länge
4 Querfinger oberhalb Xiphoid	unterhalb Sitzbein	a. p. (und lateral)	ca. 500 mm

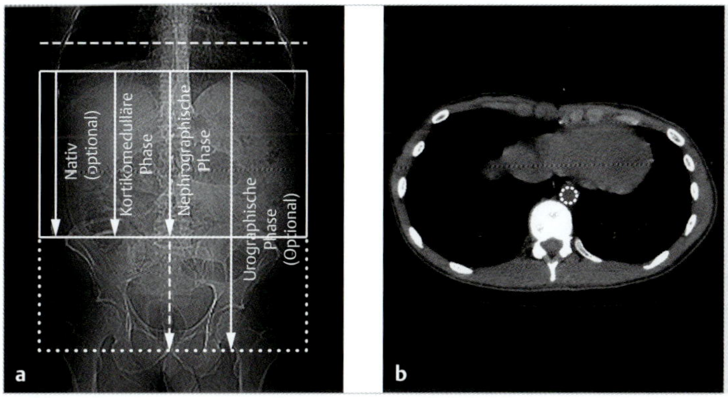

Abb. 38.1 Planung einer Nieren-CT – kortikomedulläre und nephrografische Phase.
a Planung der Untersuchungsbereiche.
b Positionierung der Mess-ROI für die Bolustriggerung.

38.2 Untersuchungsablauf

- Wenn indiziert, CT Nieren nativ akquirieren (▸ Tab. 38.2).
- Planungsschicht für Bolustracking akquirieren (▸ Tab. 38.3).
- ROI für Bolustracking in Aorta descendens platzieren (▸ Abb. 38.1b).
- Kontrastmittelinjektor für die Injektion vorbereiten (▸ Tab. 38.4).
- Kontrastmittelinjektion und „Scanelement 1“ gleichzeitig starten.
- „Scanelement 1“ (▸ Tab. 38.6) startet 10 s nach Erreichen der Triggerschwelle.
- „Scanelement 2“ (▸ Tab. 38.6) startet 60 s nach Ende des vorangegangenen Scanelements.
- Wenn indiziert, urografische Phase akquirieren (▸ Tab. 38.7).
- Rekonstruktionsaufträge (▸ Tab. 38.8) gelten für jede akquirierte Serie.

Tab. 38.2 Scanelement – Nieren nativ (optional).

Nr.	Name	Delay	Start	Ende	Scanrichtung
Opt.	CT-Nieren nativ (optional – abhängig von Fragestellung)	-	oberhalb Nieren (ca. Mitte Th 12)	unterhalb Nieren (Beckenkamm) oder unterhalb Blasenboden (je nach Fragestellung)	kraniokaudal

Tab. 38.3 Bolustracking (BT).

Lokalisation Planungsschicht	ROI-Position	Pre-Monitoring-Delay
oberhalb der höchsten Zwerchfellkuppe, so dass Teile des rechten Vorhofes mit erfasst werden*, oder Lebermitte	Aorta	10 s

* Diese Bolustriggerungs-Position hat folgende Vorteile: Im Bereich der Lunge ist die Strahlungsschwächung geringer und die Bildqualität des Bolustrackings auch bei kräftigen Patienten gut. Da der rechte Vorhof beim Bolustracking mit erfasst wird, ist sehr schnell ersichtlich, ob das Kontrastmittel ungehindert in den Patienten gelangt. Auf diese Weise kann, im Vergleich zur Bolustriggerung auf Höhe Leberhilus, viel früher erkannt werden, ob Probleme bei der Kontrastmittelinjektion vorliegen (z. B. Paravasat).

Tab. 38.4 Kontrastmittelprotokoll.

	Volumen (ml)	Flow (ml/s)
Kontrastmittel	gewichtsadaptiert (▶ Tab. 38.5)	3,0 ml/s
NaCl	40	3,0 ml/s

Tab. 38.5 Gewichtsadaptierung zu Kontrastmittelprotokoll.

Entspricht 360 mg/kg KG	KM-Konzentration				
	300 mg Jod/ml	320 mg Jod/ml	350 mg Jod/ml	370 mg Jod/ml	400 mg Jod/ml
bis 60 kg	75 ml	70 ml	65 ml	60 ml	55 ml
bis 80 kg	100 ml	90 ml	85 ml	80 ml	75 ml
bis 100 kg	120 ml	110 ml	105 ml	100 ml	95 ml
bis 120 kg	145 ml	135 ml	125 ml	120 ml	110 ml
ab 120 kg	160 ml	155 ml	150 ml	140 ml	130 ml

Tab. 38.6 Scanelemente.

Nr.	Name	Delay	Start	Ende	Scanrichtung
1	CT Nieren – arterielle Phase	10 s	oberhalb Nieren (ca. Mitte Th 12)	unterhalb Nieren (Beckenkamm) oder unterhalb Blasenboden (je nach Fragestellung)	kraniokaudal
2	CT Nieren – nephrografische Phase	60 s	oberhalb Nieren (ca. Mitte Th 12)	unterhalb Blasenboden oder unterhalb Blasenboden (je nach Fragestellung)	kraniokaudal

Tab. 38.7 Scanelement – Nieren urografisch (optional).

Nr.	Name	Delay	Start	Ende	Scanrichtung
Opt.	CT Nieren – urografische Phase	300 s	oberhalb Nieren (ca. Mitte Th 12)	unterhalb Blasenboden	kraniokaudal

Tab. 38.8 Rekonstruktionsaufträge.

	Rekon 1	Rekon 2
Filter/Kernel	Weichteil	Weichteil
Schichtdicke	3–5 mm	Dünnschicht*
Schichtabstand	3–5 mm	30–50 % Überlappung
Bildfensterung	WW: 350, WL: 50	WW: 350, WL: 50
Hinweise	-	für Bildnachverarbeitung

* Mit der optionalen 3D-MPR-Software von Siemens-Geräten kann die Bildnachverarbeitung (MPR) direkt aus den Rohdaten vorgenommen werden. In diesem Fall ist eine Dünnschichtrekonstruktion nicht erforderlich.

38.3 Bildnachverarbeitung

Übersicht der empfohlenen Bildnachverarbeitung in ► Tab. 38.9.

Tab. 38.9 Bildnachverarbeitung bei Nieren-CT – kortikomedulläre und nephrografische Phase.

Nachverarbeitungstechnik	Schichtebene	Verwendeter Dünnschichtdatensatz	Schichtdicke	Schichtabstand	Abbildung
Average/Mittelwert (klassische MPR)	streng koronal	Weichteil	3–5 mm	3–5 mm	► Abb. 38.2a
	streng sagittal	Weichteil	3–5 mm	3–5 mm	► Abb. 38.2b

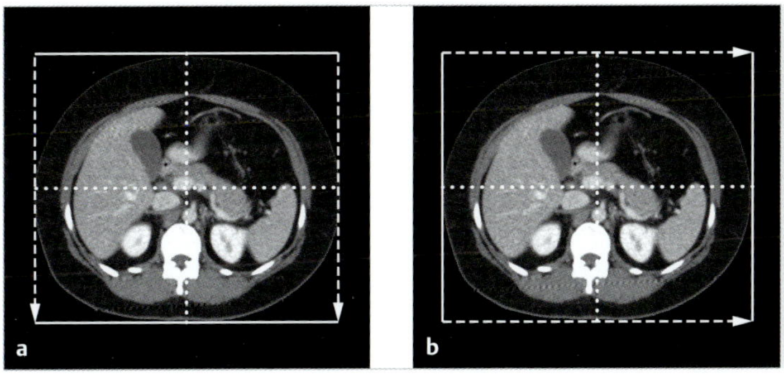

Abb. 38.2 Bildnachverarbeitung bei Nieren-CT – kortikomedulläre und nephrografische Phase

a Rekonstruktionsbereich des koronalen Bildstapels.

b Rekonstruktionsbereich des sagittalen Bildstapels.

39 CT Nieren nephrografische und späte Phase (venös und spät)

39.1 Vor der Untersuchung

39.1.1 Häufige Indikationen

- V. a. Tumor der ableitenden Harnwege
- V. a. Blasentumor
- V. a. parapelvine Zysten

39.1.2 Vorbereitung

Allgemein

- Voruntersuchungen und Vorbefunde prüfen.
- Laborwerte prüfen: Kreatinin, eGFR, TSH.
- Patienten über die Untersuchung aufklären.
- Indikationen gezielt überprüfen:
  - Schwangerschaft
  - gleiche Untersuchung unmittelbar vorher
  - Niereninsuffizienz
  - Allergien
  - Schilddrüsenerkrankungen
  - Metformingabe bei Diabetes mellitus

Orale Kontrastmittelgabe (optional)

- Wenn nur der Oberbauch untersucht wird:
  - 1000 ml orales Kontrastmittel (barium-/jodhaltig oder wasseräquivalent)
  - Start: 1 h vor Untersuchungsbeginn – gleichmäßig verteilt über die Trinkdauer
- Wenn der gesamte Abdomen-Becken-Bereich untersucht wird:
  - 1500 ml orales Kontrastmittel (barium-/jodhaltig oder wasseräquivalent)
  - Start: 1,5 h vor Untersuchungsbeginn – gleichmäßig verteilt über die Trinkdauer

Patientenvorbereitung

- Untersuchungsgebiet freimachen.
- Zahnersatz wenn möglich entfernen, um Komplikationen bei einer Kontrastmittelreaktion vorzubeugen.
- Störende Fremdkörper und Metall entfernen.
- Verweilkanüle legen, 20 Gauge (rosa).

Patientenaufklärung

Wichtige Punkte, über die der Patient informiert werden sollte, während er auf dem Untersuchungstisch gelagert und für die Untersuchungsdurchführung vorbereitet wird:

- Wärmegefühl bei der Kontrastmittelinjektion
- mittlere und möglichst identische Inspiration bei den folgenden Atemkommandos (tiefe Inspiration sollte vermieden werden)

Das Atemkommando sollte mit dem Patienten vor Beginn der Untersuchung geübt werden. Dies führt zu besseren Untersuchungsergebnissen und beruhigt den Patienten, da er weiß, was auf ihn zukommt.

Patientenlagerung

- Rückenlage einnehmen lassen; Head-First oder Feet-First.
- Arme über dem Kopf lagern (eleviert).

Zu beachten

Der Arm, der für die Kontrastmittelapplikation verwendet wird, sollte möglichst gestreckt gelagert werden, damit das Kontrastmittel ungehindert appliziert werden kann.

- Auf bequeme Patientenlagerung achten:
  - Bei Bedarf Arme unterpolstern.
  - Knierolle unterlegen.
- Klettgurte anbringen.
- Tischhöhe: Seitenlaser seitliche Abdomenmitte

Aktiver Strahlenschutz

- Wenn der Scanbereich bis zur Symphyse geht, sollten männliche Patienten eine Hodenkapsel anlegen.
- Wenn jedoch der Scanbereich über die Symphyse hinausgeht, sollte auf eine Hodenkapsel verzichtet werden, da diese starke Artefakte erzeugt und die automatischen Röhrenstrom-Modulationen der CT-Systeme die Dosis in diesem Bereich deutlich erhöhen.

39.1.3 Untersuchungsprotokoll und Planung

Untersuchungsprotokoll in ► Tab. 39.1, ► Tab. 39.5, Planung in ► Abb. 39.1.

Patientenorientierung

- Wenn der Patient mit Kopf in Richtung Gantry gelagert wird: Head-First (Kopf voran) und Supination (Rückenlage).
- Wenn der Patient mit den Füßen in Richtung Gantry gelagert wird: Feet-First (Füße voran) und Supination (Rückenlage).

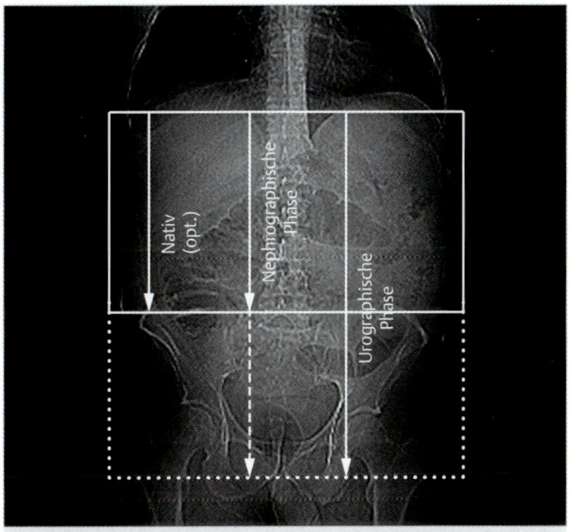

Abb. 39.1 Planung einer Nieren-CT – nephrografische und späte Phase.

Tab. 39.1 Übersichtsradiogramm für die Untersuchungsplanung.

Start	Ende	Ausrichtung	Länge
4 Querfinger oberhalb Xiphoid	unterhalb Sitzbein	a. p. (und lateral)	ca. 500 mm

39.2 Untersuchungsablauf

- Wenn indiziert, „CT Nieren nativ" akquirieren (► Tab. 39.2).
- Kontrastmittelinjektor für die Injektion vorbereiten (► Tab. 39.3).
- Kontrastmittelinjektion und „Scanelement 1" gleichzeitig starten.
- „Scanelement 1" (► Tab. 39.5) startet nach 100 s automatisch.
- „Scanelement 2" (► Tab. 39.5) startet 300 s nach Ende des vorangegangenen Scanelements.
- Rekonstruktionsaufträge (► Tab. 39.6) gelten für jede akquirierte Serie.

Tab. 39.2 Scanelement – Nieren nativ (optional).

Nr.	Name	Delay	Start	Ende	Scanrichtung
0	CT Nieren nativ (optional – abhängig von Fragestellung)	-	oberhalb Nieren (ca. Mitte Th 12)	unterhalb Nieren (Beckenkamm) oder unterhalb Blasenboden (je nach Fragestellung)	kraniokaudal

Tab. 39.3 Kontrastmittelprotokoll.

	Volumen (ml)	Flow (ml/s)
Kontrastmittel	gewichtsadaptiert (► Tab. 39.4)	3,0 ml/s
NaCl	40	3,0 ml/s

Tab. 39.4 Gewichtsadaptierung zum Kontrastmittelprotokoll.

Entspricht 360 mg/kg KG	KM-Konzentration				
	300 mg Jod/ml	320 mg Jod/ml	350 mg Jod/ml	370 mg Jod/ml	400 mg Jod/ml
bis 60 kg	75 ml	70 ml	65 ml	60 ml	55 ml
bis 80 kg	100 ml	90 ml	85 ml	80 ml	75 ml
bis 100 kg	120 ml	110 ml	105 ml	100 ml	95 ml
bis 120 kg	145 ml	135 ml	125 ml	120 ml	110 ml
ab 120 kg	160 ml	155 ml	150 ml	140 ml	130 ml

Tab. 39.5 Scanelemente.

Nr.	Name	Delay	Start	Ende	Scanrichtung
1	CT Nieren – nephrografische Phase	100 s	oberhalb Nieren (ca. Mitte Th 12)	unterhalb Nieren (Beckenkamm) oder unterhalb Blasenboden (je nach Fragestellung)	kraniokaudal
2	CT Nieren – urografische Phase	300 s	oberhalb Nieren (ca. Mitte Th 12)	unterhalb Blasenboden	kraniokaudal

Tab. 39.6 Rekonstruktionsaufträge.

	Rekon 1	Rekon 2
Filter/Kernel	Weichteil	Weichteil
Schichtdicke	3–5 mm	Dünnschicht*
Schichtabstand	3–5 mm	30–50 % Überlappung
Bildfensterung	WW: 350, WL: 50	WW: 350, WL: 50
Hinweise	-	für Bildnachverarbeitung

* Mit der optionalen 3D-MPR-Software von Siemens-Geräten kann die Bildnachverarbeitung (MPR) direkt aus den Rohdaten vorgenommen werden. In diesem Fall ist eine Dünnschichtrekonstruktion nicht erforderlich.

39.3 Bildnachverarbeitung

Übersicht der empfohlenen Bildnachverarbeitung in ▶ Tab. 39.7.

Tab. 39.7 Bildnachverarbeitung bei Nieren-CT – nephrografische und späte Phase.

Nachverarbeitungstechnik	Schichtebene	Verwendeter Dünnschichtdatensatz	Schichtdicke	Schichtabstand	Abbildung
Average/Mittelwert (klassische MPR)	streng koronal	Weichteil	3–5 mm	3–5 mm	▶ Abb. 39.2a
	streng sagittal	Weichteil	3–5 mm	3–5 mm	▶ Abb. 39.2b

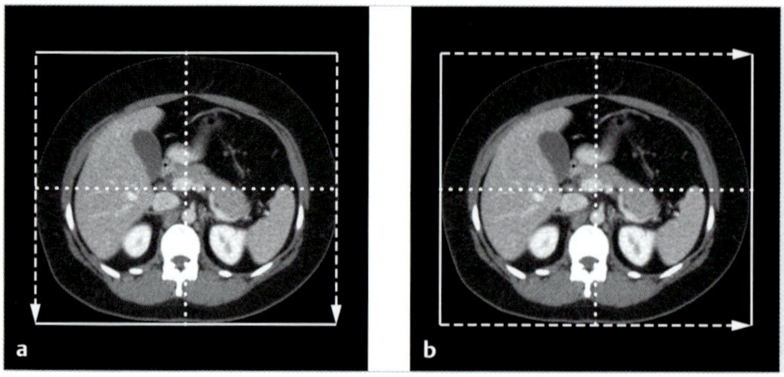

Abb. 39.2 Bildnachverarbeitung bei Nieren-CT – nephrografische und späte Phase.
a Rekonstruktionsbereich des koronalen Bildstapels.
b Rekonstruktionsbereich des sagittalen Bildstapels.

40 CTA Nierenarterien

40.1 Vor der Untersuchung

40.1.1 Häufige Indikation

- V. a. Nierenarterienstenose

40.1.2 Vorbereitung

Allgemein

- Voruntersuchungen und Vorbefunde prüfen.
- Laborwerte prüfen: Kreatinin, eGFR, TSH.
- Patienten über die Untersuchung aufklären.
- Indikationen gezielt überprüfen:
  - Schwangerschaft
  - gleiche Untersuchung unmittelbar vorher
  - Niereninsuffizienz
  - Allergien
  - Schilddrüsenerkrankungen
  - Metformingabe bei Diabetes mellitus

Patientenvorbereitung

- Untersuchungsgebiet freimachen.
- Zahnersatz wenn möglich entfernen, um Komplikationen bei einer Kontrastmittelreaktion vorzubeugen.
- Störende Fremdkörper und Metall entfernen.
- Verweilkanüle legen, wenn möglich 18 Gauge (grün), ansonsten 20 Gauge (rosa).

Patientenaufklärung

Wichtige Punkte, über die der Patient informiert werden sollte, während er auf dem Untersuchungstisch gelagert und für die Untersuchungsdurchführung vorbereitet wird:

- Wärmegefühl bei der Kontrastmittelinjektion
- mittlere und möglichst identische Inspiration bei den folgenden Atemkommandos (tiefe Inspiration sollte vermieden werden)

Das Atemkommando sollte mit dem Patienten vor Beginn der Untersuchung geübt werden. Dies führt zu besseren Untersuchungsergebnissen und beruhigt den Patienten, da er weiß, was auf ihn zukommt.

Patientenlagerung

- Rückenlage einnehmen lassen; Head-First oder Feet-First.
- Arme über dem Kopf lagern (eleviert).

Zu beachten

Der Arm, der für die Kontrastmittelapplikation verwendet wird, sollte möglichst gestreckt gelagert werden, damit das Kontrastmittel ungehindert appliziert werden kann.

- Auf bequeme Patientenlagerung achten:
  - Bei Bedarf Arme unterpolstern.
  - Knierolle unterlegen.
- Klettgurte anbringen.
- Tischhöhe: Seitenlaser seitliche Abdomenmitte

Aktiver Strahlenschutz

- Wenn der Scanbereich bis zur Symphyse geht, sollten männliche Patienten eine Hodenkapsel anlegen.
- Wenn jedoch der Scanbereich über die Symphyse hinausgeht, sollte auf eine Hodenkapsel verzichtet werden, da diese starke Artefakte erzeugt und die automatischen Röhrenstrom-Modulationen der CT-Systeme die Dosis in diesem Bereich deutlich erhöhen.

40.1.3 Untersuchungsprotokoll und Planung

Untersuchungsprotokoll in ▸ Tab. 40.1, ▸ Tab. 40.2, ▸ Tab. 40.5, Planung in ▸ Abb. 40.1.

Patientenorientierung

- Wenn der Patient mit Kopf in Richtung Gantry gelagert wird: Head-First (Kopf voran) und Supination (Rückenlage).
- Wenn der Patient mit den Füßen in Richtung Gantry gelagert wird: Feet-First (Füße voran) und Supination (Rückenlage).

Tab. 40.1 Übersichtsradiogramm für die Untersuchungsplanung.

Start	Ende	Ausrichtung	Länge
4 Querfinger oberhalb Xiphoid	unterhalb Sitzbein	a. p. (und lateral)	ca. 500 mm

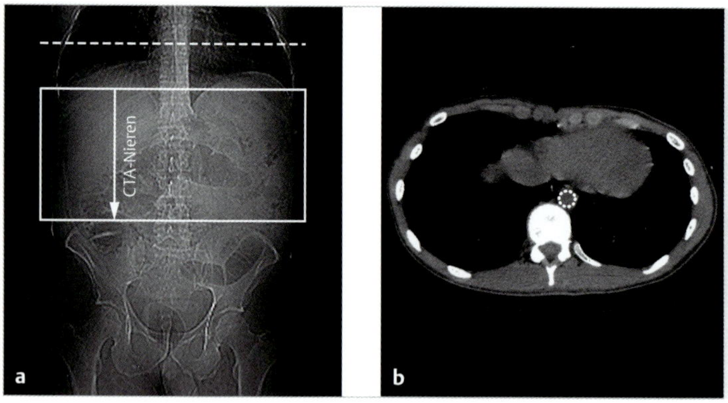

Abb. 40.1 Planung einer CTA der Nierenarterien.
a Planung der Untersuchungsbereiche.
b Positionierung der Mess-ROI für die Bolustriggerung.

40.2 Untersuchungsablauf

- Planungsschicht für Bolustracking akquirieren (▸ Tab. 40.2).
- ROI für Bolustracking in Aorta descendens platzieren (▸ Abb. 40.1b).
- Kontrastmittelinjektor für die Injektion vorbereiten (▸ Tab. 40.3).
- Kontrastmittelinjektion und „Scanelement 1“ gleichzeitig starten.
- „Scanelement 1“ (▸ Tab. 40.5) startet 10 s nach Erreichen der Triggerschwelle.
- Rekonstruktionsaufträge siehe in ▸ Tab. 40.6.

Tab. 40.2 Bolustracking (BT).

Lokalisation Planungsschicht	ROI-Position	Pre-Monitoring-Delay
oberhalb der höchsten Zwerchfellkuppe, sodass Teile des rechten Vorhofs mit erfasst werden*, oder Lebermitte	Aorta	10 s

* Diese Bolustriggerungs-Position hat folgende Vorteile: Im Bereich der Lunge ist die Strahlungsschwächung geringer und die Bildqualität des Bolustrackings auch bei kräftigen Patienten gut. Da der rechte Vorhof bei dieser Triggerposition mit erfasst wird, ist bereits ca. 10 s nach Beginn der Kontrastmittelinjektion ersichtlich, ob das Kontrastmittel ungehindert in den Patienten gelangt. Auf diese Weise kann, im Vergleich zur Bolustriggerung auf Höhe Leberhilus (Kontrastmittel ist erst nach ca. 20–25 s sichtbar), viel früher erkannt werden, ob Probleme bei der Kontrastmittelinjektion vorliegen (z. B. Paravasat).

Tab. 40.3 Kontrastmittelprotokoll.

	Volumen (ml)	Flow (ml/s)
Kontrastmittel	80*	4,0
NaCl	40	4,0

* Je nach CT-Typ und Scangeschwindigkeit, kann es ggf. sinnvoll sein, das o. g. Kontrastmittelvolumen mit Hilfe der Formeln in ▸ Tab. 40.4 anzupassen.

Tab. 40.4 Anpassung des Kontrastmittelvolumens.

CT-Zeilenzahl	Berechnung des KM-Volumens
bis 16-Zeiler	Scanzeit × Flow
16- bis 20-Zeiler	(Scanzeit + 5) × Flow
32- bis 80-Zeiler	(Scanzeit + 10) × Flow
ab 80-Zeiler (inkl. High-Pitch-CT)	(Scanzeit + 15) × Flow

Tab. 40.5 Scanelement.

Nr.	Name	Delay	Start	Ende	Scanrichtung
1	CT-Angiografie Nierenarterien	10 s	oberhalb Nieren (ca. Mitte Th 12)	unterhalb Nieren (Beckenkamm)	kraniokaudal

Tab. 40.6 Rekonstruktionsaufträge.

	Rekon 1	Rekon 2
Filter/Kernel	Weichteil	Weichteil
Schichtdicke	3–5 mm	Dünnschicht*
Schichtabstand	3–5 mm	30–50 % Überlappung
Bildfensterung	WW: 350, WL: 50	WW: 350, WL: 50
Hinweise	-	für Bildnachverarbeitung

* Mit der optionalen 3D-MPR-Software von Siemens-Geräten kann die Bildnachverarbeitung (MPR) direkt aus den Rohdaten vorgenommen werden. In diesem Fall ist eine Dünnschichtrekonstruktion nicht erforderlich.

40.3 Bildnachverarbeitung

Übersicht der empfohlenen Bildnachverarbeitung in ▶ Tab. 40.7.

Tipps

- Bei CT-Scannern mit leistungsstarken Röntgenstrahlern können niedrigere Röhrenspannungen (100 kV, 80 kV) verwendet werden. Dies verbessert deutlich den Gefäßkontrast und kann die Möglichkeit der Dosisreduktion (S. 19) bieten.
- Die niedrigen Röhrenspannungen können auch bei CT-Scannern mit geringerer Röhrenleistung verwendet werden. Allerdings beschränkt sich ihre Anwendbarkeit auf sehr schlanke Patienten.

Tab. 40.7 Bildnachverarbeitung bei CTA der Nierenarterien.

Nachverarbeitungs-technik	Schichtebene	Verwendeter Dünnschichtdatensatz	Schichtdicke	Schichtabstand	Abbildung
Average/Mittelwert (klassische MPR)	streng koronal	Weichteil	3–5 mm	3–5 mm	▶ Abb. 40.2a
	streng sagittal	Weichteil	3–5 mm	3–5 mm	▶ Abb. 40.2b
Maximum-Intensitäts-Projektion (MaxIP)	axial	Weichteil	5–10 mm	3 mm	▶ Abb. 40.2c
	streng koronal	Weichteil	5–10 mm	3 mm	▶ Abb. 40.2a
	Nierenarterien rechts schräg	Weichteil	5–10 mm	3 mm	▶ Abb. 40.2a
	Nierenarterien links schräg	Weichteil	5–10 mm	3 mm	▶ Abb. 40.2c

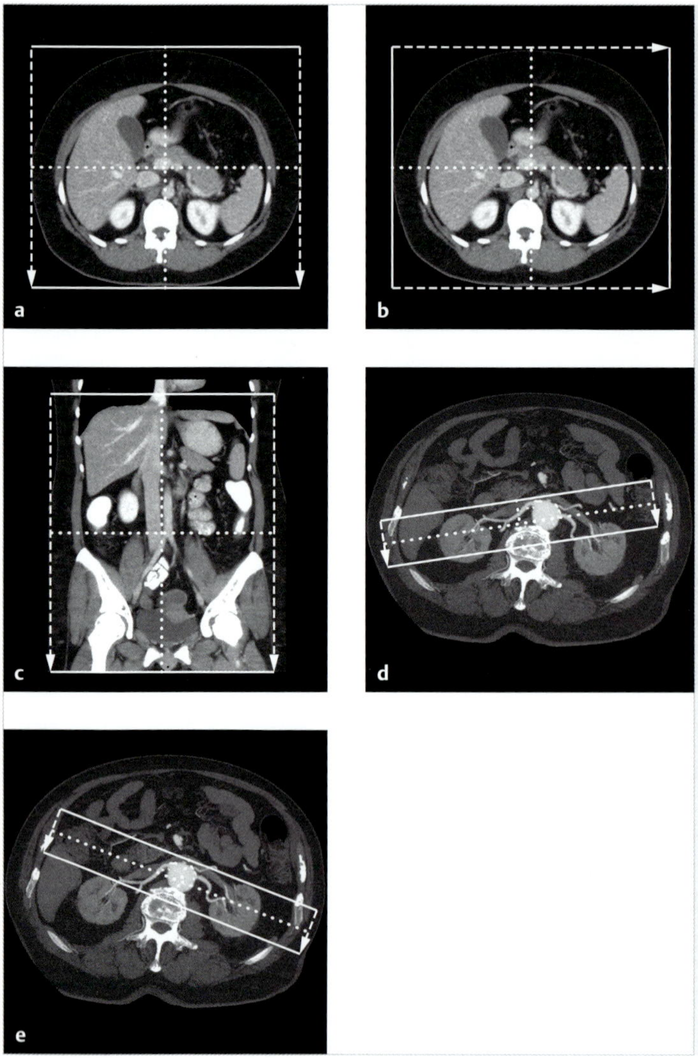

Abb. 40.2 Bildnachverarbeitung bei CTA der Nierenarterien.

a Rekonstruktionsbereich des koronalen Bildstapels.
b Rekonstruktionsbereich des sagittalen Bildstapels.
c Rekonstruktionsbereich des axialen Bildstapels.
d Rekonstruktionsbereich des Bildstapels: Nierenarterie rechts koronal oblique.
e Rekonstruktionsbereich des Bildstapels: Nierenarterie links koronal oblique.

41 CT Enterografie (CT Dünndarm)

41.1 Vor der Untersuchung

41.1.1 Häufige Indikationen

- V. a. Morbus Crohn
- V. a. Kolitis
- V. a. interenterischer Tumor

41.1.2 Vorbereitung

Allgemein

- Am Abend vor der Untersuchung: Ab 22 Uhr keine feste Kost mehr konsumieren.
- Am Tag der Untersuchung keine feste Kost; Wassertrinken bis 1 l ist erlaubt.
- Vier Stunden vor der Untersuchung absolute Nahrungskarenz einhalten.
- Voruntersuchungen und Vorbefunde prüfen.
- Laborwerte prüfen: Kreatinin, eGFR, TSH.
- Patienten über die Untersuchung aufklären.
- Indikationen gezielt überprüfen:
  - Schwangerschaft
  - gleiche Untersuchung unmittelbar vorher
  - Niereninsuffizienz
  - Allergien
  - Schilddrüsenerkrankungen
  - Metformingabe bei Diabetes mellitus

Orale Kontrastmittelgabe

- Bei dieser Untersuchung ist es wichtig, dass auf jod- oder bariumhaltige Kontrastmittel verzichtet wird und stattdessen neutrale oder negative Kontrastmittel verwendet werden.
- Die Basis für diese Untersuchung ist eine wasseräquivalente orale Kontrastierung; dafür stehen mehrere Kontrastmittel zur Verfügung, z. B.:
  - VoLumen®, E-Z-EM
  - alternativ: 1,5 l Wasser + 25 g Mannitol + wenn möglich 2 g Flohsamenpulver (sorgt für Dünndarmdistension und ist in der Drogerie und über die Apotheke erhältlich)
- Besonders wichtig ist es, dass der Patient das Kontrastmittel kontinuierlich trinkt. Es empfiehlt sich daher, den Patienten genau zu instruieren, dass er das Kontrastmittel exakt in der folgenden Verteilung zu sich nimmt:
  - 60 min vor der Untersuchung mit folgendem Kontrastmittelschema beginnen:
  - 60–40 min: 1. Kontrastmittelgabe 500 ml (bzw. 450 ml VoLumen®)
  - 40–20 min : 2. Kontrastmittelgabe 500 ml (bzw. 450 ml VoLumen®)
  - 20–0 min : 3. Kontrastmittelgabe 500 ml (bzw. 450 ml VoLumen®)
  - Direkt auf dem Untersuchungstisch 300 ml Wasser trinken.

Patientenvorbereitung

- Untersuchungsgebiet freimachen.
- Störende Fremdkörper und Metall entfernen.
- Zahnersatz wenn möglich entfernen, um Komplikationen bei einer Kontrastmittelreaktion vorzubeugen.
- Verweilkanüle legen, 20 Gauge (rosa).
- Bei Bedarf Buscopan oder Glucagon vor Beginn der Untersuchung verabreichen.

Patientenaufklärung

Wichtige Punkte, über die der Patient informiert werden sollte, während er auf dem Untersuchungstisch gelagert und für die Untersuchungsdurchführung vorbereitet wird:

- Wärmegefühl bei der Kontrastmittelinjektion
- mittlere und möglichst identische Inspiration bei den folgenden Atemkommandos (tiefe Inspiration sollte vermieden werden)

Das Atemkommando sollte mit dem Patienten vor Beginn der Untersuchung geübt werden. Dies führt zu besseren Untersuchungsergebnissen und beruhigt den Patienten, da er weiß, was auf ihn zukommt.

Aktiver Strahlenschutz

- Wenn der Scanbereich bis zur Symphyse geht, sollten männliche Patienten eine Hodenkapsel anlegen.
- Wenn der Scanbereich über die Symphyse hinausgeht, sollte auf eine Hodenkapsel verzichtet werden, da diese starke Artefakte erzeugt und die automatischen Röhrenstrom-Modulationen der CT-Systeme die Dosis in diesem Bereich deutlich erhöhen.

Patientenlagerung

- Rückenlage einnehmen lassen; Head-First oder Feet-First.
- Arme über dem Kopf lagern (eleviert).

Zu beachten

Der Arm, der für die Kontrastmittelapplikation verwendet wird, sollte möglichst gestreckt gelagert werden, damit das Kontrastmittel ungehindert appliziert werden kann.

- Auf bequeme Patientenlagerung achten:
  - Arme bei Bedarf unterpolstern.
  - Knierolle unterlegen.
- Klettgurte anbringen.

Zentrierung für Übersichtsradiogramm

- Seitenlaser (Tischhöhe): seitliche Abdomenmitte
- Startposition Übersichtsradiogramm (Querlaser-Scanebene):
  - vier Querfinger oberhalb des Xiphoids (bei kraniokaudaler Scanrichtung)
  - unterhalb des Sitzbeins (bei kaudokranialer Scanrichtung)

41.1.3 Untersuchungsprotokoll und Planung

Untersuchungsprotokoll in ► Tab. 41.1, ► Tab. 41.4, Planung in ► Abb. 41.1.

Patientenorientierung

- Wenn der Patient mit Kopf in Richtung Gantry gelagert wird: Head-First (Kopf voran) und Supination (Rückenlage).
- Wenn der Patient mit den Füßen in Richtung Gantry gelagert wird: Feet-First (Füße voran) und Supination (Rückenlage).

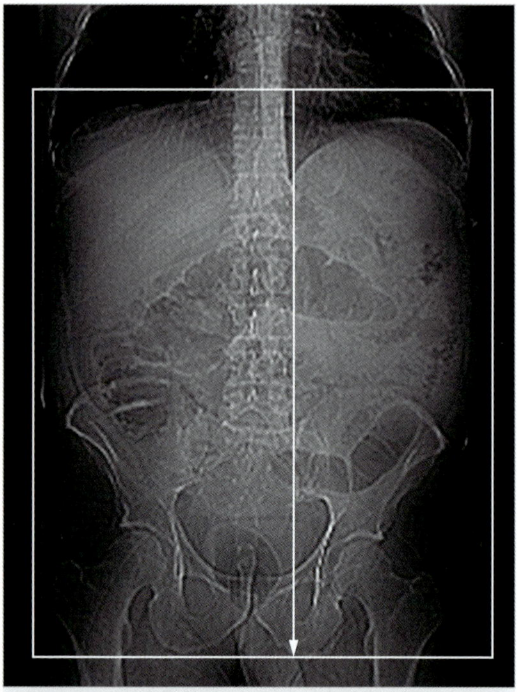

Abb. 41.1 Planung einer CT Enteroklysma.

Tab. 41.1 Übersichtsradiogramm für die Untersuchungsplanung.

Start	Ende	Ausrichtung	Länge
4 Querfinger oberhalb Xiphoid	unterhalb Sitzbein	a. p. (und lateral)	ca. 500 mm

41.2 Untersuchungsablauf

- Kontrastmittelinjektor für die Injektion vorbereiten (▶ Tab. 41.2).
- Kontrastmittelinjektion und „Scanelement 1" gleichzeitig starten.
- „Scanelement 1" (▶ Tab. 41.4) startet nach 75 s.
- Rekonstruktionsaufträge (▶ Tab. 41.6) gelten für jede akquirierte Serie.

Tab. 41.2 Kontrastmittelprotokoll.

	Volumen (ml)	Flow (ml/s)
Kontrastmittel	gewichtsadaptiert (▶ Tab. 41.3)	3,0
NaCl	40	3,0

Tab. 41.3 Gewichtsadaptierung zum Kontrastmittelprotokoll.

Entspricht 360 mg/kg KG	KM-Konzentration				
	300 mg Jod/ml	320 mg Jod/ml	350 mg Jod/ml	370 mg Jod/ml	400 mg Jod/ml
bis 60 kg	75 ml	70 ml	65 ml	60 ml	55 ml
bis 80 kg	100 ml	90 ml	85 ml	80 ml	75 ml
bis 100 kg	120 ml	110 ml	105 ml	100 ml	95 ml
bis 120 kg	145 ml	135 ml	125 ml	120 ml	110 ml
ab 120 kg	160 ml	155 ml	150 ml	140 ml	130 ml

Tab. 41.4 Scanelement.

Nr.	Name	Delay	Start	Ende	Scanrichtung
1	CT Enterografie	75 s*	oberhalb der höchsten Zwerchfellkuppe	unterhalb Sitzbein	kraniokaudal

* Der Akquisitionszeitpunkt der portalvenösen Phase hängt von der Injektionsgeschwindigkeit ab (▶ Tab. 41.5).

Tab. 41.5 Delay in Abhängigkeit von der Injektionsgeschwindigkeit.

Flow (ml/s)	Delay (s)
1,0	150
1,5	120
2,0	90
2,5	85
3,0	75
4,0	65
5,0	60

Tab. 41.6 Rekonstruktionsaufträge.

	Rekon 1	Rekon 2
Filter/Kernel	Weichteil	Weichteil
Schichtdicke	3–5 mm	Dünnschicht*
Schichtabstand	3–5 mm	30–50 % Überlappung
Bildfensterung	WW: 350, WL: 50	WW: 350, WL: 50
Hinweise	-	für Bildnachverarbeitung

* Mit der optionalen 3D-MPR-Software von Siemens-Geräten kann die Bildnachverarbeitung (MPR) direkt aus den Rohdaten vorgenommen werden. In diesem Fall ist eine Dünnschichtrekonstruktion nicht erforderlich.

41.3 Bildnachverarbeitung

Übersicht der empfohlenen Bildnachverarbeitung in ▶ Tab. 41.7.

Tab. 41.7 Bildnachverarbeitung bei „CT Enteroklysma".

Nachverarbeitungstechnik	Schichtebene	Verwendeter Dünnschichtdatensatz	Schichtdicke	Schichtabstand	Abbildung
Average/Mittelwert (klassische MPR)	streng koronal	Weichteil	3–5 mm	3–5 mm	▶ Abb. 41.2a
	streng sagittal	Weichteil	3–5 mm	3–5 mm	▶ Abb. 41.2b
Maximum-Intensitäts-Projektion (MaxIP)	streng koronal	Weichteil	5–10 mm	3–5 mm	▶ Abb. 41.2a

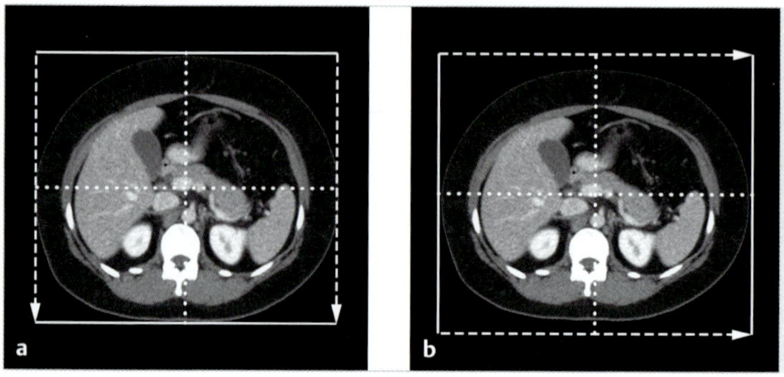

Abb. 41.2 Bildnachverarbeitung bei „CT Enteroklysma".
a Rekonstruktionsbereich des koronalen Bildstapels.
b Rekonstruktionsbereich des sagittalen Bildstapels.

42 CTA Aorta abdominell

42.1 Vor der Untersuchung

42.1.1 Häufige Indikationen

- V. a. Aortenaneurysma
- V. a. arteriosklerotische Gefäßerkrankungen
- Darstellung der Bauchdecken-Gefäße (für plastische Operationen, ▶ Tab. 42.7, ▶ Abb. 42.2e, ▶ Abb. 42.2d)

42.1.2 Vorbereitung

Allgemein

- Voruntersuchungen und Vorbefunde prüfen.
- Laborwerte prüfen: Kreatinin, eGFR, TSH.
- Patienten über die Untersuchung aufklären.
- Indikationen gezielt überprüfen:
  - Schwangerschaft
  - gleiche Untersuchung unmittelbar vorher
  - Niereninsuffizienz
  - Allergien
  - Schilddrüsenerkrankungen
  - Metformingabe bei Diabetes mellitus

Patientenvorbereitung

- Untersuchungsgebiet freimachen.
- Zahnersatz wenn möglich entfernen, um Komplikationen bei einer Kontrastmittelreaktion vorzubeugen.
- Störende Fremdkörper und Metall entfernen.
- Verweilkanüle legen (18 Gauge, grün).

Patientenaufklärung

Wichtige Punkte, über die der Patient informiert werden sollte, während er auf dem Untersuchungstisch gelagert und für die Untersuchungsdurchführung vorbereitet wird:

- Wärmegefühl bei der Kontrastmittelinjektion
- mittlere Inspiration bei den folgenden Atemkommandos (tiefe Inspiration sollte vermieden werden)

Das Üben des Atemkommandos mit dem Patienten vor Beginn der Untersuchung führt zu besseren Untersuchungsergebnissen und beruhigt den Patienten, da er weiß, was auf ihn zukommt.

Aktiver Strahlenschutz

- Wenn der Scanbereich bis zur Symphyse geht, sollten männliche Patienten eine Hodenkapsel anlegen.
- Wenn der Scanbereich über die Symphyse hinausgeht, sollte auf eine Hodenkapsel verzichtet werden, da diese starke Artefakte erzeugt und die automatischen Röhrenstrom-Modulationen der CT-Systeme die Dosis in diesem Bereich deutlich erhöhen.

Patientenlagerung

- Rückenlage einnehmen lassen.
- Arme über dem Kopf lagern (eleviert).
- Auf bequeme Patientenlagerung achten:
  - Arme bei Bedarf unterpolstern.
  - Knierolle unterlegen.
- Klettgurte anbringen.

Zentrierung für Übersichtsradiogramm

- Seitenlaser (Tischhöhe): seitliche Abdomenmitte
- Startposition Übersichtsradiogramm (Querlaser-Scanebene):
  - vier Querfinger oberhalb des Xiphoids (bei kraniokaudaler Scanrichtung)
  - unterhalb des Sitzbeins (bei kaudokranialer Scanrichtung)

42.1.3 Untersuchungsprotokoll und Planung

Untersuchungsprotokoll in ▶ Tab. 42.1, ▶ Tab. 42.2, ▶ Tab. 42.5, Planung in ▶ Abb. 42.1.

Patientenorientierung

- Wenn der Patient mit Kopf in Richtung Gantry gelagert wird: Head-First (Kopf voran) und Supination (Rückenlage).
- Wenn der Patient mit den Füßen in Richtung Gantry gelagert wird: Feet-First (Füße voran) und Supination (Rückenlage).

Tab. 42.1 Übersichtsradiogramm für die Untersuchungsplanung.

Start	Ende	Ausrichtung	Länge
4 Querfinger oberhalb des Xiphoids	unterhalb Sitzbein bzw. Trochanter minor	a. p. (und lateral)	ca. 500 mm

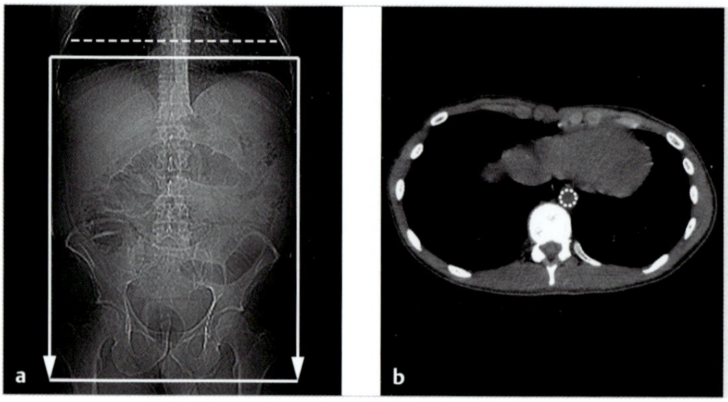

Abb. 42.1 Planung einer CTA der abdominellen Aorta.
a Planung der Untersuchungsbereiche.
b Positionierung der Mess-ROI für die Bolustriggerung.

42.2 Untersuchungsablauf

- Planungsschicht für Bolustracking akquirieren (▶ Tab. 42.2).
- ROI für Bolustracking in Aorta descendens platzieren (▶ Abb. 42.1a).
- Kontrastmittelinjektor für die Injektion vorbereiten (▶ Tab. 42.3).
- Kontrastmittelinjektion und Bolustracking gleichzeitig starten.
- Die Bolustracking-Messung startet nach Ablauf des 10-s-Pre-Monitoring-Delays.
- „Scanelement 1“ (▶ Tab. 42.5) startet 10 s nach Erreichen der Triggerschwelle (ggf. manuell starten wenn z. B. der Schwellenwert nicht erreicht wird).
- Rekonstruktionsaufträge siehe in ▶ Tab. 42.6.

Tab. 42.2 Bolustracking (BT).

Lokalisation Planungsschicht	ROI-Position	Pre-Monitoring-Delay
2 cm oberhalb der höchsten Zwerchfellkuppe*	Aorta descendens	10 s

* Die Durchführung des Bolustrackings 2 cm oberhalb des Zwerchfells hat folgende Vorteile: Bessere Bildqualität auch bei adipösen Patienten, da in dieser die Strahlenschwächung in dieser Region (Lunge und Mediastinum) geringer ist als im Abdomen. Diese Position erhöht die Sicherheit bei der Kontrastmittelinjektion, denn der Kontrastmitteleinstrom kann bereits früh wahrgenommen werden, da beim Monitoring die Herzregion mit erfasst wird. So kann früh erkannt werden, wenn das Kontrastmittel nicht einströmt.

Tab. 42.3 Kontrastmittelprotokoll.

	Volumen (ml)	Flow (ml/s)
Kontrastmittel	80*	4,0
NaCl	40	4,0

*Je nach Gerätetyp und Scangeschwindigkeit kann es ggf. sinnvoll sein, das o. g. Kontrastmittelvolumen mit Hilfe der Formeln in ▶ Tab. 42.4 anzupassen.

Tab. 42.4 Anpassung des Kontrastmittelvolumens.

CT-Zeilenzahl	Berechnung des KM-Volumens
bis 16-Zeiler	Scanzeit × Flow
16- bis 20-Zeiler	(Scanzeit + 5) × Flow
32- bis 80-Zeiler	(Scanzeit + 10) × Flow
Flash/TurboFlash/ONE Volume	(Scanzeit + 15) × Flow

Tab. 42.5 Scanelement.

Nr.	Name	Delay	Start	Ende	Scanrichtung
1	CTA abdominelle Aorta	-	1 cm oberhalb der höchsten Zwerchfellkuppe	unterhalb Sitzbein bzw. Trochanter minor	kraniokaudal

Tab. 42.6 Rekonstruktionsaufträge.

	Rekon 1	Rekon 2
Filter/Kernel	Weichteil	Weichteil
Schichtdicke	3 mm	Dünnschicht*
Schichtabstand	3 mm	30–50 % Überlappung
Bildfensterung	WW: 500, WL: 150	WW: 500, WL: 150
Hinweise	-	für Bildnachverarbeitung (MPR, 3D)

* Mit der optionalen 3D-MPR-Software von Siemens-Geräten kann die Bildnachverarbeitung (MPR) direkt aus den Rohdaten vorgenommen werden. In diesem Fall ist eine Dünnschichtrekonstruktion nicht erforderlich.

42.3 Bildnachverarbeitung

Übersicht der empfohlenen Bildnachverarbeitung in ▸ Tab. 42.7.

Tipps

- Wenn der Patient die Arme nicht über dem Kopf lagern kann, sollten sie ausgestreckt auf dem Bauch gelagert werden (S. 62).
- Bei CT-Scannern mit leistungsstarken Röntgenstrahlern können niedrigere Röhrenspannungen (100 kV, 80 kV) verwendet werden. Die Verwendung von niedrigen Röhrenspannungen verbessert deutlich den Gefäßkontrast und kann die Möglichkeit der Dosisreduktion (S. 19) bieten.
- Die niedrigen Röhrenspannungen können auch bei CT-Scannern mit geringerer Röhrenleistung verwendet werden. Allerdings beschränkt sich die Anwendbarkeit der geringeren Röhrenspannungen auf sehr schlanke Patienten.

Tab. 42.7 Bildnachverarbeitung bei CTA der abdominellen Aorta.

Nachverarbeitungs-technik	Schichtebene	Verwendeter Dünn-schichtdatensatz	Schichtdicke	Schichtabstand	Abbildung
Average/Mittelwert (klassische MPR)	streng koronal	Weichteil	3 mm	3 mm	► Abb. 42.2a
	streng sagittal	Weichteil	3 mm	3 mm	► Abb. 42.2b
Maximum-Intensitäts-Projektion (MaxIP)	streng koronal	Weichteil	5–10 mm	3 mm	► Abb. 42.2a
	streng sagittal	Weichteil	5–10 mm	3 mm	► Abb. 42.2b
Darstellung der Bauchdeckengefäße					
Maximum-Intensitäts-Projektion (MaxIP)	axial	Weichteil	5–10 mm	3 mm	► Abb. 42.2c
	Bauchdecken-arterien koronal-oblique	Weichteil	50 mm	3 mm	► Abb. 42.2d, ► Abb. 42.2e

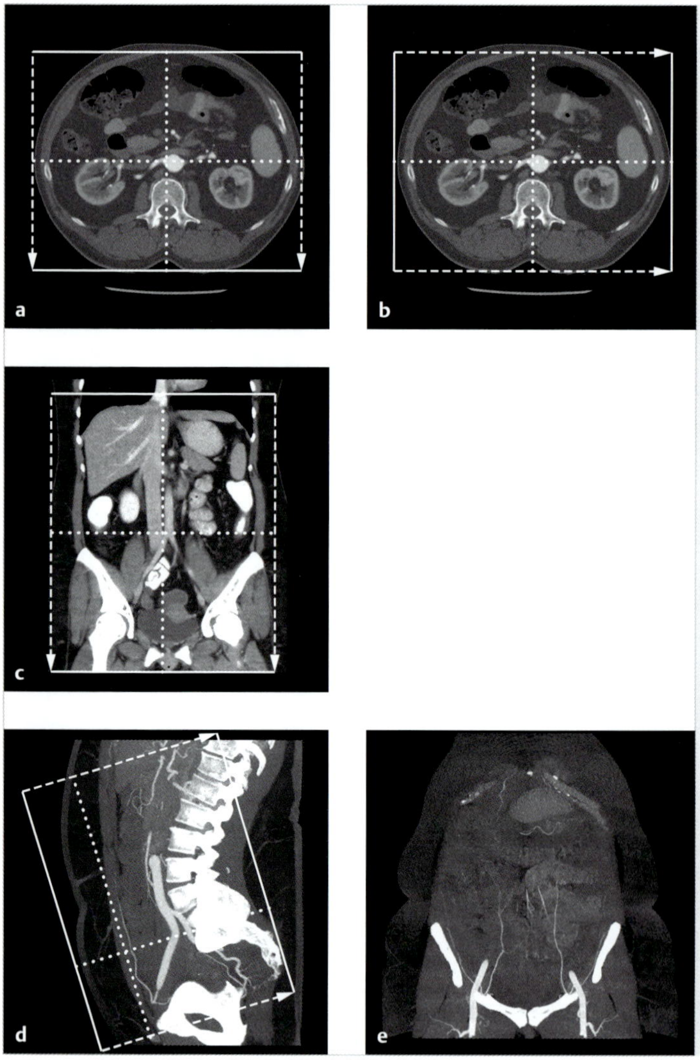

Abb. 42.2 Bildnachverarbeitung bei CTA der abdominellen Aorta.
- **a** Rekonstruktionsbereich des koronalen Bildstapels.
- **b** Rekonstruktionsbereich des sagittalen Bildstapels.
- **c** Rekonstruktionsbereich des axialen Bildstapels.
- **d** Rekonstruktionsbereich der „Bauchdeckenarterien koronal-oblique".
- **e** Ergebnisbild der „Bauchdeckenarterien koronal-oblique".

43 CTA Aorta gesamt

43.1 Vor der Untersuchung

43.1.1 Häufige Indikationen

- V. a. Aortenaneurysma
- V. a. Aortendissektion (Achtung: auf Untersuchungsbereich achten)

43.1.2 Vorbereitung

Allgemein

- Wegen der Kontrastmittelgabe sollte der Patient wenn möglich 4 Stunden vor der Untersuchung nüchtern bleiben oder nur leichte Kost zu sich nehmen.
- Voruntersuchungen und Vorbefunde prüfen.
- Laborwerte prüfen: Kreatinin, eGFR, TSH.
- Patienten über die Untersuchung aufklären.
- Indikationen gezielt überprüfen:
  - Schwangerschaft
  - gleiche Untersuchung unmittelbar vorher
  - Niereninsuffizienz
  - Allergien
  - Schilddrüsenerkrankungen
  - Metformingabe bei Diabetes mellitus

Patientenvorbereitung

- Untersuchungsgebiet freimachen.
- Störende Fremdkörper und Metall entfernen.
- Zahnersatz wenn möglich entfernen, um Komplikationen bei einer Kontrastmittelreaktion vorzubeugen.
- Verweilkanüle legen (18 Gauge, grün), wenn möglich am rechten Arm.

Patientenaufklärung

Wichtige Punkte, über die der Patient informiert werden sollte, während er auf dem Untersuchungstisch gelagert und für die Untersuchungsdurchführung vorbereitet wird:

- Wärmegefühl bei der Kontrastmittelinjektion
- mittlere Inspiration bei den folgenden Atemkommandos (tiefe Inspiration sollte vermieden werden)

Das Üben des Atemkommando mit dem Patienten vor Beginn der Untersuchung führt zu besseren Untersuchungsergebnissen und beruhigt den Patienten, da er weiß, was auf ihn zukommt.

Aktiver Strahlenschutz

- Linsenschutz:
  - verwenden, wenn das Übersichtsradiogramm am Orbita-Unterrand beginnt.
  - nach dem Übersichtsradiogramm auflegen.
  - Abstandshalter (z. B. metallfreie Brille) verwenden, um die Artefakte zu minimieren.
- Schilddrüsenschutz (Bismuth):
  - Nach dem Übersichtsradiogramm auflegen.
  - Abstandshalter (z. B. Gelkissen) verwenden, um die Artefakte zu reduzieren.
- Männern Hodenkapsel anlegen lassen. Darauf achten, dass die Kapsel zwischen den Beinen platziert ist und nicht in den Untersuchungsbereich ragt.

Patientenlagerung

- Rückenlage einnehmen lassen.
- Arme über dem Kopf lagern (eleviert).
- Auf bequeme Patientenlagerung achten:
  - Arme bei Bedarf unterpolstern.
  - Knierolle unterlegen.
- Klettgurte anbringen.

Zentrierung für Übersichtsradiogramm

- Seitenlaser (Tischhöhe): seitliche Thoraxmitte
- Startposition Übersichtsradiogramm (Querlaser-Scanebene):
  - Kinnspitze (bei kraniokaudaler Scanrichtung)
  - bei Frage nach Aortendissektion: Orbita-Unterrand (bei kraniokaudaler Scanrichtung)

43.1.3 Untersuchungsprotokoll und Planung

Untersuchungsprotokoll in ▸ Tab. 43.1, ▸ Tab. 43.2, ▸ Tab. 43.5, Planung in ▸ Abb. 43.1.

Tab. 43.1 Übersichtsradiogramm für die Untersuchungsplanung.

Start	Ende	Ausrichtung	Länge
Kinnspitze	unterhalb Sitzbein	a. p. (und lateral)	ca. 1000 mm
Bei V. a. Aortendissektion			
Schädelbasis	unterhalb Sitzbein	a. p. (und lateral)	ca. 1300 mm

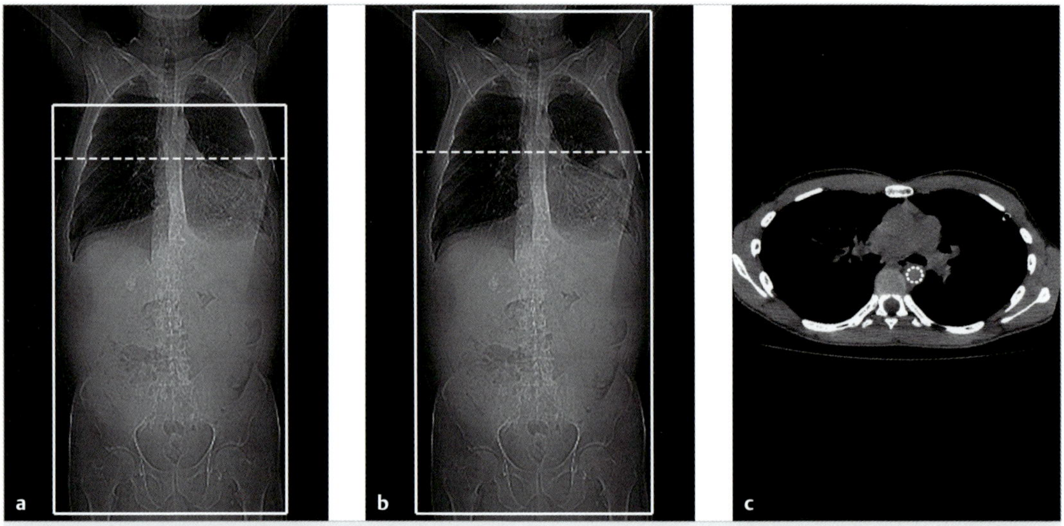

Abb. 43.1 Planung einer CTA der gesamten Aorta.
a Planung der Untersuchungsbereiche.
b Planung bei Frage nach Aortendissektion.
c Positionierung der Mess-ROI für die Bolustriggerung.

Patientenorientierung

- Wenn der Patient mit Kopf in Richtung Gantry gelagert wird: Head-First (Kopf voran) und Supination (Rückenlage).
- Wenn der Patient mit den Füßen in Richtung Gantry gelagert wird: Feet-First (Füße voran) und Supination (Rückenlage).

43.2 Untersuchungsablauf

- Linsenschutz und Schilddrüsenschutz auflegen (Bismuth).
- Planungsschicht für Bolustracking akquirieren (▶ Tab. 43.2).
- ROI für Bolustracking in Aorta descendens platzieren (▶ Abb. 43.1c).
- Kontrastmittelinjektor für die Injektion vorbereiten (▶ Tab. 43.3).
- Kontrastmittelinjektion und Bolustracking gleichzeitig starten.
- Die Bolustracking-Messung startet nach Ablauf des 10-s-Pre-Monitoring-Delays.
- Auf Monitoring-Bildern darauf achten, ob eine Aortendissektion vorliegt.
- „Scanelement 1" (▶ Tab. 43.5) startet nach Erreichen der Triggerschwelle (ggf. manuell starten, wenn z. B. bei Vorliegen einer Dissektion der Schwellenwert nicht erreicht wird).
- Rekonstruktionsaufträge siehe in ▶ Tab. 43.6.

Tab. 43.2 Bolustracking (BT).

Lokalisation Planungsschicht	ROI-Position	Pre-Monitoring-Delay
1 cm unterhalb Tracheabifurkation	Aorta descendens	10 s

Tab. 43.3 Kontrastmittelprotokoll.

	Volumen (ml)	Flow (ml/s)
Kontrastmittel	80*	4,0
NaCl	40	4,0

* Je nach Gerätetyp und Scangeschwindigkeit kann es ggf. sinnvoll sein, das o. g. Kontrastmittelvolumen mit Hilfe der Formeln in ▶ Tab. 43.4 anzupassen.

Tab. 43.4 Anpassung des Kontrastmittelvolumens.

CT-Zeilenzahl	Berechnung des KM-Volumens
bis 16-Zeiler	Scanzeit × Flow
16- bis 20-Zeiler	(Scanzeit + 5) × Flow
32- bis 80-Zeiler	(Scanzeit + 10) × Flow
Flash/TurboFlash/ONE-Volume	(Scanzeit + 15) × Flow

Tab. 43.5 Scanelemente.

Nr.	Name	Delay	Start	Ende	Scanrichtung
1	CTA Aorta gesamt	-	oberhalb Aortenbogen	unterhalb Sitzbein	kraniokaudal
Bei V. a. Aortendissektion					
1	CTA Aorta gesamt	-	unterhalb Schädelbasis	unterhalb Sitzbein	kraniokaudal

Tab. 43.6 Rekonstruktionsaufträge.

	Rekon 1	Rekon 2	Rekon 3	Rekon 4
Filter/Kernel	Weichteil	Lunge	Weichteil	Lunge
Schichtdicke	3 mm	3 mm	Dünnschicht*	Dünnschicht*
Schichtabstand	3 mm	3 mm	30–50 % Überlappung	30–50 % Überlappung
Bildfensterung	WW: 500, WL: 150	WW: 1500, WL: -500	WW: 500, WL: 150	WW: 1500, WL: -500
Hinweise	-	nur Thoraxregion	für Bildnachverarbeitung (MPR, 3D)	

* Mit der optionalen 3D-MPR-Software von Siemens-Geräten kann die Bildnachverarbeitung (MPR) direkt aus den Rohdaten vorgenommen werden. In diesem Fall ist eine Dünnschichtrekonstruktion nicht erforderlich.

Tipp

Bei V. a. Aortendissektion ist es wichtig, die Gefäßkontrastierung während des Bolustrackings genau zu beobachten. Wenn eine Dissektion vorliegt, kann es sein, dass die ROI das gut durchströmte wahre Gefäßlumen nicht optimal erfasst und die Bolustriggerung nicht automatisch auslöst (▶ Abb. 43.2). In diesem Fall muss der Spiralscan manuell ausgelöst werden, sobald das wahre Lumen sichtbar kontrastiert ist.

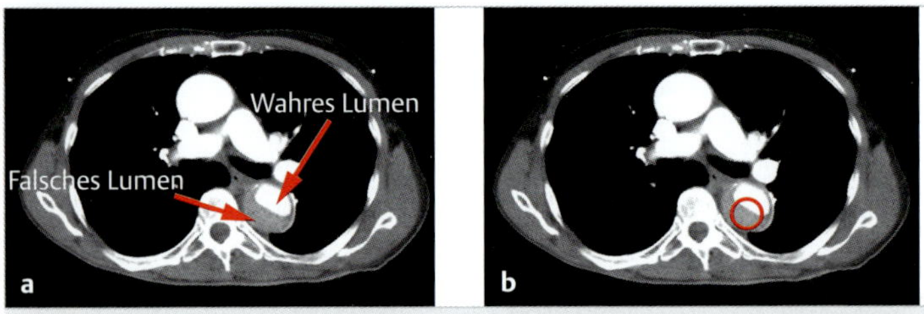

Abb. 43.2 Vorgehen bei Aortendissektion.
a Wahres und falsches Gefäßlumen bei Vorliegen einer Aortendissektion.
b Wenn die Mess-ROI das wahre (gut durchblutete) Gefäßlumen nur teilweise erfasst, kann es passieren, dass der Ziel-Schwellenwert der Bolustriggerung nicht erreicht wird. In diesem Fall muss die Spirale manuell gestartet werden.

43.3 Bildnachverarbeitung

Übersicht über die empfohlene Bildnachverarbeitung in ▸ Tab. 43.7.

Tab. 43.7 Bildnachverarbeitung bei CTA der gesamten Aorta.

Nachverarbeitungstechnik	Schichtebene	Verwendeter Dünnschichtdatensatz	Schichtdicke	Schichtabstand	Abbildung
Average/Mittelwert (klassische MPR)	streng koronal	Weichteil	3 mm	3 mm	▸ Abb. 43.3a
	streng sagittal	Weichteil	3 mm	3 mm	▸ Abb. 43.3c
	streng koronal	Lunge	3 mm	3 mm	▸ Abb. 43.3b
	streng sagittal	Lunge	3 mm	3 mm	▸ Abb. 43.3d
Maximum-Intensitäts-Projektion (MaxIP)	streng koronal	Weichteil	5 mm	3 mm	▸ Abb. 43.3a
	streng sagittal	Weichteil	5 mm	3 mm	▸ Abb. 43.3c
	oblique/schräg (Aortenbogen parallel)	Weichteil	5 mm	3 mm	▸ Abb. 43.4, ▸ Abb. 43.5, ▸ Abb. 43.6, ▸ Abb. 43.7

43.3.1 Rekonstruktionen

Koronale und sagittale Reformatierung

Planung der Bildstapel in ▸ Abb. 43.3.

Aortenbogen schräg

Vor Erstellung der Bildstapel (▸ Abb. 43.5) ist es wichtig, den Datensatz in allen Ebenen korrekt auszurichten. Dazu sind folgende drei Schritte durchzuführen:

1. In der axialen Ebene das Fadenkreuz so ausrichten, dass die Aorta ascendens und die Aorta descendens durch eine Linie miteinander verbunden sind (▸ Abb. 43.4c).
2. Je nach individuellem Verlauf der Aorta thoracalis kann es notwendig sein, auf der entstandenen koronal-obliquen Ebene die senkrecht verlaufende Linie dem Verlauf der Aorta descendens anzupassen (▸ Abb. 43.4a).
3. Ergebnisbild (▸ Abb. 43.4b).

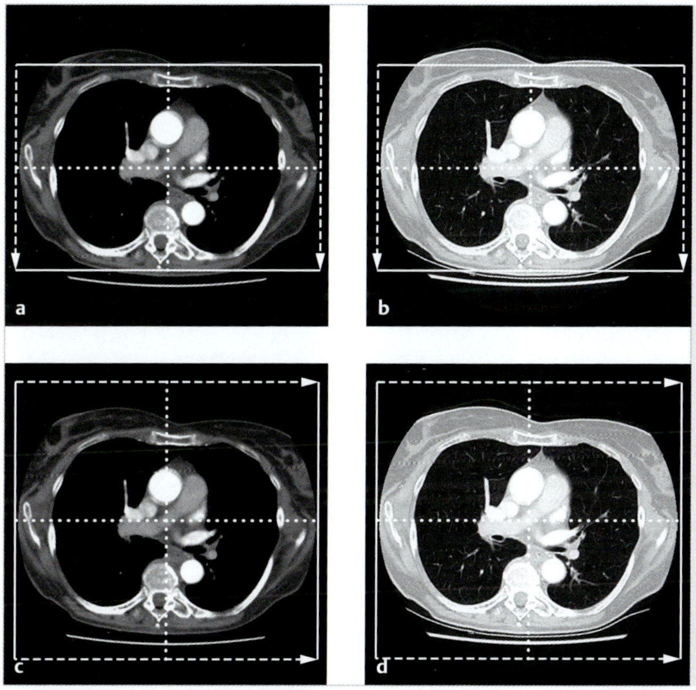

Abb. 43.3 Koronale und sagittale Reformatierung.
- **a** Rekonstruktionsbereich des koronalen Bildstapels des Weichteilfensters.
- **b** Rekonstruktionsbereich des koronalen Bildstapels des Lungenfensters.
- **c** Rekonstruktionsbereich des sagittalen Bildstapels des Weichteilfensters.
- **d** Rekonstruktionsbereich des sagittalen Bildstapels des Lungenfensters.

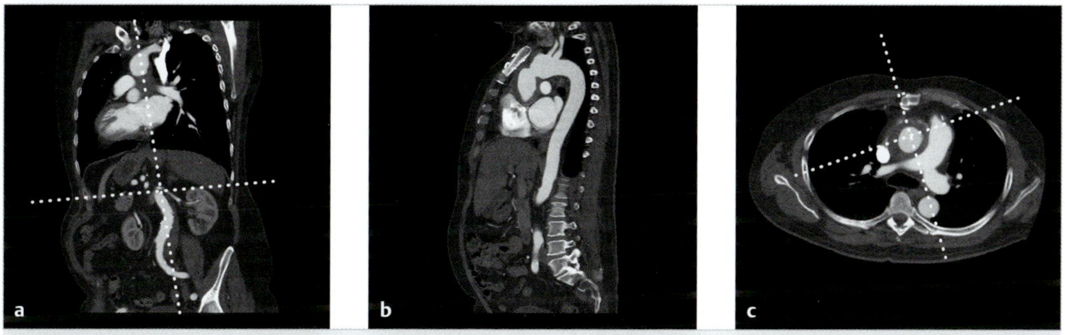

Abb. 43.4 Ausrichtung der Ebenen.
- **a** Koronal-oblique Ebene.
- **b** Ergebnisbild.
- **c** Axiale Ebene.

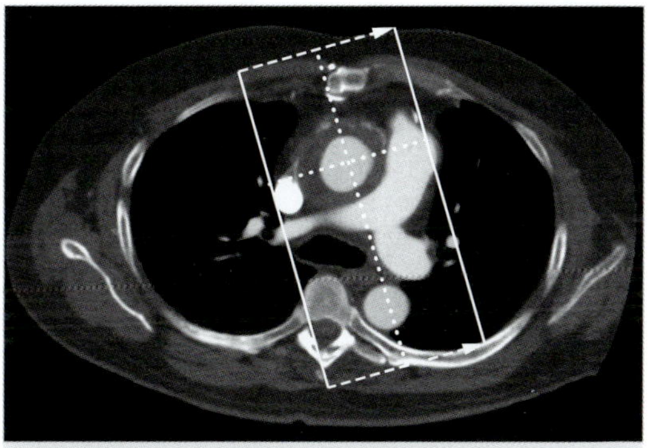

Abb. 43.5 Rekonstruktionsbereich des Bildstapels.

43.3.2 Bildnachverarbeitung Toshiba-adaptiert

Die Besonderheit bei der MPR-Software von Toshiba-Scannern ist, dass die Bilder gedreht werden, um sie auszurichten, und nicht – wie bei anderen MPR-Softwarelösungen – das Fadenkreuz.

Aortenbogen schräg

Vor Erstellung der Bildstapel (▶ Abb. 43.7) ist es wichtig, den Datensatz in allen Ebenen korrekt auszurichten. Dazu sind folgende drei Schritte durchzuführen:

1. Die axiale Ebene so ausrichten, dass die Aorta ascendens und die Aorta descendens durch die Linie des Fadenkreuzes miteinander verbunden sind (▶ Abb. 43.6c).
2. Je nach individuellem Verlauf der Aorta thoracalis kann es notwendig sein, die entstandene koronal-oblique Ebene so zu drehen, dass die senkrecht verlaufende Linie des Fadenkreuzes dem Verlauf der Aorta descendens folgt (▶ Abb. 43.6a).
3. Ergebnisbild (▶ Abb. 43.6b).

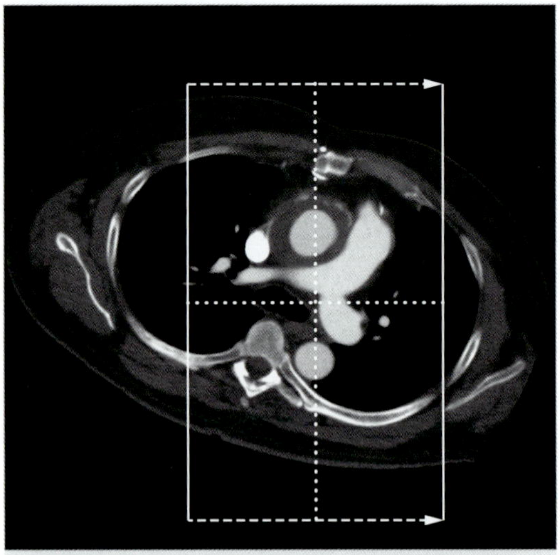

Abb. 43.7 Rekonstruktionsbereich des Bildstapels.

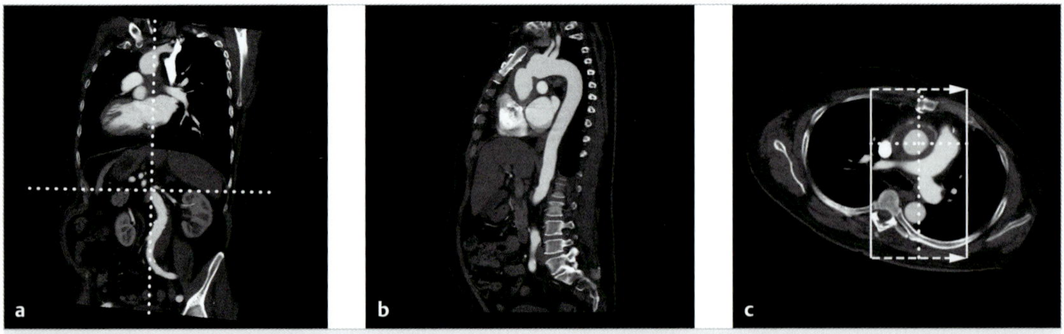

Abb. 43.6 Ausrichtung der Ebenen.
a Koronal-oblique Ebene.
b Ergebnisbild.
c Axiale Ebene.

Tipps

- Die Kontrastmittelgabe über den rechten Arm verhindert kontrastmittelbedingte Einstromartefakte im Bereich des Aortenbogens.
- Eine EKG-synchronisierte Akquisition kann dazu verwendet werden, die Bewegungsartefakte der Aorta ascendens zu eliminieren (dies kann, je nach verwendeter Scantechnik, zu deutlich höherer Strahlenexposition führen).
- Wenn keine EKG-synchronisierte Akquisition verfügbar ist, können Bewegungsartefakte der Aorta ascendens reduziert werden, indem die Scanzeit so kurz wie möglich gewählt wird. Dies gelingt durch die Optimierung folgender Parameter:
  - PITCH: so hoch wie möglich
  - Rotationsgeschwindigkeit: so schnell wie möglich
- Wenn der Patient die Arme nicht über dem Kopf lagern kann, sollten sie ausgestreckt auf dem Bauch gelagert werden (S. 62).
- Bei CT-Scannern mit leistungsstarken Röntgenstrahlern können niedrigere Röhrenspannungen (100 kV, 80 kV) verwendet werden. Dies verbessert deutlich den Gefäßkontrast und kann die Möglichkeit der Dosisreduktion (S. 19) bieten.
- Die niedrigen Röhrenspannungen können auch bei CT Scannern mit geringerer Röhrenleistung verwendet werden. Allerdings beschränkt sich ihre Anwendbarkeit auf sehr schlanke Patienten.

44 CT abdominelle Aorta-2-Phasen

44.1 Vor der Untersuchung

44.1.1 Häufige Indikationen

- V. a. abdominelle Blutung
- V. a. Darmischämie
- V. a. Aortenruptur
- V. a. Gefäßverletzung

44.1.2 Vorbereitung

Allgemein

- Wegen der Kontrastmittelgabe sollte der Patient wenn möglich 4 Stunden vor der Untersuchung nüchtern bleiben oder nur leichte Kost zu sich nehmen.
- Voruntersuchungen und Vorbefunde prüfen.
- Laborwerte prüfen: Kreatinin, eGFR, TSH.
- Patienten über die Untersuchung aufklären.
- Indikationen gezielt überprüfen:
  - Schwangerschaft
  - gleiche Untersuchung unmittelbar vorher
  - Niereninsuffizienz
  - Allergien
  - Schilddrüsenerkrankungen
  - Metformingabe bei Diabetes mellitus

Patientenvorbereitung

- Untersuchungsgebiet freimachen.
- Störende Fremdkörper und Metall entfernen.
- Zahnersatz wenn möglich entfernen, um Komplikationen bei einer Kontrastmittelreaktion vorzubeugen.
- Verweilkanüle (18 Gauge, grün) legen.

Patientenaufklärung

Wichtige Punkte, über die der Patient informiert werden sollte, während er auf dem Untersuchungstisch gelagert und für die Untersuchungsdurchführung vorbereitet wird:

- Wärmegefühl bei der Kontrastmittelinjektion
- mittlere und möglichst identische Inspiration bei den folgenden Atemkommandos (tiefe Inspiration sollte vermieden werden)

Das Atemkommando sollte mit dem Patienten vor Beginn der Untersuchung geübt werden. Dies führt zu besseren Untersuchungsergebnissen und beruhigt den Patienten, da er weiß, was auf ihn zukommt.

Aktiver Strahlenschutz

- Wenn der Scanbereich bis zur Symphyse geht, sollten männliche Patienten eine Hodenkapsel anlegen.
- Wenn der Scanbereich über die Symphyse hinausgeht, sollte auf eine Hodenkapsel verzichtet werden, da diese starke Artefakte erzeugt und die automatische Röhrenstrom-Modulation der CT-Systeme die Dosis in diesem Bereich deutlich erhöhen.

Patientenlagerung

- Rückenlage einnehmen lassen; Head-First oder Feet-First.
- Arme über dem Kopf lagern (eleviert).

Zu beachten

Der Arm, der für die Kontrastmittelapplikation verwendet wird, sollte möglichst gestreckt gelagert werden, damit das Kontrastmittel ungehindert appliziert werden kann.

- Auf bequeme Patientenlagerung achten:
  - Bei Bedarf Arme unterpolstern.
  - Knierolle unterlegen.
- Klettgurte anbringen.

Zentrierung für Übersichtsradiogramm

- Seitenlaser (Tischhöhe): seitliche Abdomenmitte
- Startposition Übersichtsradiogramm (Querlaser-Scanebene):
  - vier Querfinger oberhalb des Xiphoids (bei kraniokaudaler Scanrichtung) oder
  - unterhalb des Sitzbeins (bei kaudokranialer Scanrichtung)

44.1.3 Untersuchungsprotokoll und Planung

Untersuchungsprotokoll in ▶ Tab. 44.1, ▶ Tab. 44.2, ▶ Tab. 44.5, Planung in ▶ Abb. 44.1.

Patientenorientierung

- Wenn der Patient mit Kopf in Richtung Gantry gelagert wird: Head-First (Kopf voran) und Supination (Rückenlage).
- Wenn der Patient mit den Füßen in Richtung Gantry gelagert wird: Feet-First (Füße voran) und Supination (Rückenlage).

Zu beachten

Wenn auf dem CT-Scanner kein spezielles Protokoll für diese Fragestellung hinterlegt ist, verwenden Sie das Protokoll „CT Leber 2 Phasen“ (S. 215). Stellen Sie sicher, dass das Delay vor der venösen Phase bei 45 s liegt.

Tab. 44.1 Übersichtsradiogramm für die Untersuchungsplanung.

Start	Ende	Ausrichtung	Länge
4 Querfinger oberhalb Xiphoid	unterhalb Sitzbein	a. p. (und lateral)	ca. 500 mm

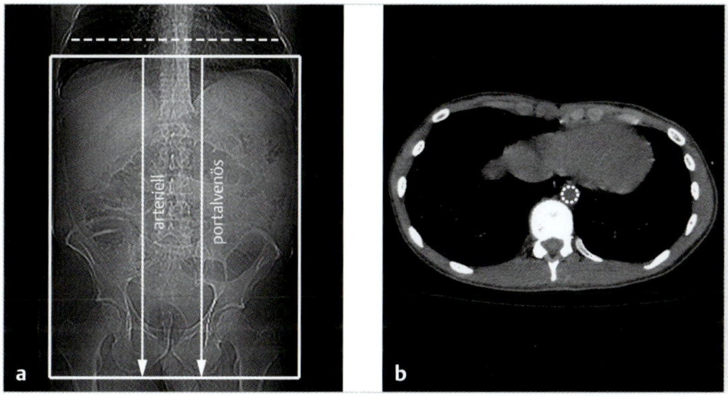

Abb. 44.1 Planung einer CT bei V. a. abdominelle Blutung oder Darmischämie.
a Planung der Untersuchungsbereiche.
b Positionierung der Mess-ROI für die Bolustriggerung.

44.2 Untersuchungsablauf

- Planungsschicht für Bolustracking akquirieren (▶ Tab. 44.2).
- ROI für Bolustracking in Aorta descendens platzieren (▶ Abb. 44.1b).
- Kontrastmittelinjektor für die Injektion vorbereiten (▶ Tab. 44.3).
- Kontrastmittelinjektion und Bolustracking gleichzeitig starten.
- Die Bolustracking-Messung startet nach Ablauf des 10-s-Pre-Monitoring-Delays.
- „Scanelement 1“ (▶ Tab. 44.5) startet 10 s nach Erreichen der Triggerschwelle.
- „Scanelement 2“ (▶ Tab. 44.5) startet 55 s nach Ende des vorangegangenen Scanelements.
- Rekonstruktionsaufträge (▶ Tab. 44.6) gelten für jede akquirierte Serie.

Tab. 44.2 Bolustracking (BT).

Lokalisation Planungsschicht	ROI-Position	Pre-Monitoring-Delay
oberhalb der höchsten Zwerchfellkuppe, sodass Teile des rechten Vorhofs mit erfasst werden*	Aorta	10 s

* Diese Bolustriggerungs-Position hat folgende Vorteile: Im Bereich der Lunge ist die Strahlungsschwächung geringer und die Bildqualität des Bolustrackings auch bei kräftigen Patienten gut. Da der rechte Vorhof beim Bolustracking mit erfasst wird, ist sehr schnell ersichtlich, ob das Kontrastmittel ungehindert in den Patienten gelangt. Auf diese Weise kann, im Vergleich zur Bolustriggerung auf Höhe Leberhilus, viel früher erkannt werden, ob Probleme bei der Kontrastmittelinjektion vorliegen (z. B. Paravasat).

Tab. 44.3 Kontrastmittelprotokoll.

	Volumen (ml)	Flow (ml/s)
Kontrastmittel	80*	4,0
NaCl	40	4,0

* Je nach Gerätetyp und Scangeschwindigkeit kann es ggf. sinnvoll sein, das o. g. Kontrastmittelvolumen mit Hilfe der Formeln in ▶ Tab. 43.4 anzupassen.

Tab. 44.4 Anpassung des Kontrastmittelvolumens.

CT-Zeilenzahl	Berechnung des KM-Volumens
bis 16-Zeiler	Scanzeit × Flow
16- bis 20-Zeiler	(Scanzeit + 5) × Flow
32- bis 80-Zeiler	(Scanzeit + 10) × Flow
Flash/TurboFlash/ONE-Volume	(Scanzeit + 15) × Flow

Tab. 44.5 Scanelemente.

Nr.	Name	Delay	Start	Ende	Scanrichtung
1	CT Abdomen-Becken spätarteriell	10 s	oberhalb der höchsten Zwerchfellkuppe	unterhalb Sitzbein	kraniokaudal
2	CT Abdomen-Becken venös	45 s	oberhalb der höchsten Zwerchfellkuppe	unterhalb Sitzbein	kraniokaudal

Tab. 44.6 Rekonstruktionsaufträge.

	Rekon 1	Rekon 2
Filter/Kernel	Weichteil	Weichteil
Schichtdicke	3–5 mm	Dünnschicht*
Schichtabstand	3–5 mm	30–50 % Überlappung
Bildfensterung	WW: 350, WL: 50	WW: 350, WL: 50
Hinweise	-	für Bildnachverarbeitung

* Mit der optionalen 3D-MPR-Software von Siemens-Geräten kann die Bildnachverarbeitung (MPR) direkt aus den Rohdaten vorgenommen werden. In diesem Fall ist eine Dünnschichtrekonstruktion nicht erforderlich.

44.3 Bildnachverarbeitung

Übersicht der empfohlenen Bildnachverarbeitung in ▶ Tab. 44.7.

Tab. 44.7 Bildnachverarbeitung bei CT bei V. a. abdominelle Blutung oder Darmischämie.

Nachverarbeitungstechnik	Schichtebene	Verwendeter Dünnschichtdatensatz	Schichtdicke	Schichtabstand	Abbildung
Average/Mittelwert (klassische MPR)	streng koronal	Weichteil	3–5 mm	3–5 mm	▶ Abb. 44.2a
	streng sagittal	Weichteil	3–5 mm	3–5 mm	▶ Abb. 44.2b
Maximum-Intensitäts-Projektion (MaxIP)	axial	Weichteil	10 mm	3 mm	▶ Abb. 44.2c
	streng koronal	Weichteil	10 mm	3 mm	▶ Abb. 44.2a
	streng sagittal	Weichteil	10 mm	3 mm	▶ Abb. 44.2b

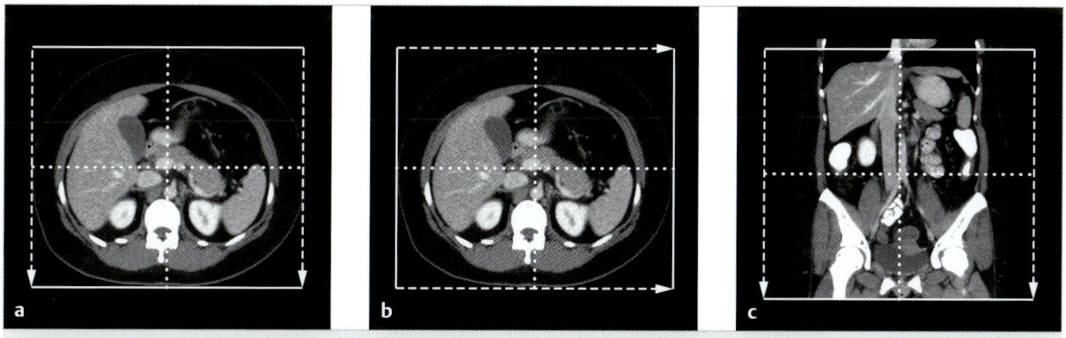

Abb. 44.2 Bildnachverarbeitung bei CT bei V. a. abdominelle Blutung oder Darmischämie.
a Rekonstruktionsbereich des koronalen Bildstapels.
b Rekonstruktionsbereich des sagittalen Bildstapels.
c Rekonstruktionsbereich des axialen Bildstapels.

45 CTA Becken-Bein

45.1 Vor der Untersuchung

45.1.1 Häufige Indikationen

- V. a. periphere AVK
- Bildgebung vor/nach Intervention
- V. a. Gefäßverletzung

45.1.2 Vorbereitung

Allgemein

- Wegen der Kontrastmittelgabe sollte der Patient wenn möglich 4 Stunden vor der Untersuchung nüchtern bleiben oder nur leichte Kost zu sich nehmen.
- Voruntersuchungen und Vorbefunde prüfen.
- Laborwerte prüfen: Kreatinin, eGFR, TSH.
- Patienten über die Untersuchung aufklären.
- Indikationen gezielt überprüfen:
  - Schwangerschaft
  - gleiche Untersuchung unmittelbar vorher
  - Niereninsuffizienz
  - Allergien
  - Schilddrüsenerkrankungen
  - Metformingabe bei Diabetes mellitus

Patientenvorbereitung

- Untersuchungsgebiet freimachen.
- Störende Fremdkörper und Metall entfernen.
- Zahnersatz wenn möglich entfernen, um Komplikationen bei einer Kontrastmittelreaktion vorzubeugen.
- Verweilkanüle (18 Gauge, grün) legen, wenn möglich am rechten Arm.

Patientenaufklärung

Wichtiger Punkt, über den der Patient informiert werden sollte, während er auf dem Untersuchungstisch gelagert und für die Untersuchungsdurchführung vorbereitet wird:

- Wärmegefühl bei der Kontrastmittelinjektion

Patientenlagerung

- Rückenlage einnehmen lassen; Feet-First (mit den Füßen in Richtung Gantry lagern, ▸ Abb. 45.1).
- Beine wenn möglich parallel lagern.
- Füße parallel lagern und zur besseren Stabilisierung sanft zusammenbinden.
- Arme über dem Kopf lagern (eleviert).
- Auf bequeme Patientenlagerung achten: Bei Bedarf Arme unterpolstern.
- Klettgurte anbringen.
- Tischhöhe: Seitenlaser seitliche Oberschenkelmitte/Kniemitte.

Aktiver Strahlenschutz

Bleigummiabdeckung auf die Brust legen.

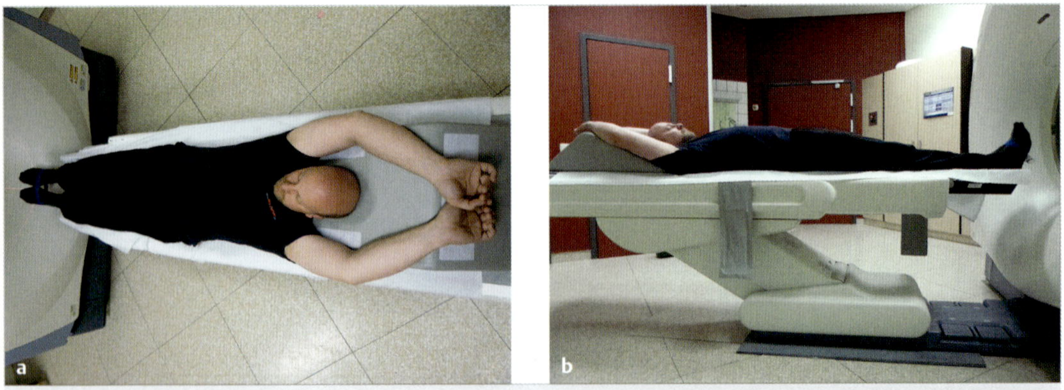

Abb. 45.1 Patientenlagerung.
a Patientenlagerung bei Becken-Bein-CTA, von oben.
b Patientenlagerung bei Becken-Bein-CTA, Seitenansicht.

45.1.3 Untersuchungsprotokoll und Planung

Untersuchungsprotokoll in ▸ Tab. 45.1, ▸ Tab. 45.2, ▸ Tab. 45.4, Planung in ▸ Abb. 45.2.

Patientenorientierung

Wenn der Patient mit den Füßen in Richtung Gantry gelagert wird: Feet-First (Füße voran) und Supination (Rückenlage).

Tab. 45.1 Übersichtsradiogramm für die Untersuchungsplanung.

Start	Ende	Ausrichtung	Länge
4 Querfinger oberhalb Xiphoid	unterhalb Fußsohlen	a. p. (und lateral)	ca. 1500 mm

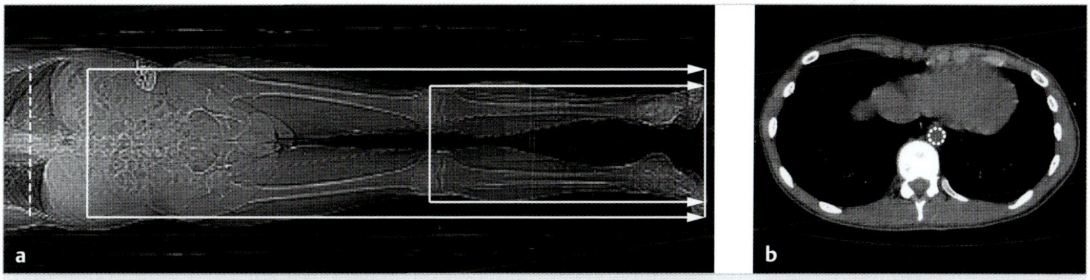

Abb. 45.2 Planung einer CTA Becken-Bein.
a Planung der Untersuchungsbereiche.
b Positionierung der Mess-ROI für die Bolustriggerung.

45.2 Untersuchungsablauf

- Planungsschicht für Bolustracking akquirieren (▸ Tab. 45.2).
- ROI für Bolustracking in Aorta descendens platzieren (▸ Abb. 45.2b).
- Kontrastmittelinjektor für die Injektion vorbereiten (▸ Tab. 45.3).
- Kontrastmittelinjektion und Bolustracking gleichzeitig starten.
- Die Bolustracking-Messung startet nach Ablauf des 10-s-Pre-Monitoring-Delays.
- „Scanelement 1“ (▸ Tab. 45.4) startet 10 s nach Erreichen der Triggerschwelle.
- „Scanelement 2“ (▸ Tab. 45.4) wird nur benötigt, wenn der sehr seltene Fall eintritt, dass der Kontrastmittelbolus überholt wird und das Kontrastmittel bei der Akquisition des „Scanelements 1“ noch nicht bis zu den Füßen gelangt ist. In diesem Fall sollte das Scanelement 2 sofort gestartet werden.
- Rekonstruktionsaufträge siehe in ▸ Tab. 45.5.

Tab. 45.2 Bolustracking (BT).

Lokalisation Planungsschicht	ROI-Position	Pre-Monitoring-Delay
oberhalb der höchsten Zwerchfellkuppe, so dass Teile des rechten Vorhofes mit erfasst werden*, oder Lebermitte	Aorta descendens	10 s

* Diese Bolustriggerungs-Position hat folgende Vorteile: Im Bereich der Lunge ist die Strahlungsschwächung geringer und die Bildqualität des Bolustrackings auch bei kräftigen Patienten gut. Da der rechte Vorhof beim Bolustracking mit erfasst wird, ist sehr schnell ersichtlich, ob das Kontrastmittel ungehindert in den Patienten gelangt. Auf diese Weise kann, im Vergleich zur Bolustriggerung auf Höhe Leberhilus, viel früher erkannt werden, ob Probleme bei der Kontrastmittelinjektion vorliegen (z. B. Paravasat).

Tab. 45.3 Kontrastmittelprotokoll.

	Volumen (ml)	Flow (ml/s)
Kontrastmittel	120	3,5
NaCl	40	3,5

Tab. 45.4 Scanelemente.

Nr.	Name	Delay	Start	Ende	Scanrichtung
1	CTA Becken-Bein	10	oberhalb Nierenarterien	unterhalb Fußsohlen	kraniokaudal
2	CTA Unterschenkel optional (falls der sehr unwahrscheinliche Fall eintreten sollte, dass der KM-Bolus überholt wird)	-	oberhalb Kniegelenkspalt	unterhalb Fußsohlen	kraniokaudal

Tab. 45.5 Rekonstruktionsaufträge.

	Rekon 1	Rekon 2
Filter/Kernel	Weichteil	Weichteil
Schichtdicke	3 mm	Dünnschicht*
Schichtabstand	3 mm	30–50 % Überlappung
Bildfensterung	WW: 500, WL: 150	WW: 500, WL: 150
Hinweise	-	für Bildnachverarbeitung (MPR/3D)

* Mit der optionalen 3D-MPR-Software von Siemens-Geräten kann die Bildnachverarbeitung (MPR) direkt aus den Rohdaten vorgenommen werden. In diesem Fall ist eine Dünnschichtrekonstruktion nicht erforderlich.

Zu beachten

Bei der Becken-Bein-CTA ist es elementar wichtig, dass die Scangeschwindigkeit des CT-Geräts 30 mm/s beträgt. Diese Scangeschwindigkeit stellt sicher, dass der Kontrastmittelbolus nicht überholt wird.

Diese Scangeschwindigkeit wird, basierend auf in einer großen Studie von Prof. Fleischmann in der Stanford University, empfohlen.

45.3 Bildnachverarbeitung

Übersicht der empfohlenen Bildnachverarbeitung in ▶ Tab. 45.6.

Tipps

- Die Verwendung von 100 kV verbessert den Gefäßkontrast und führt zu einer deutlich besseren Darstellbarkeit der kleinen Gefäße im Bereich des Unterschenkels und der Füße. Die Reduktion der kV ist daher bei diesem Protokoll besonders zu empfehlen.
- Bei adipösen Patienten kann es jedoch sein, dass bei CT-Scannern mit leistungsarmen Röntgenstrahlern und Röntgengeneratoren die Verwendung der geringeren kV-Stufe nicht eingesetzt werden kann, da sie den notwendigen Röhrenstrom nicht leisten.

Tab. 45.6 Bildnachverarbeitung bei CTA Becken-Bein.

Nachverarbeitungs-technik	Schichtebene	Verwendeter Dünn-schichtdatensatz	Schichtdicke	Schichtabstand	Abbildung
Average/Mittelwert (klassische MPR)	koronal	Weichteil	3 mm	3 mm	► Abb. 45.3a
	sagittal	Weichteil	3 mm	3 mm	► Abb. 45.3b
Maximum-Intensitäts-Projektion (MaxIP)	koronal	Weichteil	10 mm	3 mm	► Abb. 45.3a
	sagittal	Weichteil	10 mm	3 mm	► Abb. 45.3b

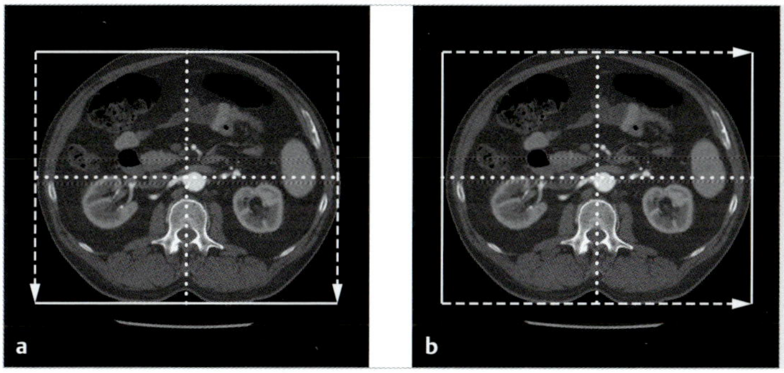

Abb. 45.3 Bildnachverarbeitung bei CTA Becken-Bein.
a Rekonstruktionsbereich des koronalen Bildstapels.
b Rekonstruktionsbereich des sagittalen Bildstapels.

46 CT Thorax-Abdomen-Becken

46.1 Vor der Untersuchung

46.1.1 Häufige Indikation

- Tumor-Staging

46.1.2 Vorbereitung

Allgemein

- Wegen der Kontrastmittelgabe sollte der Patient wenn möglich 4 Stunden vor der Untersuchung nüchtern bleiben oder nur leichte Kost zu sich nehmen.
- Voruntersuchungen und Vorbefunde prüfen.
- Laborwerte prüfen: Kreatinin, eGFR, TSH.
- Patienten über die Untersuchung aufklären.
- Indikationen gezielt überprüfen:
  - Schwangerschaft
  - gleiche Untersuchung unmittelbar vorher
  - Niereninsuffizienz
  - Allergien
  - Schilddrüsenerkrankungen
  - Metformingabe bei Diabetes mellitus

Orale Kontrastmittelgabe

Wenn der gesamte Abdomen-Becken-Bereich untersucht wird:

- 1500 ml orales Kontrastmittel (barium-/jodhaltig oder wasseräquivalent)
- Start: 1,5 h vor Untersuchungsbeginn – gleichmäßig verteilt über die Trinkdauer

Patientenvorbereitung

- Untersuchungsgebiet freimachen.
- Störende Fremdkörper und Metall entfernen.
- Zahnersatz wenn möglich entfernen, um Komplikationen bei einer Kontrastmittelreaktion vorzubeugen.
- Verweilkanüle legen, wenn möglich 18 Gauge (grün), ansonsten 20 Gauge (rosa).

Patientenaufklärung

Wichtige Punkte, über die der Patient informiert werden sollte, während er auf dem Untersuchungstisch gelagert und für die Untersuchungsdurchführung vorbereitet wird:

- Wärmegefühl bei der Kontrastmittelinjektion
- mittlere und möglichst identische Inspiration bei den folgenden Atemkommandos (tiefe Inspiration sollte vermieden werden)

Das Atemkommando sollte mit dem Patienten vor Beginn der Untersuchung geübt werden. Dies führt zu besseren Untersuchungsergebnissen und beruhigt den Patienten, da er weiß, was auf ihn zukommt.

Aktiver Strahlenschutz

- Wenn der Scanbereich bis zur Symphyse reicht, sollten männliche Patienten eine Hodenkapsel anlegen.
- Wenn der Scanbereich über die Symphyse hinausgeht, sollte auf eine Hodenkapsel verzichtet werden, da diese starke Artefakte erzeugt und die automatische Röhrenstrom-Modulation der CT-Systeme die Dosis in diesem Bereich deutlich erhöhen.

Patientenlagerung

- Rückenlage einnehmen lassen; Head-First oder Feet-First.
- Arme über dem Kopf lagern (eleviert).

Zu beachten

Der Arm, der für die Kontrastmittelapplikation verwendet wird, sollte möglichst gestreckt gelagert werden, damit das Kontrastmittel ungehindert appliziert werden kann.

- Auf bequeme Patientenlagerung achten:
  - Bei Bedarf Arme unterpolstern.
  - Knierolle unterlegen.
- Klettgurte anbringen.

Zentrierung für Übersichtsradiogramm

- Seitenlaser (Tischhöhe): seitliche Thoraxmitte
- Startposition Übersichtsradiogramm (Querlaser-Scanebene):
  - Kinnspitze (bei kraniokaudaler Scanrichtung) oder
  - unterhalb Sitzbein (bei kaudokranialer Scanrichtung)

Patientenorientierung

- Wenn der Patient mit Kopf in Richtung Gantry gelagert wird: Head-First (Kopf voran) und Supination (Rückenlage).
- Wenn der Patient mit den Füßen in Richtung Gantry gelagert wird: Feet-First (Füße voran) und Supination (Rückenlage).

46.1.3 Untersuchungsprotokoll und Planung

Untersuchungsprotokoll in ▸ Tab. 46.1, ▸ Tab. 46.2, ▸ Tab. 46.5, Planung in ▸ Abb. 46.1.

Tab. 46.1 Übersichtsradiogramm für die Untersuchungsplanung.

Start	Ende	Ausrichtung	Länge
Kinnspitze	unterhalb Sitzbein	a. p. (und lateral)	ca. 1000 mm

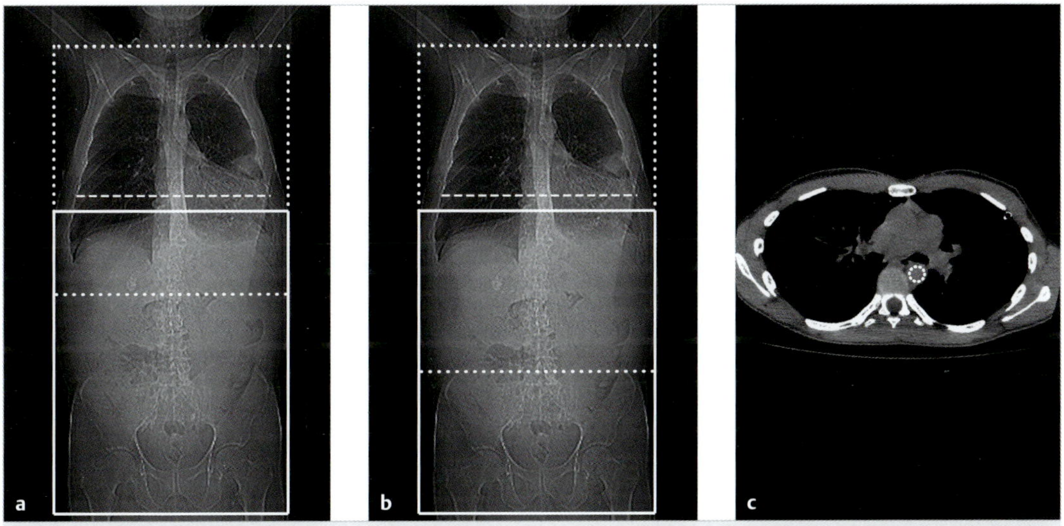

Abb. 46.1 Planung einer CT Thorax-Abdomen-Becken.
a Thorax-Abdomen-Becken-CT ohne arterielle Leber.
b Thorax-Abdomen-Becken-CT mit arterieller Leber.
c Positionierung der Mess-ROI für die Bolustriggerung.

46.2 Untersuchungsablauf

- Planungsschicht für Bolustracking akquirieren (▶ Tab. 46.2).
- ROI für Bolustracking in Aorta descendens platzieren (▶ Abb. 46.1c).
- Kontrastmittelinjektor für die Injektion vorbereiten (▶ Tab. 46.3).
- Kontrastmittelinjektion und Bolustracking gleichzeitig starten.
- Die Bolustracking-Messung startet nach Ablauf des 10-s-Pre-Monitoring-Delays.
- „Scanelement 1" (▶ Tab. 46.5) startet 10 s nach Erreichen der Triggerschwelle.
- „Scanelement 2" (▶ Tab. 46.5) startet 45 s nach Ende des vorangegangenen Scanelements.
- Rekonstruktionsaufträge siehe in ▶ Tab. 46.6.

Tab. 46.2 Bolustracking (BT).

Lokalisation Planungsschicht	ROI-Position	Pre-Monitoring-Delay
oberhalb der höchsten Zwerchfellkuppe, sodass Teile des rechten Vorhofs mit erfasst werden*, oder Lebermitte	Aorta	10 s

* Diese Bolustriggerungs-Position hat folgende Vorteile: Im Bereich der Lunge ist die Strahlungsschwächung geringer und die Bildqualität des Bolustrackings ist auch bei kräftigen Patienten gut. Da der rechte Vorhof beim Bolustracking mit erfasst wird, ist sehr schnell ersichtlich, ob das Kontrastmittel ungehindert in den Patienten gelangt. Auf diese Weise kann, im Vergleich zur Bolustriggerung auf Höhe Leberhilus, viel früher erkannt werden, ob Probleme bei der Kontrastmittelinjektion vorliegen (z. B. Paravasat).

Tab. 46.3 Kontrastmittelprotokoll.

	Volumen (ml)	Flow (ml/s)
Kontrastmittel	gewichtsadaptiert (▶ Tab. 46.4)	4,0 wenn möglich, sonst 3,0
NaCl	40	4,0 wenn möglich, sonst 3,0

Tab. 46.4 Gewichtsadaptierung für Kontrastmittelprotokoll.

Entspricht 360 mg/kg KG	KM-Konzentration				
	300 mg Jod/ml	320 mg Jod/ml	350 mg Jod/ml	370 mg Jod/ml	400 mg Jod/ml
bis 60 kg	75 ml	70 ml	65 ml	60 ml	55 ml
bis 80 kg	100 ml	90 ml	85 ml	80 ml	75 ml
bis 100 kg	120 ml	110 ml	105 ml	100 ml	95 ml
bis 120 kg	145 ml	135 ml	125 ml	120 ml	110 ml
ab 120 kg	160 ml	155 ml	150 ml	140 ml	130 ml

Tab. 46.5 Scanelemente.

Nr.	Name	Delay	Start	Ende	Scanrichtung
1	CT Thorax arteriell	10 s	Nierenhilus (unterhalb beider Nebennieren, ca. Mitte LWK 2) oder unterhalb des kaudalen Leberrands (wenn die arterielle Phase der Leber mitgescannt werden soll)	unterer Kehlkopfrand	kaudokranial* (kraniokaudal)
2	CT Abdomen-Becken portalvenös	45 s	oberhalb der höchsten Zwerchfellkuppe	unterhalb Sitzbein	kraniokaudal

Tab. 46.6 Rekonstruktionsaufträge.

	Filter/Kernel	Schichtdicke	Schichtabstand	Bildfensterung		Hinweise
				WW	WL	
Thorax						
Rekon 1	Weichteil	3 (5) mm	3 (5) mm	350	50	-
Rekon 2	Lunge	3 (5) mm	3 (5) mm	1500	–500	-
Rekon 3	Weichteil	Dünnschicht*	30–50 % Überlappung	350	50	für Bildnachverarbeitung (MPR, 3D)
Rekon 4	Lunge	Dünnschicht*	30–50 % Überlappung	1500	–500	
Abdomen-Becken						
Rekon 1	Weichteil	3–5 mm	3–5 mm	350	50	-
Rekon 2	Weichteil	Dünnschicht*	30–50 % Überlappung	350	50	für Bildnachverarbeitung

* Dünnschicht = die kleinste rekonstruierbare Schichtdicke. Mit der optionalen 3D-MPR-Software von Siemens-Geräten kann die Bildnachverarbeitung (MPR) direkt aus den Rohdaten vorgenommen werden. In diesem Fall ist eine Dünnschichtrekonstruktion nicht erforderlich.

Tipp

Sollte sich nach der Durchsicht der akquirierten Bilder die Notwendigkeit ergeben, eine Spätphase der Leber zu ergänzen, kann das Scanelement der arteriellen Phase kopiert und, in Abhängigkeit von der Fragestellung, einen bestimmten Zeitraum nach Beginn der Kontrastmittelinjektion gestartet werden:

- 3–5 min p. i.: Sicherung von Zysten oder Hämangiomen
- 10–15 min p. i.: Detektion kleiner Zysten oder Tumore mit ausgeprägt fibrotischem Anteil

46.3 Bildnachverarbeitung

Übersicht der Bildnachverarbeitung in ▶ Tab. 46.7.

Tab. 46.7 Bildnachverarbeitung bei CT Thorax-Abdomen-Becken.

Nachverarbeitungstechnik	Schichtebene	Verwendeter Dünnschichtdatensatz	Schichtdicke	Schichtabstand	Abbildung
Thorax					
Average/Mittelwert (klassische MPR)	koronal	Weichteil	3 (5) mm	3 (5) mm	▶ Abb. 46.2a
	sagittal	Weichteil	3 (5) mm	3 (5) mm	▶ Abb. 46.2c
	koronal	Lunge	3 (5) mm	3 (5) mm	▶ Abb. 46.2b
	sagittal	Lunge	3 (5) mm	3 (5) mm	▶ Abb. 46.2d
Maximum-Intensitäts-Projektion (MaxIP)	koronal	Lunge*	5(–10) mm	3 mm	▶ Abb. 46.2b
Abdomen-Becken					
Average/Mittelwert (klassische MPR)	streng koronal	Weichteil	3–5 mm	3–5 mm	▶ Abb. 46.3a
	streng sagittal	Weichteil	3–5 mm	3–5 mm	▶ Abb. 46.3b

* Die MaxIP hat u. a. die Eigenschaft, das Bildrauschen zu verstärken. Sollten die MaxIP-Rekonstruktionen unter Verwendung der Lungenfilters(-kerns) zu „rauschig“ erscheinen, kann auch die dünnschichtige Weichteilrekonstruktion verwendet werden.

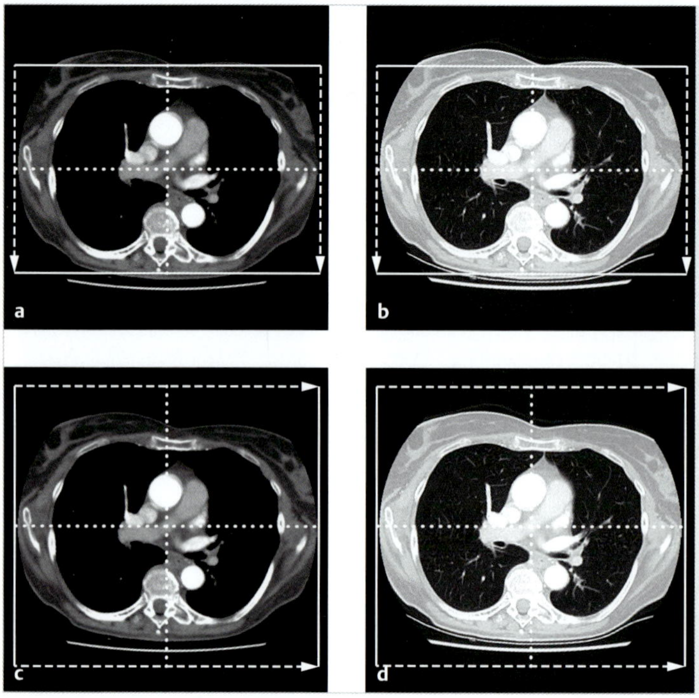

Abb. 46.2 Bildnachverarbeitung im Bereich Thorax.
a Rekonstruktionsbereich des koronalen Bildstapels des Weichteilfensters.
b Rekonstruktionsbereich des koronalen Bildstapels des Lungenfensters.
c Rekonstruktionsbereich des sagittalen Bildstapels des Weichteilfensters.
d Rekonstruktionsbereich des sagittalen Bildstapels des Lungenfensters.

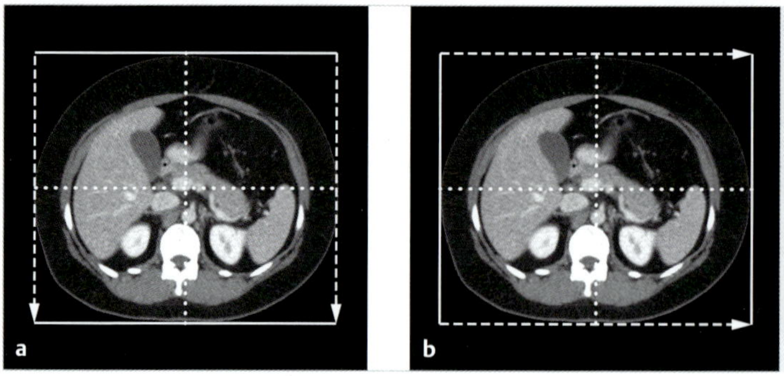

Abb. 46.3 Bildnachverarbeitung im Bereich Abdomen-Becken.
a Rekonstruktionsbereich des koronalen Bildstapels.
b Rekonstruktionsbereich des sagittalen Bildstapels.

46.4 Alternative Akquisitionstechnik

Die Thorax-Abdomen-Becken-CT kann auch in einer einzigen Akquisition durchgeführt werden:

- Übersichtsradiogramm in ▶ Tab. 46.8
- Planung in ▶ Abb. 46.4.
- „Scanelement 1" in ▶ Tab. 46.9.

Die Durchführung der Thorax-Abdomen-Becken-CT-Untersuchung in einer Akquisition hat den Vorteil, dass sie einfach zu planen und durchzuführen ist. Jedoch werden beide Untersuchungsbereiche als eine Akquisition im PACS abgelegt. Wenn der Patient später zu einer Thorax-CT-Untersuchung wiederkommt, kann es sein, dass das automatische Laden der Voruntersuchung nicht funktioniert.

Tab. 46.8 Übersichtsradiogramm für die Untersuchungsplanung.

Start	Ende	Ausrichtung	Länge
Kinnspitze	unterhalb Sitzbein	a. p. (und lateral)	ca. 1000 mm

Tab. 46.9 Scanelement.

Nr.	Name	Delay	Start	Ende	Scanrichtung
1	CT Thorax-Abdomen-Becken venös	70 s	unterer Kehlkopfrand	unterhalb Sitzbein	kraniokaudal

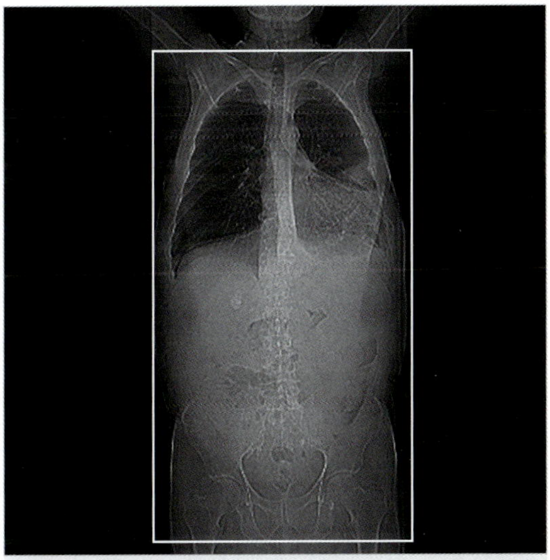

Abb. 46.4 Planung der Thorax-Abdomen-Becken-CT in einer Akquisition.

Tipps

- Die Kontrastmittelgabe über den rechten Arm verhindert kontrastmittelbedingte Einstromartefakte im Bereich des Aortenbogens.
- Die Atembewegungen in der oberen Lungenhälfte sind deutlich geringer als in den basalen Lungenabschnitten. Daher reduziert die kaudokraniale Scanrichtung die Wahrscheinlichkeit von Atemartefakten, wenn der Patient die Luft nicht während der gesamten Scanzeit anhalten kann.
- Wenn der Patient die Luft gar nicht anhalten kann, können die Atemartefakte reduziert werden, indem die Scanzeit so kurz wie möglich gewählt wird. Dies gelingt durch die Optimierung folgender Parameter:
  - PITCH: so hoch wie möglich
  - Rotationsgeschwindigkeit: so schnell wie möglich
- Wenn der Patient einen Arm oder beide Arme nicht über dem Kopf lagern kann, sollte(n) dieser Arm oder die Arme ausgestreckt auf dem Bauch gelagert werden (S. 62). Dies kann helfen die Artefakte zu reduzieren, die entstehen würden, wenn die Arme neben dem Körper gelagert werden.
- Bei CT-Scannern mit leistungsstarken Röntgenstrahlern können niedrigere Röhrenspannungen (100 kV, 80 kV) verwendet werden. Dies verbessert deutlich den Gefäßkontrast und kann die Möglichkeit der Dosisreduktion (S. 19) bieten.
- Die niedrigen Röhrenspannungen können auch bei CT Scannern mit geringerer Röhrenleistung verwendet werden. Allerdings beschränkt sich ihre Anwendbarkeit auf sehr schlanke Patienten.

47 CT Hals-Thorax-Abdomen-Becken (ohne Umlagern)

47.1 Vor der Untersuchung

47.1.1 Häufige Indikation

- Tumor-Staging

Tipp

Wenn zusätzlich eine kontrastmittelgestützte Schädel-CT-Untersuchung zu diesem Protokoll ergänzt werden soll, kann der Patient nach der Akquisition der Hals-Thorax-Abdomen-Becken-CT-Untersuchung in die Schädelschale umgelagert und die Schädel-CT-Untersuchung durchgeführt werden. Dies sollte ca. 5 min nach Beginn der Kontrastmittelgabe durchgeführt werden. Der CT-Injektor zeigt an, welche Zeit nach dem Start der Kontrastmittelgabe vergangen ist, so dass man sich daran gut orientieren kann.

47.1.2 Vorbereitung

Allgemein

- Wegen der Kontrastmittelgabe sollte der Patient wenn möglich 4 Stunden vor der Untersuchung nüchtern bleiben oder nur leichte Kost zu sich nehmen.
- Voruntersuchungen und Vorbefunde prüfen.
- Laborwerte prüfen: Kreatinin, eGFR, TSH.
- Patienten über die Untersuchung aufklären.
- Indikationen gezielt überprüfen:
  - Schwangerschaft
  - gleiche Untersuchung unmittelbar vorher
  - Niereninsuffizienz
  - Allergien
  - Schilddrüsenerkrankungen
  - Metformingabe bei Diabetes mellitus

Orale Kontrastmittelgabe

- 1500 ml orales Kontrastmittel (barium-/jodhaltig oder wasseräquivalent)
- Start: 1,5 h vor Untersuchungsbeginn – gleichmäßig verteilt über die Trinkdauer

Patientenvorbereitung

- Untersuchungsgebiet freimachen.
- Störende Fremdkörper und Metall entfernen.
- Zahnersatz wenn möglich entfernen, um Komplikationen bei einer Kontrastmittelreaktion vorzubeugen.
- Verweilkanüle legen, wenn möglich 18 Gauge (grün) ansonsten 20 Gauge (rosa).

Patientenaufklärung

Wichtige Punkte, über die der Patient informiert werden sollte, während er auf dem Untersuchungstisch gelagert und für die Untersuchungsdurchführung vorbereitet wird:

- Wärmegefühl bei der Kontrastmittelinjektion
- mittlere und möglichst identische Inspiration bei den folgenden Atemkommandos (tiefe Inspiration sollte vermieden werden)

Das Atemkommando sollte mit dem Patienten vor Beginn der Untersuchung geübt werden. Dies führt zu besseren Untersuchungsergebnissen und beruhigt den Patienten, da er weiß, was auf ihn zukommt.

Aktiver Strahlenschutz

- Linsenschutz:
  - **nach** dem Übersichtsradiogramm auflegen.
  - Abstandshalter (z. B. metallfreie Brille) verwenden, um die Artefakte zu reduzieren.
- Schilddrüsenschutz (Bismuth):
  - **nach** dem Übersichtsradiogramm auflegen.
  - Abstandshalter (z. B. Gelkissen) verwenden, um die Artefakte zu reduzieren.
- Hodenkapsel:
  - Wenn der Scanbereich bis zur Symphyse geht, sollten männliche Patienten eine Hodenkapsel anlegen.
  - Wenn der Scanbereich über die Symphyse hinausgeht, sollte auf eine Hodenkapsel verzichtet werden, da diese starke Artefakte erzeugt und die automatischen Röhrenstrom-Modulationen der CT-Systeme die Dosis in diesem Bereich deutlich erhöhen.

Patientenlagerung

- Rückenlage einnehmen lassen; Head-First oder Feet-First.
- Arme über dem Kopf lagern (eleviert).

> **Zu beachten**
>
> Der Arm, der für die Kontrastmittelapplikation verwendet wird, sollte möglichst gestreckt gelagert werden, damit das Kontrastmittel ungehindert appliziert werden kann.

- Auf bequeme Patientenlagerung achten:
  - Bei Bedarf Arme unterpolstern.
  - Knierolle unterlegen.
- Klettgurte anbringen.

Zentrierung für Übersichtsradiogramm

- Seitenlaser (Tischhöhe): seitliche Thoraxmitte
- Startposition Übersichtsradiogramm (Querlaser-Scanebene):
  - oberhalb Orbitadach (bei kraniokaudaler Scanrichtung)
  - unterhalb Sitzbein (bei kaudokranialer Scanrichtung)

47.1.3 Untersuchungsprotokoll und Planung

Untersuchungsprotokoll in ▶ Tab. 47.1, ▶ Tab. 47.2, ▶ Tab. 47.5, Planung in ▶ Abb. 47.1.

Tab. 47.1 Übersichtsradiogramm für die Untersuchungsplanung.

Start	Ende	Ausrichtung	Länge
Orbitadach	unterhalb Sitzbein	a. p. (und lateral)	ca. 1000 mm

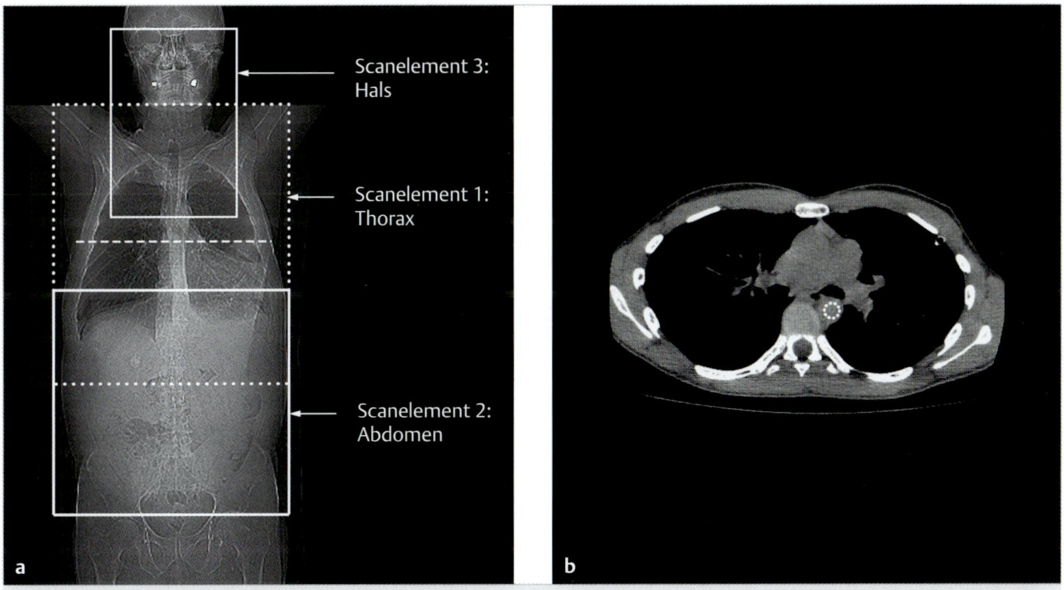

Abb. 47.1 Planung einer CT Hals-Thorax-Abdomen-Becken.
a Planung der Untersuchungsbereiche.
b Positionierung der Mess-ROI für die Bolustriggerung.

Patientenorientierung

- Wenn der Patient mit Kopf in Richtung Gantry gelagert wird: Head-First (Kopf voran) und Supination (Rückenlage).
- Wenn der Patient mit den Füßen in Richtung Gantry gelagert wird: Feet-First (Füße voran) und Supination (Rückenlage).

47.2 Untersuchungsablauf

- Linsenschutz und Schilddrüsenschutz auflegen (Abstandshalter verwenden).
- Planungsschicht für Bolustracking akquirieren (▸ Tab. 47.2).
- ROI für Bolustracking in Aorta descendens platzieren (▸ Abb. 47.1b).
- Kontrastmittelinjektor für die Injektion vorbereiten (▸ Tab. 47.3).
- Kontrastmittelinjektion und Bolustracking gleichzeitig starten.
- Die Bolustracking-Messung startet nach Ablauf des 10-s-Pre-Monitoring-Delays.
- „Scanelement 1“ (▸ Tab. 47.5) startet 10 s nach erreichen der Triggerschwelle.
- „Scanelement 2“ (▸ Tab. 47.5) startet 45 s nach Ende des vorangegangenen Scanelements.
- „Scanelement 3“ (▸ Tab. 47.5) startet 10 s nach Ende des vorangegangenen Scanelements.
- Rekonstruktionsaufträge siehe in ▸ Tab. 47.6.

Tab. 47.2 Bolustracking (BT).

Lokalisation Planungsschicht	ROI-Position	Pre-Monitoring-Delay
1 cm unterhalb Tracheabifurkation	Aorta descendens	10 s
Diese Bolustriggerungs-Position hat folgende Vorteile: Im Bereich der Lunge ist die Strahlungsschwächung geringer und die Bildqualität des Bolustrackings auch bei kräftigen Patienten gut. Da der rechte Vorhof beim Bolustracking mit erfasst wird, ist sehr schnell ersichtlich, ob das Kontrastmittel ungehindert in den Patienten gelangt. Auf diese Weise kann, im Vergleich zur Bolustriggerung auf Höhe Leberhilus, viel früher erkannt werden, ob Probleme bei der Kontrastmittelinjektion vorliegen (z. B. Paravasat).		

Tab. 47.3 Kontrastmittelprotokoll.

	Volumen (ml)	Flow (ml/s)
Kontrastmittel	gewichtsadaptiert (▸ Tab. 47.4)	3,0
NaCl	40	3,0

Tab. 47.4 Gewichtsadaptierung für das Kontrastmittelprotokoll.

Entspricht 360 mg/kg KG	KM-Konzentration				
	300 mg Jod/ml	320 mg Jod/ml	350 mg Jod/ml	370 mg Jod/ml	400 mg Jod/ml
bis 60 kg	75 ml	70 ml	65 ml	60 ml	55 ml
bis 80 kg	100 ml	90 ml	85 ml	80 ml	75 ml
bis 100 kg	120 ml	110 ml	105 ml	100 ml	95 ml
bis 120 kg	145 ml	135 ml	125 ml	120 ml	110 ml
ab 120 kg	160 ml	155 ml	150 ml	140 ml	130 ml

Tab. 47.5 Scanelemente.

Nr.	Name	Delay	Start	Ende	Scanrichtung
1	CT Thorax arteriell	10 s	Nierenhilus (unterhalb beider Nebennieren, ca. Mitte LWK 2)	unterer Kehlkopfrand	kaudokranial* (kraniokaudal)
2	CT Abdomen-Becken portalvenös	45 s	oberhalb der höchsten Zwerchfellkuppe	unterhalb Sitzbein	kraniokaudal
3	CT Hals	10 s	Aortenbogen	Orbitadach	kaudokranial

Tab. 47.6 Rekonstruktionsaufträge.

	Filter/Kernel	Schichtdicke	Schichtabstand	Bildfensterung		Hinweise
				WW	WL	
Thorax						
Rekon 1	Weichteil	3 (5) mm	3 (5) mm	350	50	-
Rekon 2	Lunge	3 (5) mm	3 (5) mm	1500	–500	-
Rekon 3	Weichteil	Dünnschicht*	30–50 % Überlappung	350	50	für Bildnachverarbeitung (MPR, 3D)
Rekon 4	Lunge	Dünnschicht*	30–50 % Überlappung	1500	–500	
Abdomen-Becken						
Rekon 1	Weichteil	3–5 mm	3–5 mm	350	50	-
Rekon 2	Weichteil	Dünnschicht*	30–50 % Überlappung	350	50	für Bildnachverarbeitung
Hals						
Rekon 1	Weichteil	3 mm	3 mm	400	150	
Rekon 2	Weichteil	Dünnschicht*	30–50 % Überlappung	400	150	für Bildnachverarbeitung (MPR, 3D)

* Dünnschicht = die kleinste rekonstruierbare Schichtdicke. Mit der optionalen 3D-MPR-Software von Siemens-Geräten kann die Bildnachverarbeitung (MPR) direkt aus den Rohdaten vorgenommen werden. In diesem Fall ist eine Dünnschichtrekonstruktion nicht erforderlich.

47.3 Bildnachverarbeitung

Übersicht der empfohlenen Bildnachverarbeitung in ► Tab. 47.7.

Tab. 47.7 Bildnachverarbeitung bei CT Hals-Thorax-Abdomen-Becken (Variante 1).

Nachverarbeitungstechnik	Schichtebene	Verwendeter Dünnschichtdatensatz	Schichtdicke	Schichtabstand	Abbildung
Thorax					
Average/Mittelwert (klassische MPR)	koronal	Weichteil	3 (5) mm	3 (5) mm	► Abb. 47.2a
	sagittal	Weichteil	3 (5) mm	3 (5) mm	► Abb. 47.2c
	koronal	Lunge	3 (5) mm	3 (5) mm	► Abb. 47.2b
	sagittal	Lunge	3 (5) mm	3 (5) mm	► Abb. 47.2d
Maximum-Intensitäts-Projektion (MaxIP)	koronal	Lunge*	5(–10) mm	3 mm	► Abb. 47.2b
Abdomen-Becken					
Average/Mittelwert (klassische MPR)	streng koronal	Weichteil	3–5 mm	3–5 mm	► Abb. 47.3a
	streng sagittal	Weichteil	3–5 mm	3–5 mm	► Abb. 47.3b
Hals					
Average/Mittelwert (klassische MPR)	koronal	Weichteil	3 mm	3 mm	► Abb. 47.4a
	sagittal	Weichteil	3 mm	3 mm	► Abb. 47.4b

* Die MaxIP hat u. a. die Eigenschaft, das Bildrauschen zu verstärken. Sollten die MaxIP-Rekonstruktionen unter Verwendung der Lungenfilters(-kerns) zu „rauschig“ erscheinen, kann auch die dünnschichtige Weichteilrekonstruktion verwendet werden.

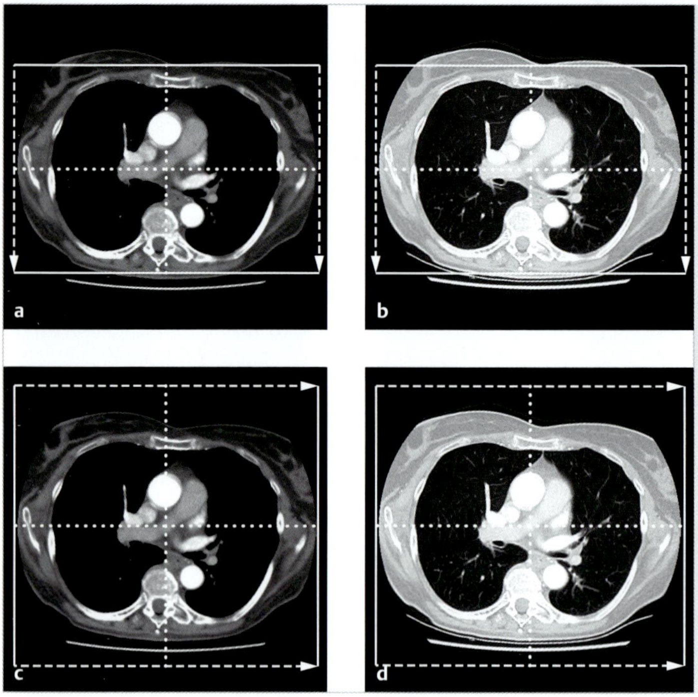

Abb. 47.2 Bildnachverarbeitung Bereich Thorax.

a Rekonstruktionsbereich des koronalen Bildstapels des Weichteilfensters.
b Rekonstruktionsbereich des koronalen Bildstapels des Lungenfensters.
c Rekonstruktionsbereich des sagittalen Bildstapels des Weichteilfensters.
d Rekonstruktionsbereich des sagittalen Bildstapels des Lungenfensters.

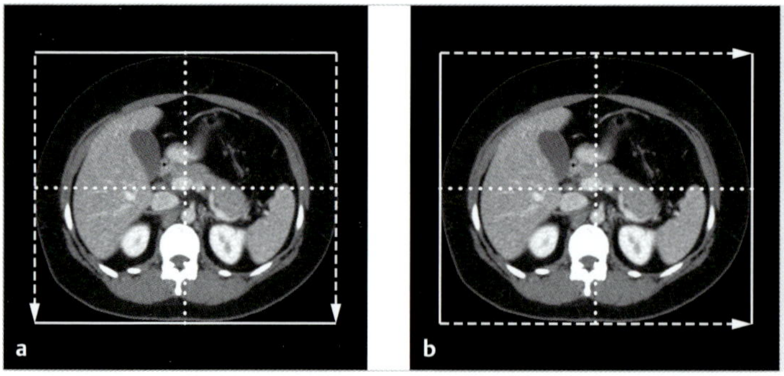

Abb. 47.3 Bildnachverarbeitung Bereich Abdomen-Becken.

a Rekonstruktionsbereich des koronalen Bildstapels.
b Rekonstruktionsbereich des sagittalen Bildstapels.

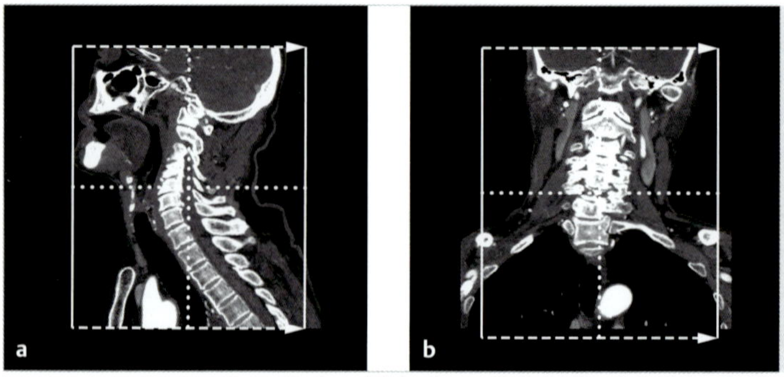

Abb. 47.4 Bildnachverarbeitung Bereich Hals.

a Rekonstruktionsbereich des koronalen Bildstapels.
b Rekonstruktionsbereich des sagittalen Bildstapels.

Tipps

- Die Kontrastmittelgabe über den rechten Arm verhindert kontrastmittelbedingte Einstromartefakte im Bereich des Aortenbogens.
- Die Atembewegungen in der oberen Lungenhälfte sind deutlich geringer als in den basalen Lungenabschnitten. Daher reduziert die kaudokraniale Scanrichtung die Wahrscheinlichkeit von Atemartefakten, wenn der Patient die Luft nicht während der gesamten Scanzeit anhalten kann.
- Wenn der Patient die Luft gar nicht anhalten kann, können die Atemartefakte reduziert werden, indem die Scanzeit so kurz wie möglich gewählt wird. Dies gelingt durch die Optimierung folgender Parameter:
  - PITCH: so hoch wie möglich
  - Rotationsgeschwindigkeit: so schnell wie möglich
- Wenn der Patient einen Arm oder beide Arme nicht über dem Kopf lagern kann, sollte(n) dieser Arm oder die Arme ausgestreckt auf dem Bauch gelagert werden (S. 62). Dies kann helfen die Artefakte zu reduzieren, die entstehen würden, wenn die Arme neben dem Körper gelagert werden.
- Bei CT-Scannern mit leistungsstarken Röntgenstrahlern können niedrigere Röhrenspannungen (100 kV, 80 kV) verwendet werden. Dies verbessert deutlich den Gefäßkontrast und kann die Möglichkeit der Dosisreduktion (S. 19) bieten.
- Die niedrigen Röhrenspannungen können auch bei CT-Scannern mit geringerer Röhrenleistung verwendet werden. Allerdings beschränkt sich ihre Anwendbarkeit auf sehr schlanke Patienten.

48 CT Hals-Thorax-Abdomen-Becken (mit Umlagern)

48.1 Vor der Untersuchung (Teil 1)

48.1.1 Häufige Indikation

- Tumor-Staging

Tipps

Bei dieser Variante werden nach Durchführung des 1. Teils der Untersuchung (Thorax-Abdomen-Becken-Bereich) die Arme heruntergenommen, bevor die CT der Halsregion (= Teil 2) durchgeführt wird. Für die Gefäßkontrastierung des Halses sollte ein zweites Mal Kontrastmittel appliziert werden.

Wenn zusätzlich eine kontrastmittelgestützte Schädel-CT-Untersuchung zu diesem Protokoll ergänzt werden soll, empfiehlt es sich bei diesem Protokoll das Übersichtsradiogramm so zu akquirieren, dass darauf im Anschluss auch das Schädel-CT geplant werden kann. Die Schädel-CT-Akquisition sollte ca. 5 min nach Beginn der ersten Kontrastmittelgabe durchgeführt werden.

48.1.2 Vorbereitung

Allgemein

- Wegen der Kontrastmittelgabe sollte der Patient wenn möglich 4 Stunden vor der Untersuchung nüchtern bleiben oder nur leichte Kost zu sich nehmen.
- Voruntersuchungen und Vorbefunde prüfen.
- Laborwerte prüfen: Kreatinin, eGFR und TSH.
- Patienten über die Untersuchung aufklären.
- Abklärung von Kontraindikationen:
  - Schwangerschaft
  - gleiche Untersuchung unmittelbar vorher
  - Niereninsuffizienz
  - Allergien
  - Schilddrüsenerkrankungen
  - Metformingabe bei Diabetes mellitus

Orale Kontrastmittelgabe

- 1500 ml orales Kontrastmittel (barium-/jodhaltig oder wasseräquivalent)
- Start: 1,5 h vor Untersuchungsbeginn – gleichmäßig verteilt über die Trinkdauer

Patientenvorbereitung

- Untersuchungsgebiet freimachen.
- Störende Fremdkörper und Metall entfernen.
- Zahnersatz wenn möglich entfernen, um Komplikationen bei einer Kontrastmittelreaktion vorzubeugen.
- Verweilkanüle legen, 20 Gauge (rosa).

Patientenaufklärung

Wichtige Punkte, über die der Patient informiert werden sollte, während er auf dem Untersuchungstisch gelagert und für die Untersuchungsdurchführung vorbereitet wird:

- Wärmegefühl bei der Kontrastmittelinjektion
- mittlere und möglichst identische Inspiration bei den folgenden Atemkommandos (tiefe Inspiration sollte vermieden werden)

Das Atemkommando sollte mit dem Patienten vor Beginn der Untersuchung geübt werden. Dies führt zu besseren Untersuchungsergebnissen und beruhigt den Patienten, da er weiß, was auf ihn zukommt.

Aktiver Strahlenschutz

- Linsenschutz:
  - **nach** dem Übersichtsradiogramm auflegen.
  - Abstandshalter (z. B. metallfreie Brille) verwenden, um die Artefakte zu reduzieren.
- Schilddrüsenschutz (Bismuth):
  - **nach** dem Übersichtsradiogramm auflegen.
  - Abstandshalter (z. B. Gelkissen) verwenden, um die Artefakte zu reduzieren.
- Wenn der Scanbereich bis zur Symphyse geht, sollten männliche Patienten eine Hodenkapsel anlegen.
- Wenn der Scanbereich über die Symphyse hinausgeht, sollte auf eine Hodenkapsel verzichtet werden, da diese starke Artefakte erzeugt und die automatische Röhrenstrom-Modulation der CT-Systeme die Dosis in diesem Bereich deutlich erhöhen.

Patientenlagerung

- Rückenlage einnehmen lassen: Head-First oder Feet-First.
- Arme über dem Kopf lagern (eleviert).

M!

Zu beachten

Der Arm, der für die Kontrastmittelapplikation verwendet wird, sollte möglichst gestreckt gelagert werden, damit das Kontrastmittel ungehindert appliziert werden kann.

- Auf bequeme Patientenlagerung achten:
  - Bei Bedarf Arme unterpolstern.
  - Knierolle unterlegen.
- Klettgurte anbringen.

Zentrierung für Übersichtsradiogramm

- Seitenlaser (Tischhöhe): seitliche Thoraxmitte
- Startposition Übersichtsradiogramm (Querlaser-Scanebene):
  - oberhalb Orbitadach (bei kraniokaudaler Scanrichtung)
  - unterhalb Sitzbein (bei kaudokranialer Scanrichtung)

48.1.3 Untersuchungsprotokoll und Planung

Untersuchungsprotokoll in ▶ Tab. 48.1, ▶ Tab. 48.2, ▶ Tab. 48.5, Planung in ▶ Abb. 48.1.

Tab. 48.1 Übersichtsradiogramm für die Untersuchungsplanung Thorax-Abdomen-Becken.

Start	Ende	Ausrichtung	Länge
Kinnspitze	unterhalb Sitzbein	a. p. (und lateral)	ca. 1000 mm

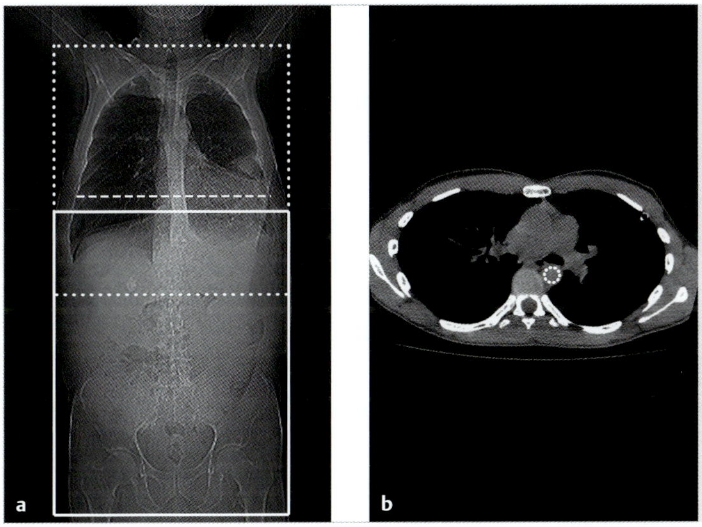

Abb. 48.1 Planung des ersten Teils der Untersuchung – Thorax-Abdomen-Becken-Bereich.
a Planung der Untersuchungsbereiche.
b Positionierung der Mess-ROI für die Bolustriggerung.

48.2 Untersuchungsablauf (Teil 1)

- Planungsschicht für Bolustracking akquirieren (▶ Tab. 48.2).
- ROI für Bolustracking in Aorta descendens platzieren (▶ Abb. 48.1b).
- Kontrastmittelinjektor für die Injektion vorbereiten (▶ Tab. 48.3).
- Kontrastmittelinjektion und Bolustracking gleichzeitig starten.
- Die Bolustracking-Messung startet nach Ablauf des 10-s-Pre-Monitoring-Delays.
- „Scanelement 1“ (▶ Tab. 48.5) startet 10 s nach Erreichen der Triggerschwelle.
- „Scanelement 2“ (▶ Tab. 48.5) startet 45 s nach Ende des vorangegangenen Scanelements.

Tab. 48.2 Bolustracking (BT).

Lokalisation Planungsschicht	ROI-Position	Pre-Monitoring-Delay
1 cm unterhalb Tracheabifurkation	Aorta descendens	10 s

Tab. 48.3 Kontrastmittelprotokoll.

	Volumen (ml)	Flow (ml/s)
Kontrastmittel	gewichtsadaptiert (▸ Tab. 48.4)	3,0
NaCl	40	3,0

Tab. 48.4 Gewichtsadaptierung für Kontrastmittelprotokoll.

Entspricht 360 mg/kg KG	KM-Konzentration				
	300 mg Jod/ml	320 mg Jod/ml	350 mg Jod/ml	370 mg Jod/ml	400 mg Jod/ml
bis 60 kg	75 ml	70 ml	65 ml	60 ml	55 ml
bis 80 kg	100 ml	90 ml	85 ml	80 ml	75 ml
bis 100 kg	120 ml	110 ml	105 ml	100 ml	95 ml
bis 120 kg	145 ml	135 ml	125 ml	120 ml	110 ml
ab 120 kg	160 ml	155 ml	150 ml	140 ml	130 ml

Tab. 48.5 Scanelemente.

Nr.	Name	Delay	Start	Ende	Scanrichtung
1	CT-Thorax arteriell	10 s	Nierenhilus (unterhalb beider Nebennieren, ca. Mitte LWK 2)	unterer Kehlkopfrand	kaudokranial* (kraniokaudal)
2	CT-Abdomen-Becken portalvenös	45 s	oberhalb der höchsten Zwerchfellkuppe	unterhalb Sitzbein	kraniokaudal

48.3 Vor der Untersuchung (Teil 2)

48.3.1 Vorbereitung

Patientenlagerung

- Schilddrüsenschutz vor dem Übersichtsradiogramm entfernen.
- Rückenlage; Arme des Patienten neben dem Körper lagern.
- Kopf des Patienten so lagern, dass die HWS möglichst parallel zum CT-Tisch verläuft, und leicht reklinieren.

Zentrierung für Übersichtsradiogramm

- Seitenlaser (Tischhöhe): seitliche Halsmitte
- Startposition Übersichtsradiogramm (Querlaser-Scanebene): oberhalb Orbitadach (bei kraniokaudaler Scanrichtung)

48.3.2 Untersuchungsprotokoll und Planung

Untersuchungsprotokoll in ▸ Tab. 48.6, ▸ Tab. 48.8, Planung in ▸ Abb. 48.2.

Patientenorientierung

Head-First (Kopf voran) und Supination (Rückenlage)

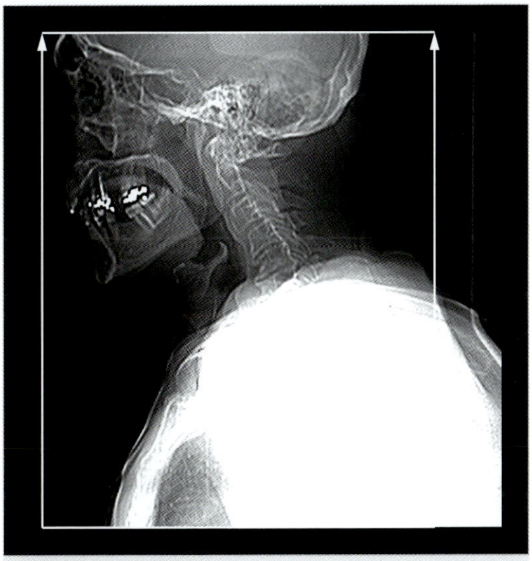

Abb. 48.2 Planung des zweiten Teils der Untersuchung – Halsbereich.

48.4 Untersuchungsablauf (Teil 2)

- Linsenschutz und Schilddrüsenschutz (Bismuth) auflegen (Abstandhalter verwenden).
- Kontrastmittelinjektor für die Injektion vorbereiten (▶ Tab. 48.7).
- Kontrastmittelinjektion und „Scanelement 1" gleichzeitig starten.
- „Scanelement 1" (▶ Tab. 48.8) startet nach 35 s.
- Rekonstruktionsaufträge siehe in ▶ Tab. 48.9.

Tab. 48.6 Übersichtsradiogramm für die Untersuchungsplanung im Halsbereich.

Start	Ende	Ausrichtung	Länge
Orbitadach	Tracheabifurkation	lateral (und a. p.)	ca. 500 mm

Tab. 48.7 Kontrastmittelprotokoll.

	Volumen (ml)	Flow (ml/s)
Kontrastmittel	40	3,0
NaCl	40	3,0

Tab. 48.8 Scanelement.

Nr.	Name	Delay	Start	Ende	Scanrichtung
1	CT-Hals	35 s	unterhalb Aortenbogen	oberhalb Sella	kaudokranial

Tab. 48.9 Rekonstruktionsaufträge.

	Filter/Kernel	Schichtdicke	Schichtabstand	Bildfensterung		Hinweise
				WW	WL	
Thorax						
Rekon 1	Weichteil	3 (5) mm	3 (5) mm	350	50	-
Rekon 2	Lunge	3 (5) mm	3 (5) mm	1500	–500	-
Rekon 3	Weichteil	Dünnschicht*	30–50 % Überlappung	350	50	für Bildnachverarbeitung (MPR, 3D)
Rekon 4	Lunge	Dünnschicht*	30–50 % Überlappung	1500	–500	
Abdomen-Becken						
Rekon 1	Weichteil	3–5 mm	3–5 mm	350	50	-
Rekon 2	Weichteil	Dünnschicht*	30–50 % Überlappung	350	50	für Bildnachverarbeitung
Hals						
Rekon 1	Weichteil	3 mm	3 mm	400	150	-
Rekon 2	Weichteil	Dünnschicht*	30–50 % Überlappung	400	150	für Bildnachverarbeitung (MPR, 3D)

* Dünnschicht = kleinste rekonstruierbare Schichtdicke. Mit der optionalen 3D-MPR-Software von Siemens-Geräten kann die Bildnachverarbeitung (MPR) direkt aus den Rohdaten vorgenommen werden. In diesem Fall ist eine Dünnschichtrekonstruktion nicht erforderlich.

48.5 Bildnachverarbeitung

Übersicht der empfohlenen Bildnachverarbeitung in ▶ Tab. 48.10.

Tab. 48.10 Bildnachverarbeitung bei Hals-Thorax-Abdomen-Becken-CT.

Nachverarbeitungstechnik	Schichtebene	Verwendeter Dünnschichtdatensatz	Schichtdicke	Schichtabstand	Abbildung
Thorax					
Average/Mittelwert (klassische MPR)	koronal	Weichteil	3 (5) mm	3 (5) mm	▶ Abb. 48.3a
	sagittal	Weichteil	3 (5) mm	3 (5) mm	▶ Abb. 48.3c
	koronal	Lunge	3 (5) mm	3 (5) mm	▶ Abb. 48.3b
	sagittal	Lunge	3 (5) mm	3 (5) mm	▶ Abb. 48.3d
Maximum-Intensitäts-Projektion (MaxIP)	koronal	Lunge*	5(–10) mm	3 mm	▶ Abb. 48.3b
Abdomen-Becken					
Average/Mittelwert (klassische MPR)	streng koronal	Weichteil	3–5 mm	3–5 mm	▶ Abb. 48.4a
	streng sagittal	Weichteil	3–5 mm	3–5 mm	▶ Abb. 48.4b
Hals					
Average/Mittelwert (klassische MPR)	koronal	Weichteil	3 mm	3 mm	▶ Abb. 48.5a
	sagittal	Weichteil	3 mm	3 mm	▶ Abb. 48.5b

* Die MaxIP hat u. a. die Eigenschaft, das Bildrauschen zu verstärken. Sollten die MaxIP-Rekonstruktionen unter Verwendung der Lungenfilters(-kerns) zu „rauschig“ erscheinen, kann auch die dünnschichtige Weichteilrekonstruktion verwendet werden.

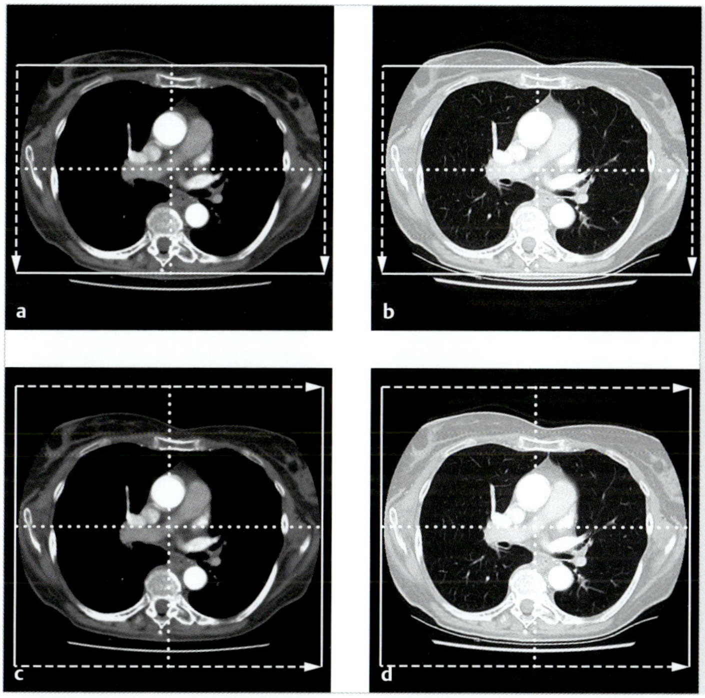

Abb. 48.3 Bildnachverarbeitung für den Thoraxbereich.
a Rekonstruktionsbereich des koronalen Bildstapels des Weichteilfensters.
b Rekonstruktionsbereich des koronalen Bildstapels des Lungenfensters,
c Rekonstruktionsbereich des sagittalen Bildstapels des Weichteilfensters.
d Rekonstruktionsbereich des sagittalen Bildstapels des Lungenfensters.

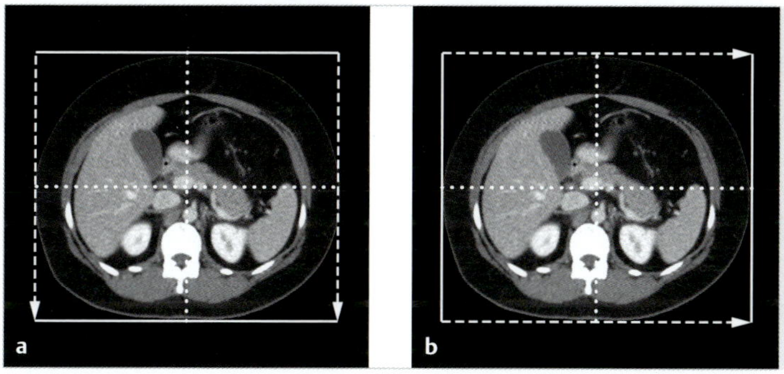

Abb. 48.4 Bildnachverarbeitung für den Abdomen-Becken-Bereich.
a Rekonstruktionsbereich des koronalen Bildstapels.
b Rekonstruktionsbereich des sagittalen Bildstapels.

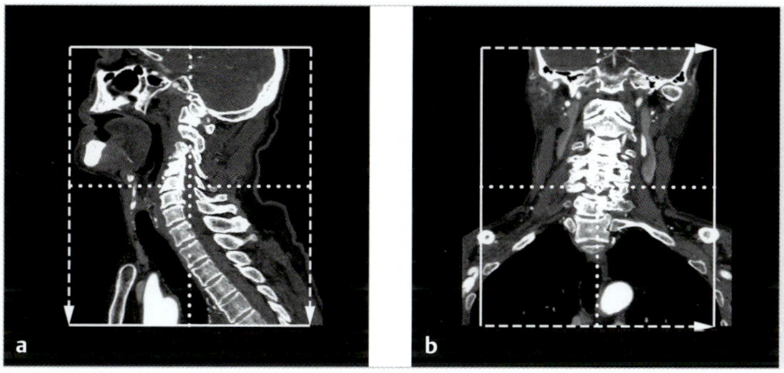

Abb. 48.5 Bildnachverarbeitung für den Halsbereich.
a Rekonstruktionsbereich des koronalen Bildstapels.
b Rekonstruktionsbereich des sagittalen Bildstapels.

Tipps

- Die Kontrastmittelgabe über den rechten Arm verhindert kontrastmittelbedingte Einstromartefakte im Bereich des Aortenbogens.
- Die Atembewegungen in der oberen Lungenhälfte sind deutlich geringer als in den basalen Lungenabschnitten. Daher reduziert die kaudokraniale Scanrichtung die Wahrscheinlichkeit von Atemartefakten, wenn der Patient die Luft nicht während der gesamten Scanzeit anhalten kann.
- Wenn der Patient die Luft gar nicht anhalten kann, können die Atemartefakte reduziert werden, indem die Scanzeit so kurz wie möglich gewählt wird. Dies gelingt durch die Optimierung folgender Parameter:
  - PITCH: so hoch wie möglich
  - Rotationsgeschwindigkeit: so schnell wie möglich
- Wenn der Patient einen Arm oder beide Arme nicht über dem Kopf lagern kann, sollte(n) dieser Arm oder die Arme ausgestreckt auf dem Bauch gelagert werden (S. 62). Dies kann helfen die Artefakte zu reduzieren, die entstehen würden, wenn die Arme neben dem Körper gelagert werden.
- Bei CT-Scannern mit leistungsstarken Röntgenstrahlern können niedrigere Röhrenspannungen (100 kV, 80 kV) verwendet werden. Dies verbessert deutlich den Gefäßkontrast und kann die Möglichkeit der Dosisreduktion (S. 19) bieten.
- Die niedrigen Röhrenspannungen können auch bei CT-Scannern mit geringerer Röhrenleistung verwendet werden. Allerdings beschränkt sich ihre Anwendbarkeit auf sehr schlanke Patienten.

49 CT HWS Bandscheiben

49.1 Vor der Untersuchung

49.1.1 Häufige Indikationen

- V. a. Bandscheibenvorfall (MRT ist überlegen)
- V. a. foraminale Stenose (MRT ist überlegen)

Die MRT der HWS ist bei diesen Fragestellungen der CT vorzuziehen.

49.1.2 Vorbereitung

Allgemein

- Voruntersuchungen und Vorbefunde prüfen.
- Patienten über die Untersuchung aufklären.
- Indikationen gezielt überprüfen: Schwangerschaft; gleiche Untersuchung unmittelbar vorher

Patientenvorbereitung

- Untersuchungsgebiet freimachen.
- Störende Fremdkörper und Metall entfernen.

Aktiver Strahlenschutz

- Linsenschutz: nach dem Übersichtsradiogramm auflegen.
- Brust und Becken in Bleigummimatte einwickeln.

Patientenlagerung

- Rückenlage einnehmen lassen: Head-First.
- Kopf des Patienten so lagern, dass die HWS möglichst parallel zum CT-Tisch verläuft.
- Arme neben dem Körper lagern (▶ Abb. 49.1).

Tipp

Für die Verbesserung der Bildqualität sollte der Patient die Schultern möglichst locker halten und sie so weit wie möglich in Richtung Füße schieben. Um den Patienten dabei zu unterstützen, kann man ihm Gurte o. ä. in die Hand geben, die die Arme und Schultern fußwärts ziehen.

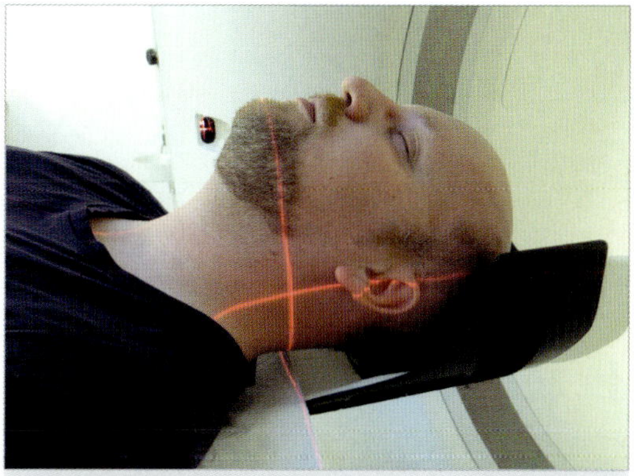

Abb. 49.1 Patientenlagerung.

Zentrierung für Übersichtsradiogramm

- Seitenlaser (Tischhöhe): seitliche HWS-Mitte
- Startposition Übersichtsradiogramm (Querlaser-Scanebene): 2 Querfinger kranial des äußeren Gehörgangs (bei kraniokaudaler Scanrichtung)

49.1.3 Untersuchungsprotokoll und Planung

Untersuchungsprotokoll in ▶ Tab. 49.1, ▶ Tab. 49.2, Planung in ▶ Abb. 49.2.

Patientenorientierung

Head-First (Kopf voran) und Supination (Rückenlage).

Tab. 49.1 Übersichtsradiogramm für die Untersuchungsplanung.

Start	Ende	Ausrichtung	Länge
2 Querfinger kranial des äußeren Gehörgangs	Unterkante BWK 2	lateral (und a. p.)	ca. 350 mm

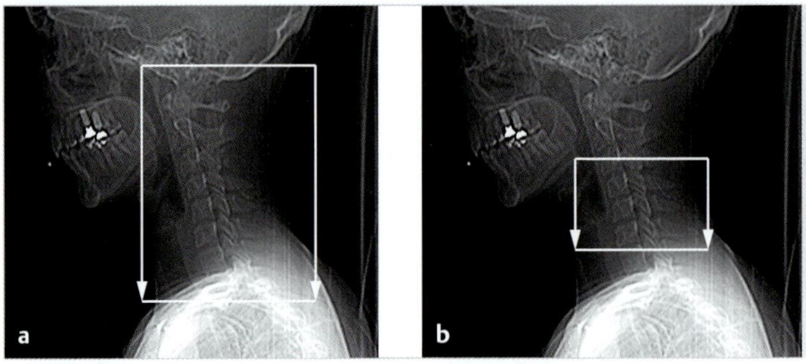

Abb. 49.2 Planung einer CT der HWS – Bandscheiben.
a Scanbereich der gesamten HWS bis BWK 1.
b Scanbereich bei V. a. Bandscheibenvorfall (hier als Beispiel: C 3–C 5). Die beiden an die betroffenen Bandscheibenfächer angrenzenden Wirbelkörper sind stets mit zu erfassen.

49.2 Untersuchungsablauf

- Nach der Untersuchungsplanung kann direkt das Scanelement (▶ Tab. 49.2) gestartet werden.
- Rekonstruktionsaufträge siehe in ▶ Tab. 49.3.

Tab. 49.2 Scanelement.

Nr.	Name	Delay	Start	Ende	Scanrichtung
1	CT HWS C ... bis ...	-	Wirbelkörpermitte des Wirbelkörpers **oberhalb** des relevanten Untersuchungsbereichs	Wirbelkörpermitte des Wirbelkörpers **unterhalb** des relevanten Untersuchungsbereichs	kraniokaudal

Tab. 49.3 Rekonstruktionsaufträge.

	Rekon 1	Rekon 2
Filter/Kernel	Weichteil	Knochen
Schichtdicke	Dünnschicht*	Dünnschicht*
Schichtabstand	30–50 % Überlappung*	30–50 % Überlappung*
Bildfensterung	WW: 350, WL: 50	W: 1500, WL: 500
Hinweise	für Bildnachverarbeitung (MPR)	für Bildnachverarbeitung nur bei zusätzlichen knöchernen Fragestellungen

* Mit der optionalen 3D-MPR-Software von Siemens-Geräten kann die Bildnachverarbeitung (MPR) direkt aus den Rohdaten vorgenommen werden. In diesem Fall ist eine Dünnschichtrekonstruktion nicht erforderlich.

49.3 Bildnachverarbeitung

Übersicht der empfohlenen Bildnachverarbeitung in ▶ Tab. 49.4.

Tab. 49.4 Bildnachverarbeitung bei HWS-CT (Bandscheiben).

Nachverarbeitungs-technik	Rekon-struktchtebene	Verwendeter Dünn-schichtdatensatz	Schichtdi-cke	Schichtabstand	Abbildung
Average/Mittelwert (klassische MPR)	HWK ... bis ... axial Bandscheiben parallel	Weichteil	2 mm	2 mm	▶ Abb. 49.3, ▶ Abb. 49.4a, ▶ Abb. 49.5, ▶ Abb. 49.6a
	HWK ... bis ... sagittal	Weichteil	2 mm	2 mm	▶ Abb. 49.3, ▶ Abb. 49.4b, ▶ Abb. 49.5, ▶ Abb. 49.6b
Average	HWK ... bis ... koronal	Weichteil	2 mm	2 mm	▶ Abb. 49.3, ▶ Abb. 49.4c, ▶ Abb. 49.5, ▶ Abb. 49.6c

49.3.1 Rekonstruktionen

Vor Erstellung der Bildstapel (▶ Abb. 49.4) ist es sehr wichtig, den Datensatz in allen Ebenen korrekt auszurichten. Zur Ausrichtung der axialen, koronalen und sagittalen Ebene sind folgende 3 Schritte durchzuführen:

1. Auf der koronalen Ebene das Fadenkreuz so ausrichten, dass die vertikale Linie des Kreuzes parallel zur Wirbelsäule verläuft (▶ Abb. 49.3a).
2. Auf der axialen Ebene das Fadenkreuz so drehen, dass die vertikale Linie des Kreuzes parallel zum Dornfortsatz verläuft (▶ Abb. 49.3c).
3. Auf der sagittalen Ebene das Fadenkreuz so ausrichten, dass die horizontale Linie des Kreuzes parallel zur Bandscheibe verläuft (▶ Abb. 49.3b).

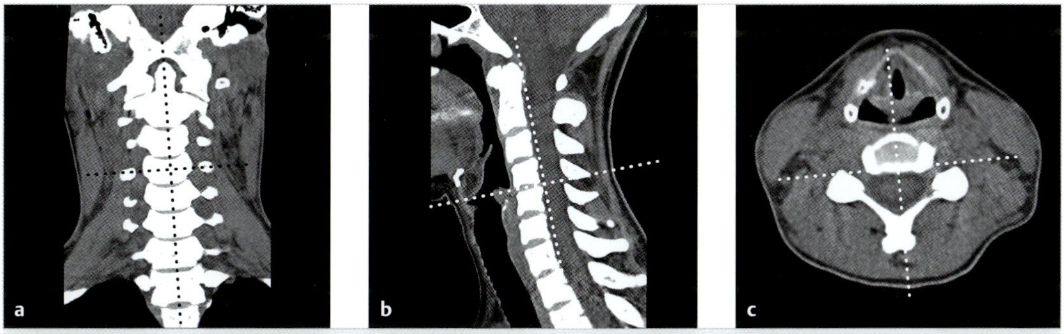

Abb. 49.3 Ausrichtung der Ebenen.
a Koronale Ebene.
b Sagittale Ebene.
c Axiale Ebene.

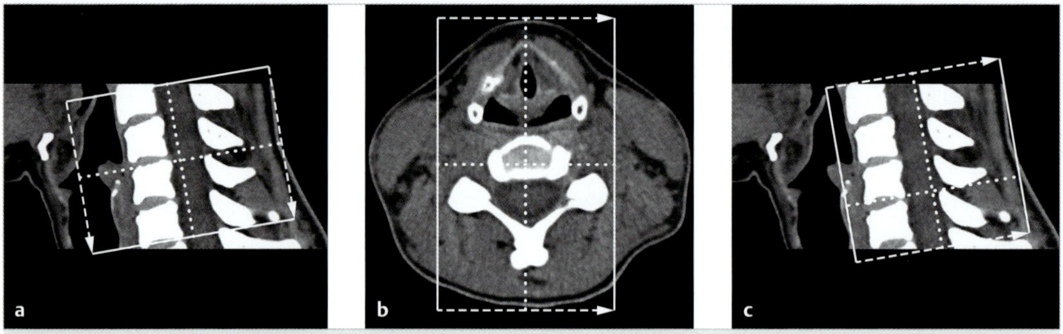

Abb. 49.4 Planung der Bildstapel.
a Rekonstruktionsbereich des axialen Bildstapels (hier am Beispiel C3–C5).
b Rekonstruktionsbereich des sagittalen Bildstapels.
c Rekonstruktionsbereich des koronalen Bildstapels (hier am Beispiel C3–C5).

49.3.2 Bildnachverarbeitung Toshiba-adaptiert

Die Besonderheit bei der MPR-Software von Toshiba-Scannern ist, dass die Bilder gedreht werden, um sie auszurichten, und nicht – wie bei anderen MPR-Softwarelösungen – das Fadenkreuz.

Vor Erstellung der Bildstapel (▶ Abb. 49.6) ist es sehr wichtig, den Datensatz in allen Ebenen korrekt auszurichten. Zur Ausrichtung der axialen, koronalen und sagittalen Ebene sind folgende 3 Schritte durchzuführen:

1. Die koronale Ebene so ausrichten, dass die vertikale Linie des Kreuzes parallel zur Wirbelsäule verläuft (▶ Abb. 49.5a).
2. Die axiale Ebene so drehen, dass die vertikale Linie des Kreuzes parallel zum Dornfortsatz verläuft (▶ Abb. 49.5c).
3. Die sagittale Ebene so ausrichten, dass die horizontale Linie des Kreuzes parallel zur Bandscheibe verläuft (▶ Abb. 49.5b).

Tipp

Je nach Krümmung der HWS kann es notwendig sein, jedes Bandscheibenfach einzeln in individuellen Kippungen zu rekonstruieren. Oft ist es jedoch möglich mehrere Bandscheibenfächer in einer axialen Kippung zusammenzufassen. Dasselbe gilt für die koronale Ebene.

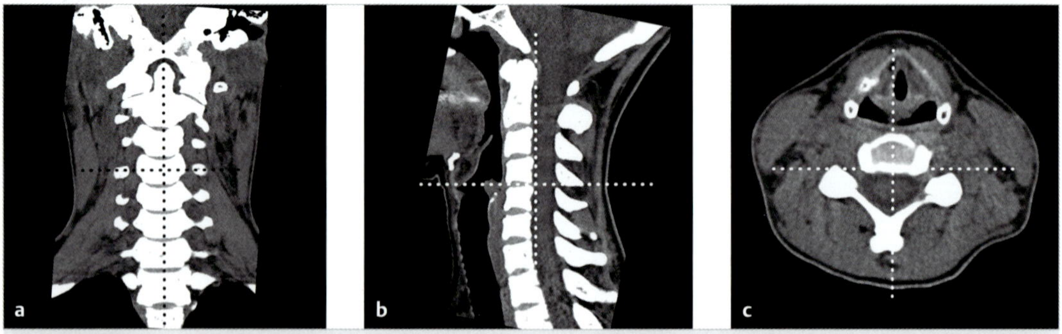

Abb. 49.5 Ausrichtung der Ebenen.
a Koronale Ebene.
b Sagittale Ebene.
c Axiale Ebene.

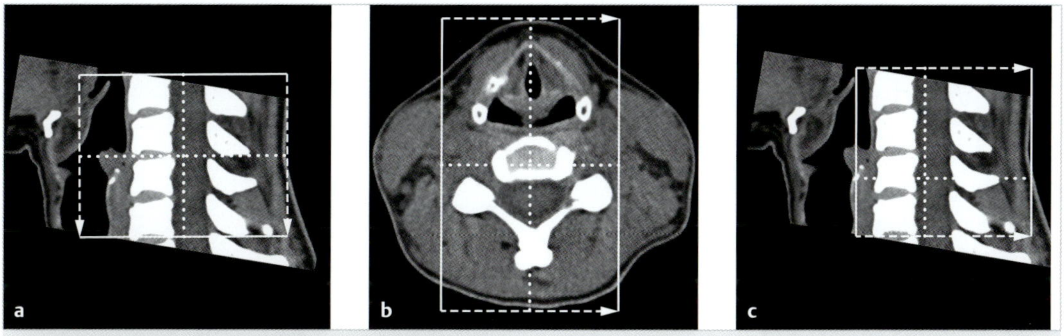

Abb. 49.6 Planung der Bildstapel.
a Rekonstruktionsbereich des axialen Bildstapels (hier am Beispiel C 3–C 5).
b Rekonstruktionsbereich des sagittalen Bildstapels.
c Rekonstruktionsbereich des koronalen Bildstapels (hier am Beispiel C 3–C 5).

50 CT HWS Knochen

50.1 Vor der Untersuchung

50.1.1 Häufige Indikationen

- Z. n. Trauma
- degenerative Veränderung
- V. a. Knochenmetastasen

50.1.2 Vorbereitung

Allgemein

- Voruntersuchungen und Vorbefunde prüfen.
- Patienten über die Untersuchung aufklären.
- Indikationen gezielt überprüfen: Schwangerschaft; gleiche Untersuchung unmittelbar vorher

Patientenvorbereitung

- Untersuchungsgebiet freimachen.
- Störende Fremdkörper und Metall entfernen.
- Herausnehmbaren Zahnersatz unbedingt entfernen.

Aktiver Strahlenschutz

- Linsenschutz: nach dem Übersichtsradiogramm auflegen.
- Brust und Becken in Bleigummimatte einwickeln.

Patientenlagerung

- Rückenlage einnehmen lassen; Head-First.
- Kopf des Patienten so lagern, dass die HWS möglichst parallel zum CT-Tisch verläuft.
- Arme neben dem Körper lagern (► Abb. 50.1).

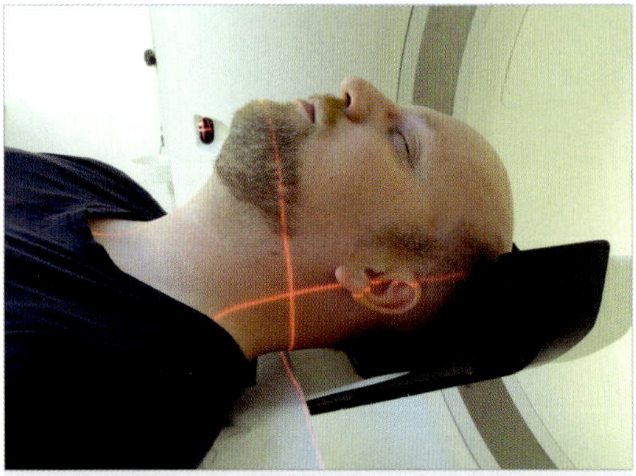

Abb. 50.1 Patientenlagerung.

Tipp

Für die Verbesserung der Bildqualität sollte der Patient die Schultern möglichst locker halten und sie so weit wie möglich in Richtung Füße schieben. Um den Patienten dabei zu unterstützen, kann man ihm Gurte o. ä. in die Hand geben, die die Arme und Schultern fußwärts ziehen.

Zentrierung für Übersichtsradiogramm

- Seitenlaser (Tischhöhe): seitliche HWS-Mitte
- Startposition Übersichtsradiogramm (Querlaser-Scanebene): 2 Querfinger kranial des äußeren Gehörgangs (bei kraniokaudaler Scanrichtung)

50.1.3 Untersuchungsprotokoll und Planung

Untersuchungsprotokoll in ► Tab. 50.1, ► Tab. 50.2, Planung in ► Abb. 50.2.

Tab. 50.1 Übersichtsradiogramm für die Untersuchungsplanung.

Start	Ende	Ausrichtung	Länge
2 Querfinger kranial des äußeren Gehörgangs	Unterkante BWK 2	lateral (und a. p.)	ca. 350 mm

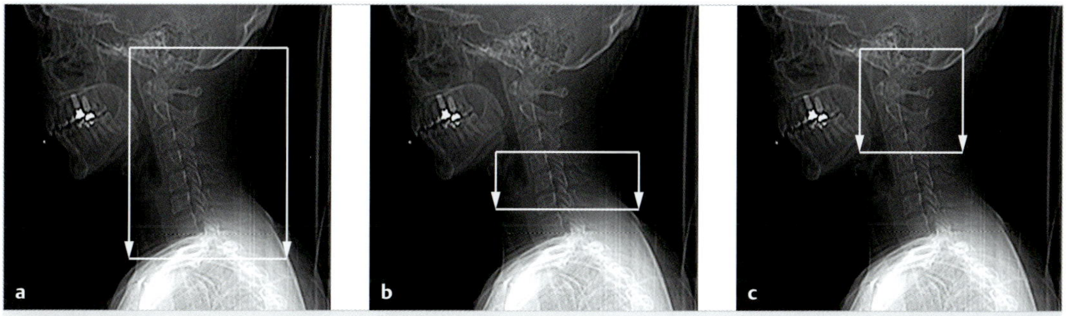

Abb. 50.2 Planung einer CT der HWS.
a Scanbereich der gesamten HWS bis BWK 1.
b Scanbereich bei V. a. Fraktur eines Wirbelkörpers (hier als Beispiel HWK 5). Bei V. a. Fraktur müssen die beiden angrenzenden Wirbelkörper stets miterfasst werden.
c Scanbereich bei V. a. Densfraktur.

Patientenorientierung

Head-First (Kopf voran) und Supination (Rückenlage).

50.2 Untersuchungsablauf

- Nach der Untersuchungsplanung kann direkt das Scanelement gestartet werden (► Tab. 50.2).
- Rekonstruktionsaufträge siehe in ► Tab. 50.3.

Tab. 50.2 Scanelement.

Nr.	Name	Delay	Start	Ende	Scanrichtung
1	CT HWK ... bis ...	-	Wirbelkörpermitte des Wirbelkörpers **oberhalb** des frakturierten Wirbelkörpers	Wirbelkörpermitte des Wirbelkörpers **unterhalb** des frakturierten Wirbelkörpers	kraniokaudal

Tab. 50.3 Rekonstruktionsaufträge.

	Rekon 1	Rekon 2
Filter/Kernel	Knochen	Weichteil
Schichtdicke	Dünnschicht*	Dünnschicht*
Schichtabstand	30–50 % Überlappung*	30–50 % Überlappung*
Bildfensterung	WW: 1500, WL: 500	WW: 350, WL: 50
Hinweise	für Bildnachverarbeitung (MPR)	für Bildnachverarbeitung (3D-VRT)

* Mit der optionalen 3D-MPR-Software von Siemens-Geräten kann die Bildnachverarbeitung (MPR) direkt aus den Rohdaten vorgenommen werden. In diesem Fall ist eine Dünnschichtrekonstruktion nicht erforderlich.

50.3 Bildnachverarbeitung

Übersicht über die empfohlene Bildnachverarbeitung in ▶ Tab. 50.4.

Tab. 50.4 Bildnachverarbeitung bei HWS-CT.

Nachverarbeitungs-technik	Rekonstruktion/Schichtebene	Verwendeter Dünnschichtdatensatz	Schichtdicke	Schichtabstand	Abbildung
Average/Mittelwert (klassische MPR)	HWK ... bis ... axial	Knochen	2 mm	2 mm	▶ Abb. 50.3, ▶ Abb. 50.4a, ▶ Abb. 50.5, ▶ Abb. 50.6a
	HWK ... bis ... sagittal	Knochen	2 mm	2 mm	▶ Abb. 50.3, ▶ Abb. 50.4b, ▶ Abb. 50.5, ▶ Abb. 50.6b
	HWK ... bis ... koronal	Knochen	2 mm	2 mm	▶ Abb. 50.3, ▶ Abb. 50.4c, ▶ Abb. 50.5, ▶ Abb. 50.6c
3D-Volumen-Rendering	senkrechte Rotationsachse (nur bei Bedarf)	Weichteil	360°-Rotation um senkrechte Achse ca. alle 10° = ca. 36 Bilder		

50.3.1 Rekonstruktionen

Vor Erstellung der Bildstapel (▶ Abb. 50.4) ist es sehr wichtig, den Datensatz in allen Ebenen korrekt auszurichten. Zur Ausrichtung der axialen, koronalen und sagittalen Ebene sind folgende 3 Schritte durchzuführen:

1. Auf der koronalen Ebene das Fadenkreuz so ausrichten, dass die vertikale Linie des Kreuzes parallel zur Wirbelsäule verläuft (▶ Abb. 50.3a).
2. Auf der axialen Ebene das Fadenkreuz so drehen, dass die vertikale Linie des Kreuzes parallel zum Dornfortsatz verläuft (▶ Abb. 50.3c).
3. Auf der sagittalen Ebene das Fadenkreuz so ausrichten, dass die horizontale Linie des Kreuzes parallel zur Wirbelkörper-Oberkante verläuft (▶ Abb. 50.3b).

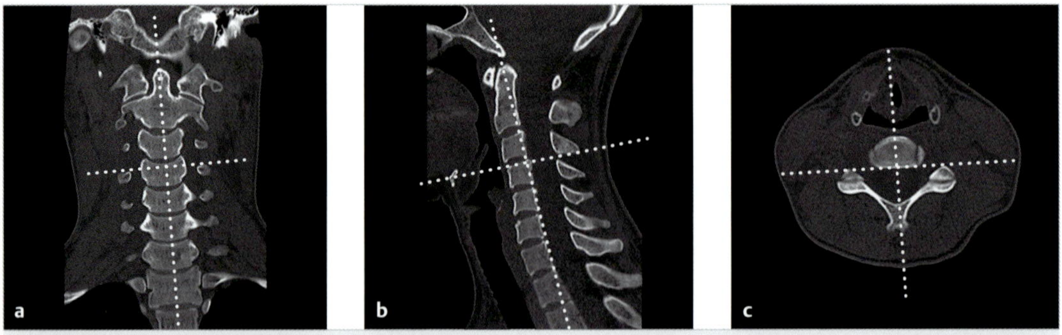

Abb. 50.3 Ausrichtung der Ebenen.
a Koronale Ebene.
b Sagittale Ebene.
c Axiale Ebene.

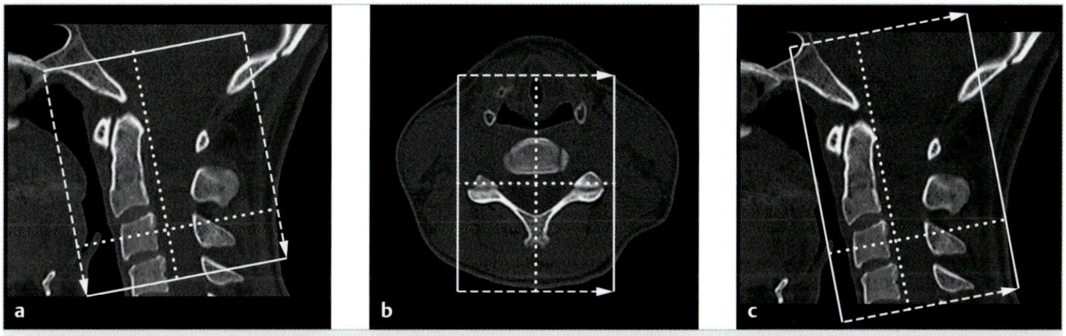

Abb. 50.4 Planung der Bildstapel.
a Rekonstruktionsbereich des axialen Bildstapels, hier am Beispiel HWK 1–3.
b Rekonstruktionsbereich des sagittalen Bildstapels.
c Rekonstruktionsbereich des koronalen Bildstapels, hier am Beispiel HWK 1–3.

50.3.2 Bildnachverarbeitung Toshiba-adaptiert

Die Besonderheit bei der MPR-Software von Toshiba-Scannern ist, dass die Bilder gedreht werden, um sie auszurichten, und nicht – wie bei anderen MPR-Softwarelösungen – das Fadenkreuz.

Vor Erstellung der Bildstapel (▶ Abb. 50.6) ist es sehr wichtig, den Datensatz in allen Ebenen korrekt auszurichten. Zur Ausrichtung der axialen, koronalen und sagittalen Ebene sind folgende 3 Schritte durchzuführen:

1. Die koronale Ebene so ausrichten, dass die vertikale Linie des Kreuzes parallel zur Wirbelsäule verläuft (▶ Abb. 50.5a).
2. Die axiale Ebene so drehen, dass die vertikale Linie des Kreuzes parallel zum Dornfortsatz verläuft (▶ Abb. 50.5c).
3. Die sagittale Ebene so ausrichten, dass die horizontale Linie des Kreuzes parallel zur Wirbelkörper-Oberkante verläuft (▶ Abb. 50.5b).

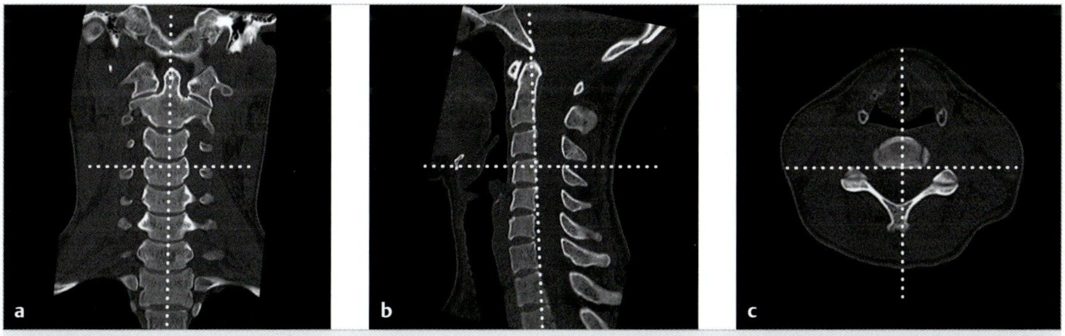

Abb. 50.5 Ausrichtung der Ebenen.
a Koronale Ebene.
b Sagittale Ebene.
c Axiale Ebene.

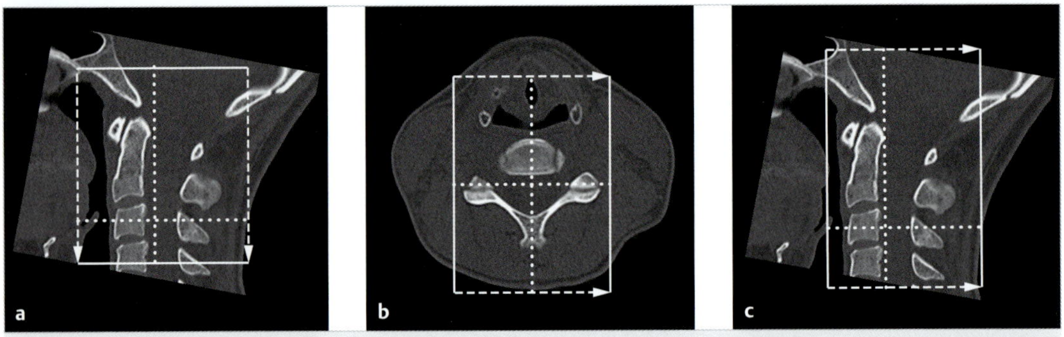

Abb. 50.6 Planung der Bildstapel.
a Rekonstruktionsbereich des axialen Bildstapels, hier am Beispiel HWK 1–3.
b Rekonstruktionsbereich des sagittalen Bildstapels.
c Rekonstruktionsbereich des koronalen Bildstapels, hier am Beispiel HWK 1–3.

51 CT BWS Bandscheiben

51.1 Vor der Untersuchung

51.1.1 Häufige Indikationen

- V. a. Bandscheibenvorfall (MRT ist überlegen)
- V. a. foraminale Stenose (MRT ist überlegen)

Die MRT der BWS ist bei diesen Fragestellungen der CT vorzuziehen.

51.1.2 Vorbereitung

Allgemein

- Voruntersuchungen und Vorbefunde prüfen.
- Patienten über die Untersuchung aufklären.
- Indikationen gezielt überprüfen: Schwangerschaft; gleiche Untersuchung unmittelbar vorher

Patientenvorbereitung

- Untersuchungsgebiet freimachen.
- Störende Fremdkörper und Metall entfernen.

Aktiver Strahlenschutz

- Männer: Hodenkapsel anlegen lassen.

Patientenlagerung

- Rückenlage einnehmen lassen; Head-First oder Feet-First.
- Arme über dem Kopf lagern (eleviert).
- Für den Lordoseausgleich Unterschenkel unterpolstern (Knierolle oder Kissen).
- Auf bequeme Patientenlagerung achten; bei Bedarf Arme unterpolstern.
- Klettgurte anbringen.

Zentrierung für Übersichtsradiogramm

- Seitenlaser (Tischhöhe): seitliche BWS-Mitte
- Startposition Übersichtsradiogramm (Querlaser-Scanebene): unterhalb Sitzbein (bei kaudokranialer Scanrichtung)

51.1.3 Untersuchungsprotokoll und Planung

Untersuchungsprotokoll in ▶ Tab. 51.1, ▶ Tab. 51.2, Planung in ▶ Abb. 51.1.

Tab. 51.1 Übersichtsradiogramm für die Untersuchungsplanung.

Start	Ende	Ausrichtung	Länge
Symphyse	Kinnspitze	lateral (und a. p.)	ca. 1000 mm

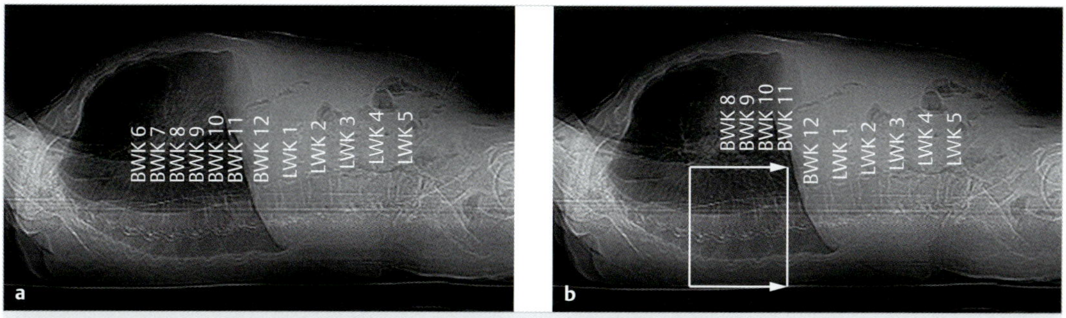

Abb. 51.1 Planung einer BWS-CT (Bandscheiben).
a Seitliches Übersichtsradiogramm der Wirbelsäule mit beschrifteten Wirbelkörpern.
b Scanbereich bei V. a. Fraktur eines Wirbelkörpers (hier als Beispiel BWK 7–9). Bei V. a. Fraktur müssen die beiden angrenzenden Wirbelkörper stets miterfasst werden Daraus ergibt sich in diesem Beispiel ein Scanbereich von Oberkante BWK 6 bis Unterkante BWK 10.

Patientenorientierung

- Wenn der Patient mit Kopf in Richtung Gantry gelagert wird: Head-First (Kopf voran) und Supination (Rückenlage).
- Wenn der Patient mit den Füßen in Richtung Gantry gelagert wird: Feet-First (Füße voran) und Supination (Rückenlage).

Tipp

Die korrekte Zuordnung der Brustwirbelkörper (z. B. BKW 8) ist wesentlich einfacher möglich, wenn man die Wirbelkörper von LWK 5 nach kopfwärts zählt. Daher ist es sehr hilfreich die gesamte LWS ebenfalls auf dem Übersichtsradiogramm mit abzubilden.

51.2 Untersuchungsablauf

- Nach der Untersuchungsplanung kann direkt das Scanelement gestartet werden (▶ Tab. 51.2).
- Rekonstruktionsaufträge siehe in ▶ Tab. 51.3.

Tab. 51.2 Scanelement.

Nr.	Name	Delay	Start	Ende	Scanrichtung
1	CT TH... bis TH...	-	Mitte des Wirbelkörpers **oberhalb** des relevanten Untersuchungsbereichs	Mitte des Wirbelkörpers **unterhalb** des relevanten Untersuchungsbereichs	kraniokaudal

Tab. 51.3 Rekonstruktionsaufträge.

	Rekon 1	Rekon 2
Filter/Kernel	Weichteil	Knochen
Schichtdicke	Dünnschicht*	Dünnschicht*
Schichtabstand	30–50 % Überlappung*	30–50 % Überlappung*
Bildfensterung	W: 1500, WL: 500	WW: 350, WL: 50
Hinweise	für Bildnachverarbeitung (MPR)	für Bildnachverarbeitung (nur bei zusätzlicher knöcherner Fragestellung)

* Mit der optionalen 3D-MPR-Software von Siemens-Geräten kann die Bildnachverarbeitung (MPR) direkt aus den Rohdaten vorgenommen werden. In diesem Fall ist eine Dünnschichtrekonstruktion nicht erforderlich.

51.3 Bildnachverarbeitung

Übersicht der empfohlenen Bildnachverarbeitung in ▸ Tab. 51.4.

Tab. 51.4 Bildnachverarbeitung bei BWS-CT (Bandscheiben).

Nachverarbeitungstechnik	Rekonstruktion/ Schichtebene	Verwendeter Dünnschichtdatensatz	Schichtdicke	Schichtabstand	Abbildung
Average/Mittelwert (klassische MPR)	Th ... bis .... axial	Weichteil	2 mm	2 mm	▸ Abb. 51.2, ▸ Abb. 51.3a, ▸ Abb. 51.4, ▸ Abb. 51.5a
	Th ... bis .... sagittal	Weichteil	2 mm	2 mm	▸ Abb. 51.2, ▸ Abb. 51.3b, ▸ Abb. 51.4, ▸ Abb. 51.5b
	Th ... bis .... koronal	Weichteil	2 mm	2 mm	▸ Abb. 51.2, ▸ Abb. 51.3c, ▸ Abb. 51.4, ▸ Abb. 51.5c

51.3.1 Rekonstruktionen

Vor Erstellung der Bildstapel (▸ Abb. 51.3) ist es sehr wichtig, den Datensatz in allen Ebenen korrekt auszurichten. Zur Ausrichtung der axialen, koronalen und sagittalen Ebene sind folgende 3 Schritte durchzuführen:

1. Auf der koronalen Ebene das Fadenkreuz so ausrichten, dass die vertikale Linie des Kreuzes parallel zur Wirbelsäule verläuft (▸ Abb. 51.2a).
2. Auf der axialen Ebene das Fadenkreuz so drehen, dass die vertikale Linie des Kreuzes parallel zum Dornfortsatz verläuft (▸ Abb. 51.2c).
3. Auf der sagittalen Ebene das Fadenkreuz so ausrichten, dass die horizontale Linie des Kreuzes parallel zum Bandscheibenfach verläuft (▸ Abb. 51.2b).

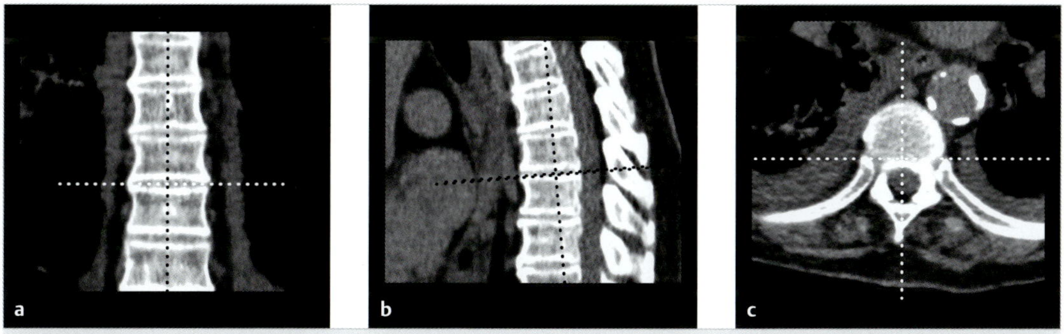

Abb. 51.2 Ausrichtung der Ebenen.
a Koronale Ebene.
b Sagittale Ebene.
c Axiale Ebene.

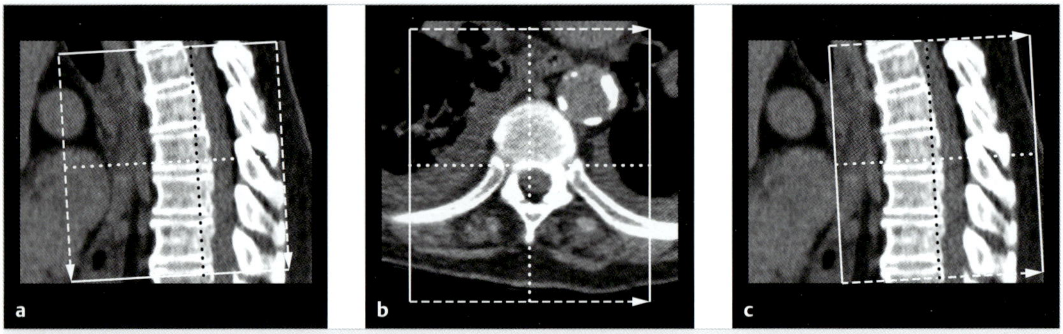

Abb. 51.3 Planung der Bildstapel.
a Rekonstruktionsbereich des axialen Bildstapels (hier am Beispiel Th 6–10).
b Rekonstruktionsbereich des sagittalen Bildstapels.
c Rekonstruktionsbereich des koronalen Bildstapels (hier am Beispiel Th 6–10).

51.3.2 Bildnachverarbeitung Toshiba-adaptiert

Die Besonderheit bei der MPR-Software von Toshiba-Scannern ist, dass die Bilder gedreht werden, um sie auszurichten, und nicht – wie bei anderen MPR-Softwarelösungen – das Fadenkreuz.

Vor Erstellung der Bildstapel (▸ Abb. 51.5) ist es sehr wichtig, den Datensatz in allen Ebenen korrekt auszurichten. Zur Ausrichtung der axialen, koronalen und sagittalen Ebene sind folgende 3 Schritte durchzuführen:

1. Die koronale Ebene so ausrichten, dass die vertikale Linie des Kreuzes parallel zur Wirbelsäule verläuft (▸ Abb. 51.4a).
2. Die axiale Ebene so drehen, dass die vertikale Linie des Kreuzes parallel zum Dornfortsatz verläuft (▸ Abb. 51.4c).
3. Die sagittale Ebene so ausrichten, dass die horizontale Linie des Kreuzes parallel zum Bandscheibenfach verläuft (▸ Abb. 51.4b).

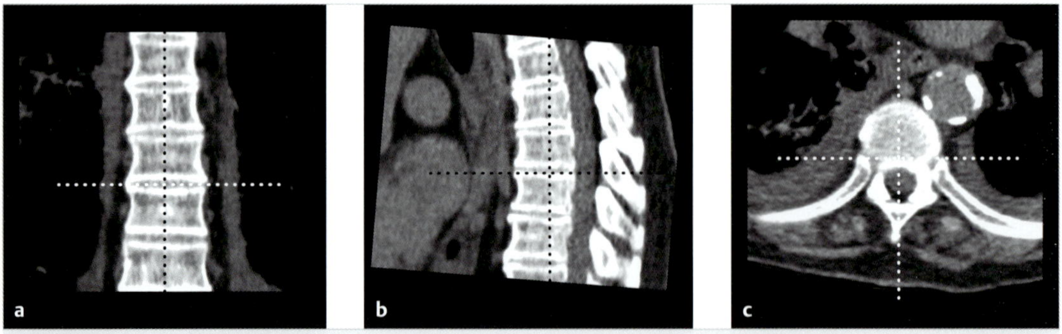

Abb. 51.4 Ausrichtung der Ebenen.
a Koronale Ebene.
b Sagittale Ebene.
c Axiale Ebene.

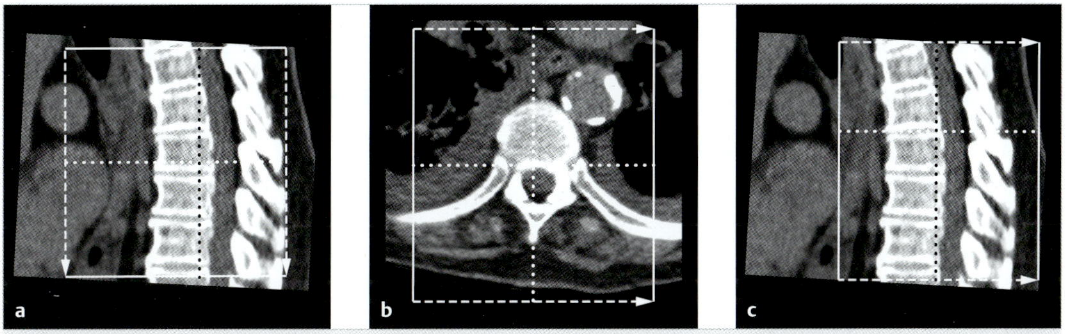

Abb. 51.5 Planung der Bildstapel.
a Rekonstruktionsbereich des axialen Bildstapels (hier am Beispiel Th 6–10).
b Rekonstruktionsbereich des sagittalen Bildstapels.
c Rekonstruktionsbereich des koronalen Bildstapels (hier am Beispiel Th 6–10).

52 CT BWS Knochen

52.1 Vor der Untersuchung

52.1.1 Häufige Indikationen

- Z. n. Trauma
- degenerative Veränderungen
- V. a. Knochenmetastasen

52.1.2 Vorbereitung

Allgemein

- Voruntersuchungen und Vorbefunde prüfen.
- Patienten über die Untersuchung aufklären.
- Indikationen gezielt überprüfen: Schwangerschaft; gleiche Untersuchung unmittelbar vorher

Patientenvorbereitung

- Untersuchungsgebiet freimachen.
- Störende Fremdkörper und Metall entfernen.

Aktiver Strahlenschutz

- Männer: Hodenkapsel anlegen lassen.

Patientenlagerung

- Rückenlage einnehmen lassen; Head-First oder Feet-First.
- Arme über dem Kopf lagern (eleviert).
- Für den Lordoseausgleich Unterschenkel unterpolstern (Knierolle oder Kissen).
- Auf bequeme Patientenlagerung achten; bei Bedarf Arme unterpolstern.
- Klettgurte anbringen.

Zentrierung für Übersichtsradiogramm

- Seitenlaser (Tischhöhe): seitliche BWS-Mitte
- Startposition Übersichtsradiogramm (Querlaser-Scanebene): unterhalb Sitzbein (bei kaudokranialer Scanrichtung)

52.1.3 Untersuchungsprotokoll und Planung

Untersuchungsprotokoll in ▶ Tab. 52.1, ▶ Tab. 52.2, Planung ▶ Abb. 52.1.

Tab. 52.1 Übersichtsradiogramm für die Untersuchungsplanung.

Start	Ende	Ausrichtung	Länge
Symphyse	Kinnspitze	lateral (und a. p.)	ca. 1000 mm

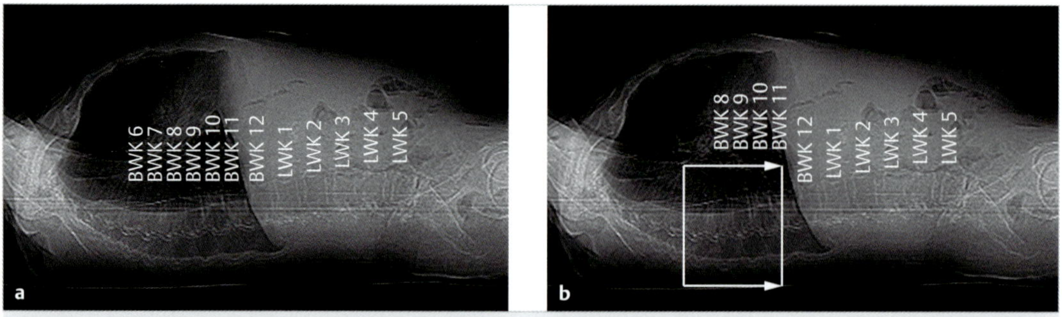

Abb. 52.1 Planung einer BWS-CT (Knochen).
a Seitliches Übersichtsradiogramm der Wirbelsäule mit beschrifteten Wirbelkörpern.
b Scanbereich bei V. a. Fraktur eines Wirbelkörpers (hier als Beispiel BWK 7–9). Bei V. a. Fraktur müssen die beiden angrenzenden Wirbelkörper stets miterfasst werden. Daraus ergibt sich in diesem Beispiel ein Scanbereich von Oberkante BWK 6 bis Unterkante BWK 10.

Patientenorientierung

- Wenn der Patient mit Kopf in Richtung Gantry gelagert wird: Head-First (Kopf voran) und Supination (Rückenlage).
- Wenn der Patient mit den Füßen in Richtung Gantry gelagert wird: Feet-First (Füße voran) und Supination (Rückenlage).

Tipp

Die korrekte Zuordnung der Brustwirbelkörper (z. B. BKW 8) ist wesentlich einfacher möglich, wenn man die Wirbelkörper von LWK 5 nach kopfwärts zählt. Daher ist es sehr hilfreich die gesamte LWS auf dem Übersichtsradiogramm mitabzubilden.

52.2 Untersuchungsablauf

- Nach der Untersuchungsplanung kann direkt das Scanelement (▶ Tab. 52.2) gestartet werden.
- Rekonstruktionsaufträge siehe in ▶ Tab. 52.3.

Tab. 52.2 Scanelement.

Nr.	Name	Delay	Start	Ende	Scanrichtung
1	CT- BWK ..: bis ...	-	Wirbelkörpermitte des Wirbelkörpers **oberhalb** des frakturierten Wirbelkörpers	Wirbelkörpermitte des Wirbelkörpers **unterhalb** des frakturierten Wirbelkörpers	kraniokaudal

Tab. 52.3 Rekonstruktionsaufträge.

	Rekon 1	Rekon 2
Filter/Kernel	Knochen	Weichteil
Schichtdicke	Dünnschicht*	Dünnschicht*
Schichtabstand	30–50 % Überlappung*	30–50 % Überlappung*
Bildfensterung	WW: 1500, WL: 500	WW: 350, WL: 50
Hinweise	für Bildnachverarbeitung (MPR)	für Bildnachverarbeitung (3D-VRT)

* Mit der optionalen 3D-MPR-Software von Siemens-Geräten kann die Bildnachverarbeitung (MPR) direkt aus den Rohdaten vorgenommen werden. In diesem Fall ist eine Dünnschichtrekonstruktion nicht erforderlich.

52.3 Bildnachverarbeitung

Übersicht der empfohlenen Bildnachverarbeitung in ▶ Tab. 52.4.

Tab. 52.4 Bildnachverarbeitung bei BWS-CT.

Nachverarbeitungstechnik	Rekonstruktchtebene	Verwendeter Dünnschichtdatensatz	Schichtdicke	Schichtabstand	Abbildung
Average/Mittelwert (klassische MPR)	BWK ... bis .... axial	Knochen	2 mm	2 mm	▶ Abb. 52.2, ▶ Abb. 52.3a, ▶ Abb. 52.4, ▶ Abb. 52.5a
	BWK ... bis .... sagittal	Knochen	2 mm	2 mm	▶ Abb. 52.2, ▶ Abb. 52.3b, ▶ Abb. 52.4, ▶ Abb. 52.5b
	BWK ... bis .... koronal	Knochen	2 mm	2 mm	▶ Abb. 52.2, ▶ Abb. 52.3c, ▶ Abb. 52.4, ▶ Abb. 52.5c
3D-Volumen-Rendering (nur bei Bedarf)	senkrechte Rotationsachse	Weichteil	360°-Rotation um senkrechte Achse ca. alle 10° = ca. 36 Bilder		-

52.3.1 Rekonstruktionen

Vor Erstellung der Bildstapel (▶ Abb. 52.3) ist es sehr wichtig, den Datensatz in allen Ebenen korrekt auszurichten. Zur Ausrichtung der axialen, koronalen und sagittalen Ebene sind folgende 3 Schritte durchzuführen:

1. Auf der koronalen Ebene das Fadenkreuz so ausrichten, dass die vertikale Linie des Kreuzes parallel zur Wirbelsäule verläuft (▶ Abb. 52.2a).
2. Auf der axialen Ebene das Fadenkreuz so drehen, dass die vertikale Linie des Kreuzes parallel zum Dornfortsatz verläuft (▶ Abb. 52.2c).
3. Auf der sagittalen Ebene das Fadenkreuz so ausrichten, dass die horizontale Linie des Kreuzes parallel zum Wirbelkörper verläuft (▶ Abb. 52.2b).

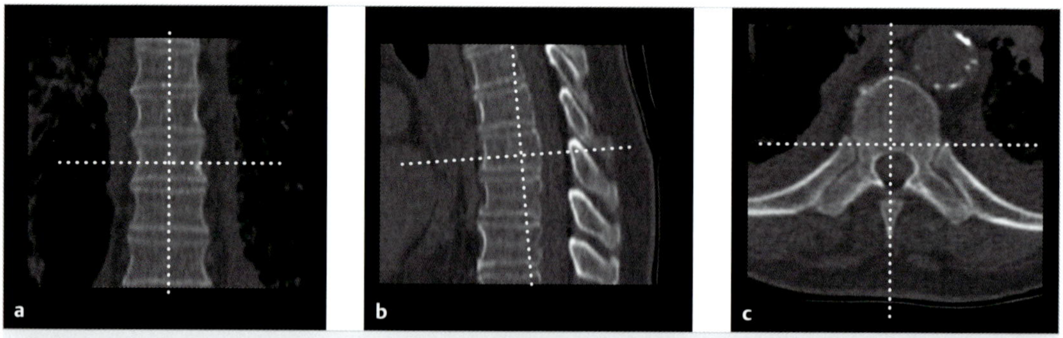

Abb. 52.2 Ausrichtung der Ebenen.
a Koronale Ebene.
b Sagittale Ebene.
c Axiale Ebene.

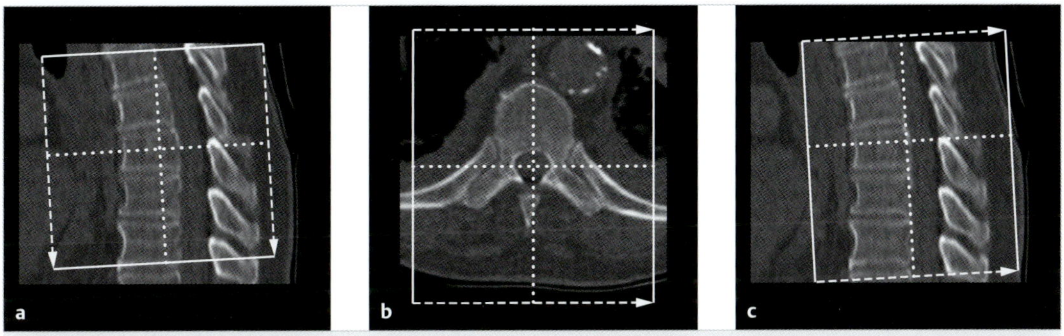

Abb. 52.3 Planung der Bildstapel.
a Rekonstruktionsbereich des axialen Bildstapels (hier am Beispiel BWK 6–10).
b Rekonstruktionsbereich des sagittalen Bildstapels.
c Rekonstruktionsbereich des koronalen Bildstapels (hier am Beispiel BWK 6–10).

52.3.2 Bildnachverarbeitung Toshiba-adaptiert

Die Besonderheit bei der MPR-Software von Toshiba-Scannern ist, dass die Bilder gedreht werden, um sie auszurichten, und nicht – wie bei anderen MPR-Softwarelösungen – das Fadenkreuz.

Vor Erstellung der Bildstapel (▶ Abb. 52.5) ist es sehr wichtig, den Datensatz in allen Ebenen korrekt auszurichten. Zur Ausrichtung der axialen, koronalen und sagittalen Ebene sind folgende 3 Schritte durchzuführen:

1. Die koronale Ebene so ausrichten, dass die vertikale Linie des Kreuzes parallel zur Wirbelsäule verläuft (▶ Abb. 52.4a).
2. Die axiale Ebene so drehen, dass die vertikale Linie des Kreuzes parallel zum Dornfortsatz verläuft (▶ Abb. 52.4c).
3. Die sagittale Ebene so ausrichten, dass die horizontale Linie des Kreuzes parallel zum Wirbelkörper verläuft (▶ Abb. 52.4b).

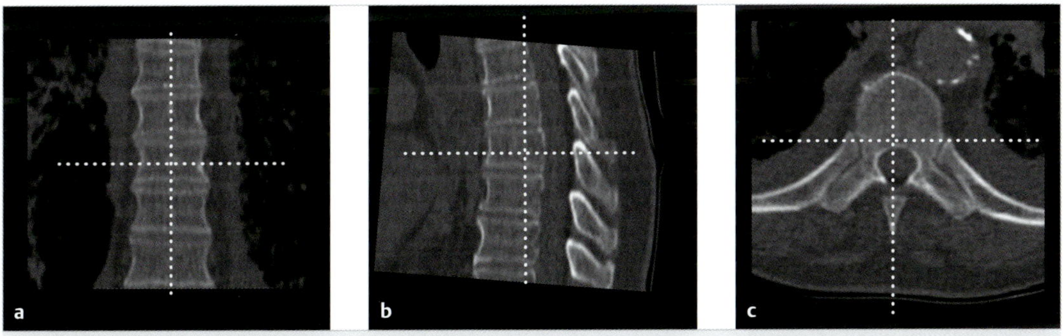

Abb. 52.4 Ausrichtung der Ebenen.
a Koronale Ebene.
b Sagittale Ebene.
c Axiale Ebene.

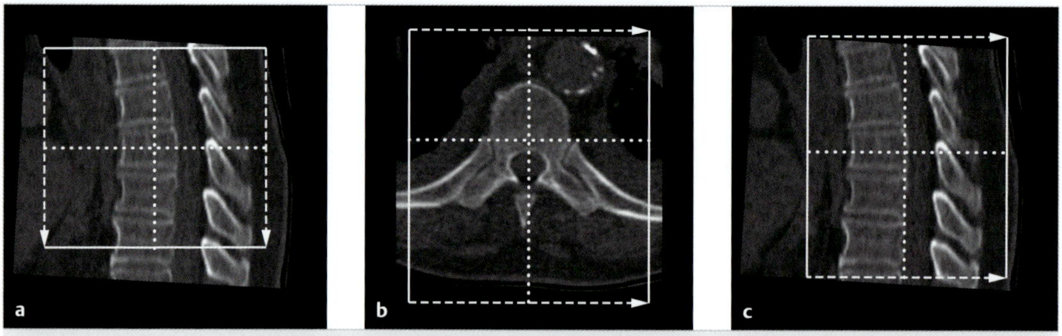

Abb. 52.5 Planung der Bildstapel.
a Rekonstruktionsbereich des axialen Bildstapels (hier am Beispiel BWK 6–10).
b Rekonstruktionsbereich des sagittalen Bildstapels.
c Rekonstruktionsbereich des koronalen Bildstapels (hier am Beispiel BWK 6–10).

53 CT LWS Bandscheiben

53.1 Vor der Untersuchung

53.1.1 Häufige Indikationen

- V. a. Bandscheibenvorfall (MRT überlegen)
- V. a. foraminale Stenose (MRT überlegen)

53.1.2 Vorbereitung

Allgemein

- Voruntersuchungen und Vorbefunde prüfen.
- Patienten über die Untersuchung aufklären.
- Indikationen gezielt überprüfen: Schwangerschaft; gleiche Untersuchung unmittelbar vorher

Patientenvorbereitung

- Untersuchungsgebiet freimachen.
- Störende Fremdkörper und Metall entfernen.

Aktiver Strahlenschutz

- Männer: Hodenkapsel anlegen lassen.

Patientenlagerung

- Rückenlage einnehmen lassen: Head-First oder Feet-First.
- Arme über dem Kopf lagern (eleviert).
- Auf bequeme Patientenlagerung achten; bei Bedarf Arme unterpolstern.
- Für den Lordoseausgleich Unterschenkel unterpolstern (Knierolle oder Kissen).
- Klettgurte anbringen.

Zentrierung für Übersichtsradiogramm

- Seitenlaser (Tischhöhe): seitliche LWS-Mitte
- Startposition Übersichtsradiogramm (Querlaser-Scanebene):
  - Xiphoid (bei kraniokaudaler Scanrichtung)
  - unterhalb Symphyse (bei kaudokranialer Scanrichtung)

53.1.3 Untersuchungsprotokoll und Planung

Untersuchungsprotokoll in ▶ Tab. 53.1, ▶ Tab. 53.2, Planung in ▶ Abb. 53.1.

Patientenorientierung

- Wenn der Patient mit Kopf in Richtung Gantry gelagert wird: Head-First (Kopf voran) und Supination (Rückenlage).
- Wenn der Patient mit den Füßen in Richtung Gantry gelagert wird: Feet-First (Füße voran) und Supination (Rückenlage).

Tab. 53.1 Übersichtsradiogramm für die Untersuchungsplanung.

Start	Ende	Ausrichtung	Länge
Xiphoid	unterhalb Symphyse	lateral (und a. p.)	ca. 500 mm

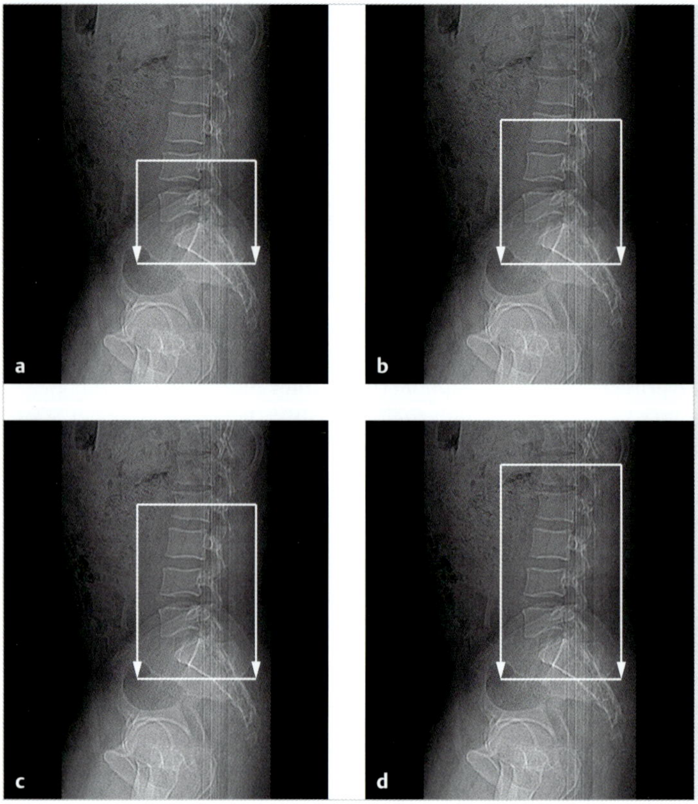

Abb. 53.1 Planung einer LWS-CT (Bandscheiben).
a Scanbereich L 4–S 1.
b Scanbereich L 3–S 1.
c Scanbereich L 2–S 1.
d Scanbereich L 1–S 1.

53.2 Untersuchungsablauf

- Nach der Untersuchungsplanung kann direkt das Scanelement gestartet werden (▸ Tab. 53.2).
- Rekonstruktionsaufträge siehe in ▸ Tab. 53.3.

Tab. 53.2 Scanelement.

Nr.	Name	Delay	Start	Ende	Scanrichtung
1	CT L ... bis ...	-	Oberkante des Wirbelbogens des Wirbelkörpers **oberhalb** des relevanten Untersuchungsbereichs	Mitte des Wirbelkörpers **unterhalb** des relevanten Untersuchungsbereichs	kraniokaudal

Tab. 53.3 Rekonstruktionsaufträge.

	Rekon 1	Rekon 2
Filter/Kernel	Weichteil	Knochen
Schichtdicke	Dünnschicht*	Dünnschicht*
Schichtabstand	30–50 % Überlappung*	30–50 % Überlappung*
Bildfensterung	WW: 350, WL: 50	WW: 1500, WL: 500
Hinweise	für Bildnachverarbeitung (MPR)	optional bei zusätzlichen knöchernen Fragestellungen

* Mit der optionalen 3D-MPR-Software von Siemens-Geräten kann die Bildnachverarbeitung (MPR) direkt aus den Rohdaten vorgenommen werden. In diesem Fall ist eine Dünnschichtrekonstruktion nicht erforderlich.

53.3 Bildnachverarbeitung

Übersicht der empfohlenen Bildnachverarbeitung in ▶ Tab. 53.4.

Tab. 53.4 Bildnachverarbeitung bei LWS-CT (Bandscheiben).

Nachverarbeitungstechnik	Rekonstruktion/ Schichtebene	Verwendeter Dünnschichtdatensatz	Schichtdicke	Schichtabstand	Abbildung
Average/Mittelwert (klassische MPR)	L ... bis .... axial Bandscheiben parallel	Weichteil	2–3 mm	2–3 mm	▶ Abb. 53.2, ▶ Abb. 53.2b, ▶ Abb. 53.2a
	L ... bis .... sagittal	Weichteil	2–3 mm	2–3 mm	▶ Abb. 53.2, ▶ Abb. 53.2c

53.3.1 Rekonstruktionen

Vor Erstellung der Bildstapel (▶ Abb. 53.3) ist es sehr wichtig, den Datensatz in allen Ebenen korrekt auszurichten. Zur Ausrichtung der axialen, koronalen und sagittalen Ebene sind folgende 3 Schritte durchzuführen:

1. Auf der koronalen Ebene das Fadenkreuz so ausrichten, dass die horizontale Linie parallel zum darzustellenden Bandscheibenfach verläuft (▶ Abb. 53.2a).
2. Auf der axialen Ebene das Fadenkreuz so drehen, dass die vertikale Linie des Kreuzes parallel zum Dornfortsatz verläuft (▶ Abb. 53.2c).
3. Auf der sagittalen Ebene die horizontale Linie des Fadenkreuzes nach den jeweiligen Bandscheibenfächern ausrichten (▶ Abb. 53.2b).

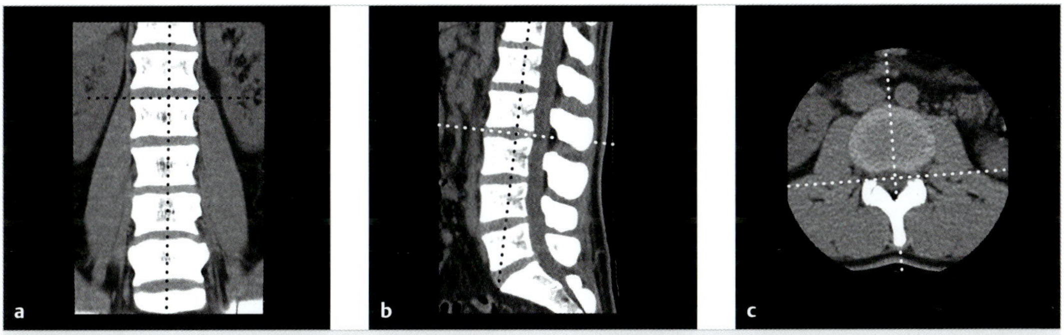

Abb. 53.2 Ausrichtung der Ebenen.
a Koronale Ebene.
b Sagittale Ebene.
c Axiale Ebene.

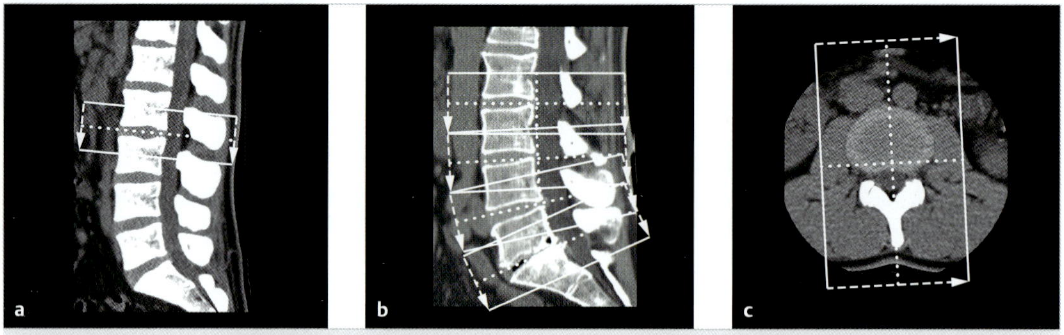

Abb. 53.3 Planung der Bildstapel.

a Axialer Rekonstruktionsbereich eines Bandscheibenfaches. Für jedes akquirierte Bandscheibenfach sollte ein separater Bildstapel erstellt werden. Start eines jeden Bildstapels: Pedikeloberkante des Wirbelkörpers oberhalb des Bandscheibenfachs. Ende eines jeden Bildstapels: Pedikelunterkante des Wirbelkörpers unterhalb des Bandscheibenfachs.

b Dies ist ein Beispiel von mehreren geplanten Bildstapeln (L 2/3; L 3/4; L 4/5; L 5/S 1), die nach den jeweiligen Bandscheibenfächern ausgerichtet sind.

c L ... bis L ... sagittal – Rekonstruktionsbereich des sagittalen Bildstapels.

54 CT LWS Knochen

54.1 Vor der Untersuchung

54.1.1 Häufige Indikationen

- Z. n. Trauma
- V. a. degenerative Veränderungen
- V. a. Knochenmetastasen

54.1.2 Vorbereitung

Allgemein

- Voruntersuchungen und Vorbefunde prüfen.
- Patienten über die Untersuchung aufklären.
- Indikationen gezielt überprüfen: Schwangerschaft; gleiche Untersuchung unmittelbar vorher

Patientenvorbereitung

- Untersuchungsgebiet freimachen.
- Störende Fremdkörper und Metall entfernen.

Aktiver Strahlenschutz

- Männer: Hodenkapsel anlegen lassen.

Patientenlagerung

- Rückenlage einnehmen lassen; Head-First oder Feet-First
- Arme über dem Kopf lagern (eleviert).
- Auf bequeme Patientenlagerung achten; bei Bedarf Arme unterpolstern.
- Für den Lordoseausgleich Unterschenkel unterpolstern (Knierolle oder Kissen).
- Klettgurte anbringen.

Zentrierung für Übersichtsradiogramm

- Seitenlaser (Tischhöhe): seitliche LWS-Mitte
- Startposition Übersichtsradiogramm (Querlaser-Scanebene):
  - Xiphoid (bei kraniokaudaler Scanrichtung)
  - unterhalb Symphyse (bei kaudokranialer Scanrichtung)

54.1.3 Untersuchungsprotokoll und Planung

Untersuchungsprotokoll in ► Tab. 54.1, ► Tab. 54.2, Planung in ► Abb. 54.1.

Patientenorientierung

- Wenn der Patient mit Kopf in Richtung Gantry gelagert wird: Head-First (Kopf voran) und Supination (Rückenlage).
- Wenn der Patient mit den Füßen in Richtung Gantry gelagert wird: Feet-First (Füße voran) und Supination (Rückenlage).

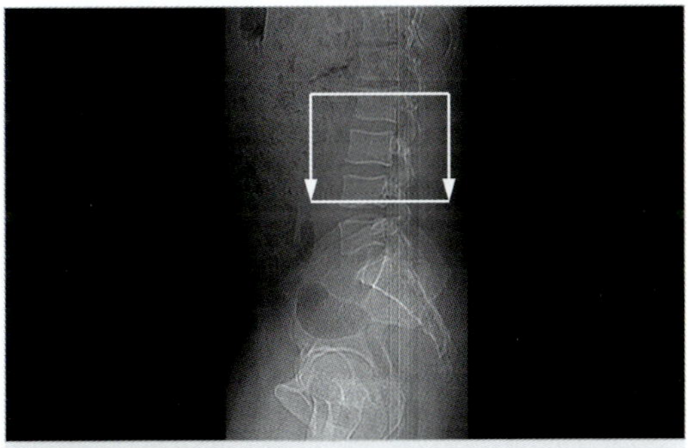

Abb. 54.1 Beispiel für den Scanbereich LWK 2–4.

Tab. 54.1 Übersichtsradiogramm für die Untersuchungsplanung.

Start	Ende	Ausrichtung	Länge
Xiphoid	unterhalb Symphyse	lateral (und a. p.)	ca. 500 mm

54.2 Untersuchungsablauf

- Nach der Untersuchungsplanung kann direkt das Scanelement gestartet werden (▸ Tab. 54.2).
- Rekonstruktionsaufträge siehe in ▸ Tab. 54.3.

Tab. 54.2 Scanelement.

Nr.	Name	Delay	Start	Ende	Scanrichtung
1	CT LWK ... bis ...	-	Mitte des Wirbelkörpers **oberhalb** des frakturierten Wirbelkörpers	Mitte des Wirbelkörpers **unterhalb** des frakturierten Wirbelkörpers	kraniokaudal

Tab. 54.3 Rekonstruktionsaufträge.

	Rekon 1	Rekon 2
Filter/Kernel	Knochen	Weichteil
Schichtdicke	Dünnschicht*	Dünnschicht*
Schichtabstand	30–50 % Überlappung**	30–50 % Überlappung**
Bildfensterung	WW: 1500, WL: 500	WW: 350, WL: 50
Hinweise	für Bildnachverarbeitung (MPR)	für Bildnachverarbeitung (3D-VRT)

* Mit der optionalen 3D-MPR-Software von Siemens-Geräten kann die Bildnachverarbeitung (MPR) direkt aus den Rohdaten vorgenommen werden. In diesem Fall ist eine Dünnschichtrekonstruktion nicht erforderlich.
** Bei Verwendung einer sequenziellen Scantechnik (keine Spirale) können bei den meisten Mehrschicht-CTs auch dünne Schichten rekonstruiert werden. In diesem Fall können die dünnen Schichten jedoch nicht überlappend rekonstruiert werden, sondern Schicht an Schicht. Die daraus resultierenden MPRs sind trotzdem von ausreichend guter Qualität.

54.3 Bildnachverarbeitung

Übersicht der empfohlenen Bildnachverarbeitung in ▸ Tab. 54.4.

Tab. 54.4 Bildnachverarbeitung bei LWS-CT.

Nachverarbeitungstechnik	Rekonstruktion/Schichtebene	Verwendeter Dünnschichtdatensatz	Schichtdicke	Schichtabstand	Abbildung
Average/Mittelwert (klassische MPR)	LWK ... bis ... axial	Knochen	2 mm	2 mm	▸ Abb. 54.2, ▸ Abb. 54.3a, ▸ Abb. 54.4, ▸ Abb. 54.5a
	LWK ... bis ... sagittal	Knochen	2 mm	2 mm	▸ Abb. 54.2, ▸ Abb. 54.3b, ▸ Abb. 54.4, ▸ Abb. 54.5b
	LWK ... bis ... koronal	Knochen	2 mm	2 mm	▸ Abb. 54.2, ▸ Abb. 54.3c, ▸ Abb. 54.4, ▸ Abb. 54.5c
3D-Volumen-Rendering	senkrechte Rotationsachse (nur bei Bedarf)	Weichteil	360°-Rotation um senkrechte Achse ca. alle 10° = ca. 36 Bilder		-

54.3.1 Rekonstruktionen

Vor Erstellung der Bildstapel (▶ Abb. 54.3) ist es sehr wichtig, den Datensatz in allen Ebenen korrekt auszurichten. Zur Ausrichtung der axialen, koronalen und sagittalen Ebene sind folgende 3 Schritte durchzuführen:

1. Auf der koronalen Ebene das Fadenkreuz so ausrichten, dass die vertikale Linie des Kreuzes parallel zur Wirbelsäule verläuft (▶ Abb. 54.2a).
2. Auf der axialen Ebene das Fadenkreuz so drehen, dass die vertikale Linie des Kreuzes parallel zum Dornfortsatz verläuft (▶ Abb. 54.2b).
3. Auf der sagittalen Ebene das Fadenkreuz so ausrichten, dass die horizontale Linie des Kreuzes parallel zum Wirbelkörper verläuft (▶ Abb. 54.2c).

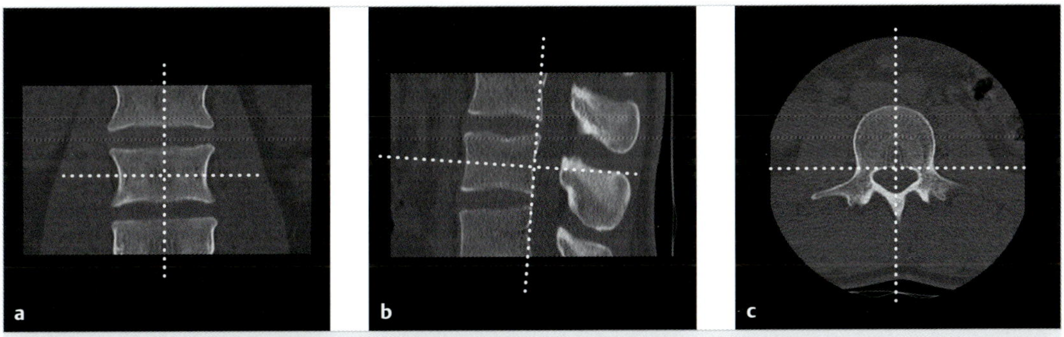

Abb. 54.2 Ausrichtung der Ebenen.
a Koronale Ebene.
b Sagittale Ebene.
c Axiale Ebene.

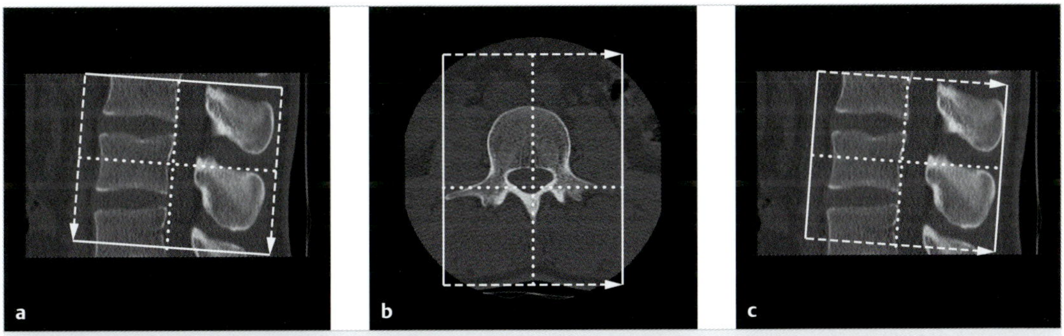

Abb. 54.3 Planung der Bildstapel.
a Axialer Rekonstruktionsbereich.
b Sagittaler Rekonstruktionsbereich.
c Koronaler Rekonstruktionsbereich.

54.3.2 Bildnachverarbeitung Toshiba-adaptiert

Die Besonderheit bei der MPR-Software von Toshiba-Scannern ist, dass die Bilder gedreht werden, um sie auszurichten, und nicht – wie bei anderen MPR-Softwarelösungen – das Fadenkreuz.

Vor Erstellung der Bildstapel (▶ Abb. 54.5) ist es sehr wichtig, den Datensatz in allen Ebenen korrekt auszurichten. Zur Ausrichtung der axialen, koronalen und sagittalen Ebene sind folgende 3 Schritte durchzuführen:

1. Die koronale Ebene so drehen, dass die vertikale Linie des Fadenkreuzes parallel zur Wirbelsäule verläuft (▶ Abb. 54.4a).
2. Die axiale Ebene so drehen, dass die vertikale Linie des Kreuzes parallel zum Dornfortsatz verläuft (▶ Abb. 54.4b).
3. Die sagittale Ebene so ausrichten, dass die horizontale Linie des Kreuzes parallel zum Wirbelkörper verläuft (▶ Abb. 54.4c).

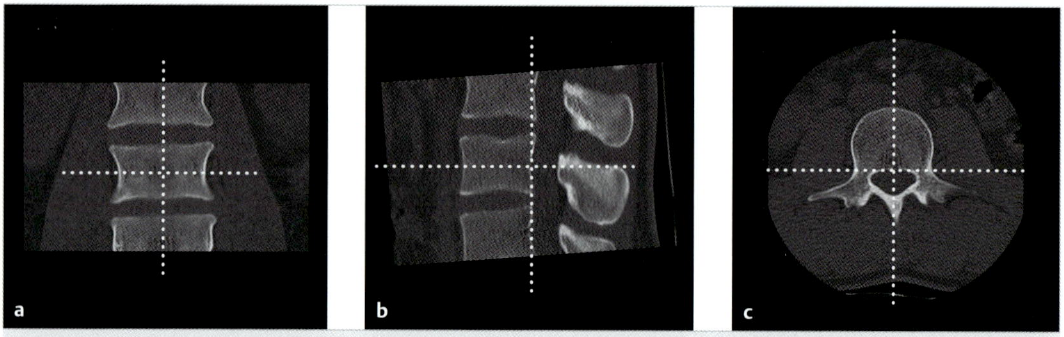

Abb. 54.4 Ausrichtung der Ebenen.
a Koroanle Ebene.
b Sagittale Ebene.
c Axiale Ebene.

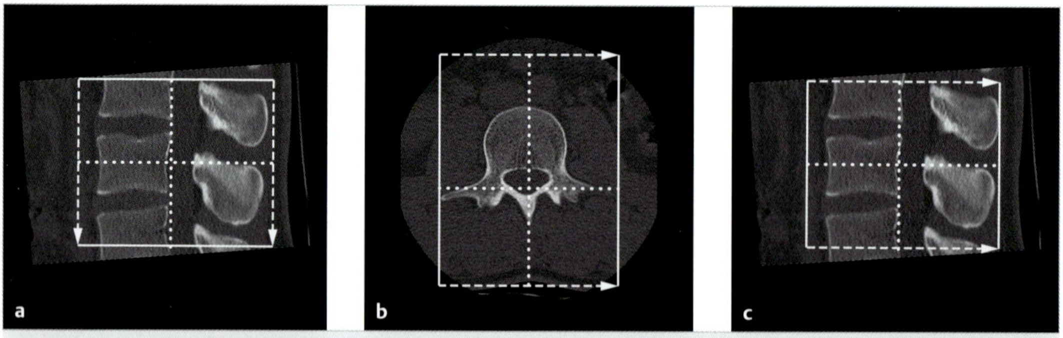

Abb. 54.5 Planung der Bildstapel.
a Axialer Rekonstruktionsbereich.
b Sagittaler Rekonstruktionsbereich.
c Koronaler Rekonstruktionsbereich.

55 CT Schulter

55.1 Vor der Untersuchung

55.1.1 Häufige Indikationen

- V. a. Trauma
- V. a. degenerative Veränderungen
- Kontrolle nach OP

55.1.2 Vorbereitung

Allgemein

- Voruntersuchungen und Vorbefunde prüfen.
- Patienten über die Untersuchung aufklären.
- Indikationen gezielt überprüfen: Schwangerschaft; gleiche Untersuchung unmittelbar vorher.

Patientenvorbereitung

- Untersuchungsgebiet freimachen.
- Störende Fremdkörper und Metall entfernen.

Aktiver Strahlenschutz

- Schilddrüsenschutz (Bismuth) nach Übersichtsdiagramm auflegen.
- Beckenregion bis zum Bauchnabel in Bleigummimatte einwickeln.

Patientenlagerung

- Rückenlage einnehmen lassen; Head-First (Kopf in Richtung Gantry).
- Bei Untersuchung von nur einer Schulter:
    - exzentrische Lagerung (Patient zur „gesunden" Seite rutschen lassen)
    - Arm der nicht zu untersuchenden Seite über den Kopf nehmen.
    - Nicht zu untersuchende Seite um ca. 45° anheben.
    - Arm der zu untersuchenden Seite, wenn möglich, entlang des Körpers lagern – Handfläche zeigt nach oben (Supination).
- Bei Untersuchung beider Schultern:
    - Auf mittige Lagerung achten (Mittellaser auf Sternummitte).
    - Arme entlang des Körpers lagern.
    - Handflächen zeigen nach oben (Supination).
- Auf bequeme Patientenlagerung achten (Lagerungskissen, Klettgurte).
- Tischhöhe: Seitenlaser auf Mitte des zu untersuchenden Oberarms einstellen (▶ Abb. 55.1).

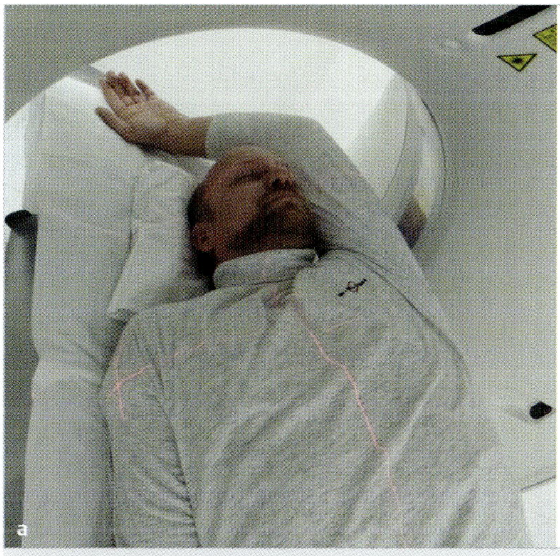

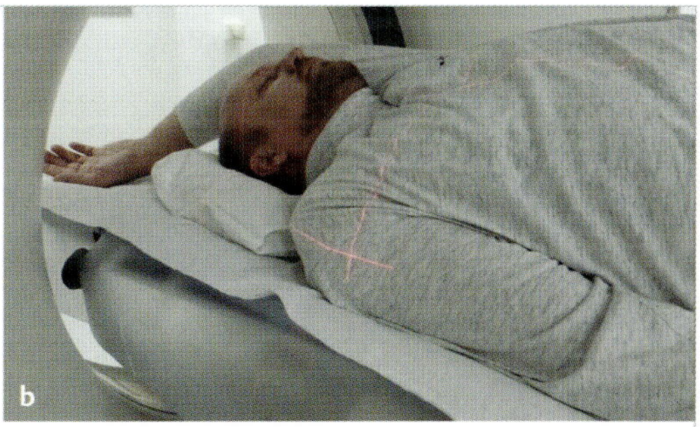

Abb. 55.1 Patientenlagerung.
a Patientenlagerung.
b Seitenlaser auf Höhe seitliche Schultermitte.

Zentrierung für Übersichtsradiogramm

- Seitenlaser (Tischhöhe): Mitte des zu untersuchenden Oberarms.
- Startposition Übersichtsradiogramm (Querlaser-Scanebene): 2 Querfinger oberhalb des Akromioklavikulargelenks der zu untersuchenden Schulter (bei kraniokaudaler Scanrichtung).

55.1.3 Untersuchungsprotokoll und Planung

Untersuchungsprotokoll in ▶ Tab. 55.1, ▶ Tab. 55.2, Planung in ▶ Abb. 55.2.

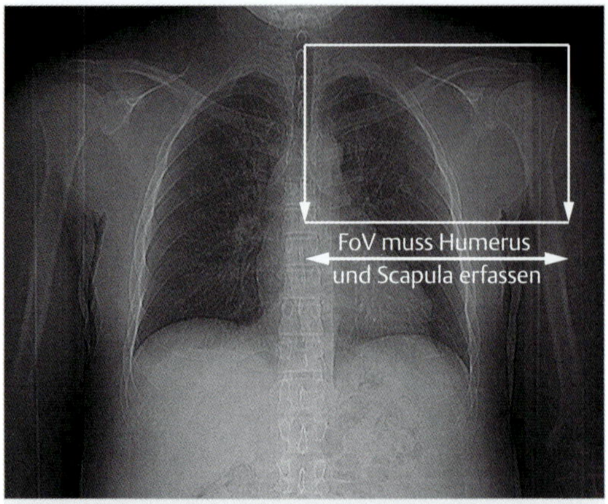

Abb. 55.2 Planung einer Schulter-CT.

Patientenorientierung

Head-First (Kopf voran) und Supination (Rückenlage).

Tab. 55.1 Übersichtsradiogramm für die Untersuchungsplanung.

Start	Ende	Ausrichtung	Länge
oberhalb Schulter	Oberarm Mitte (unterhalb Skapula)	a. p. (und lateral)	ca. 500 mm

55.2 Untersuchungsablauf

- Nach der Untersuchungsplanung kann direkt das Scanelement gestartet werden (▶ Tab. 55.2).
- Rekonstruktionsaufträge siehe in ▶ Tab. 55.3.

Tab. 55.2 Scanelement.

Nr.	Name	Delay	Start	Ende	Scanrichtung
1	CT-Schulter (+ Seitenangabe)	-	1 cm oberhalb des Akromioklavikulargelenks	unterhalb Skapula	kraniokaudal

Tab. 55.3 Rekonstruktionsaufträge.

	Rekon 1	Rekon 2	Rekon 3
Filter/Kernel	Knochen	Knochen	Weichteil
Schichtdicke	2 mm	Dünnschicht*	Dünnschicht*
Schichtabstand	2 mm	30–50 % Überlappung*	30–50 % Überlappung*
Bildfensterung	WW: 1500, WL: 500	WW: 1500, WL: 500	WW: 350, WL: 50
Hinweise	-	für Bildnachverarbeitung (MPR, 3D)	

* Mit der optionalen 3D-MPR-Software von Siemens-Geräten kann die Bildnachverarbeitung (MPR) direkt aus den Rohdaten vorgenommen werden. In diesem Fall ist eine Dünnschichtrekonstruktion nicht erforderlich.

55.3 Bildnachverarbeitung

Übersicht der empfohlenen Bildnachverarbeitung in ▶ Tab. 55.4 und ▶ Video 55.1.

Tab. 55.4 Bildnachverarbeitung bei Schulter-CT.

Nachverarbeitungstechnik	Schichtebene	Verwendeter Dünnschichtdatensatz	Schichtdicke	Schichtabstand	Abbildung
Average/Mittelwert (klassische MPR)	koronal anatomieadaptiert	Knochen	2 mm	2 mm	▶ Abb. 55.3, ▶ Abb. 55.4a, ▶ Abb. 55.5, ▶ Abb. 55.6a
	sagittal anatomieadaptiert	Knochen	2 mm	2 mm	▶ Abb. 55.3, ▶ Abb. 55.4b ▶ Abb. 55.5, ▶ Abb. 55.6b
	axial anatomieadaptiert	Knochen	2 mm	2 mm	▶ Abb. 55.3, ▶ Abb. 55.4c ▶ Abb. 55.5, ▶ Abb. 55.6c
3D-Volumen-Rendering (bei Bedarf)	senkrechte Rotationsachse	Weichteil	360°-Rotation um senkrechte Achse ca. alle 10° = ca. 36 Bilder		-

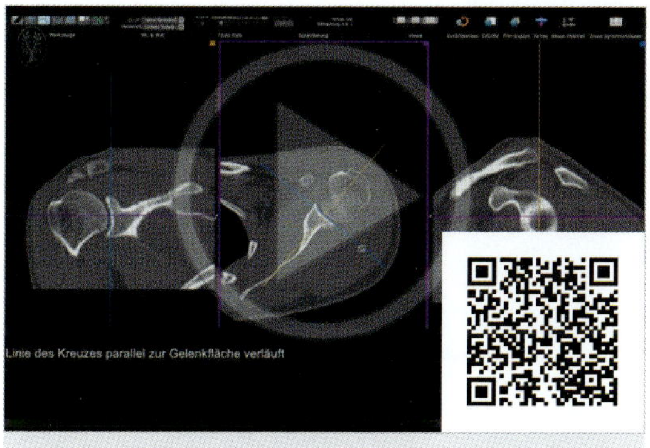

Video 55.1 Dieses Beispiel für die Bildnachverarbeitung einer Schulter-CT-Untersuchung zeigt die korrekte Ausrichtung der koronalen, sagittalen und axialen Ebene sowie die Planung der Bildstapel

55.3.1 Rekonstruktionen

Vor Erstellung der Bildstapel (▶ Abb. 55.4) ist es sehr wichtig, den Datensatz in allen Ebenen korrekt auszurichten. Zur Ausrichtung der axialen, koronalen und sagittalen Ebene sind folgende Schritte durchzuführen (hier am Beispiel der linken Schulter):

1. Die axiale Ebene so einstellen, dass die Gelenkfläche sichtbar ist. Das Fadenkreuz so drehen, dass die vertikale Linie des Kreuzes parallel zur Gelenkfläche verläuft (▶ Abb. 55.3c).
2. In der koronalen Ebene das Fadenkreuz so ausrichten, dass die vertikale Linie parallel zur Gelenkfläche verläuft (▶ Abb. 55.3a).
3. Die sagittale Ebene so einstellen, dass der Oberarm sichtbar ist. Die vertikale Linie des Fadenkreuzes so ausrichten, dass die vertikale Linie dem Verlauf des Oberarmes folgt (▶ Abb. 55.3b).
4. Das Kriterium der optimal eingestellten Ebenen ist, dass sich die Gelenkfläche der Schulter auf dem sagittalen Bild als Kreis abbildet (▶ Abb. 55.3d).

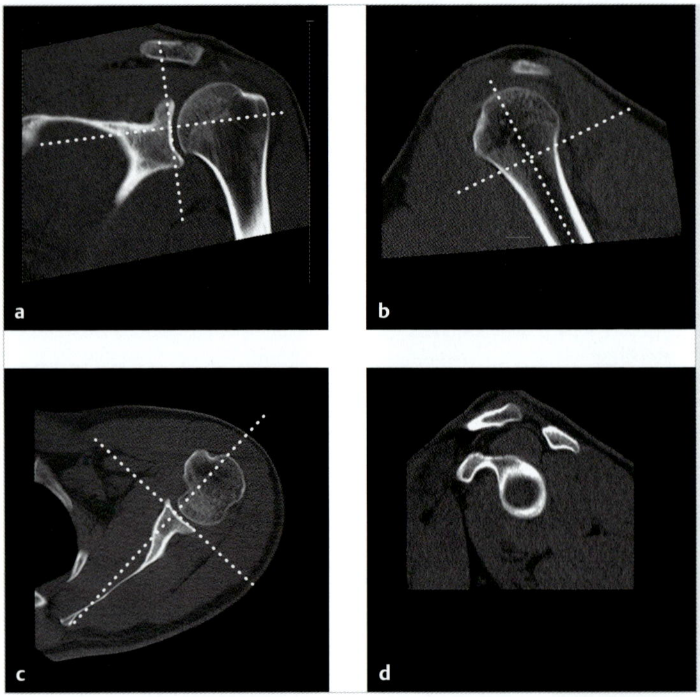

Abb. 55.3 Ausrichtung der Ebenen.
a Koronale Ebene.
b Sagittale Ebene.
c Axiale Ebene.
d Die Gelenkfläche der Schulter bildet sich auf dem sagittalen Bild als Kreis ab.

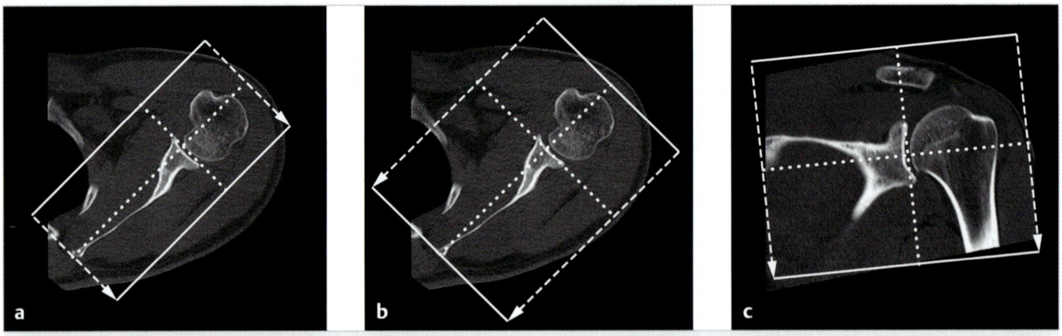

Abb. 55.4 Planung der Bildstapel.
a Rekonstruktionsbereich des koronalen Bildstapels.
b Rekonstruktionsbereich des sagittalen Bildstapels.
c Rekonstruktionsbereich des axialen Bildstapels.

55.3.2 Bildnachverarbeitung Toshiba-adaptiert

Die Besonderheit bei der MPR-Software von Toshiba-Scannern ist, dass die Bilder gedreht werden, um sie auszurichten, und nicht – wie bei anderen MPR-Softwarelösungen – das Fadenkreuz.

Vor Erstellung der Bildstapel (► Abb. 55.6) ist es sehr wichtig, den Datensatz in allen Ebenen korrekt auszurichten. Zur Ausrichtung der axialen, koronalen und sagittalen Ebene sind folgende Schritte durchzuführen (hier am Beispiel der linken Schulter):

1. Die axiale Ebene so einstellen, dass die Gelenkfläche sichtbar ist. Das Bild so drehen, dass die vertikale Linie des Kreuzes parallel zur Gelenkfläche verläuft (► Abb. 55.5c).
2. Die koronale Ebene so ausrichten, dass die vertikale Linie des Fadenkreuzes parallel zur Gelenkfläche verläuft (► Abb. 55.5a).
3. Die sagittale Ebene so einstellen, dass der Oberarm sichtbar ist. Die vertikale Linie des Fadenkreuzes so ausrichten, dass die vertikale Linie dem Verlauf des Oberarms folgt (► Abb. 55.5b).
4. Das Kriterium der optimal eingestellten Ebenen ist, dass sich die Gelenkfläche der Schulter auf dem sagittalen Bild als Kreis abbildet (► Abb. 55.5d).

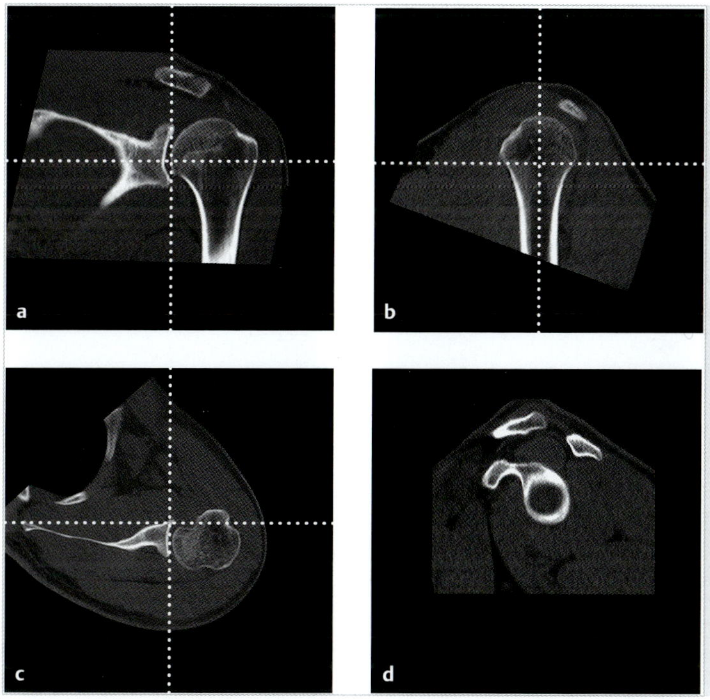

Abb. 55.5 Ausrichtung der Ebenen.
a Koronale Ebene.
b Sagittale Ebene.
c Axiale Ebene.
d Die Gelenkfläche der Schulter bildet sich auf dem sagittalen Bild als Kreis ab.

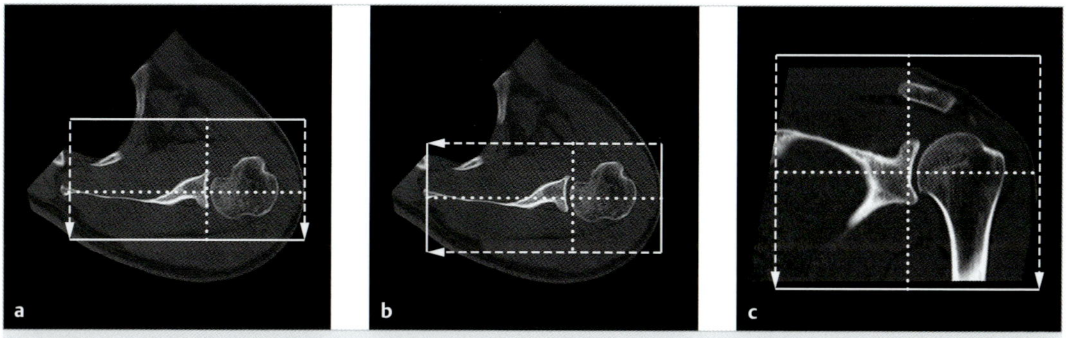

Abb. 55.6 Planung der Bildstapel.
a Rekonstruktionsbereich des koronalen Bildstapels.
b Rekonstruktionsbereich des sagittalen Bildstapels.
c Rekonstruktionsbereich des axialen Bildstapels.

Tipps

- Für eine gute Bildqualität und hohe Auflösung ist es sinnvoll, dass eine langsame Rotationsgeschwindigkeit (z. B. 1,0 s) im Protokoll hinterlegt ist (▶ Tab. 55.5).
- Der verwendete Pitch sollte < 1 (überlappend) sein, da die überlappende Akquisition die räumliche Auflösung der CT-Bilder verbessert und kleine Details somit besser aufgelöst werden können.
- Bei Metallimplantaten sollte die Untersuchung mit der höchsten am CT verfügbaren Röhrenspannung durchgeführt werden. Dies führt im Allgemeinen zu einer Reduktion der Metallartefakte. Bei Verfügbarkeit von speziellen Metallartefakt-Algorithmen (MAR) auf dem CT-Scanner können die Metallartefakte mit Hilfe des MAR-Rekonstruktionsalgorithmus meist deutlich reduziert werden.

Tab. 55.5 Schlüsselparameter der Scanelemente.

CT-Parameter	Empfohlene Einstellung	Grund
kollimierte Schichtdicke	0,5–0,75 mm (1 mm)	Detailerkennbarkeit
Pitch	< 1 (überlappende Akquisition)	verbesserte räumliche Auflösung
Rotationsgeschwindigkeit	0,75–1,0 s	

56 CT Ellenbogen

56.1 Vor der Untersuchung

56.1.1 Häufige Indikationen

- Z. n. Trauma
- Frakturausschluss
- V. a. degenerative Veränderungen
- Kontrolle nach OP

56.1.2 Vorbereitung

Allgemein

- Voruntersuchungen und Vorbefunde prüfen.
- Patienten über die Untersuchung aufklären.
- Indikationen gezielt überprüfen: Schwangerschaft; gleiche Untersuchung unmittelbar vorher.

Patientenvorbereitung

- Untersuchungsgebiet freimachen.
- Störende Fremdkörper und Metall entfernen.

Aktiver Strahlenschutz

- Beckenregion bis zum Bauchnabel in Bleigummimatte einwickeln.

Patientenlagerung

- Head-First (Kopf in Richtung Gantry)
- Patient auf der zu untersuchenden Seite in der Fechterstellung lagern (▶ Abb. 56.1).
- Zu untersuchenden Arm möglichst gestreckt in Tischmitte lagern.
- Beine anwinkeln lassen (Stabilität).
- Den Körper mit Lagerungshilfen (z. B. großes Handtuch) unterpolstern.
- Kopf so weit wie möglich inklinieren (Kinn auf die Brust).
- Auf bequeme und stabile Patientenlagerung achten (Lagerungskissen, Klettgurte).

Zentrierung für Übersichtsradiogramm

- Seitenlaser (Tischhöhe): Mitte des zu untersuchenden Ellenbogens
- Startposition Übersichtsradiogramm (Querlaser-Scanebene):
  - vier Querfinger distal des zu untersuchenden Ellenbogens (bei kraniokaudaler Scanrichtung) bzw. abhängig von der Fragestellung
  - vier Querfinger proximal des zu untersuchenden Ellenbogens (bei kaudokranialer Scanrichtung) bzw. abhängig von der Fragestellung

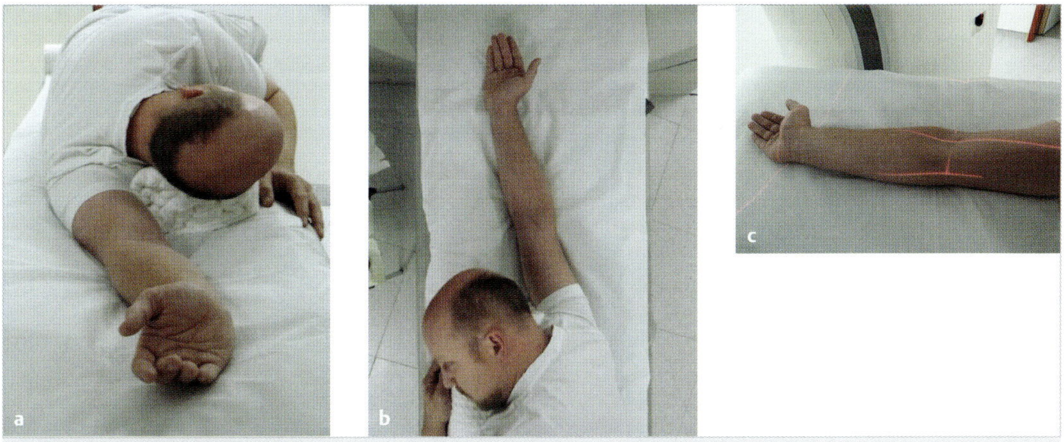

Abb. 56.1 Patientenlagerung.
a Fechterhaltung, von oben.
b Patientenlagerung - Seitenansicht.
c Isozentrische Lagerung des Ellenbogens - Seitenlaser auf Höhe seitliche Ellenbogenmitte.

Tipp

Wenn der Patient den Arm nicht ausstrecken kann, sollte der Unterarm so gelagert werden, dass der Laser **nicht** über den gesamten Unterarm verläuft. Dies würde zu starken Artefakten führen. Versuchen Sie in diesem Fall den Arm so weit zu strecken, dass nur ein Teil des Unterarms parallel zur Scanebene verläuft (► Abb. 56.2).

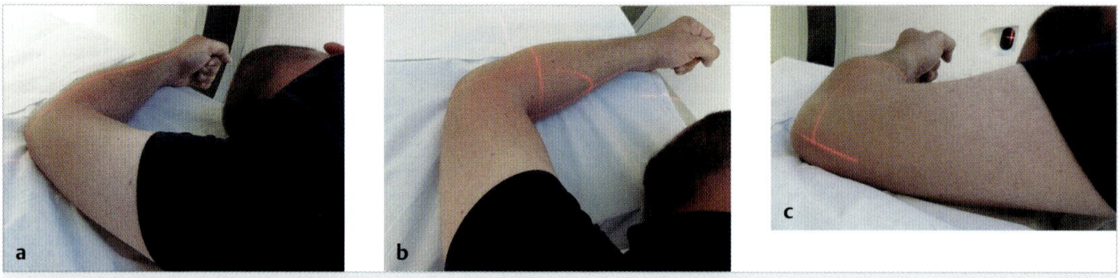

Abb. 56.2 Lagerung des zu untersuchenden Arms, wenn dieser nicht gestreckt werden kann.
a Falsch: parallel zur Scanebene (Artefakte entstehen).
b Richtig: nicht parallel zur Scanebene (Artefakte werden minimiert).
c Richtig: nicht parallel zur Scanebene (Artefakte werden minimiert).

56.1.3 Untersuchungsprotokoll und Planung

Untersuchungsprotokoll in ► Tab. 56.1, ► Tab. 56.2, ► Tab. 56.3, Planung in ► Abb. 56.3.

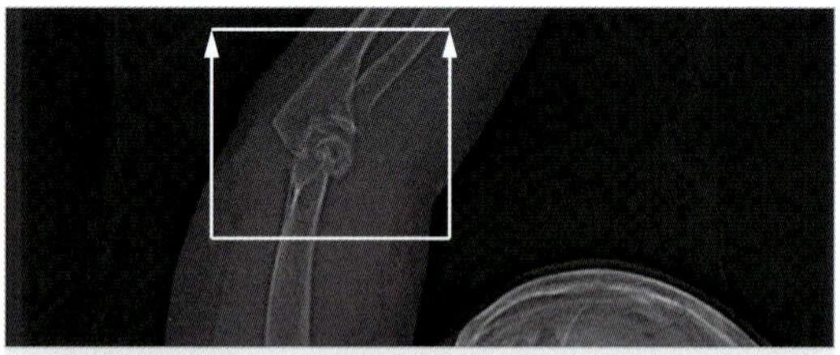

Abb. 56.3 Planung einer Ellenbogen-CT.

Patientenorientierung

Abhängig davon, wie der CT-Datensatz bei der Bildnachverarbeitung angeordnet sein soll:

- Wenn der Oberarm oben, der Unterarm unten angeordnet sein soll: Feet-First (Füße voran) und Supination (Rückenlage) – (auch wenn der Patient mit dem Kopf in Richtung Gantry liegt).
- Wenn der Oberarm unten, der Unterarm oben angeordnet sein soll: Head-First (Kopf voran) und Supination (Rückenlage).

Tab. 56.1 Übersichtsradiogramm für die Untersuchungsplanung.

Start	Ende	Ausrichtung	Länge
4 Querfinger distal des Ellenbogengelenks	4 Querfinger proximal des Ellenbogengelenks	a. p. (und lateral)	250 mm bei isozentrischer Lagerung; 500 mm bei exzentrischer Lagerung; Übersichtsradiogramm abstoppen, wenn Untersuchungsregion komplett abgebildet ist

Tab. 56.2 Scanelement.

Nr.	Name	Delay	Start	Ende	Scanrichtung
1	CT-Ellenbogen (+ Seitenangabe)	-	3 cm oberhalb des Ellenbogengelenks (je nach Fragestellung)	3 cm oberhalb des Ellenbogengelenks (je nach Fragestellung)	kraniokaudal

Spezielle Ellenbogenlagerung, wenn der Patient den Arm nicht über den Kopf nehmen kann

- Rückenlage einnehmen lassen: Head-First (Kopf in Richtung Gantry).
- Den Patienten möglichst weit exzentrisch, in Richtung der nicht zu untersuchenden Seite, lagern (▶ Abb. 56.4).
- Wenn möglich, die nicht zu untersuchende Seite anheben.
- Arm der Gegenseite wenn möglich über den Kopf nehmen.
- Der Unterarm sollte nicht parallel zur Scanebene liegen (Artefaktreduktion).
- Den Körper mit Lagerungshilfen (z. B. großes Handtuch) unterpolstern.
- Auf bequeme und stabile Patientenlagerung achten (Lagerungskissen, Klettgurte).
- Tischhöhe: Seitenlaser auf Höhe Ellenbogenmitte.

Hinweis

Diese Lagerungstechnik wird bei Patienten verwendet, die nicht in Bauchlage gelagert werden können. Die hier beschriebene Lagerung hat sich in vielen Fällen bewährt. Jedoch hängt es sehr stark von dem Patient und der Tiefe der Tischmulde ab, ob die Lagerung in dieser Form realisierbar ist. Der Patient sollte so weit wie möglich in Richtung der kontralateralen Seite rücken, damit sich der Ellenbogen im Untersuchungsbereich befindet (s.a. Tipps (S. 328)).

Untersuchungsprotokoll in ▶ Tab. 56.3, Planung in ▶ Abb. 56.5.

Patientenorientierung

Head-First (Kopf voran) und Supination (Rückenlage).

Tab. 56.3 Übersichtsradiogramm für die Untersuchungsplanung.

Start	Ende	Ausrichtung	Länge
oberhalb des Ellenbogengelenks	unterhalb des Ellenbogengelenks	a. p. (und lateral)	500 mm (stellt den maximalen Bildausschnitt dar) Übersichtsradiogramm abstoppen, wenn Untersuchungsregion komplett abgebildet ist

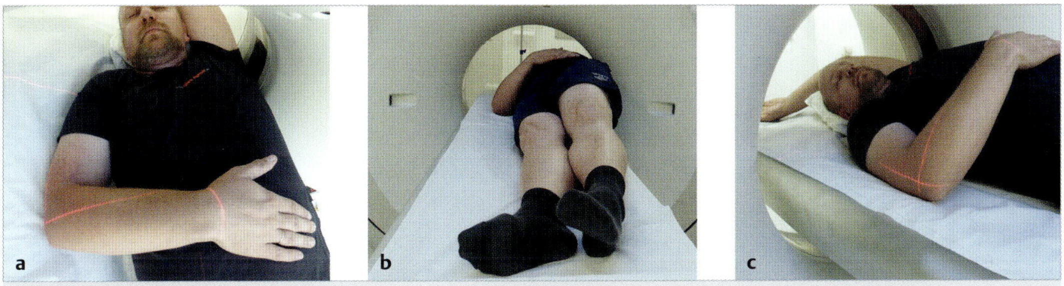

Abb. 56.4 Patientenlagerung.
a Patientenlagerung für die Ellenbogen-CT bei Patienten, die nicht in Fechterposition gelagert werden können.
b Exzentrische Patientenpositionierung, kontralaterale Schulter angehoben.
c Seitenlaser auf Höhe seitliche Ellenbogenmitte.

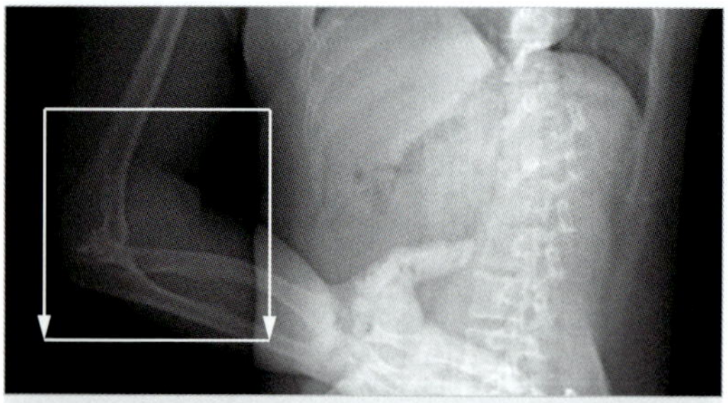

Abb. 56.5 Planung einer Ellenbogen-CT mit Speziallagerung.

Tipps

- Wenn kein spezielles Protokoll für diese Patientenlagerung vorhanden ist, empfiehlt es sich, das Protokoll „CT Schulter" zu verwenden. Dieses hat die Dosiswerte und Rekonstruktionsaufträge, die für diese Ellenbogenlagerung am besten geeignet sind.
- Während des Scans sollte der Patient die Luft anhalten.

56.2 Untersuchungsablauf

- Nach der Untersuchungsplanung kann direkt das Scanelement gestartet werden (▶ Tab. 56.2).
- Rekonstruktionsaufträge siehe in ▶ Tab. 56.5.

Tab. 56.4 Scanelement.

Nr.	Name	Delay	Start	Ende	Scanrichtung
Ellenbogen-Speziallagerung					
1	CT-Ellenbogen (+ Seitenangabe)	-	5 cm oberhalb des Ellenbogen Gelenks (je nach Fragestellung)	5 cm oberhalb des Ellenbogen Gelenks (je nach Fragestellung)	kraniokaudal

Tab. 56.5 Rekonstruktionsaufträge.

	Rekon 1	Rekon 2	Rekon 3
Filter/Kernel	Knochen	Knochen	Weichteil
Schichtdicke	2 mm	Dünnschicht*	Dünnschicht*
Schichtabstand	2 mm	30–50 % Überlappung*	30–50 % Überlappung*
Bildfensterung	WW: 1500, WL: 500	WW: 1500, WL: 500	WW: 350, WL: 50
Hinweise	-	für Bildnachverarbeitung (MPR, 3D)	

* Mit der optionalen 3D-MPR-Software von Siemens-Geräten kann die Bildnachverarbeitung (MPR) direkt aus den Rohdaten vorgenommen werden. In diesem Fall ist eine Dünnschichtrekonstruktion nicht erforderlich.

56.3 Bildnachverarbeitung

Übersicht der empfohlenen Bildnachverarbeitung in ▶ Tab. 56.6 und ▶ Video 56.1.

Tab. 56.6 Bildnachverarbeitung bei Ellenbogen-CT.

Nachverarbeitungstechnik	Schichtebene	Verwendeter Dünnschichtdatensatz	Schichtdicke	Schichtabstand	Abbildung
Average/Mittelwert (klassische MPR)	koronal anatomieadaptiert	Knochen	2 mm	2 mm	▶ Abb. 56.6, ▶ Abb. 56.7a, ▶ Abb. 56.7b, ▶ Abb. 56.8, ▶ Abb. 56.9a, ▶ Abb. 56.9b
	sagittal anatomieadaptiert	Knochen	2 mm	2 mm	▶ Abb. 56.6, ▶ Abb. 56.7c, ▶ Abb. 56.8, ▶ Abb. 56.9c
	axial	Knochen	2 mm	2 mm	▶ Abb. 56.6, ▶ Abb. 56.7d, ▶ Abb. 56.7e, ▶ Abb. 56.8, ▶ Abb. 56.9d, ▶ Abb. 56.9e
3D-Volumen-Rendering (bei Bedarf)	senkrechte Rotationsachse	Weichteil	360°-Rotation um senkrechte Achse ca. alle 10° = ca. 36 Bilder		-

56.3.1 Rekonstruktionen

Vor Erstellung der Bildstapel (▶ Abb. 56.7) ist es sehr wichtig, den Datensatz in allen Ebenen korrekt auszurichten. Zur Ausrichtung der axialen, koronalen und sagittalen Ebene sind folgende Schritte durchzuführen:

1. Die axiale Ebene so einstellen, dass die Epikondylen gut sichtbar sind (▶ Abb. 56.6c). Das Fadenkreuz so ausrichten, dass die senkrechte Linien die beiden Epikondylen miteinander verbindet.
2. Das Fadenkreuz auf der koronalen Ebene so ausrichten, dass die horizontale Linie die beiden Epikondylen miteinander verbindet (▶ Abb. 56.6a).
3. Die Ausrichtung der sagittalen Ebene hängt davon ab, ob die Pathologie im Bereich des proximalen Unterarms oder des distalen Oberarms liegt (▶ Abb. 56.6b).

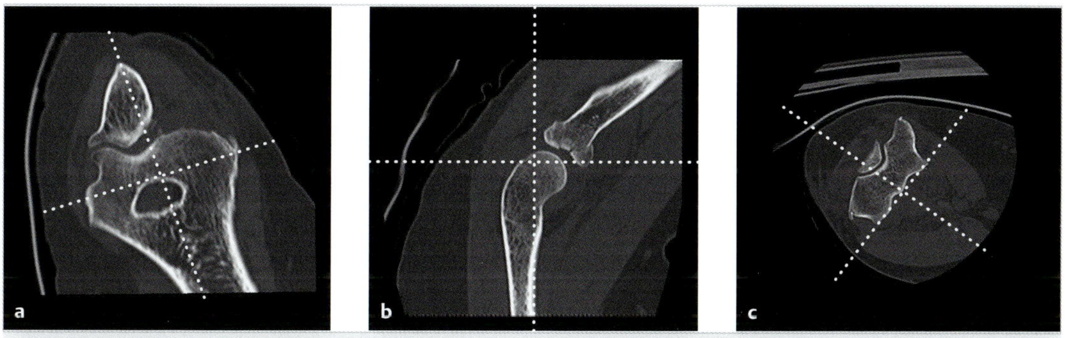

Abb. 56.6 Ausrichtung der Ebenen.
a Koronale Ebene.
b Sagittale Ebene.
c Axiale Ebene.

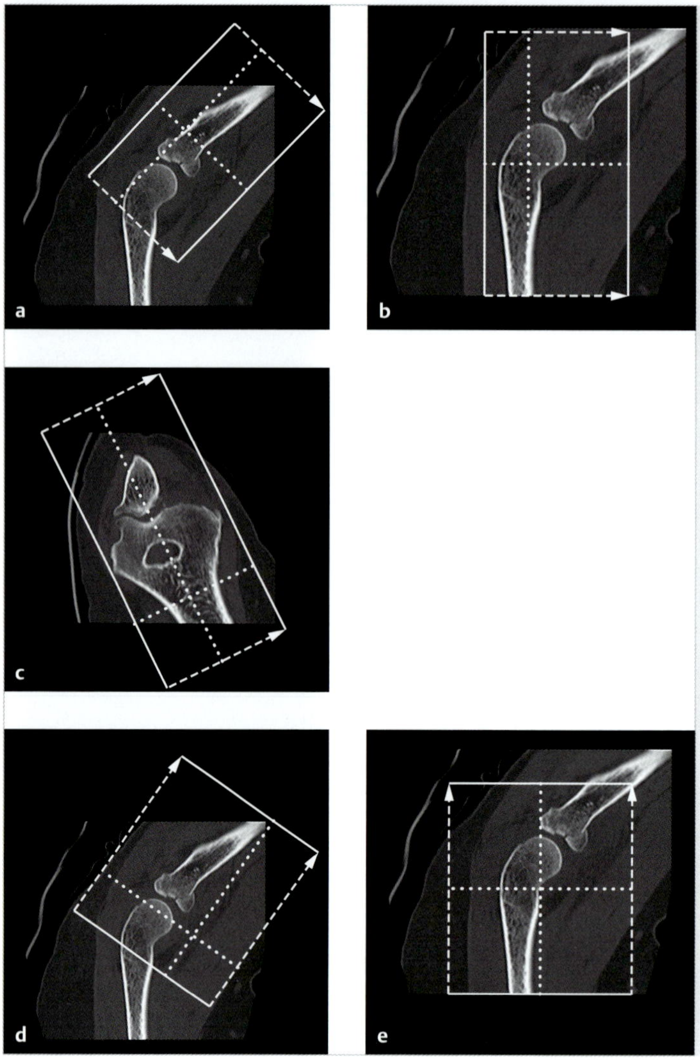

Abb. 56.7 Planung der Bildstapel.
a Rekonstruktionsbereich des koronalen Bildstapels für den Unterarm.
b Rekonstruktionsbereich des koronalen Bildstapels für den Oberarm.
c Rekonstruktionsbereich des sagittalen Bildstapels.
d Rekonstruktionsbereich des axialen Bildstapels für den Unterarm.
e Rekonstruktionsbereich des axialen Bildstapels für den Oberarm.

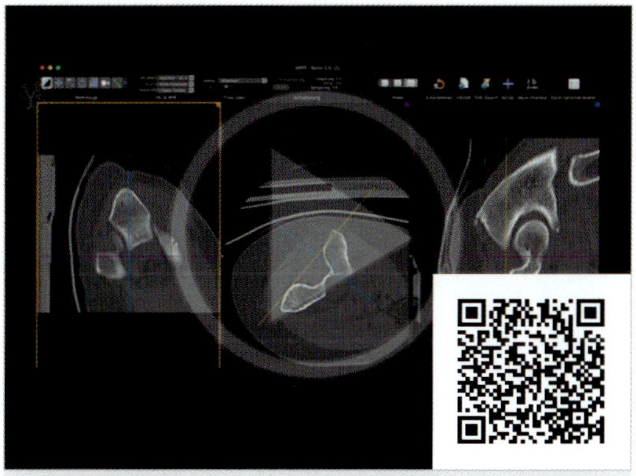

Video 56.1 Dieses Beispiel für die Bildnachverarbeitung einer Ellenbogen-CT-Untersuchung zeigt die korrekte Ausrichtung der koronalen, sagittalen und axialen Ebene sowie die Planung der Bildstapel.

56.3.2 Bildnachverarbeitung Toshiba-adaptiert

Die Besonderheit bei der MPR-Software von Toshiba-Scannern ist, dass die Bilder gedreht werden, um sie auszurichten, und nicht – wie bei anderen MPR-Softwarelösungen – das Fadenkreuz.

Vor Erstellung der Bildstapel (▶ Abb. 56.9) ist es sehr wichtig, den Datensatz in allen Ebenen korrekt auszurichten. Zur Ausrichtung der axialen, koronalen und sagittalen Ebene sind folgende Schritte durchzuführen:

1. Die axiale Ebene so einstellen, dass die Epikondylen gut sichtbar sind (▶ Abb. 56.8c). Das Bild so ausrichten, dass die senkrechte Linien die beiden Epikondylen miteinander verbindet.
2. Die koronale Ebene so ausrichten, dass die horizontale Linie des Fadenkreuzes die beiden Epikondylen miteinander verbindet (▶ Abb. 56.8a).
3. Die Ausrichtung der sagittalen Ebene hängt davon ab, ob die Pathologie im Bereich des proximalen Unterarms oder des distalen Oberarms liegt (▶ Abb. 56.8b).

Tipps

- Für eine gute Bildqualität und hohe Auflösung ist es sinnvoll, dass eine langsame Rotationsgeschwindigkeit (z. B. 1,0 s) im Protokoll hinterlegt ist (▶ Tab. 56.7).
- Wenn der Patient auf dem Bauch, jedoch der Arm nur angewinkelt gelagert werden kann, sollte die mAs um 50 % angehoben werden, um Aufhärtungsartefakte zu reduzieren.
- Wenn der Patient in Rückenlage und mit Ellenbogen auf dem Bauch positioniert untersucht werden soll, das CT-Protokoll verwenden, welches üblicherweise an dem Gerät für die CT der Schulter verwenden wird.
- Der verwendete Pitch sollte < 1 (überlappend) sein, da die überlappende Akquisition die räumliche Auflösung der CT-Bilder verbessert und kleine Details somit besser aufgelöst werden können.
- Bei Metallimplantaten sollte die Untersuchung mit der höchsten am CT verfügbaren Röhrenspannung durchgeführt werden. Dies führt im Allgemeinen zu einer Reduktion der Metallartefakte. Bei der Verfügbarkeit von speziellen Metallartefakt-Algorithmen (MAR) auf dem CT-Scanner können die Metallartefakte mit Hilfe des MAR-Rekonstruktionsalgorithmus meist deutlich reduziert werden.

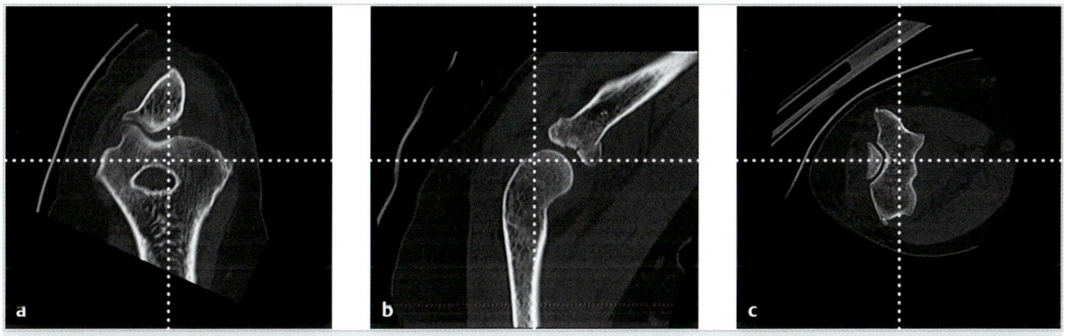

Abb. 56.8 Ausrichtung der Ebenen.
a Koronale Ebene.
b Sagittale Ebene.
c Axiale Ebene.

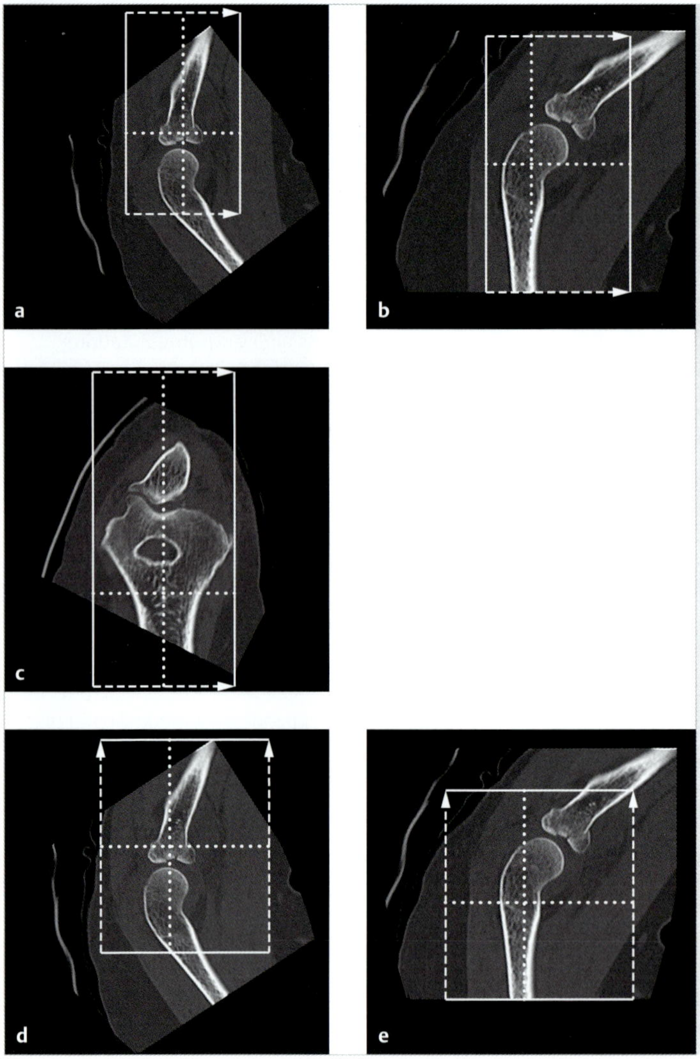

Abb. 56.9 Planung der Bildstapel.
a Rekonstruktionsbereich des koronalen Bildstapels für den Unterarm.
b Rekonstruktionsbereich des koronalen Bildstapels für den Oberarm.
c Rekonstruktionsbereich des sagittalen Bildstapels.
d Rekonstruktionsbereich des axialen Bildstapels für den Unterarm.
e Rekonstruktionsbereich des axialen Bildstapels für den Oberarm.

Tab. 56.7 Schlüsselparameter der Scanelemente.

CT-Parameter	Empfohlene Parametereinstellung	Grund
kollimierte Schichtdicke	0,5–0,75 mm (1 mm)	Detailerkennbarkeit
Pitch	< 1 (überlappende Akquisition)	verbesserte räumliche Auflösung
Rotationsgeschwindigkeit	0,75–1,0 s	

57 CT Handgelenk

57.1 Vor der Untersuchung

57.1.1 Häufige Indikationen

- Z. n. Trauma
- Frakturausschluss
- degenerative Veränderungen
- Kontrolle nach OP

57.1.2 Vorbereitung

Allgemein

- Voruntersuchungen und Vorbefunde prüfen.
- Patienten über die Untersuchung aufklären.
- Indikationen gezielt überprüfen: Schwangerschaft; gleiche Untersuchung unmittelbar vorher.

Patientenvorbereitung

- Untersuchungsgebiet freimachen.
- Störende Fremdkörper und Metall entfernen.

Aktiver Strahlenschutz

- Beckenregion bis zum Bauchnabel in Bleigummimatte einwickeln.
- Oberkörper ebenfalls mit Bleigummimatte abdecken (Ganzkörperschürze verwenden).

Patientenlagerung

- Head-First-Lagerung (Kopf in Richtung Gantry)
- Patient auf der zu untersuchenden Seite in der Fechterstellung lagern (▶ Abb. 57.1a).
- Zu untersuchenden Arm möglichst gestreckt in Tischmitte lagern.
- Beine anwinkeln lassen (Stabilität).
- Den Körper mit Lagerungshilfen (z. B. großes Handtuch) unterpolstern.
- Auf bequeme und stabile Patientenlagerung achten (Lagerungskissen, Klettgurte).
- Tischhöhe: Seitenlaser auf Höhe Handgelenkmitte (▶ Abb. 57.1c, ▶ Abb. 57.1b).

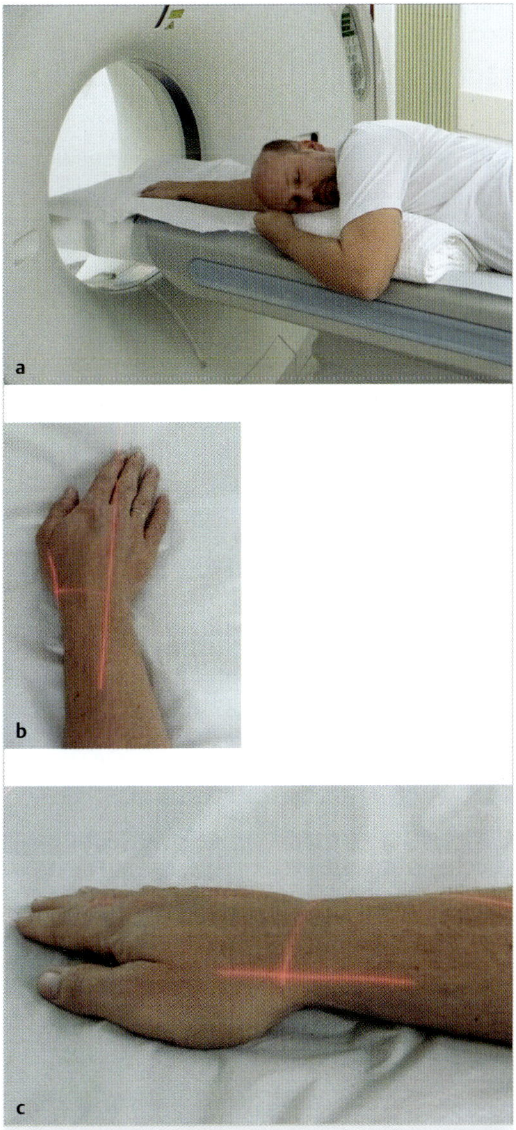

Abb. 57.1 Patientenlagerung.
a Lagerung in Fechterstellung.
b Seitenlaser auf Höhe Handgelenkmitte.
c Seitenlaser auf Höhe Handgelenkmitte.

Tipp

In seltenen Fällen kommt es vor, dass ein Patient nicht liegen kann oder die liegende Lagerung auf dem CT-Tisch für eine Untersuchung der Hand oder des Handgelenks nicht möglich ist. Um den Patienten trotzdem untersuchen zu können, kann der Patient, sofern möglich, sitzend auf dem CT-Tisch positioniert werden. Die Tischmulde stabilisiert ihn beim Sitzen. Die Hand bzw. das Handgelenk kann dann bequem auf einer angemessen hohen Unterpolsterung gelagert werden (▶ Abb. 7.3).

Zentrierung für Übersichtsradiogramm

- Seitenlaser (Tischhöhe): Mitte des zu untersuchenden Handgelenks
- Startposition Übersichtsradiogramm (Querlaser-Scanebene):
  - zwei Querfinger oberhalb (distal) Mittelhandknochen (bei kraniokaudaler Scanrichtung)
  - vier Querfinger proximal des Handgelenks (bei kaudokranialer Scanrichtung)

57.1.3 Untersuchungsprotokoll und Planung

Untersuchungsprotokoll in ▶ Tab. 57.1, ▶ Tab. 57.2, Planung in ▶ Abb. 57.2.

Patientenorientierung

Head-First (Kopf voran) und Pronation (Bauchlage).

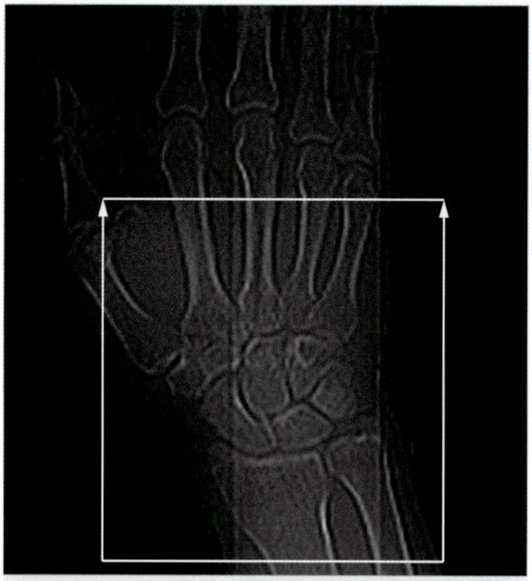

Abb. 57.2 Planung einer Handgelenk-CT.

57.2 Untersuchungsablauf

- Nach der Untersuchungsplanung kann direkt das Scanelement gestartet werden (▶ Tab. 57.2).
- Rekonstruktionsaufträge siehe in ▶ Tab. 57.3.

Tab. 57.1 Übersichtsradiogramm für die Untersuchungsplanung.

Start	Ende	Ausrichtung	Länge
2 Querfinger oberhalb (distal) der Mittelhandknochen	4 Querfinger proximal des Handgelenks	a. p. (und lateral)	ca. 250 mm

Tab. 57.2 Scanelement.

Nr.	Name	Delay	Start	Ende	Scanrichtung
1	CT-Handgelenk (+ Seitenangabe)	-	ca. 4 cm proximal des Handgelenks	Mitte der Mittelhandknochen (je nach Fragestellung)	kraniokaudal

Tab. 57.3 Rekonstruktionsaufträge.

	Rekon 1	Rekon 2
Filter/Kernel	Knochen	Weichteil
Schichtdicke	Dünnschicht*	Dünnschicht*
Schichtabstand	30–50 % Überlappung*	30–50 % Überlappung*
Bildfensterung	WW: 1500, WL: 500	WW: 350, WL: 50
Hinweise	für MPR	für 3D-VRT

* Mit der optionalen 3D-MPR-Software von Siemens-Geräten kann die Bildnachverarbeitung (MPR) direkt aus den Rohdaten vorgenommen werden. In diesem Fall ist eine Dünnschichtrekonstruktion nicht erforderlich.

57.3 Bildnachverarbeitung

Übersicht der empfohlenen Bildnachverarbeitung in ► Tab. 57.4 und ► Video 57.1.

Tab. 57.4 Bildnachverarbeitung bei Handgelenk-CT.

Nachverarbeitungstechnik	Rekonstruktion/ Schichtebene	Verwendeter Dünnschichtdatensatz	Schichtdicke	Schichtabstand	Abbildung
Handgelenk					
Average/Mittelwert (klassische MPR)	koronal anatomieadaptiert	Knochen	2 mm	2 mm	► Abb. 57.3, ► Abb. 57.4a, ► Abb. 57.7, ► Abb. 57.8a
	sagittal anatomieadaptiert	Knochen	2 mm	2 mm	► Abb. 57.3, ► Abb. 57.4b, ► Abb. 57.7, ► Abb. 57.8b
	axial anatomieadaptiert	Knochen	2 mm	2 mm	► Abb. 57.3, ► Abb. 57.4c, ► Abb. 57.7, ► Abb. 57.8c
3D-Volumen-Rendering	senkrechte Rotationsachse (nur bei Bedarf)	Weichteil	360°-Rotation um senkrechte Achse ca. alle 10° = ca. 36 Bilder		-
Os naviculare					
Average/Mittelwert (klassische MPR)	sagittal (nur bei Bedarf)	Knochen	1 mm	1 mm	► Abb. 57.5, ► Abb. 57.6a, ► Abb. 57.9, ► Abb. 57.10a
	koronal (nur bei Bedarf)	Knochen	1 mm	1 mm	► Abb. 57.5, ► Abb. 57.6b, ► Abb. 57.9, ► Abb. 57.10b

57.3.1 Rekonstruktionen Handgelenk

Vor Erstellung der Bildstapel (▶ Abb. 57.4) ist es sehr wichtig, den Datensatz in allen Ebenen korrekt auszurichten. Zur Ausrichtung der axialen, koronalen und sagittalen Ebene sind folgende Schritte durchzuführen:

1. Die axiale Ebene so einstellen, dass die Procc. styloidei ulnaris und radialis sichtbar sind. Das Fadenkreuz so drehen, dass die horizontale Linie durch die Procc. styloidei ulnaris und radialis verläuft (▶ Abb. 57.3c).
2. Auf der koronalen Ebene die horizontale Ebene des Fadenkreuzes parallel zum Gelenkspalt bzw. die vertikale Linie entlang des Radius ausrichten (▶ Abb. 57.3a).
3. Auf der sagittalen Ebene die horizontale Ebene des Fadenkreuzes parallel zum Radiokarpalgelenk ausrichten (▶ Abb. 57.3b).

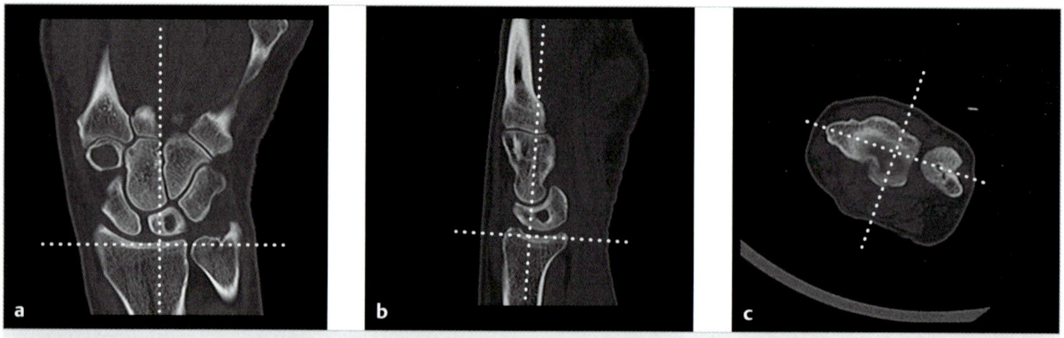

Abb. 57.3 Ausrichtung der Ebenen.
a Koronale Ebene.
b Sagittale Ebene.
c Axiale Ebene.

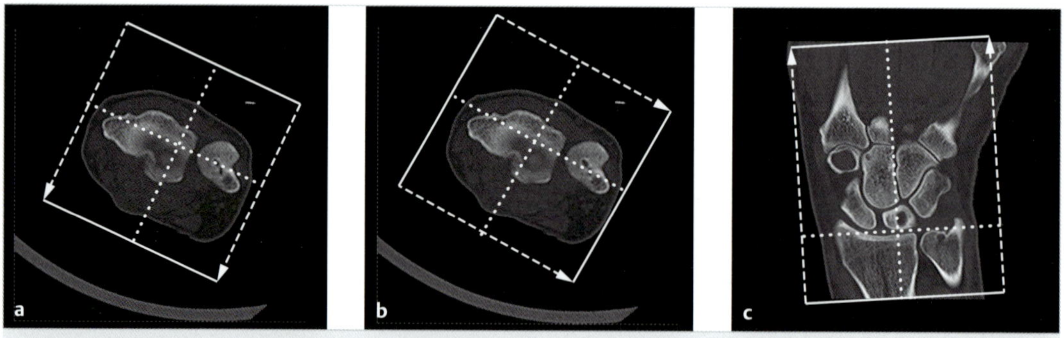

Abb. 57.4 Planung der Bildstapel.
a Rekonstruktionsbereich des koronalen Bildstapels.
b Rekonstruktionsbereich des sagittalen Bildstapels.
c Rekonstruktionsbereich des axialen Bildstapels.

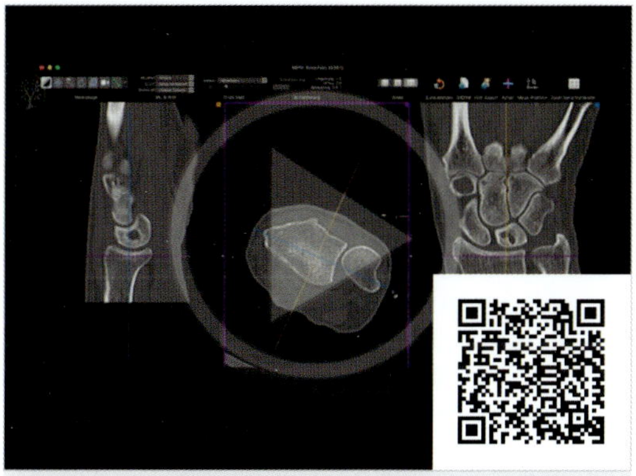

Video 57.1 Dieses Beispiel für die Bildnachverarbeitung einer Handgelenk-CT-Untersuchung zeigt die korrekte Ausrichtung der koronalen, sagittalen und axialen Ebene sowie die Planung der Bildstapel.

Os naviculare

Vor Erstellung der Bildstapel (▶ Abb. 57.6) ist es sehr wichtig, den Datensatz in allen Ebenen korrekt auszurichten. Zur Ausrichtung der speziell koronalen und sagittalen Ebene sind folgende Schritte durchzuführen:

1. Die axiale Ebene so einstellen, dass die Procc. styloidei ulnaris und radialis sichtbar sind. Das Fadenkreuz so drehen, dass die horizontale Linie durch die Procc. styloidei ulnaris und radialis verläuft (▶ Abb. 57.5c).
2. Auf der koronalen Ebene die vertikale Linie des Fadenkreuzes dem Verlauf der langen Achse des Os naviculare anpassen (▶ Abb. 57.5a).
3. Ergebnisbild (▶ Abb. 57.5b).

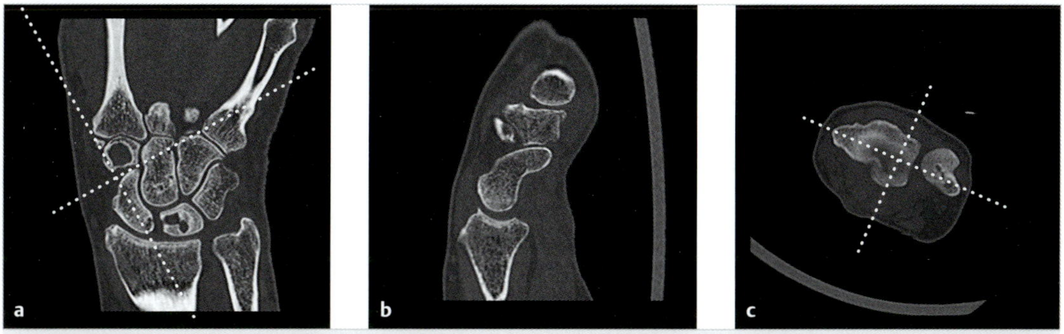

Abb. 57.5 Os naviculare: Ausrichtung der Ebenen.
a Koronale Ebene.
b Ergebnisbild.
c Axiale Ebene.

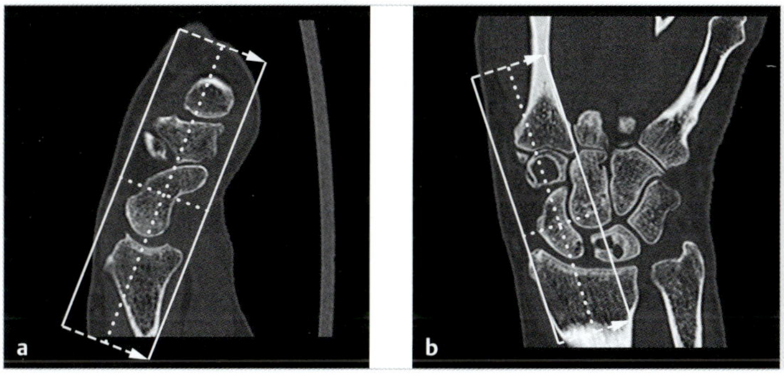

Abb. 57.6 Planung der Bildstapel.
a Rekonstruktionsbereich des koronalen Bildstapels.
b Rekonstruktionsbereich des sagittalen Bildstapels.

57.3.2 Bildnachverarbeitung Toshiba-adaptiert

Die Besonderheit bei der MPR-Software von Toshiba-Scannern ist, dass die Bilder gedreht werden, um sie auszurichten, und nicht – wie bei anderen MPR-Softwarelösungen – das Fadenkreuz.

Handgelenk

Vor Erstellung der Bildstapel (▶ Abb. 57.8) ist es sehr wichtig, den Datensatz in allen Ebenen korrekt auszurichten. Zur Ausrichtung der axialen, koronalen und sagittalen Ebene sind folgende Schritte durchzuführen:

1. Die axiale Ebene so einstellen, dass die Procc. styloidei ulnaris und radialis sichtbar sind. Das Bild so drehen, dass die horizontale Linie des Fadenkreuzes durch die Procc. styloidei ulnaris und radialis verläuft (▶ Abb. 57.7c).
2. Die koronale Ebene so ausrichten, dass die horizontale Linie des Fadenkreuzes parallel zum Gelenkspalt bzw. die vertikale Linie entlang des Radius verläuft (▶ Abb. 57.7a).
3. Die sagittale Ebene so ausrichten, dass die horizontale Ebene des Fadenkreuzes parallel zum Radiokarpalgelenk verläuft (▶ Abb. 57.7b).

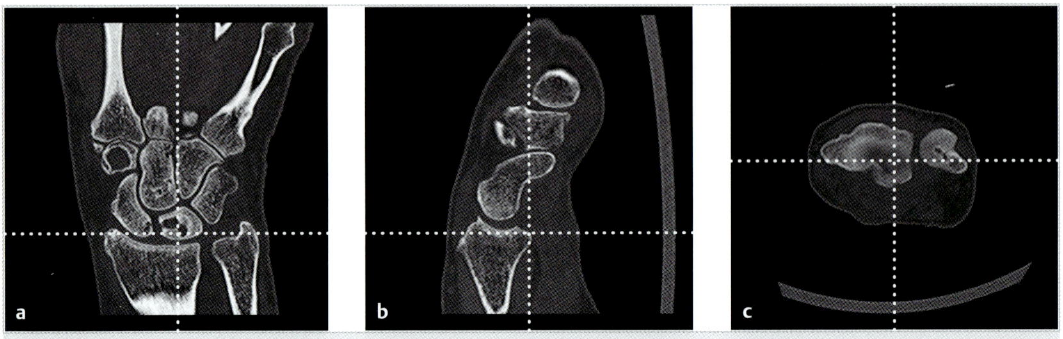

Abb. 57.7 Ausrichtung der Ebenen.
a Koronale Ebene.
b Sagittale Ebene.
c Axiale Ebene.

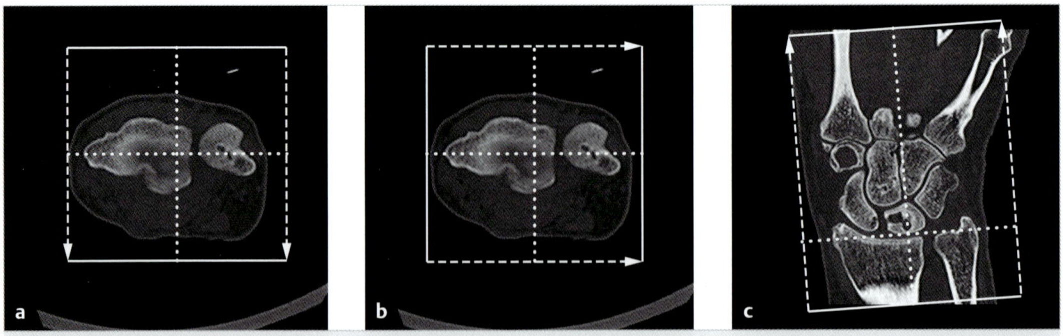

Abb. 57.8 Planung der Bildstapel.
a Rekonstruktionsbereich des koronalen Bildstapels.
b Rekonstruktionsbereich des sagittalen Bildstapels.
c Rekonstruktionsbereich des axialen Bildstapels.

Os naviculare

Vor Erstellung der Bildstapel (▶ Abb. 57.10) ist es sehr wichtig, den Datensatz in allen Ebenen korrekt auszurichten. Zur Ausrichtung der speziell koronalen und sagittalen Ebene sind folgende Schritte durchzuführen:

1. Die axiale Ebene so einstellen, dass die Procc. styloidei ulnaris und radialis sichtbar sind. Das Bild so drehen, dass die horizontale Linie des Fadenkreuzes durch die Procc. styloidei ulnaris und radialis verläuft (▶ Abb. 57.9c).
2. Die koronale Ebene so drehen, dass die vertikale Linie des Fadenkreuzes dem Verlauf der langen Achse des Os naviculare folgt (▶ Abb. 57.9a).
3. Ergebnisbild (▶ Abb. 57.9b).

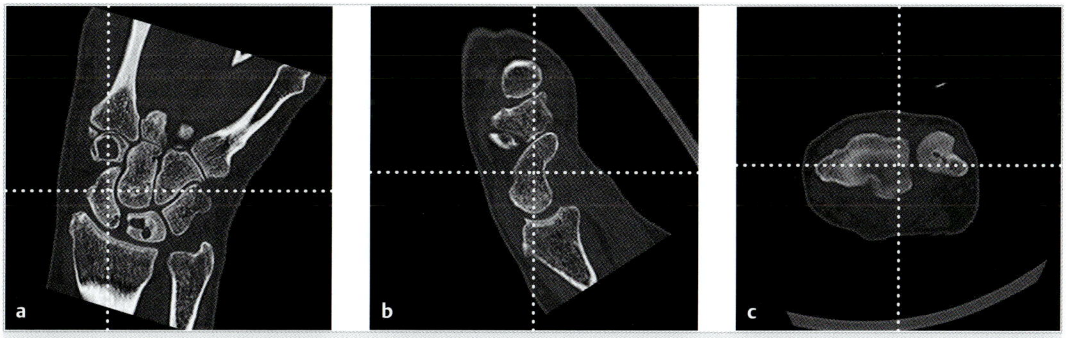

Abb. 57.9 Os naviculare: Ausrichtung der Ebenen.
a Koronale Ebene.
b Ergebnisbild.
c Axiale Ebene.

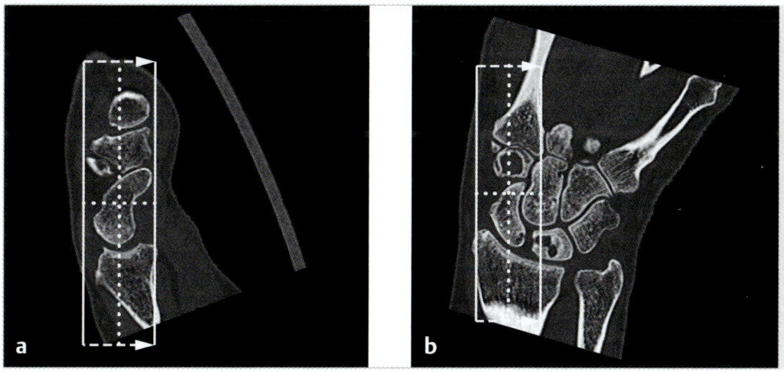

Abb. 57.10 Planung der Bildstapel.
a Rekonstruktionsbereich des koronalen Bildstapels.
b Rekonstruktionsbereich des sagittalen Bildstapels.

Tipps

- Für eine gute Bildqualität und hohe Auflösung ist es sinnvoll, dass eine langsame Rotationsgeschwindigkeit (z. B. 1,0 s) im Protokoll hinterlegt ist (▶ Tab. 57.5).
- Der verwendete Pitch sollte < 1 (überlappend) sein, da die überlappende Akquisition die räumliche Auflösung der CT-Bilder verbessert und kleine Details somit besser aufgelöst werden können.
- Bei Metallimplantaten sollte die Untersuchung mit der höchsten am CT verfügbaren Röhrenspannung durchgeführt werden. Dies führt im Allgemeinen zu einer Reduktion der Metallartefakte. Bei der Verfügbarkeit von speziellen Metallartefakt-Algorithmen (MAR) auf dem CT-Scanner können die Metallartefakte mit Hilfe des MAR-Rekonstruktionsalgorithmus meist deutlich reduziert werden.

Tab. 57.5 Schlüsselparameter der Scanelemente.

CT Paremeter	Empfohlene Einstellung	Grund
kollimierte Schichtdicke	0,5–0,75 mm (1 mm)	Detailerkennbarkeit
Pitch	< 1 (überlappende Akquisition)	verbesserte räumliche Auflösung
Rotationsgeschwindigkeit	0,75–1,0 s	

58 CT Hand/Finger

58.1 Vor der Untersuchung

58.1.1 Häufige Indikationen

- Z. n. Trauma
- Frakturausschluss
- degenerative Veränderungen
- Kontrolle nach OP

58.1.2 Vorbereitung

Allgemein

- Voruntersuchungen und Vorbefunde prüfen.
- Patienten über die Untersuchung aufklären.
- Indikationen gezielt überprüfen: Schwangerschaft; gleiche Untersuchung unmittelbar vorher.

Patientenvorbereitung

- Untersuchungsgebiet freimachen.
- Störende Fremdkörper und Metall entfernen.

Aktiver Strahlenschutz

- Beckenregion bis zum Bauchnabel in Bleigummimatte einwickeln.
- Oberkörper ebenfalls mit Bleigummimatte abdecken (Ganzkörperschürze verwenden).

Patientenlagerung:

- Head-First-Lagerung (Kopf in Richtung Gantry)
- Patient auf der zu untersuchenden Seite in der Fechterstellung lagern (▶ Abb. 58.1).
- Zu untersuchenden Arm möglichst gestreckt in Tischmitte lagern.
- Beine anwinkeln lassen (Stabilität).
- Den Körper mit Lagerungshilfen (z. B. großes Handtuch) unterpolstern.
- Auf bequeme und stabile Patientenlagerung achten (Lagerungskissen, Klettgurte).
- Tischhöhe: Seitenlaser auf Höhe Handgelenkmitte.
- Auf bequeme Patientenlagerung achten (Lagerungskissen, Klettgurte).

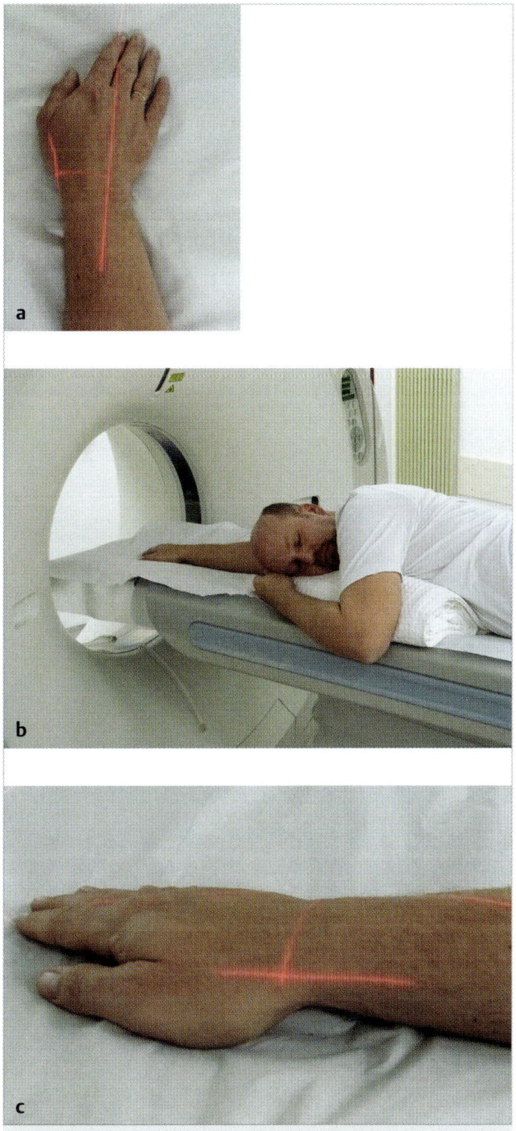

Abb. 58.1 Patientenlagerung.
a Isozentrische Lagerung der zu untersuchenden Hand.
b Patientenpositionierung für die CT der Hand/Finger.
c Seitenlaser auf Höhe seitliche Handmitte.

Tipp

In seltenen Fällen kommt es vor, dass ein Patient nicht liegen kann oder die liegende Lagerung auf dem CT-Tisch für eine Untersuchung der Hand oder des Handgelenks nicht möglich ist. Um den Patienten trotzdem untersuchen zu können, kann der Patient, sofern möglich, sitzend auf dem CT-Tisch positioniert werden. Die Tischmulde stabilisiert ihn beim Sitzen. Die Hand bzw. das Handgelenk kann dann bequem auf einer angemessen hohen Unterpolsterung gelagert werden (▶ Abb. 7.3).

Zentrierung für Übersichtsradiogramm

- Seitenlaser (Tischhöhe): Mitte des zu untersuchenden Handgelenks
- Startposition Übersichtsradiogramm (Querlaser-Scanebene):
  - ein Querfinger oberhalb (distal) der Fingerkuppe des längsten Fingers (bei kraniokaudaler Scanrichtung)
  - zwei Querfinger proximal des Handgelenks (bei kaudokranialer Scanrichtung)

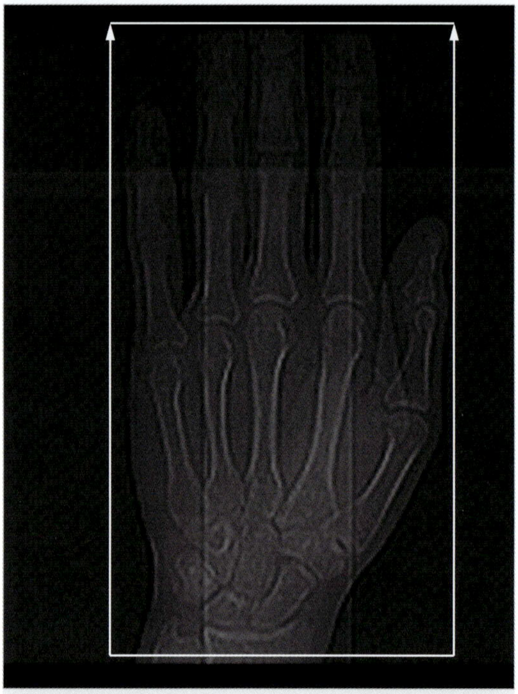

Abb. 58.2 Planung einer CT-Untersuchung der Hand bzw. der Finger.

58.1.3 Untersuchungsprotokoll und Planung

Untersuchungsprotokoll in ▶ Tab. 58.1, ▶ Tab. 58.2, Planung in ▶ Abb. 58.2.

Patientenorientierung

Head-First (Kopf voran) und Pronation (Bauchlage).

Tab. 58.1 Übersichtsradiogramm für die Untersuchungsplanung.

Start	Ende	Ausrichtung	Länge
1 Querfinger oberhalb der Fingerkuppen	3 cm proximal des Handgelenk	a. p. (und lateral)	ca. 250 mm

58.2 Untersuchungsablauf

- Nach der Untersuchungsplanung kann direkt das Scanelement gestartet werden (▶ Tab. 58.2).
- Rekonstruktionsaufträge siehe in ▶ Tab. 58.3.

Tab. 58.2 Scanelement.

Nr.	Name	Delay	Start	Ende	Scanrichtung
1	CT Hand/Finger (+ Seitenangabe)	-	ca. 2 cm proximal des Handgelenks	distal der Fingerkuppen	kraniokaudal

Tab. 58.3 Rekonstruktionsaufträge.

	Rekon 1	Rekon 2
Filter/Kernel	Knochen	Weichteil
Schichtdicke	Dünnschicht*	Dünnschicht*
Schichtabstand	30–50 % Überlappung**	30–50 % Überlappung**
Bildfensterung	WW: 1500, WL: 500	WW: 350, WL: 50
Hinweise	für MPR	für 3D-VRT

* Mit der optionalen 3D-MPR-Software von Siemens-Geräten kann die Bildnachverarbeitung (MPR) direkt aus den Rohdaten vorgenommen werden. In diesem Fall ist eine Dünnschichtrekonstruktion nicht erforderlich.
** Bei Verwendung einer sequenziellen Scantechnik (keine Spirale) können bei den meisten Mehrschicht-CTs auch dünne Schichten rekonstruiert werden. In diesem Fall können die dünnen Schichten jedoch nicht überlappend rekonstruiert werden, sondern Schicht an Schicht. Die daraus resultierenden MPRs sind trotzdem von ausreichend guter Qualität.

58.3 Bildnachverarbeitung

Übersicht der empfohlenen Bildnachverarbeitung in ▶ Tab. 58.4 und ▶ Video 58.1.

Tab. 58.4 Bildnachverarbeitung bei CT der Hand bzw. der Finger.

Nachverarbeitungstechnik	Rekonstruktion/ Schichtebene	Verwendeter Dünnschichtdatensatz	Schichtdicke	Schichtabstand	Abbildung
Mittelhand					
Average/Mittelwert (klassische MPR)	koronal anatomieadaptiert	Knochen	2 mm	2 mm	▶ Abb. 58.3, ▶ Abb. 58.4a, ▶ Abb. 58.7, ▶ Abb. 58.8a
	sagittal anatomieadaptiert	Knochen	2 mm	2 mm	▶ Abb. 58.3, ▶ Abb. 58.4b, ▶ Abb. 58.7, ▶ Abb. 58.8b
	axial anatomieadaptiert	Knochen	2 mm	2 mm	▶ Abb. 58.3, ▶ Abb. 58.4c, ▶ Abb. 58.7, ▶ Abb. 58.8c
3D-Volumen-Rendering	senkrechte Rotationsachse (bei Bedarf)	Weichteil	360°-Rotation um senkrechte Achse ca. alle 10° = ca. 36 Bilder		-
Finger					
Average/Mittelwert (klassische MPR)	koronal anatomieadaptiert	Knochen	2 mm	2 mm	▶ Abb. 58.5, ▶ Abb. 58.6a, ▶ Abb. 58.9, ▶ Abb. 58.10a
	sagittal anatomieadaptiert	Knochen	2 mm	2 mm	▶ Abb. 58.5, ▶ Abb. 58.6b, ▶ Abb. 58.9, ▶ Abb. 58.10b
	axial anatomieadaptiert	Knochen	2 mm	2 mm	▶ Abb. 58.5, ▶ Abb. 58.6c, ▶ Abb. 58.9, ▶ Abb. 58.10c
3D-Volumen-Rendering	senkrechte Rotationsachse (bei Bedarf)	Weichteil	360°-Rotation um senkrechte Achse ca. alle 10° = ca. 36 Bilder		-

58.3.1 Rekonstruktionen

Mittelhandknochen

Vor Erstellung der Bildstapel (▶ Abb. 58.4) ist es sehr wichtig, den Datensatz in allen Ebenen korrekt auszurichten. Dazu sind folgende drei Schritte durchzuführen:

1. Das Fadenkreuz so drehen, dass die horizontale Linie die Mittelhandknochen II–V verbindet (▶ Abb. 58.3c).
2. Auf der koronalen Ebene die vertikale Linie des Fadenkreuzes parallel zum Verlauf des betroffenen MHK (hier MHK III) ausrichten (▶ Abb. 58.3a).
3. Auf der sagittalen Ebene die horizontale Linie des Fadenkreuzes parallel zum Verlauf des betroffenen Mittelhandknochens ausrichten (▶ Abb. 58.3b).

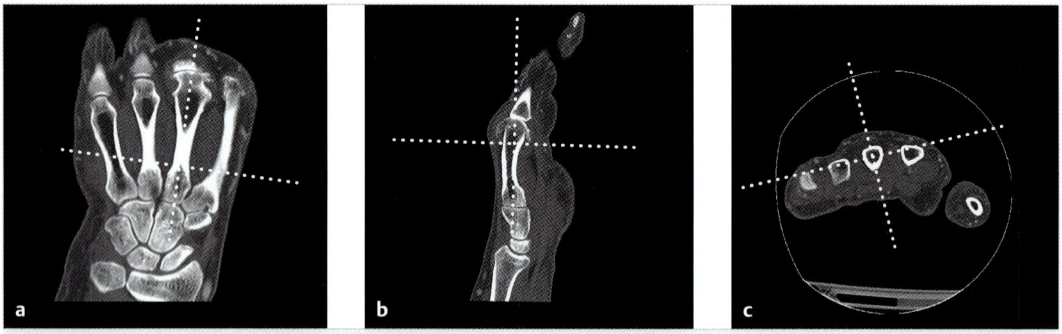

Abb. 58.3 Ausrichtung der Ebenen.
a Koronale Ebene.
b Sagittale Ebene.
c Axiale Ebene.

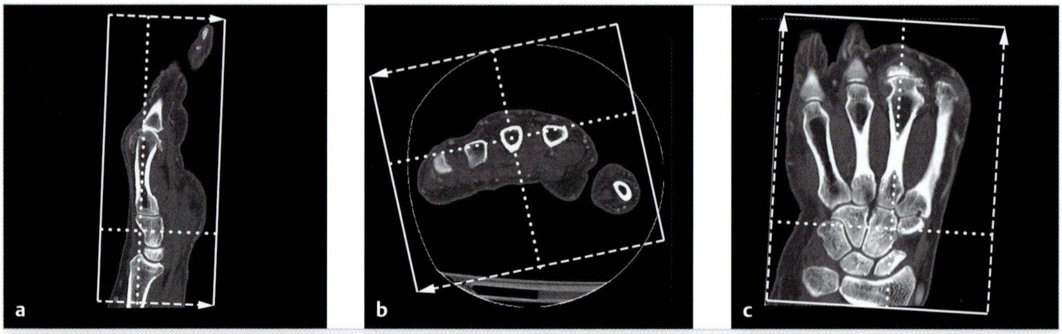

Abb. 58.4 Planung der Bildstapel.
a Rekonstruktionsbereich des koronalen Bildstapels.
b Rekonstruktionsbereich des sagittalen Bildstapels.
c Rekonstruktionsbereich des axialen Bildstapels.

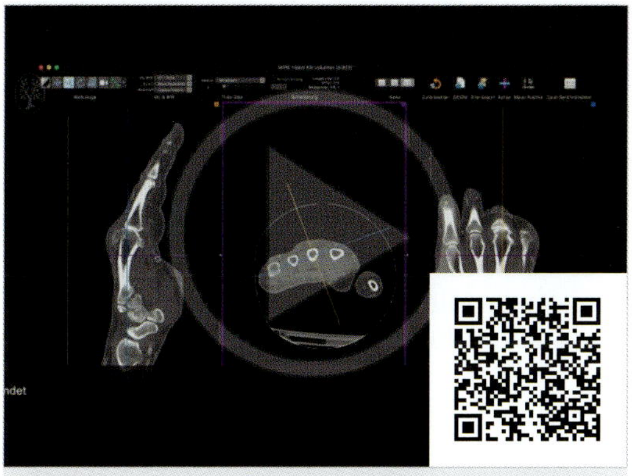

Video 58.1 Dieses Beispiel für die Bildnachverarbeitung einer Hand-CT-Untersuchung zeigt die korrekte Ausrichtung der koronalen, sagittalen und axialen Ebene sowie die Planung der Bildstapel.

Finger

Vor Erstellung der Bildstapel (▶ Abb. 58.6) ist es sehr wichtig, den Datensatz in allen Ebenen korrekt auszurichten. Dazu sind folgende drei Schritte durchzuführen:

1. Das Fadenkreuz so drehen, dass die horizontale Linie die Phalangen II–V verbindet (▶ Abb. 58.5c).
2. Auf der koronalen Ebene die vertikale Linie des Fadenkreuzes parallel zum Verlauf der betroffenen Phalanx ausrichten (▶ Abb. 58.5a).
3. Auf der sagittalen Ebene die horizontale Linie des Fadenkreuzes parallel zum Verlauf der betroffenen Phalanx ausrichten (▶ Abb. 58.5b).

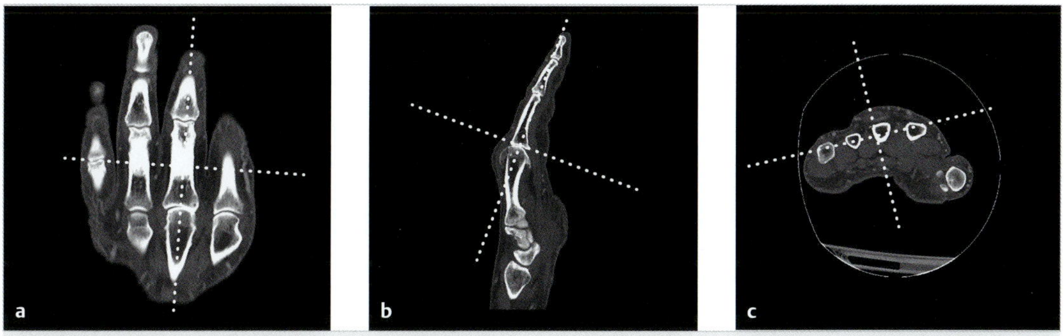

Abb. 58.5 Ausrichtung der Ebenen.
a Koronale Ebene.
b Sagittale Ebene.
c Axiale Ebene.

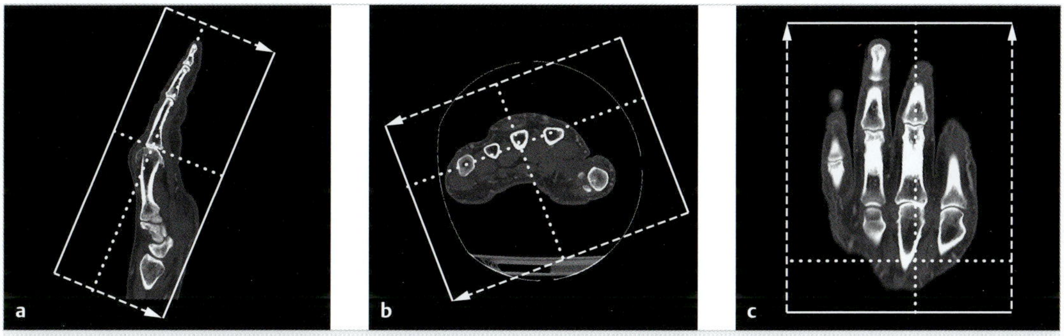

Abb. 58.6 Planung der Bildstapel.
a Rekonstruktionsbereich des koronalen Bildstapels.
b Rekonstruktionsbereich des sagittalen Bildstapels.
c Rekonstruktionsbereich des axialen Bildstapels.

58.3.2 Bildnachverarbeitung Toshiba-adaptiert

Die Besonderheit bei der MPR-Software von Toshiba-Scannern ist, dass die Bilder gedreht werden, um sie auszurichten, und nicht – wie bei anderen MPR-Softwarelösungen – das Fadenkreuz.

Mittelhandknochen

Vor Erstellung der Bildstapel (▶ Abb. 58.8) ist es sehr wichtig, den Datensatz in allen Ebenen korrekt auszurichten. Dazu sind folgende drei Schritte durchzuführen:

1. Das axiale Bild so drehen, dass die horizontale Linie des Fadenkreuzes die Mittelhandknochen II–V verbindet (▶ Abb. 58.7c).
2. Die koronale Ebene so drehen, dass die vertikale Linie des Fadenkreuzes parallel zum betroffenen MHK (hier MHK III) verläuft (▶ Abb. 58.7a).
3. Die sagittale Ebene so ausrichten, dass die horizontale Linie des Fadenkreuzes parallel zum betroffenen Mittelhandknochen verläuft (▶ Abb. 58.7b).

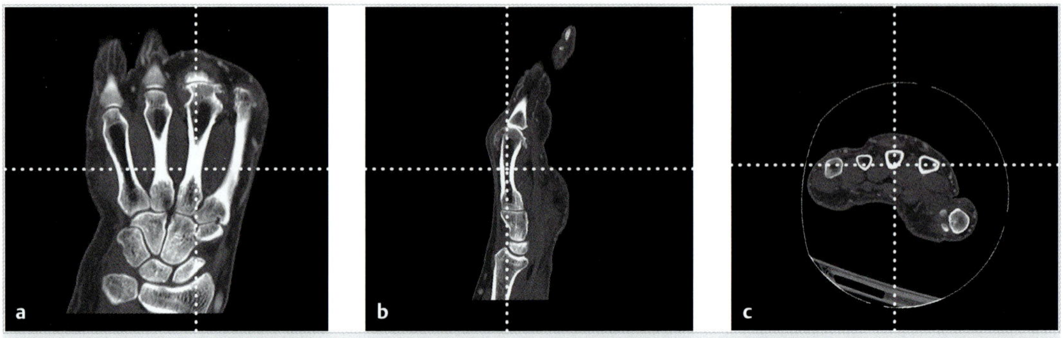

Abb. 58.7 Ausrichtung der Ebenen.
a Koronale Ebene.
b Sagittale Ebene.
c Axiale Ebene.

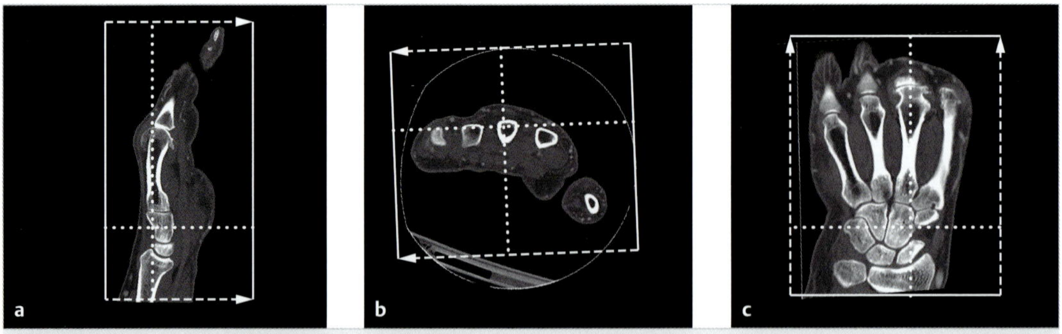

Abb. 58.8 Planung der Bildstapel.
a Rekonstruktionsbereich des koronalen Bildstapels.
b Rekonstruktionsbereich des sagittalen Bildstapels.
c Rekonstruktionsbereich des axialen Bildstapels.

Finger

Vor Erstellung der Bildstapel (► Abb. 58.10) ist es sehr wichtig, den Datensatz in allen Ebenen korrekt auszurichten. Dazu sind folgende drei Schritte durchzuführen:

1. Das axiale Bild so drehen, dass die horizontale Linie des Fadenkreuzes die Phalangen II–V verbindet (► Abb. 58.9c).
2. Die koronale Ebene so drehen, dass die vertikale Linie des Fadenkreuzes parallel zur betroffenen Phalanx verläuft (► Abb. 58.9a).
3. Die sagittale Ebene so ausrichten, dass die horizontale Linie des Fadenkreuzes parallel zur betroffenen Phalanx verläuft (► Abb. 58.9b).

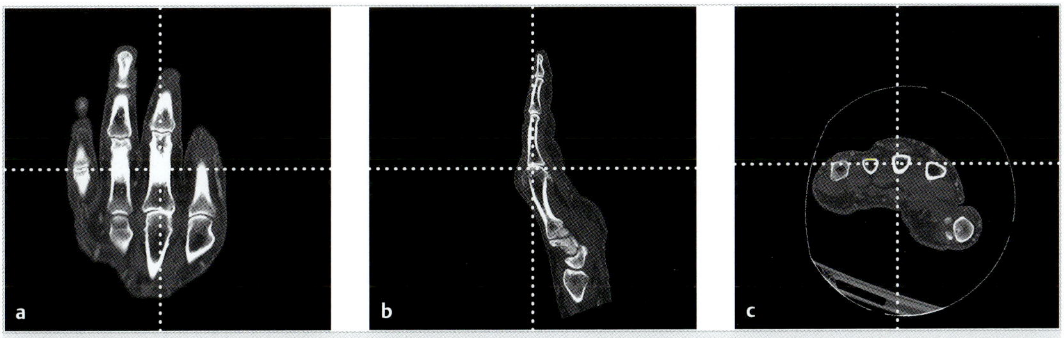

Abb. 58.9 Ausrichtung der Ebenen.
a Koronale Ebene.
b Sagittale Ebene.
c Axiale Ebene.

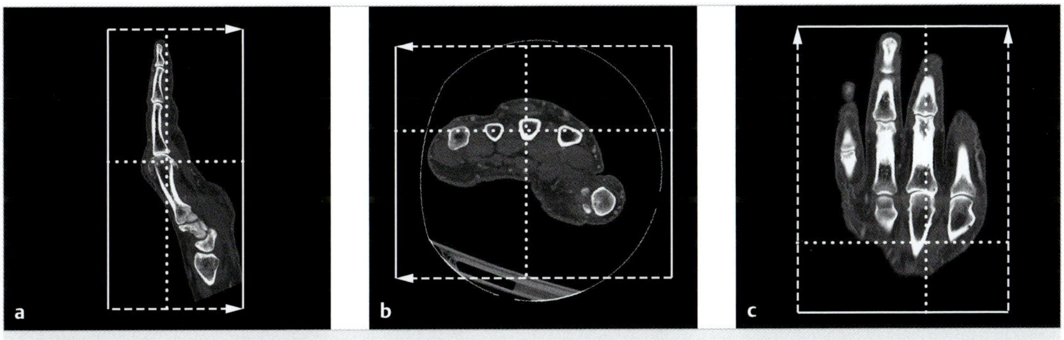

Abb. 58.10 Planung der Bildstapel.
a Rekonstruktionsbereich des koronalen Bildstapels.
b Rekonstruktionsbereich des sagittalen Bildstapels.
c Rekonstruktionsbereich des axialen Bildstapels.

Tipps

- Für eine gute Bildqualität und hohe Auflösung ist es sinnvoll, dass eine langsame Rotationsgeschwindigkeit (z. B. 1,0 s) im Protokoll hinterlegt ist (► Tab. 58.5).
- Der verwendete Pitch sollte < 1 (überlappend) sein, da die überlappende Akquisition die räumliche Auflösung der CT-Bilder verbessert und kleine Details somit besser aufgelöst werden können.
- Bei Metallimplantaten sollte die Untersuchung mit der höchsten am CT verfügbaren Röhrenspannung durchgeführt werden. Dies führt im Allgemeinen zu einer Reduktion der Metallartefakte. Bei Verfügbarkeit von speziellen Metallartefakt-Algorithmen (MAR) auf dem CT-Scanner können die Metallartefakte mit Hilfe des MAR-Rekonstruktionsalgorithmus meist deutlich reduziert werden.

Tab. 58.5 Schlüsselparameter der Scanelemente.

CT-Parameter	Empfohlene Einstellung	Grund
kollimierte Schichtdicke	0,5–0,75 mm (1 mm)	Detailerkennbarkeit
Pitch	< 1 (überlappende Akquisition)	verbesserte räumliche Auflösung
Rotationsgeschwindigkeit	0,75–1,0 s	

59 CT Beckenknochen

59.1 Vor der Untersuchung

59.1.1 Häufige Indikationen

- Z. n. Trauma
- Frakturausschluss
- degenerative Veränderungen
- V. a. Knochenmetastasen
- Kontrolle nach OP

59.1.2 Vorbereitung

Allgemein

- Voruntersuchungen und Vorbefunde prüfen.
- Patienten über die Untersuchung aufklären.
- Indikationen gezielt überprüfen: Schwangerschaft; gleiche Untersuchung unmittelbar vorher.

Patientenvorbereitung

- Untersuchungsgebiet freimachen.
- Störende Fremdkörper und Metall entfernen.

Aktiver Strahlenschutz

- Brustregion mit Bleischürze einwickeln.
- Männer: Hodenkapsel nur dann anlegen lassen, wenn sichergestellt werden kann, dass sie nicht in den zu untersuchenden Bereich hineinragt, da sonst starke Artefakte entstehen und die automatischen Röhrenstrom-Modulationen der CT-Systeme die Dosis in diesem Bereich deutlich erhöhen.

Patientenlagerung

- Rückenlage einnehmen lassen.
- Beine innenrotiert lagern (wie bei der konventionellen Röntgenaufnahme Becken a. p.).
- Arme über dem Kopf lagern (eleviert; können auch vor der Brust verschränkt werden).
- Auf bequeme Patientenlagerung achten; bei Bedarf Arme unterpolstern.
- Klettgurte anbringen.
- Tischhöhe: Seitenlaser auf Höhe Trochanter major.

Zentrierung für Übersichtsradiogramm

- Seitenlaser (Tischhöhe): Höhe Trochanter major
- Startposition Übersichtsradiogramm (Querlaser-Scanebene):
  - 4 Querfinger oberhalb des Beckenkamms (bei kraniokaudaler Scanrichtung)
  - unterhalb Sitzbein (Trochanter minor) (bei kaudokranialer Scanrichtung)

59.1.3 Untersuchungsprotokoll und Planung

Untersuchungsprotokoll in ► Tab. 59.1, ► Tab. 59.2, Planung in ► Abb. 59.1.

Patientenorientierung

- Wenn der Patient mit Kopf in Richtung Gantry gelagert wird: Head-First (Kopf voran) und Supination (Rückenlage).
- Wenn der Patient mit den Füßen in Richtung Gantry gelagert wird: Feet-First (Füße voran) und Supination (Rückenlage).

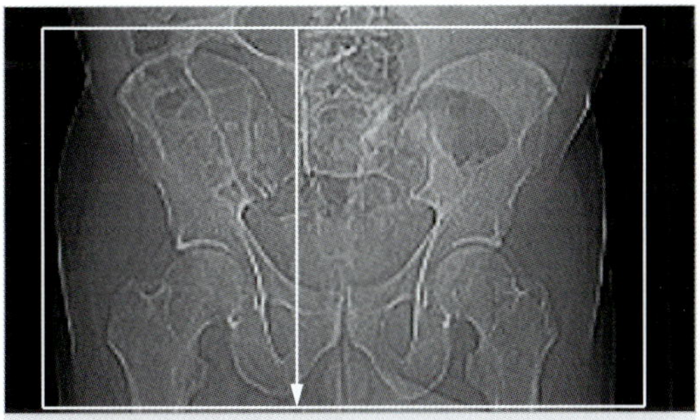

Abb. 59.1 Planung einer Beckenknochen-CT.

Tab. 59.1 Übersichtsradiogramm für die Untersuchungsplanung.

Start	Ende	Ausrichtung	Länge
4 Querfinger proximal des Beckenkamms	Trochanter minor/unterhalb Sitzbein	a. p. (und lateral)	ca. 300 mm

59.2 Untersuchungsablauf

- Nach der Untersuchungsplanung kann direkt das Scanelement gestartet werden (▶ Tab. 59.2).
- Rekonstruktionsaufträge siehe in ▶ Tab. 59.3.

Tab. 59.2 Scanelement.

Nr.	Name	Delay	Start	Ende	Scanrichtung
1	CT Becken knöchern	-	ca. 1 cm kranial der Beckenkamms	kaudal des Sitzbeins	kraniokaudal

Tab. 59.3 Rekonstruktionsaufträge.

	Rekon 1	Rekon 2	Rekon 3
Filter/Kernel	Knochen	Knochen	Weichteil
Schichtdicke	2 mm	Dünnschicht*	Dünnschicht*
Schichtabstand	2 mm	30–50 % Überlappung**	30–50 % Überlappung**
Bildfensterung	WW: 1500, WL: 500	WW: 1500, WL: 500	WW: 350, WL: 50
Hinweise	-	für Bildnachverarbeitung (MPR)	für Bildnachverarbeitung (3D-VRT)

* Mit der optionalen 3D-MPR-Software von Siemens-Geräten kann die Bildnachverarbeitung (MPR) direkt aus den Rohdaten vorgenommen werden. In diesem Fall ist eine Dünnschichtrekonstruktion nicht erforderlich.
** Bei Verwendung einer sequenziellen Scantechnik (keine Spirale) können bei den meisten Mehrschicht-CTs auch dünne Schichten rekonstruiert werden. In diesem Fall können die dünnen Schichten jedoch nicht überlappend rekonstruiert werden, sondern Schicht an Schicht. Die daraus resultierenden MPRs sind trotzdem von ausreichend guter Qualität.

59.3 Bildnachverarbeitung

Übersicht der empfohlenen Bildnachverarbeitung in ▶ Tab. 59.4 und ▶ Video 59.1.

Tab. 59.4 Bildnachverarbeitung bei Beckenknochen-CT.

Nachverarbeitungstechnik	Rekonstruktion/ Schichtebene	Verwendeter Dünnschichtdatensatz	Schichtdicke	Schichtabstand	Abbildung
Becken					
Average/Mittelwert (klassische MPR)	koronal anatomieadaptiert	Knochen	2 mm	2 mm	▶ Abb. 59.2, ▶ Abb. 59.3a, ▶ Abb. 59.10, ▶ Abb. 59.11a
	sagittal anatomieadaptiert	Knochen	2 mm	2 mm	▶ Abb. 59.2, ▶ Abb. 59.3b, ▶ Abb. 59.10, ▶ Abb. 59.11b
	axial anatomieadaptiert (nur bei suboptimaler Patientenlagerung)	Knochen	2 mm	2 mm	▶ Abb. 59.2, ▶ Abb. 59.3c, ▶ Abb. 59.10, ▶ Abb. 59.11c
3D-Volumen-Rendering	senkrechte Rotationsachse (nur bei Bedarf)	Weichteil	360°-Rotation um senkrechte Achse ca. alle 10° = ca. 36 Bilder		-

Tab. 59.4 Fortsetzung

Nachverarbeitungstechnik	Rekonstruktion/ Schichtebene	Verwendeter Dünnschichtdatensatz	Schichtdicke	Schichtabstand	Abbildung
Os sacrum					
Average/Mittelwert (klassische MPR)	koronal anatomieadaptiert	Knochen	2 mm	2 mm	► Abb. 59.4, ► Abb. 59.5a, ► Abb. 59.12, ► Abb. 59.13a
	sagittal anatomieadaptiert	Knochen	2 mm	2 mm	► Abb. 59.4, ► Abb. 59.5b, ► Abb. 59.12, ► Abb. 59.13b
	axial anatomieadaptiert	Knochen	2 mm	2 mm	► Abb. 59.4, ► Abb. 59.5c, ► Abb. 59.12, ► Abb. 59.13c
Foramen obturatum					
Average/Mittelwert (klassische MPR)	schräg koronal anatomieadaptiert	Knochen	3 mm	2 mm	► Abb. 59.6, ► Abb. 59.7, ► Abb. 59.14, ► Abb. 59.15
	schräg koronal anatomieadaptiert (virtuelles Röntgenbild)	Knochen	10 mm	2 mm	► Abb. 59.6, ► Abb. 59.7, ► Abb. 59.14, ► Abb. 59.15
Ala ossis ilii					
Average/Mittelwert (klassische MPR)	schräg koronal anatomieadaptiert	Knochen	3 mm	2 mm	► Abb. 59.8, ► Abb. 59.9, ► Abb. 59.16, ► Abb. 59.17
	schräg koronal anatomieadaptiert (virtuelles Röntgenbild)	Knochen	30 mm	2 mm	► Abb. 59.8, ► Abb. 59.9, ► Abb. 59.16, ► Abb. 59.17

59.3.1 Rekonstruktionen

Becken

Vor Erstellung der Bildstapel (▶ Abb. 59.3) ist es sehr wichtig, den Datensatz in allen Ebenen korrekt auszurichten. Zur Ausrichtung der axialen, koronalen und sagittalen Ebene sind folgende 3 Schritte durchzuführen:

1. Die koronale Ebene so einstellen, dass die Oberkanten beider Hüftköpfe sichtbar sind. Das Fadenkreuz so drehen, dass die horizontale Linie des Kreuzes die Oberkanten beider Hüftköpfe verbindet (▶ Abb. 59.2a).
2. Die axiale Ebene so einstellen, dass die Vorderkanten beider Hüftköpfe sichtbar sind. Das Fadenkreuz so drehen, dass die horizontale Linie des Kreuzes die Vorderkanten beider Hüftköpfe verbindet (▶ Abb. 59.2c).
3. Das Fadenkreuz auf der sagittalen Ebene bleibt unverändert (▶ Abb. 59.2b).

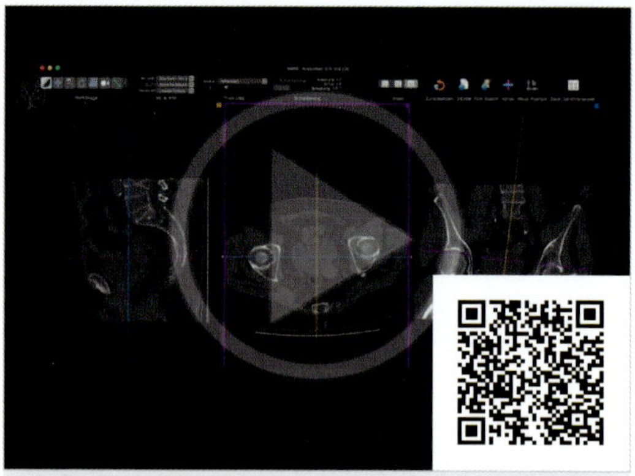

Video 59.1 Dieses Beispiel für die Bildnachverarbeitung einer knöchernen CT-Becken Untersuchung zeigt die korrekte Ausrichtung der koronalen, sagittalen und axialen Ebene sowie die Planung der Bildstapel.

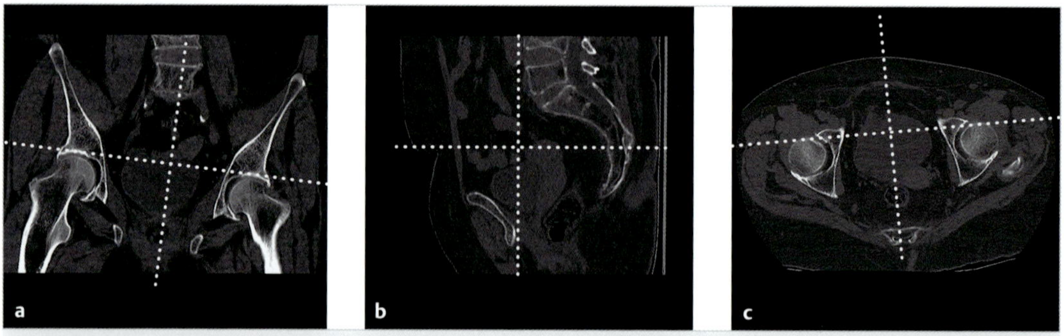

Abb. 59.2 Ausrichtung der Ebenen.
a Koronale Ebene.
b Sagittale Ebene.
c Axiale Ebene.

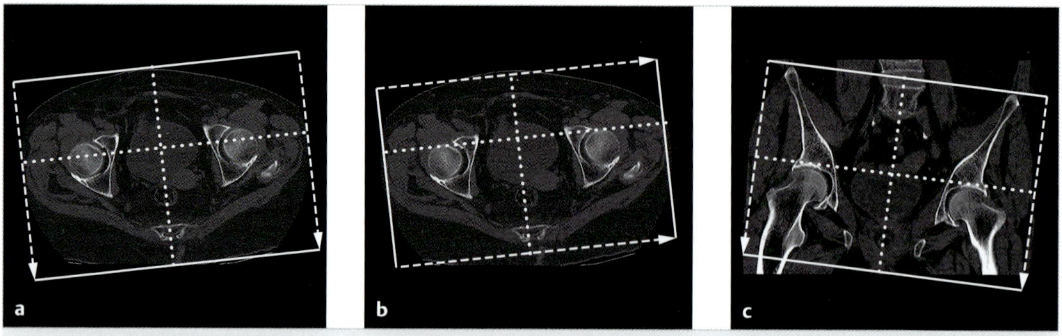

Abb. 59.3 Planung der Bildstapel.
a Rekonstruktionsbereich des koronalen Bildstapels.
b Rekonstruktionsbereich des sagittalen Bildstapels.
c Rekonstruktionsbereich des axialen Bildstapels.

Os sacrum

Vor Erstellung der Bildstapel (▶ Abb. 59.5) ist es sehr wichtig, den Datensatz in allen Ebenen korrekt auszurichten. Zur Ausrichtung der axialen, koronalen und sagittalen anatomieadaptierten Ebene sind folgende Schritte durchzuführen:

1. Die koronale Ebene so einstellen, dass die Unterkanten beider Iliosakralfugen sichtbar sind. Das Fadenkreuz so drehen, dass die horizontale Linie des Kreuzes die Unterkante beider Iliosakralfugen verbindet (▶ Abb. 59.4a).
2. Die axiale Ebene so einstellen, dass die Vorderkanten beider Iliosakralfugen sichtbar sind. Das Fadenkreuz so drehen, dass die horizontale Linie des Kreuzes die Vorderkanten beider Iliosakralfugen verbindet (▶ Abb. 59.4c).
3. Auf der sagittalen Ebene das Fadenkreuz so ausrichten, dass die vertikale Linie des Kreuzes die ventrale Kante des ersten Sakralwirbels und das untere Ende des Steißbeins verbindet (▶ Abb. 59.4b).

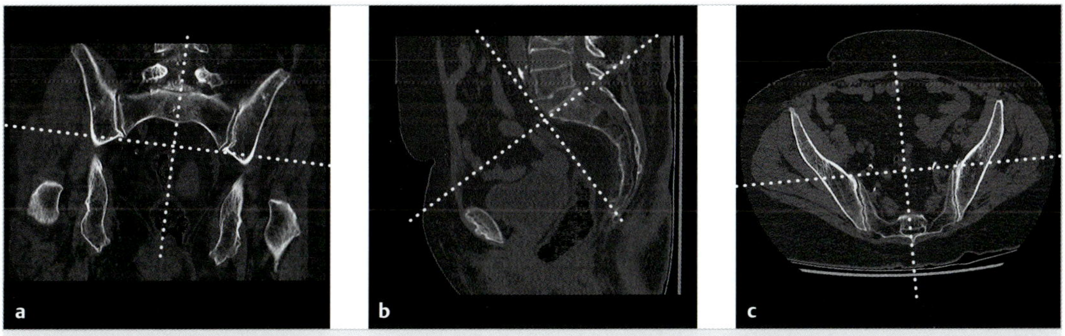

Abb. 59.4 Ausrichtung der Ebenen.
a Koronale Ebene.
b Sagittale Ebene.
c Axiale Ebene.

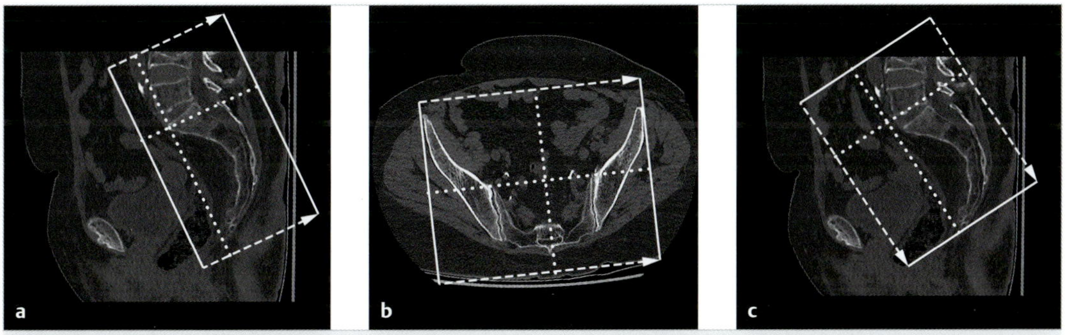

Abb. 59.5 Planung der Bildstapel.
a Rekonstruktionsbereich des koronalen Bildstapels.
b Rekonstruktionsbereich des sagittalen Bildstapels.
c Rekonstruktionsbereich des axialen Bildstapels.

Foramen obturatum schräg koronal

Vor Erstellung des Bildstapels (► Abb. 59.7) ist es sehr wichtig, den Datensatz in allen Ebenen korrekt auszurichten. Dazu sind folgende drei Schritte durchzuführen (hier am Beispiel des rechten Foramen obturatum):

1. Die axiale Ebene so einstellen, dass der Verlauf des Sitzbeins gut erkennbar ist. Das Fadenkreuz so ausrichten, dass es parallel zum Sitzbein verläuft (► Abb. 59.6c).
2. Auf der entstandenen sagittalen Ebene das Fadenkreuz so ausrichten, dass die vertikale Linie das Schambein mit dem Sitzbein verbindet (► Abb. 59.6b).
3. Ergebnisbild bei einer Schichtdicke von 10 mm (virtuelles Röntgenbild) (► Abb. 59.6a).

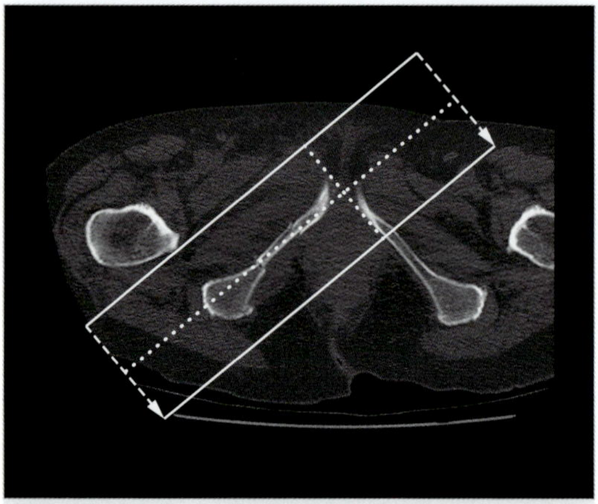

Abb. 59.7 Rekonstruktionsbereich des Bildstapels.

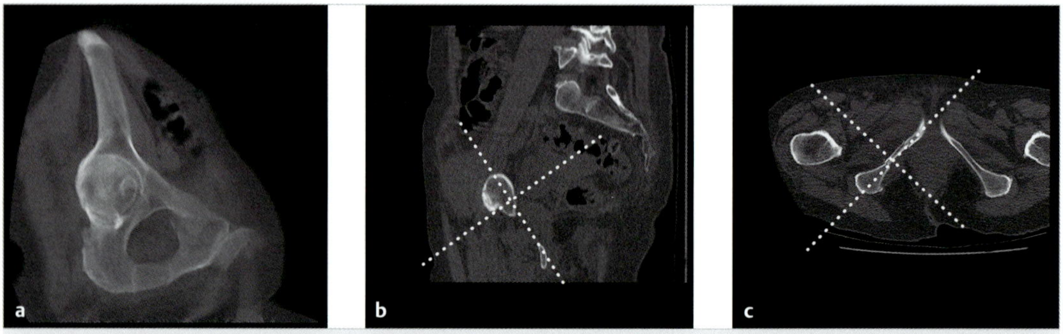

Abb. 59.6 Ausrichtung der Ebenen.
a Ergebnisbild.
b Sagittale Ebene.
c Axiale Ebene.

Ala ossis ilii

Vor Erstellung des Bildstapels (► Abb. 59.9) ist es sehr wichtig, den Datensatz in allen Ebenen korrekt auszurichten. Dazu sind folgende drei Schritte durchzuführen (hier am Beispiel der rechten Seite):

1. Die axiale Ebene so einstellen, dass der Verlauf der Darmbeinschaufel gut erkennbar ist. Das Fadenkreuz so ausrichten, dass die vertikale Linie parallel zur Darmbeinschaufel verläuft (► Abb. 59.8c).
2. Auf der entstandenen sagittalen Ebene das Fadenkreuz so ausrichten, dass die vertikale Linie ebenfalls parallel zur Darmbeinschaufel verläuft (► Abb. 59.8b).
3. Schichtdicke der MPR auf ca. 30 mm stellen. Das Ergebnis zeigt Ihnen die Ala ossis ilii (virtuelles Röntgenbild, ► Abb. 59.8a).

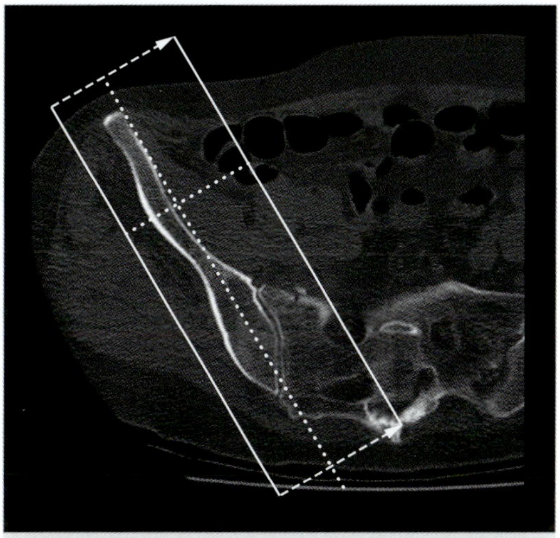

Abb. 59.9 Rekonstruktionsbereich des Bildstapels.

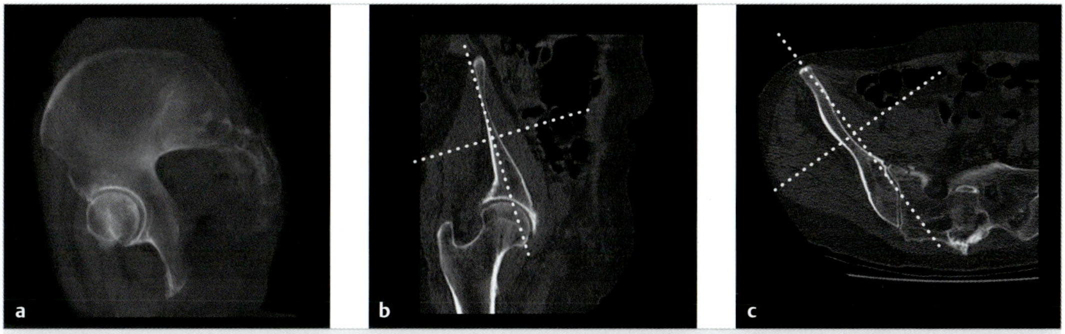

Abb. 59.8 Ausrichtung der Ebenen.
a Ergebnisbild.
b RAO.
c Axiale Ebene.

59.3.2 Bildnachverarbeitung Toshiba-adaptiert

Die Besonderheit bei der MPR-Software von Toshiba-Scannern ist, dass die Bilder gedreht werden, um sie auszurichten, und nicht – wie bei anderen MPR-Softwarelösungen – das Fadenkreuz.

Becken

Vor Erstellung der Bildstapel (▶ Abb. 59.11) ist es sehr wichtig, den Datensatz in allen Ebenen korrekt auszurichten. Zur Ausrichtung der axialen, koronalen und sagittalen Ebene sind folgende Schritte durchzuführen:

1. Die koronale Ebene so einstellen, dass die Oberkanten beider Hüftköpfe sichtbar sind. Das Bild so drehen, dass die horizontale Linie des Kreuzes die Oberkanten beider Hüftköpfe verbindet (▶ Abb. 59.10a).
2. Die axiale Ebene so einstellen, dass die Vorderkanten beider Hüftköpfe sichtbar sind. Das Bild so drehen, dass die horizontale Linie des Kreuzes die Vorderkanten beider Hüftköpfe verbindet (▶ Abb. 59.10c).
3. Die sagittale Ebene bleibt unverändert (▶ Abb. 59.10b).

Tipps

- Für eine gute Bildqualität und hohe Auflösung ist es sinnvoll, wenn eine langsame Rotationsgeschwindigkeit (z. B. 1,0 s) im Protokoll hinterlegt ist.
- Bei Metallimplantaten sollte die Untersuchung mit der höchsten am CT verfügbaren Röhrenspannung durchgeführt werden. Für eine zufriedenstellende Beurteilung von Metallimplantaten sollte bei den Rekonstruktionsaufträgen an Siemens-CTs ohne Iterative Rekonstruktion (SAFIRE), die Funktion „Erweiterte CT-Scala" aktiviert sein. Bei GE-, Philips- und Toshiba-Geräten muss keine erweiterte CT-Scala aktiviert werden, da sie immer mit dieser arbeiten.

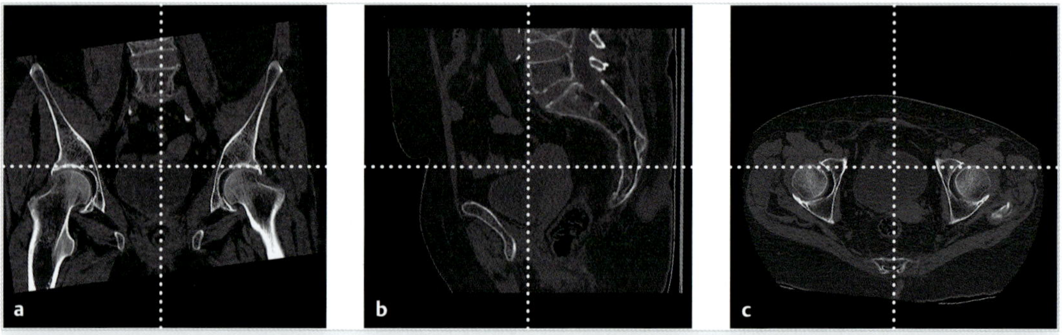

Abb. 59.10 Ausrichtung der Ebenen.
a Koronale Ebene.
b Sagittale Ebene.
c Axiale Ebene.

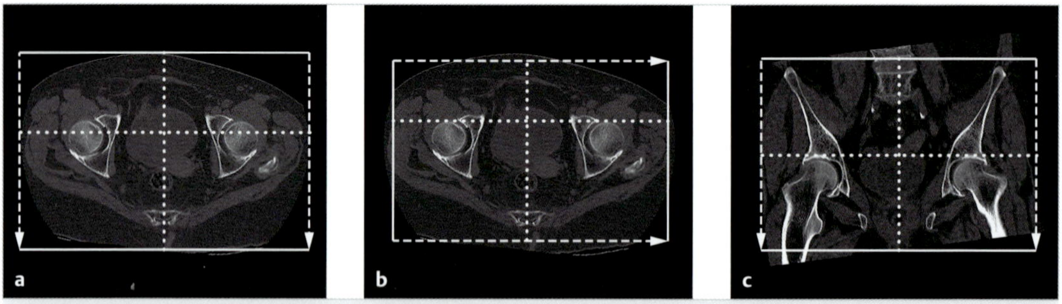

Abb. 59.11 Planung der Bildstapel.
a Rekonstruktionsbereich des koronalen Bildstapels.
b Rekonstruktionsbereich des sagittalen Bildstapels.
c Rekonstruktionsbereich des axialen Bildstapels.

Os sacrum

Vor Erstellung der Bildstapel (▶ Abb. 59.13) ist es sehr wichtig, den Datensatz in allen Ebenen korrekt auszurichten. Zur Ausrichtung der axialen, koronalen und sagittalen anatomieadaptierten Ebene sind folgende Schritte durchzuführen:

1. Die koronale Ebene so einstellen, dass die Unterkanten beider Iliosakralfugen sichtbar sind. Das Bild so drehen, dass die horizontale Linie des Kreuzes die Unterkante beider Iliosakralfugen verbindet (▶ Abb. 59.12a).
2. Die axiale Ebene so einstellen, dass die Vorderkanten beider Iliosakralfugen sichtbar sind. Das Bild so drehen, dass die horizontale Linie des Kreuzes die Vorderkanten beider Iliosakralfugen verbindet (▶ Abb. 59.12c).
3. Die sagittale Ebene so ausrichten, dass die vertikale Linie des Kreuzes die ventrale Kante des ersten Sakralwirbels und das untere Ende des Steißbeins verbindet (▶ Abb. 59.12b).

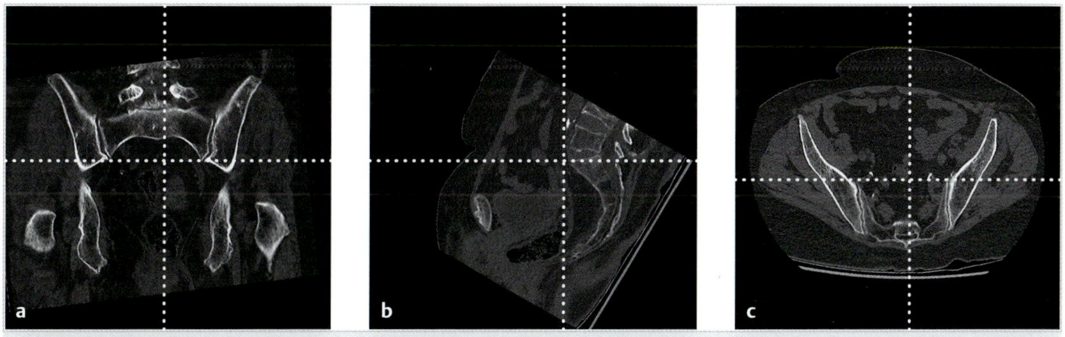

Abb. 59.12 Ausrichtung der Ebenen.
a Koronale Ebene.
b Sagittale Ebene.
c Axiale Ebene.

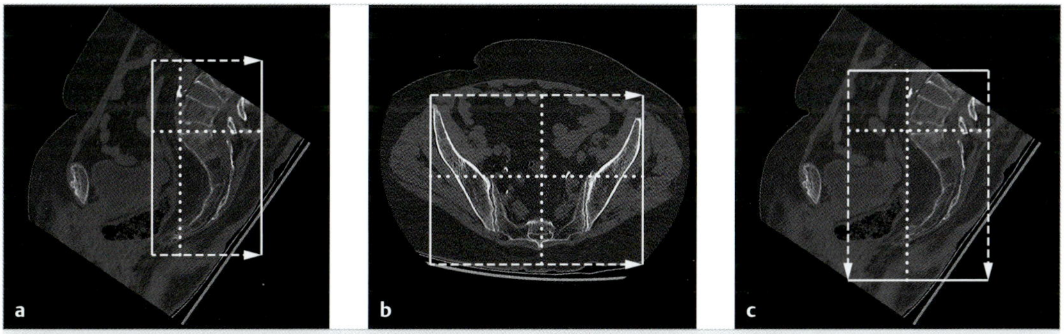

Abb. 59.13 Planung der Bildstapel.
a Rekonstruktionsbereich des koronalen Bildstapels.
b Rekonstruktionsbereich des sagittalen Bildstapels.
c Rekonstruktionsbereich des axialen Bildstapels.

Foramen obturatum schräg koronal

Vor Erstellung des Bildstapels (▶ Abb. 59.15) ist es sehr wichtig, den Datensatz in allen Ebenen korrekt auszurichten. Dazu sind folgende drei Schritte durchzuführen (hier am Beispiel des rechten Foramen obturatum):

1. Die axiale Ebene so einstellen, dass der Verlauf des Sitzbeins gut erkennbar ist. Das Fadenkreuz so ausrichten, dass es parallel zum Sitzbein verläuft (▶ Abb. 59.14c).
2. Auf der entstandenen sagittalen Ebene das Fadenkreuz so ausrichten, dass die vertikale Linie das Schambein mit dem Sitzbein verbindet (▶ Abb. 59.14b).
3. Ergebnisbild bei einer Schichtdicke von 10 mm (virtuelles Röntgenbild, ▶ Abb. 59.14a).

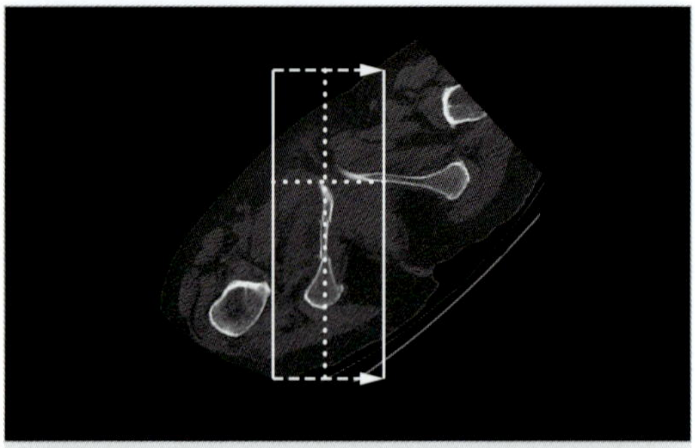

Abb. 59.15 Rekonstruktionsbereich des Bildstapels.

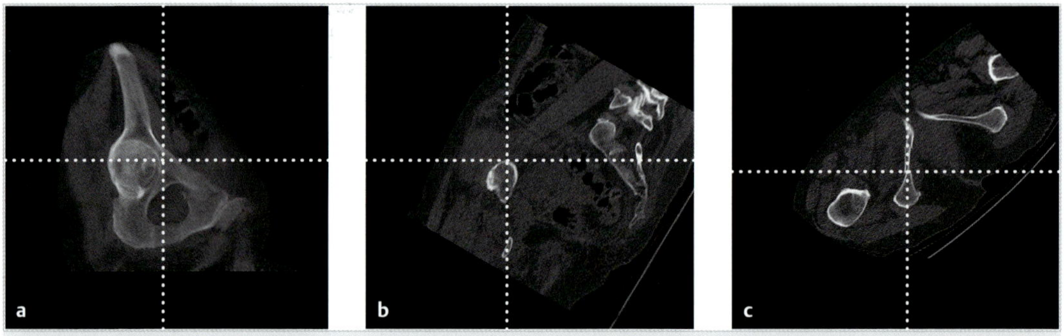

Abb. 59.14 Ausrichtung der Ebenen.
a Ergebnisbild.
b Sagittale Ebene.
c Axiale Ebene.

Ala ossis ilii

Vor Erstellung des Bildstapels (▶ Abb. 59.17) ist es sehr wichtig, den Datensatz in allen Ebenen korrekt auszurichten. Dazu sind folgende 3 Schritte durchzuführen (hier am Beispiel des rechten Seite):

1. Die axiale Ebene so einstellen, dass der Verlauf der Darmbeinschaufel gut erkennbar ist. Das Bild so drehen, dass die vertikale Linie des Fadenkreuzes parallel zur Darmbeinschaufel verläuft (▶ Abb. 59.16c).
2. Die entstandene sagittale Ebene so ausrichten, dass die vertikale Linie des Fadenkreuzes ebenfalls parallel zur Darmbeinschaufel verläuft (▶ Abb. 59.16b).
3. Ergebnisbild bei einer Schichtdicke der MPR von ca. 30 mm (virtuelles Röntgenbild, ▶ Abb. 59.16a).

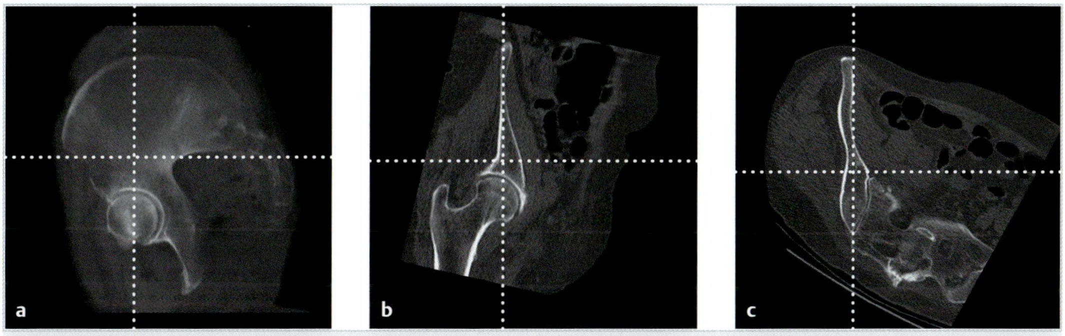

Abb. 59.16 Ausrichtung der Ebenen.
a Ergebnisbild.
b RAO.
c Axiale Ebene.

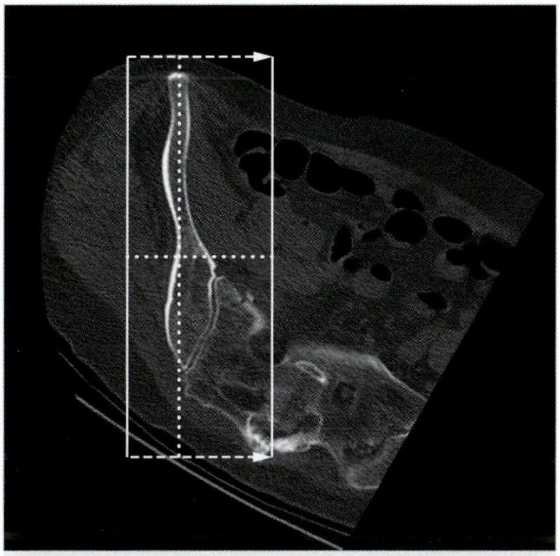

Abb. 59.17 Rekonstruktionsbereich des Bildstapels.

Tipps

- Für eine gute Bildqualität und hohe Auflösung ist es sinnvoll, dass eine langsame Rotationsgeschwindigkeit (z. B. 1,0 s) im Protokoll hinterlegt ist (▶ Tab. 59.5).
- Bei Metallimplantaten sollte die Untersuchung mit der höchsten am CT verfügbaren Röhrenspannung durchgeführt werden. Dies führt im Allgemeinen zu einer Reduktion der Metallartefakte. Bei Verfügbarkeit von speziellen Metallartefakt-Algorithmen (MAR) auf dem CT-Scanner können die Metallartefakte mit Hilfe des MAR-Rekonstruktionsalgorithmus meist deutlich reduziert werden.

Tab. 59.5 Schlüsselparameter Scanelemente.

CT Paremeter	Empfohlene Einstellung	Grund
kollimierte Schichtdicke	0,5–0,75 mm (1 mm)	Detailerkennbarkeit
Pitch	< 1 (überlappende Akquisition)	verbesserte räumliche Auflösung
Rotationsgeschwindigkeit	0,75–1,0 s	

60 CT Hüfte

60.1 Vor der Untersuchung

60.1.1 Häufige Indikationen

- Z. n. Trauma
- Frakturausschluss
- degenerative Veränderungen
- V. a. Knochenmetastasen
- Kontrolle nach OP

60.1.2 Vorbereitung

Allgemein

- Voruntersuchungen und Vorbefunde prüfen.
- Patienten über die Untersuchung aufklären.
- Abklärung von Kontraindikationen: Schwangerschaft; gleiche Untersuchung unmittelbar vorher.

Patientenvorbereitung

- Untersuchungsgebiet freimachen.
- Störende Fremdkörper und Metall entfernen.

Aktiver Strahlenschutz

- Brustregion mit Bleischürze einwickeln.

Patientenlagerung

- Rückenlage einnehmen lassen.
- Beine innenrotiert lagern (wie bei der konventionellen Röntgenaufnahme des Becken a. p.)
- Arme über dem Kopf lagern (eleviert). Sie können auch vor der Brust verschränkt werden.
- Auf bequeme Patientenlagerung achten; bei Bedarf Arme unterpolstern.
- Klettgurte anbringen.

Zentrierung für Übersichtsradiogramm

- Seitenlaser (Tischhöhe): Höhe Trochanter major
- Startposition Übersichtsradiogramm (Querlaser-Scanebene): Spina iliaca anterior superior (bei kraniokaudaler Scanrichtung)

60.1.3 Untersuchungsprotokoll und Planung

Untersuchungsprotokoll in ▶ Tab. 60.1, ▶ Tab. 60.2, Planung in ▶ Abb. 60.1.

Patientenorientierung

- Wenn der Patient mit Kopf in Richtung Gantry gelagert wird: Head-First (Kopf voran) und Supination (Rückenlage).
- Wenn der Patient mit den Füßen in Richtung Gantry gelagert wird: Feet-First (Füße voran) und Supination (Rückenlage).

Tab. 60.1 Übersichtsradiogramm für die Untersuchungsplanung.

Start	Ende	Ausrichtung	Länge
Spina iliaca anterior superior	5 cm kaudal des Trochanter minor (bzw. je nach Fragestellung)	a. p. (und lateral)	ca. 500 mm

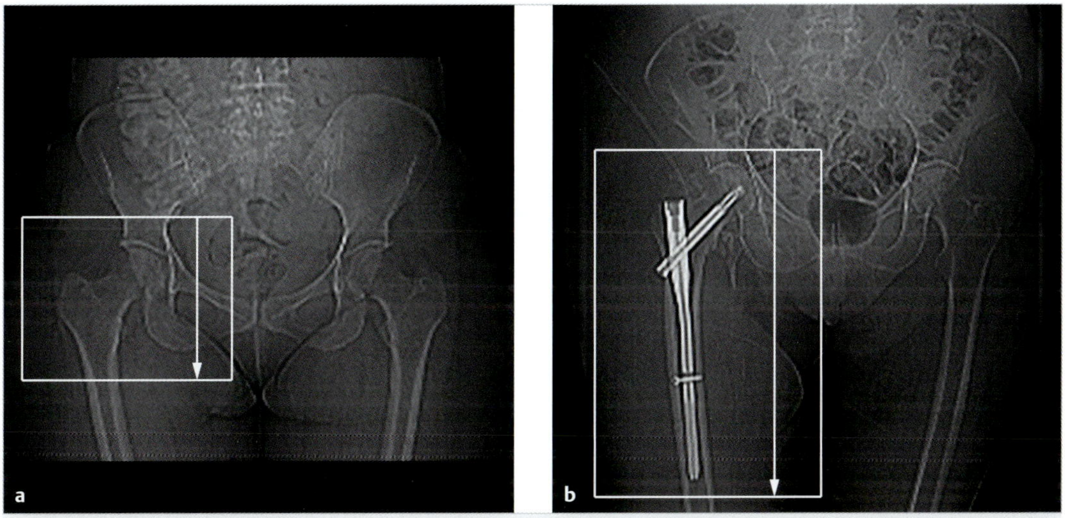

Abb. 60.1 Planung einer Hüft-CT.
a Untersuchungsplanung Hüfte.
b Untersuchungsplanung Hüfte angepasst an die Fragestellung (hier am Beispiel der rechten Hüfte; Oberschenkel Z. n. Gammanagel).

60.2 Untersuchungsablauf

- Nach der Untersuchungsplanung kann direkt das Scanelement gestartet werden (▶ Tab. 60.2).
- Rekonstruktionsaufträge siehe in ▶ Tab. 60.3.

Tab. 60.2 Scanelement.

Nr.	Name	Delay	Start	Ende	Scanrichtung
1	CT-Hüfte + Seitenangabe	-	ca. 2 cm proximal der Hüftpfanne	3 cm kaudal des Trochanter minor (bzw. je nach Fragestellung)	kraniokaudal

Tab. 60.3 Rekonstruktionsaufträge.

	Rekon 1	Rekon 2	Rekon 3
Filter/Kernel	Knochen	Knochen	Weichteil
Schichtdicke	2 mm	Dünnschicht*	Dünnschicht*
Schichtabstand	2 mm	30–50 % Überlappung**	30–50 % Überlappung**
Bildfensterung	WW: 1500, WL: 500	WW: 1500, WL: 500	WW: 350, WL: 50
Hinweise	-	für Bildnachverarbeitung (MPR)	für Bildnachverarbeitung (3D-VRT)

* Mit der optionalen 3D-MPR-Software von Siemens-Geräten kann die Bildnachverarbeitung (MPR) direkt aus den Rohdaten vorgenommen werden. In diesem Fall ist eine Dünnschichtrekonstruktion nicht erforderlich.
*** Bei Verwendung einer sequenziellen Scantechnik (keine Spirale) können bei den meisten Mehrschicht-CTs auch dünne Schichten rekonstruiert werden. In diesem Fall können die dünnen Schichten jedoch nicht überlappend rekonstruiert werden, sondern Schicht an Schicht. Die daraus resultierenden MPRs sind trotzdem von ausreichend guter Qualität.*

60.3 Bildnachverarbeitung

Übersicht der empfohlenen Bildnachverarbeitung in ▸ Tab. 60.4 und ▸ Video 60.1.

Tab. 60.4 Bildnachverarbeitung bei Hüft-CT.

Nachverarbeitungs-technik	Rekonstruktion/ Schichtebene	Verwendeter Dünn-schichtdatensatz	Schichtdicke	Schichtabstand	Abbildung
Average/Mittelwert (klassische MPR)	koronal	Knochen	2 mm	2 mm	▸ Abb. 60.2, ▸ Abb. 60.3a, ▸ Abb. 60.4, ▸ Abb. 60.5a, ▸ Abb. 60.8, ▸ Abb. 60.9a
	sagittal	Knochen	2 mm	2 mm	▸ Abb. 60.2, ▸ Abb. 60.3b, ▸ Abb. 60.4, ▸ Abb. 60.5b, ▸ Abb. 60.8, ▸ Abb. 60.9b
	axial schräg (Frage nach femoroazetabulärem Impingement)	Knochen	2 mm	2 mm	▸ Abb. 60.6, ▸ Abb. 60.7, ▸ Abb. 60.10, ▸ Abb. 60.11
3D-Volumen-Rendering	senkrechte Rotationsachse	Weichteil	360°-Rotation um senkrechte Achse ca. alle 5–0° = 36–72 Bilder		-

60.3.1 Rekonstruktionen

Wenn der Patient korrekt gelagert wurde (Beine innen rotiert), sind im Allgemeinen keine Anpassungen der einzelnen Ebenen nötig, und die Bildstapel (▸ Abb. 60.3) können ohne vorheriges Ausrichten der einzelnen Ebenen (▸ Abb. 60.2) geplant werden. Dazu sind folgende Schritte durchzuführen (hier am Beispiel der rechten Hüfte):

1. Die axiale Ebene so einstellen, dass der Hüftkopf und der Oberschenkelhals sichtbar sind. Das Fadenkreuz so drehen, dass die horizontale Linie des Kreuzes dem Verlauf des Schenkelhalses folgt (▸ Abb. 60.2c).
2. Auf der sagittalen Ebene die vertikale Linie des Fadenkreuzes dem Verlauf der Hüfte anpassen (▸ Abb. 60.2b).
3. Ergebnisbild (▸ Abb. 60.2a).

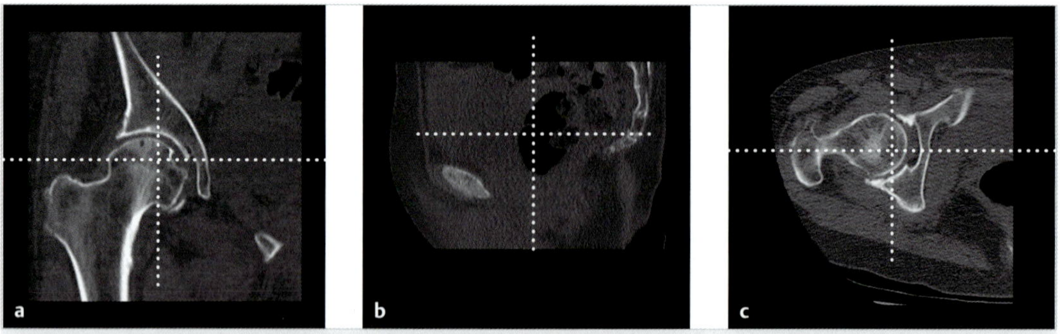

Abb. 60.2 Ausrichtung der Ebenen.
a Ergebnisbild.
b Sagittale Ebene.
c Axiale Ebene.

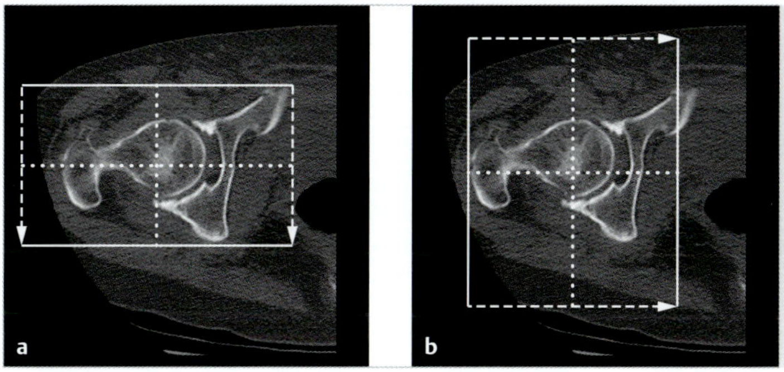

Abb. 60.3 Planung der Bildstapel.
a Rekonstruktionsbereich des koronalen Bildstapels.
b Rekonstruktionsbereich des sagittalen Bildstapels.

Bei nichtoptimaler Lagerung

Wenn sich der Patient **nicht** optimal lagern lässt (Beine **nicht** nach innen rotiert), ist es wichtig, die jeweiligen Ebenen vor der Planung der Bildstapel auszurichten (▸ Abb. 60.4, ▸ Abb. 60.5). Dazu sind folgende Schritte durchzuführen (hier am Beispiel der rechten Hüfte):

1. Die axiale Ebene so einstellen, dass der Hüftkopf und der Oberschenkelhals sichtbar sind. Das Fadenkreuz so drehen, dass die horizontale Linie des Kreuzes dem Verlauf des Schenkelhalses folgt (▸ Abb. 60.4c).
2. Auf der sagittalen Ebene die vertikale Linie des Fadenkreuzes dem Verlauf der Hüfte anpassen (▸ Abb. 60.4b).
3. Ergebnisbild (▸ Abb. 60.4a).

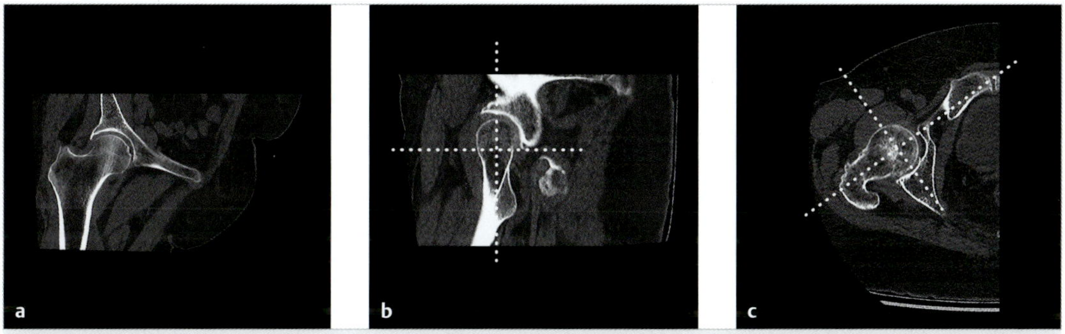

Abb. 60.4 Ausrichtung der Ebenen.
a Ergebnisbild.
b Sagittale Ebene.
c Axiale Ebene.

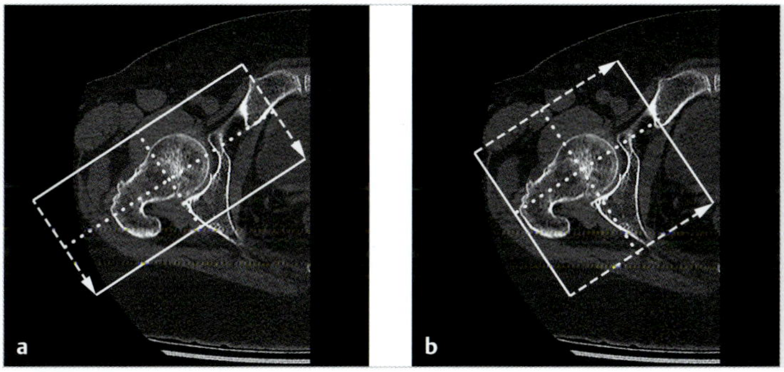

Abb. 60.5 Planung der Bildstapel.
a Rekonstruktionsbereich des koronalen Bildstapels.
b Rekonstruktionsbereich des sagittalen Bildstapels.

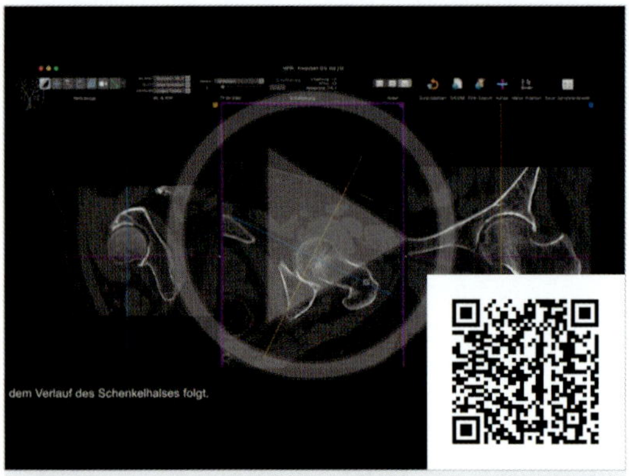

Video 60.1 Dieses Beispiel für die Bildnachverarbeitung einer CT-Untersuchung der Hüfte zeigt die korrekte Ausrichtung der koronalen, sagittalen und axialen Ebene sowie die Planung der Bildstapel.

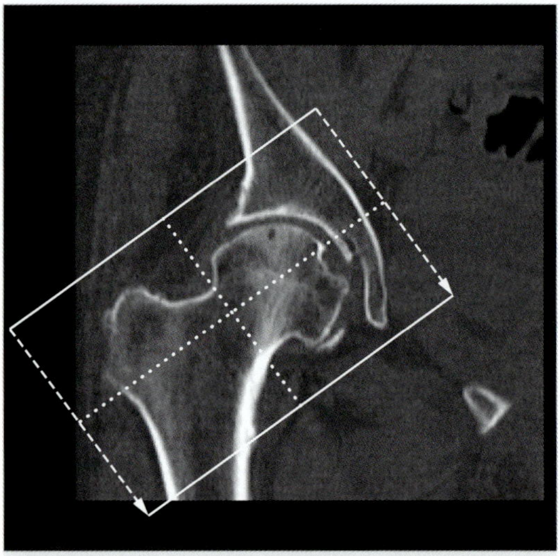

Abb. 60.7 Rekonstruktionsbereich des axial-schrägen Bildstapels (FAI: Femoroazetabuläres Impingement).

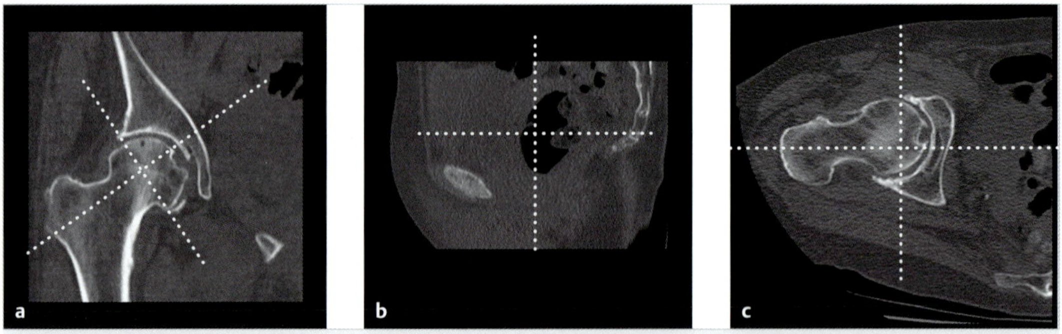

Abb. 60.6 Ausrichtung der Ebenen.
a Koronale Ebene.
b Sagittale Ebene.
c Axiale Ebene.

Hüfte axial bei V. a. femoroazetabuläres Impingement (FAI)

Vor Erstellung der Bildstapel (▶ Abb. 60.7) ist es sehr wichtig, den Datensatz in allen Ebenen korrekt auszurichten. Dazu sind folgende Schritte durchzuführen (hier am Beispiel der rechten Hüfte):

1. Die axiale Ebene so einstellen, dass der Hüftkopf und der Oberschenkelhals sichtbar sind. Das Fadenkreuz so drehen, dass die horizontale Linie des Kreuzes dem Verlauf des Schenkelhalses folgt (▶ Abb. 60.6c).
2. Auf der koronalen Ebene die horizontale Linie des Fadenkreuzes dem Verlauf des Oberschenkelhalses anpassen (▶ Abb. 60.6a).
3. Keine Anpassung nötig (▶ Abb. 60.6b).

60.3.2 Bildnachverarbeitung Toshiba-adaptiert

Die Besonderheit bei der MPR-Software von Toshiba-Scannern ist, dass die Bilder gedreht werden, um sie auszurichten, und nicht (wie bei anderen MPR-Softwarelösungen) das Fadenkreuz.

Wenn der Patient korrekt gelagert wurde (Beine innen rotiert), sind im Allgemeinen keine Anpassungen der einzelnen Ebenen nötig und die Bildstapel (▶ Abb. 60.3) können ohne vorheriges Ausrichten der einzelnen Ebenen (▶ Abb. 60.2) geplant werden.

Bei nichtoptimaler Lagerung

Wenn sich der Patient **nicht** optimal lagern lässt (Beine **nicht** nach innen rotiert), ist es wichtig, die jeweiligen Ebenen vor der Planung der Bildstapel (▶ Abb. 60.9) auszurichten (hier am Beispiel der rechten Hüfte):

1. Die axiale Ebene so einstellen, dass der Hüftkopf und der Oberschenkelhals sichtbar sind. Das Bild so drehen, dass die horizontale Linie des Kreuzes dem Verlauf des Schenkelhalses folgt (▶ Abb. 60.8c).
2. Die sagittale Ebene so drehen, dass die vertikale Linie des Fadenkreuzes parallel zur Hüfte verläuft (▶ Abb. 60.8b).
3. Ergebnisbild (▶ Abb. 60.8a).

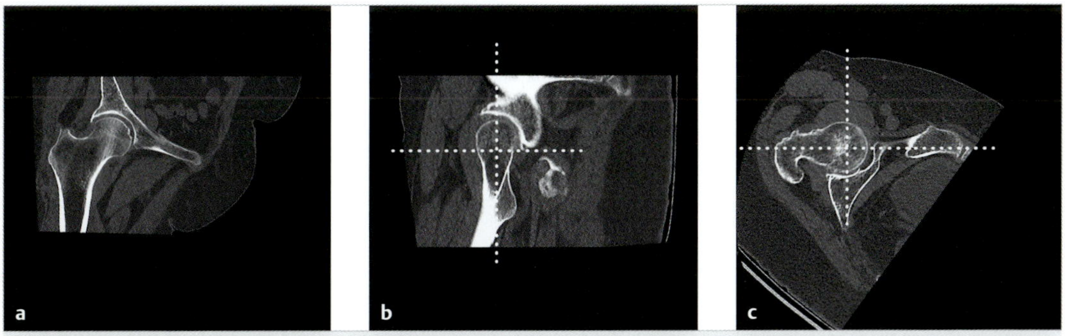

Abb. 60.8 Ausrichtung der Ebenen.
a Ergebnisbild.
b Sagittale Ebene.
c Axiale Ebene.

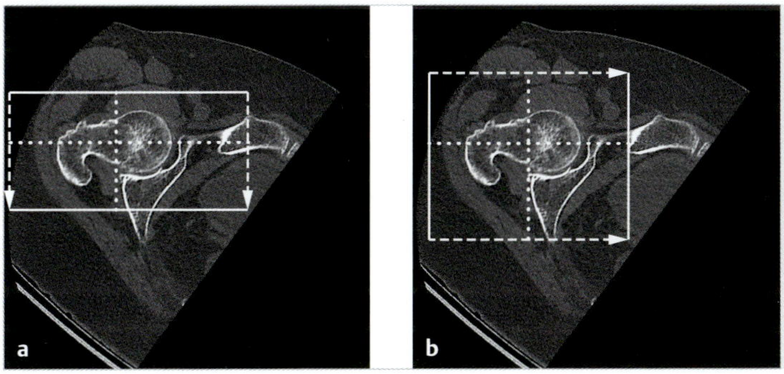

Abb. 60.9 Planung der Bildstapel.
a Rekonstruktionsbereich des koronalen Bildstapels.
b Rekonstruktionsbereich des sagittalen Bildstapels.

Hüfte axial bei V. a. femoroazetabuläres Impingement

Vor Erstellung der Bildstapel (► Abb. 60.11) ist es sehr wichtig, den Datensatz in allen Ebenen korrekt auszurichten. Dazu sind folgende Schritte durchzuführen (hier am Beispiel der rechten Hüfte):

1. Die axiale Ebene so einstellen, dass der Hüftkopf und der Oberschenkelhals sichtbar sind. Das Bild so drehen, dass die horizontale Linie des Kreuzes dem Verlauf des Schenkelhalses folgt (► Abb. 60.10c).
2. Die koronale Ebene so drehen, dass die horizontale Linie des Fadenkreuzes parallel zum Oberschenkelhals verläuft (► Abb. 60.10a).
3. Keine Anpassung nötig (► Abb. 60.10b).

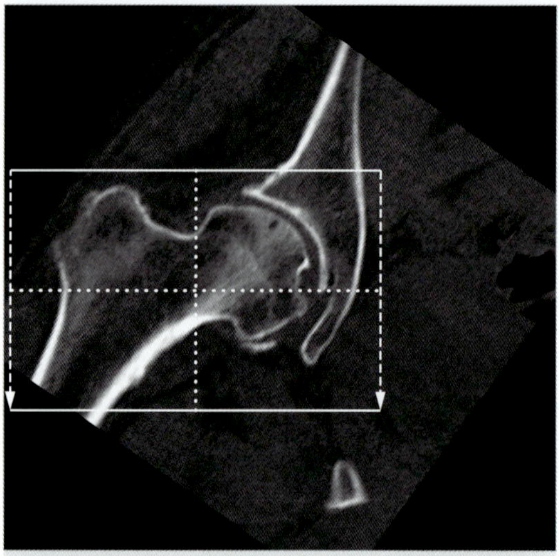

Abb. 60.11 Rekonstruktionsbereich des axial-schrägen Bildstapels (FAI: Femoroazetabuläres Impingement).

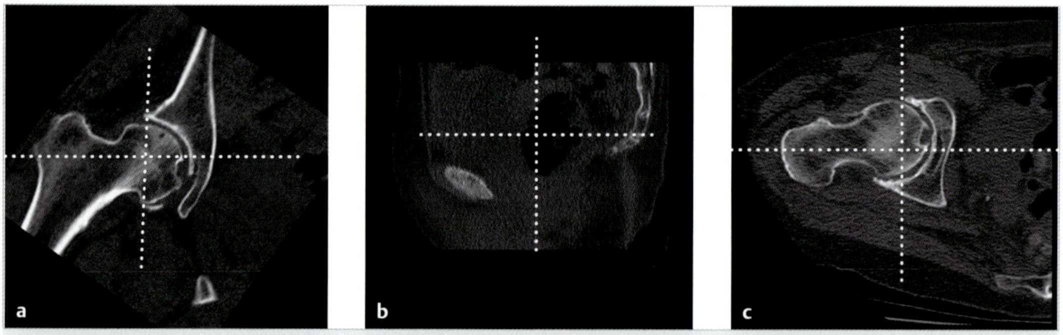

Abb. 60.10 Ausrichtung der Ebenen.
a Koronale Ebene.
b Sagittale Ebene.
c Axiale Ebene.

Tipps

- Für eine gute Bildqualität und hohe Auflösung ist es sinnvoll, wenn eine langsame Rotationsgeschwindigkeit (z. B. 1,0 s) im Protokoll hinterlegt ist (▶ Tab. 60.5).
- Bei Metallimplantaten sollte die Untersuchung mit der höchsten am CT verfügbaren Röhrenspannung durchgeführt werden. Dies führt im Allgemeinen zu einer Reduktion der Metallartefakte. Bei der Verfügbarkeit von speziellen Metallartefakt-Algorithmen (MAR) auf dem CT-Scanner können die Metallartefakte mit Hilfe des MAR-Rekonstruktionsalgorithmus meist deutlich reduziert werden.

Tab. 60.5 Schlüsselparameter der Scanelemente.

CT-Parameter	Empfohlene Einstellung	Grund
kollimierte Schichtdicke	0,5–0,75 mm (1 mm)	Detailerkennbarkeit
Pitch	< 1 (überlappende Akquisition)	verbesserte räumliche Auflösung
Rotationsgeschwindigkeit	0,75–1,0 s	

61 CT Knie

61.1 Vor der Untersuchung

61.1.1 Häufige Indikationen

- Z. n. Trauma
- Frakturausschluss
- V. a. degenerative Veränderungen
- Kontrolle nach OP

61.1.2 Vorbereitung

Allgemein

- Voruntersuchungen und Vorbefunde prüfen.
- Patienten über die Untersuchung aufklären.
- Indikationen gezielt überprüfen: Schwangerschaft; gleiche Untersuchung unmittelbar vorher

Patientenvorbereitung

- Untersuchungsgebiet freimachen.
- Störende Fremdkörper und Metall entfernen.

Aktiver Strahlenschutz

- Beckenregion bis zum Bauchnabel in Bleigummimatte einwickeln.
- Zusätzliche Bleischürze zwischen den Beinen positionieren.

Patientenlagerung

- Rückenlage einnehmen lassen; Feet-First (Füße in Richtung Gantry).
- Beide Beine ausgestreckt, nebeneinander und leicht innenrotiert lagern (▸ Abb. 61.1).
- Auf bequeme Patientenlagerung achten (Lagerungskissen, Klettgurte).

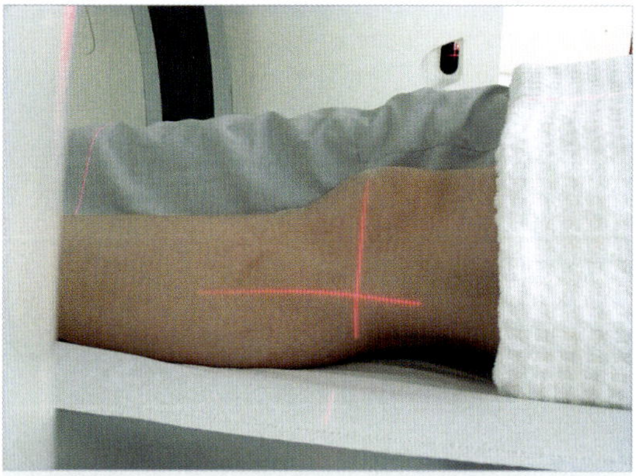

Abb. 61.1 Patientenlagerung.

Zentrierung für Übersichtsradiogramm

- Seitenlaser (Tischhöhe): seitliche Kniemitte
- Startposition Übersichtsradiogramm (Querlaser-Scanebene): 4 Querfinger proximal der Patella (bei kraniokaudaler Scanrichtung) bzw. abhängig von Fragestellung

61.1.3 Untersuchungsprotokoll und Planung

Untersuchungsprotokoll in ▸ Tab. 61.1, ▸ Tab. 61.2, Planung in ▸ Abb. 61.2.

Patientenorientierung

Feet-First (Füße voran) und Supination (Rückenlage).

Tab. 61.1 Übersichtsradiogramm für die Untersuchungsplanung.

Start	Ende	Ausrichtung	Länge
4 Querfinger proximal der Patella (abhängig von Fragestellung)	4 Querfinger distal des Kniegelenks (abhängig von Fragestellung)	a. p. (und lateral)	ca. 500 mm

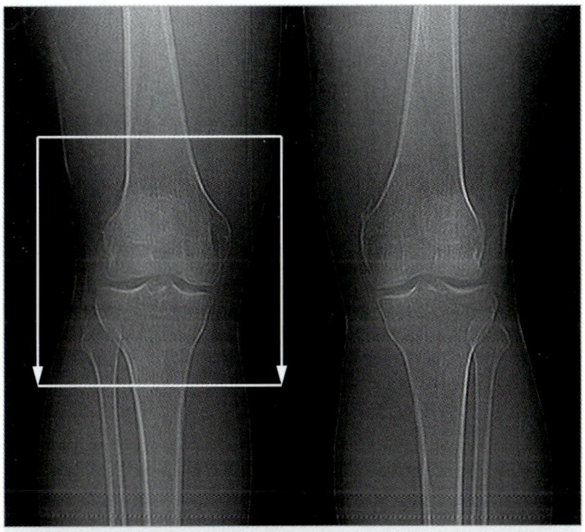

Abb. 61.2 Planung einer Knie-CT.

61.2 Untersuchungsablauf

- Nach der Untersuchungsplanung kann direkt das Scanelement gestartet werden (▶ Tab. 61.2).
- Rekonstruktionsaufträge siehe in ▶ Tab. 61.3.

Tab. 61.2 Scanelement.

Nr.	Name	Delay	Start	Ende	Scanrichtung
1	CT Knie (+ Seitenangabe)	-	ca. 2 cm proximal Patella (abhängig von der Fragestellung)	ca. 4 cm distal des Kniegelenkspalts (abhängig von der Fragestellung)	kraniokaudal

Tab. 61.3 Rekonstruktionsaufträge.

	Rekon 1	Rekon 2	Rekon 3
Filter/Kernel	Knochen	Knochen	Weichteil
Schichtdicke	2 mm	Dünnschicht*	Dünnschicht*
Schichtabstand	2 mm	30–50 % Überlappung**	30–50 % Überlappung**
Bildfensterung	WW: 1500, WL: 500	WW: 1500, WL: 500	WW: 350, WL: 50
Hinweise	-	für Bildnachverarbeitung (MPR, 3D)	

* Mit der optionalen 3D-MPR-Software von Siemens-Geräten kann die Bildnachverarbeitung (MPR) direkt aus den Rohdaten vorgenommen werden. In diesem Fall ist eine Dünnschichtrekonstruktion nicht erforderlich.
** Bei Verwendung einer sequenziellen Scantechnik (keine Spirale) können bei den meisten Mehrschicht-CTs auch dünne Schichten rekonstruiert werden. In diesem Fall können die dünnen Schichten jedoch nicht überlappend rekonstruiert werden, sondern Schicht an Schicht. Die daraus resultierenden MPRs sind trotzdem von ausreichend guter Qualität.

61.3 Bildnachverarbeitung

Übersicht der empfohlenen Bildnachverarbeitung in ▸ Tab. 61.4 und ▸ Video 61.1.

Tab. 61.4 Bildnachverarbeitung bei Knie-CT.

Nachverarbeitungstechnik	Rekonstruktion/ Schichtebene	Verwendeter Dünnschichtdatensatz	Schichtdicke	Schichtabstand	Abbildung
Average/Mittelwert (klassische MPR)	koronal anatomieadaptiert	Knochen	2 mm	2 mm	▸ Abb. 61.3, ▸ Abb. 61.4a, ▸ Abb. 61.5, ▸ Abb. 61.6a
	sagittal anatomieadaptiert	Knochen	2 mm	2 mm	▸ Abb. 61.3, ▸ Abb. 61.4b, ▸ Abb. 61.5, ▸ Abb. 61.6b
	axial anatomieadaptiert	Knochen	2 mm	2 mm	▸ Abb. 61.3, ▸ Abb. 61.4c, ▸ Abb. 61.5, ▸ Abb. 61.6c
3D-Volumen-Rendering (nur bei Bedarf)	senkrechte Rotationsachse	Weichteil	360°-Rotation um senkrechte Achse ca. alle 10° = ca. 36 Bilder		-

61.3.1 Rekonstruktionen

Vor Erstellung der Bildstapel (▸ Abb. 61.4) ist es sehr wichtig, den Datensatz in allen Ebenen korrekt auszurichten. Zur Ausrichtung der axialen, koronalen und sagittalen Ebene sind folgende 3 Schritte durchzuführen (hier am Beispiel des linken Knies):

1. In der axialen Ebene das Fadenkreuz so drehen, dass die horizontale Linie des Kreuzes parallel zu den Kondylenhinterkanten verläuft (▸ Abb. 61.3c).
2. In der koronalen Ebene das Fadenkreuz so drehen, dass die horizontale Linie des Kreuzes parallel zum Tibiaplateau verläuft (▸ Abb. 61.3b).
3. In der sagittalen Ebene das Fadenkreuz so ausrichten, dass die horizontale Linie parallel zur Gelenkfläche bzw. zur Beinachse verläuft (▸ Abb. 61.3a).

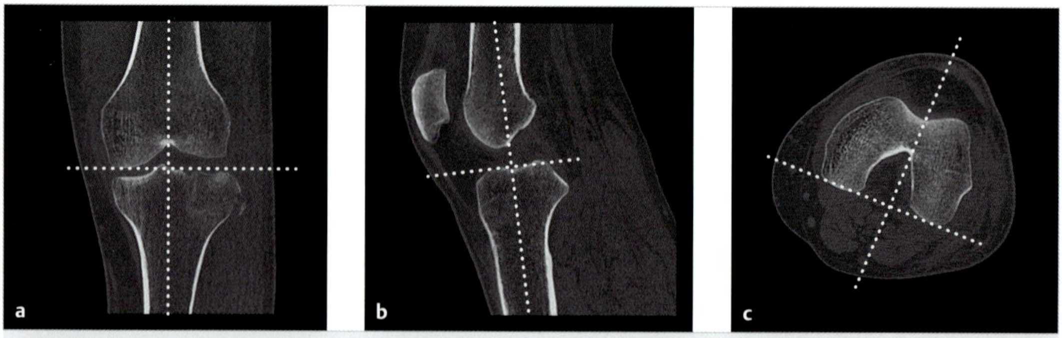

Abb. 61.3 Ausrichtung der Ebenen.
a Koronale Ebene.
b Sagittale Ebene.
c Axiale Ebene.

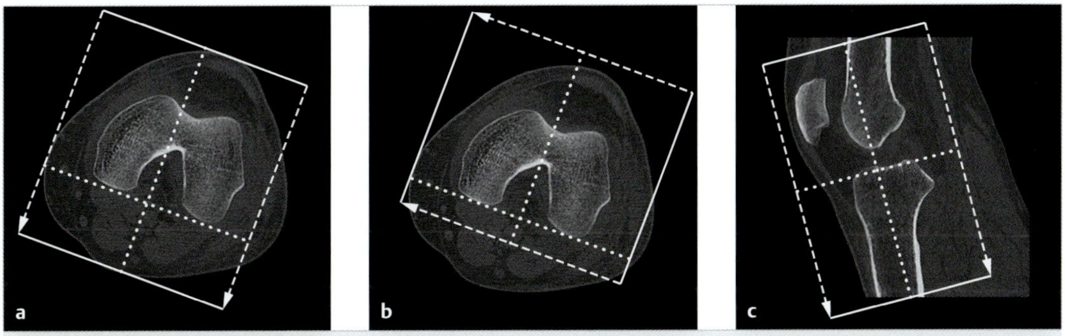

Abb. 61.4 Planung der Bildstapel.
a Rekonstruktionsbereich des koronalen Bildstapels.
b Rekonstruktionsbereich des sagittalen Bildstapels.
c Rekonstruktionsbereich des axialen Bildstapels.

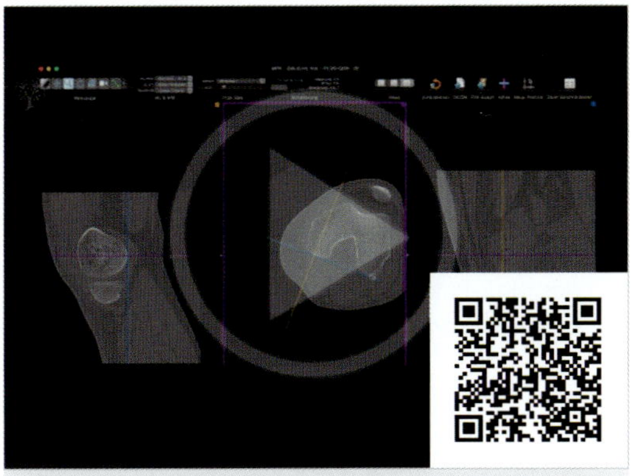

Video 61.1 Dieses Beispiel für die Bildnachverarbeitung einer Knie-CT-Untersuchung zeigt die korrekte Ausrichtung der koronalen, sagittalen und axialen Ebene sowie die Planung der Bildstapel.

61.3.2 Bildnachverarbeitung Toshiba-adaptiert

Die Besonderheit bei der MPR-Software von Toshiba-CT-Scannern ist, dass die Bilder gedreht werden, um sie auszurichten, und nicht (wie bei anderen MPR-Softwarelösungen) das Fadenkreuz.

Vor Erstellung der Bildstapel (▶ Abb. 61.6) ist es sehr wichtig, den Datensatz in allen Ebenen korrekt auszurichten. Zur Ausrichtung der axialen, koronalen und sagittalen Ebene sind folgende 3 Schritte durchzuführen (hier am Beispiel des linken Knies):

1. Die axiale Ebene so drehen, dass die horizontale Linie des Fadenkreuzes parallel zu den Kondylenhinterkanten verläuft (▶ Abb. 61.5c).
2. Die koronalen Ebene so drehen, dass die horizontale Linie des Fadenkreuzes parallel zum Tibiaplateau verläuft (▶ Abb. 61.5a).

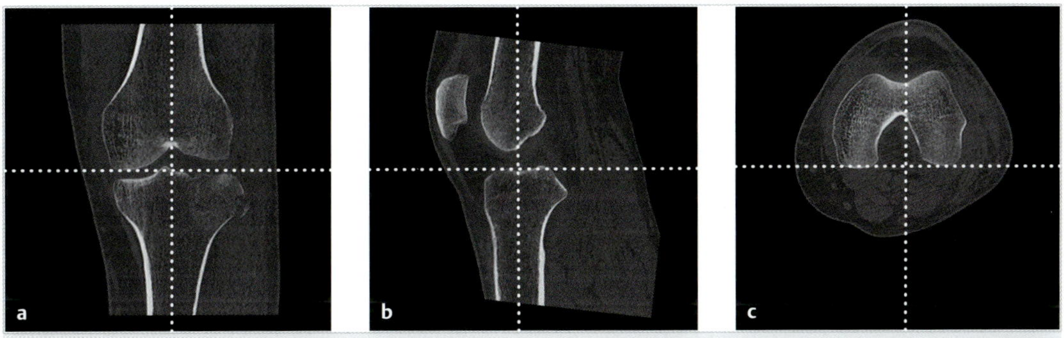

Abb. 61.5 Ausrichtung der Ebenen.
a Koronale Ebene.
b Sagittale Ebene.
c Axiale Ebene.

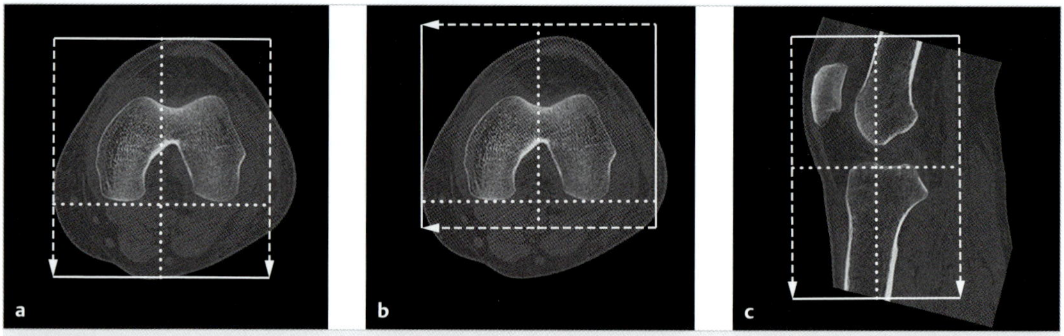

Abb. 61.6 Planung der Bildstapel.
a Rekonstruktionsbereich des koronalen Bildstapels.
b Rekonstruktionsbereich des sagittalen Bildstapels.
c Rekonstruktionsbereich des axialen Bildstapels.

3. Die sagittale Ebene so ausrichten, dass die horizontale Linie des Fadenkreuzes parallel zur Gelenkfläche bzw. zur Beinachse verläuft (▸ Abb. 61.5b).

Tipps

- Für eine gute Bildqualität und hohe Auflösung ist es sinnvoll, wenn eine langsame Rotationsgeschwindigkeit (z. B. 1,0 s) im Protokoll hinterlegt ist (▸ Tab. 61.5).
- Bei Metallimplantaten sollte die Untersuchung mit der höchsten am CT verfügbaren Röhrenspannung durchgeführt werden. Dies führt im Allgemeinen zu einer Reduktion der Metallartefakte. Bei Verfügbarkeit von speziellen Metallartefakt-Algorithmen (MAR) auf dem CT-Scanner können die Metallartefakte mit Hilfe des MAR-Rekonstruktionsalgorithmus meist deutlich reduziert werden.

Tab. 61.5 Schlüsselparameter der Scanelemente.

CT-Parameter	Empfohlene Einstellung	Grund
kollimierte Schichtdicke	0,5–0,75 mm (1 mm)	Detailerkennbarkeit
Pitch	< 1 (überlappende Akquisition)	verbesserte räumliche Auflösung
Rotationsgeschwindigkeit	0,75–1,0 s	

62 CT oberes Sprunggelenk (OSG)

62.1 Vor der Untersuchung

62.1.1 Häufige Indikationen

- Z. n. Trauma
- Frakturausschluss
- degenerative Veränderungen
- Kontrolle nach OP

62.1.2 Vorbereitung

Allgemein

- Voruntersuchungen und Vorbefunde prüfen.
- Patienten über die Untersuchung aufklären.
- Indikationen gezielt überprüfen: Schwangerschaft; gleiche Untersuchung unmittelbar vorher.

Patientenvorbereitung

- Untersuchungsgebiet freimachen.
- Störende Fremdkörper und Metall entfernen.

Aktiver Strahlenschutz

- Beckenregion bis zum Bauchnabel in Bleigummimatte einwickeln.
- Zusätzliche Bleischürze zwischen den Beinen positionieren.

Patientenlagerung

- Rückenlage einnehmen lassen; Feet-First (Füße in Richtung Gantry)
- Die Schädelhalterung eignet sich sehr gut für die Lagerung des Fußes. Der Fuß lässt sich darin sehr gut fixieren und stabil lagern (▶ Abb. 62.1).
- Zu untersuchendes Bein ausgestreckt lagern.
- OSG leicht innen rotiert in Tischmitte positionieren (Isozentrum).
- Fußspitzen anziehen lassen.
- Großes Kopfkeilkissen der Schädelhalterung so positionieren, dass es gegen die Fußsohle drückt.
- Anderes Bein anwinkeln, damit sich der Fuß nicht im Untersuchungsbereich befindet.
- Wenn dies nicht möglich ist, beide Beine ausgestreckt lagern.
- Auf bequeme Patientenlagerung achten (Lagerungskissen, Klettgurte).

Zentrierung für Übersichtsradiogramm

- Seitenlaser (Tischhöhe): seitliche OSG-Mitte
- Startposition Übersichtsradiogramm (Querlaser-Scanebene):
  - 4 Querfinger proximal des OSG (bei kraniokaudaler Scanrichtung) bzw. abhängig von der Fragestellung
  - unterhalb der Fußsohle (bei kaudokranialer Scanrichtung)

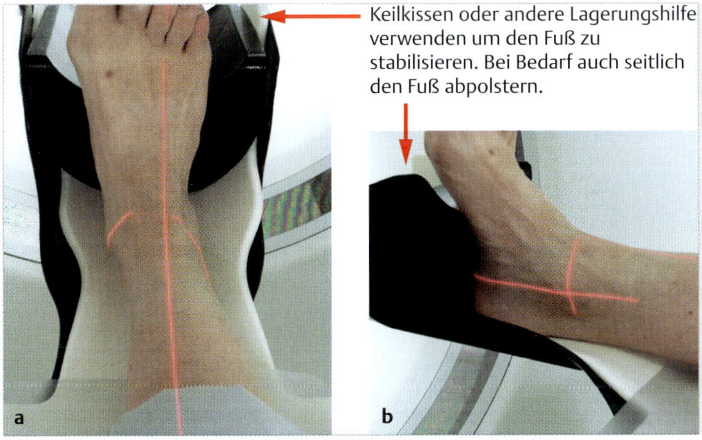

Abb. 62.1 Patientenlagerung.
a Isozentrische Lagerung des OSG – Mittellaser auf Mitte OSG.
b Isozentrische Lagerung des OSG – seitlicher Laser auf seitliche OSG-Mitte.

62.1.3 Untersuchungsprotokoll und Planung

Untersuchungsprotokoll in ▶ Tab. 62.1, ▶ Tab. 62.2, Planung in ▶ Abb. 62.2.

Patientenorientierung

Feet-First (Füße voran) und Supination (Rückenlage).

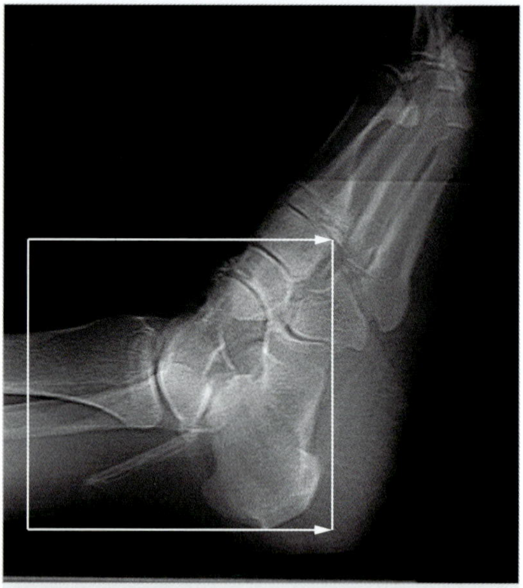

Abb. 62.2 Planung einer CT des oberen Sprunggelenks.

Tab. 62.1 Übersichtsradiogramm für die Untersuchungsplanung.

Start	Ende	Ausrichtung	Länge
4 Querfinger proximal des OSG (abhängig von Fragestellung)	Fußsohle	lateral (und a. p.)	ca. 250 mm

62.2 Untersuchungsablauf

- Nach der Untersuchungsplanung kann direkt das Scanelement gestartet werden (▶ Tab. 62.2).
- Rekonstruktionsaufträge siehe in ▶ Tab. 62.3.

Tab. 62.2 Scanelement.

Nr.	Name	Delay	Start	Ende	Scanrichtung
1	CT OSG (+ Seitenangabe)	-	ca. 4 cm proximal des OSG-Gelenkspalts (abhängig von der Fragestellung)	unterhalb Fersenbein	kraniokaudal

Tab. 62.3 Rekonstruktionsaufträge.

	Rekon 1	Rekon 2
Filter/Kernel	Knochen	Weichteil
Schichtdicke	Dünnschicht*	Dünnschicht*
Schichtabstand	30–50 % Überlappung**	30–50 % Überlappung**
Bildfensterung	WW: 1500, WL: 500	WW: 350, WL: 50
Hinweise	für MPR	für 3D-VRT

* Mit der optionalen 3D-MPR-Software von Siemens-Geräten kann die Bildnachverarbeitung (MPR) direkt aus den Rohdaten vorgenommen werden. In diesem Fall ist eine Dünnschichtrekonstruktion nicht erforderlich.
** Bei Verwendung einer sequenziellen Scantechnik (keine Spirale) können bei den meisten Mehrschicht-CTs auch dünne Schichten rekonstruiert werden. In diesem Fall können die dünnen Schichten jedoch nicht überlappend rekonstruiert werden, sondern Schicht an Schicht. Die daraus resultierenden MPRs sind trotzdem von ausreichend guter Qualität.

62.3 Bildnachverarbeitung

Übersicht der empfohlenen Bildnachverarbeitung in ▶ Tab. 62.4 und ▶ Video 62.1.

Tab. 62.4 Bildnachverarbeitung bei CT des oberen Sprunggelenks.

Nachverarbeitungstechnik	Rekonstruktion/Schichtebene	Verwendeter Dünnschichtdatensatz	Schichtdicke	Schichtabstand	Abbildung
Average/Mittelwert (klassische MPR)	koronal anatomieadaptiert	Knochen	2 mm	2 mm	▶ Abb. 62.3, ▶ Abb. 62.4a, ▶ Abb. 62.5, ▶ Abb. 62.6a
	sagittal anatomieadaptiert	Knochen	2 mm	2 mm	▶ Abb. 62.3, ▶ Abb. 62.4b, ▶ Abb. 62.5, ▶ Abb. 62.6b
	axial anatomieadaptiert	Knochen	2 mm	2 mm	▶ Abb. 62.3, ▶ Abb. 62.4c, ▶ Abb. 62.5, ▶ Abb. 62.6c
3D-Volumen-Rendering (nur bei Bedarf)	senkrechte Rotationsachse	Weichteil	360°-Rotation um senkrechte Achse ca. alle 10° = ca. 36 Bilder		-

62.3.1 Rekonstruktionen

Vor Erstellung der Bildstapel (▶ Abb. 62.4) ist es sehr wichtig, den Datensatz in allen Ebenen korrekt auszurichten. Zur Ausrichtung der axialen, koronalen und sagittalen Ebene sind folgende 3 Schritte durchzuführen (hier am Beispiel des rechten OSG):

1. Die axiale Ebene so einstellen, dass die Malleolengabel sichtbar ist. Das Fadenkreuz so drehen, dass die horizontale Linie des Kreuzes durch die Mitte beider Malleoli verläuft (▶ Abb. 62.3c).
2. In der sagittalen Ebene das Fadenkreuz so ausrichten, dass die vertikale Linie parallel zum Unterschenkel verläuft (▶ Abb. 62.3b).
3. In der koronale Ebene das Fadenkreuz so ausrichten, dass die horizontale Linie parallel zur Gelenkfläche (Talusoberkante) verläuft (▶ Abb. 62.3a).

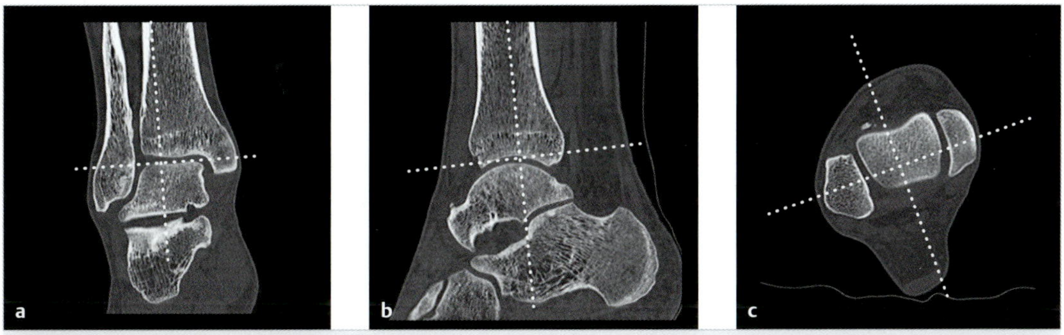

Abb. 62.3 Ausrichtung der Ebenen.
a Koronale Ebene.
b Sagittale Ebene.
c Axiale Ebene.

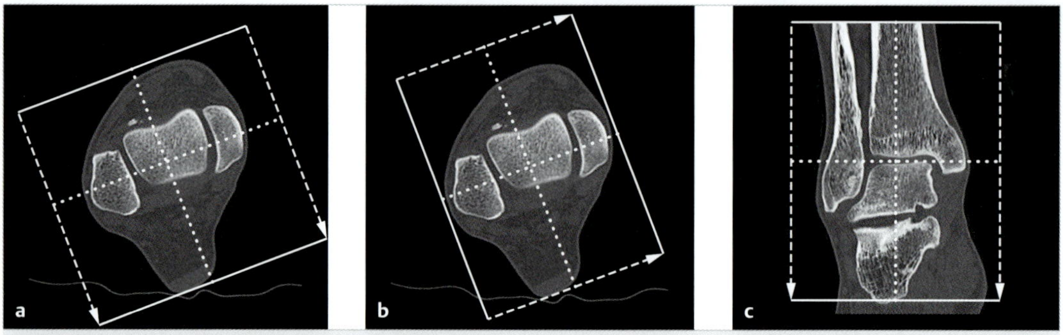

Abb. 62.4 Planung der Bildstapel.
a Rekonstruktionsbereich des koronalen Bildstapels.
b Rekonstruktionsbereich des sagittalen Bildstapels.
c Rekonstruktionsbereich des axialen Bildstapels.

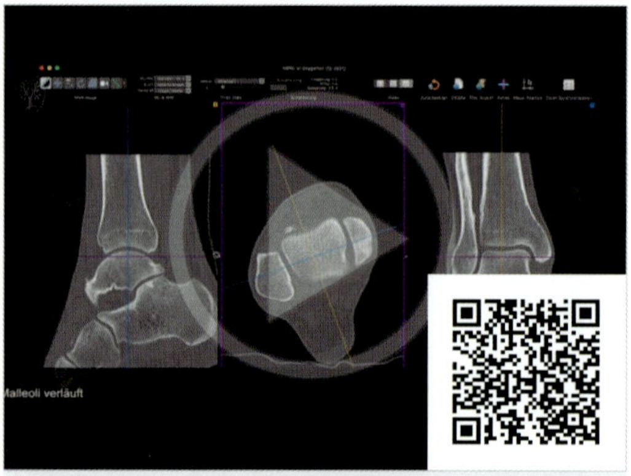

Video 62.1 Dieses Beispiel für die Bildnachverarbeitung einer OSG-CT- Untersuchung zeigt die korrekte Ausrichtung der koronalen, sagittalen und axialen Ebene sowie die Planung der Bildstapel

62.3.2 Bildnachverarbeitung Toshiba-adaptiert

Die Besonderheit bei der MPR-Software von Toshiba-Scannern ist, dass die Bilder gedreht werden, um sie auszurichten, und nicht (wie bei anderen MPR-Softwarelösungen) das Fadenkreuz.

Vor Erstellung der Bildstapel (▸ Abb. 62.6) ist es sehr wichtig, den Datensatz in allen Ebenen korrekt auszurichten. Zur Ausrichtung der axialen, koronalen und sagittalen Ebene sind folgende 3 Schritte durchzuführen (hier am Beispiel des rechten OSG):

1. Die axiale Ebene so einstellen, dass die Malleolengabel sichtbar ist. Das Bild so drehen, dass die horizontale Linie des Kreuzes durch die Mitte beider Malleoli verläuft (▸ Abb. 62.5c).

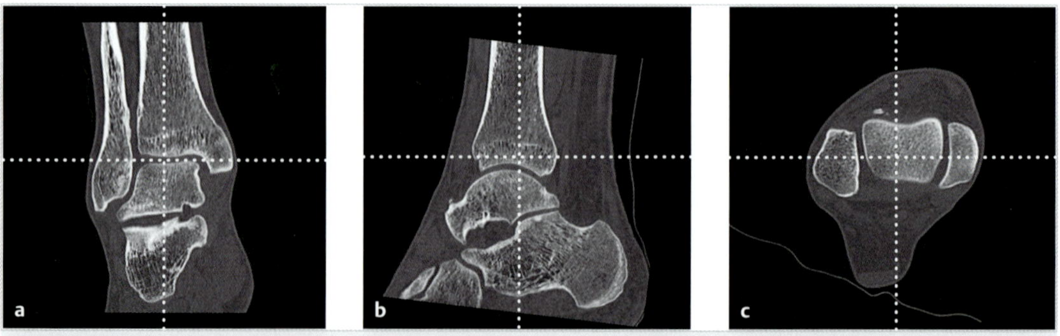

Abb. 62.5 Ausrichtung der Ebenen.
a Koronale Ebene.
b Sagittale Ebene.
c Axiale Ebene.

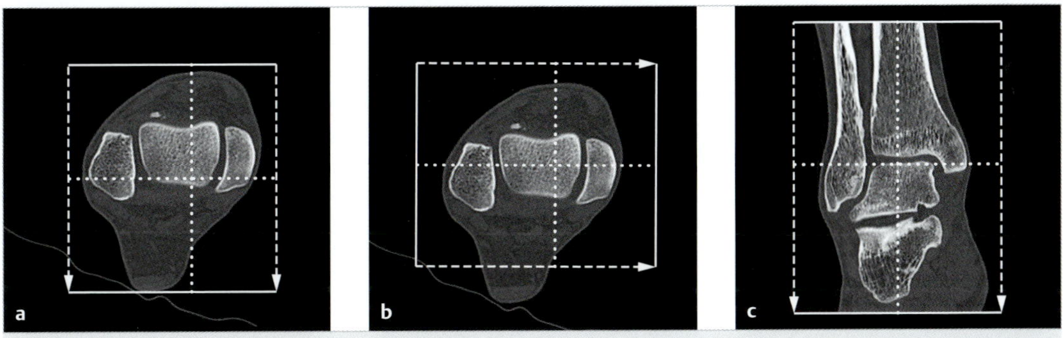

Abb. 62.6 Planung der Bildstapel.
a Rekonstruktionsbereich des koronalen Bildstapels.
b Rekonstruktionsbereich des sagittalen Bildstapels.
c Rekonstruktionsbereich des axialen Bildstapels.

2. Die sagittale Ebene so ausrichten, dass die vertikale Linie parallel zum Unterschenkel verläuft (▶ Abb. 62.5b).
3. Die koronale Ebene so ausrichten, dass die horizontale Linie parallel zur Gelenkfläche (Talusoberkante) verläuft (▶ Abb. 62.5a).

Tipps

- Für eine gute Bildqualität und hohe Auflösung ist es sinnvoll, wenn eine langsame Rotationsgeschwindigkeit (z. B. 1,0 s) im Protokoll hinterlegt ist (▶ Tab. 62.5).
- Der verwendete Pitch sollte < 1 (überlappend) sein, da die überlappende Akquisition die räumliche Auflösung der CT-Bilder verbessert und kleine Details somit besser aufgelöst werden können.
- Bei Metallimplantaten sollte die Untersuchung mit der höchsten am CT verfügbaren Röhrenspannung durchgeführt werden. Dies führt im Allgemeinen zu einer Reduktion der Metallartefakte. Bei Verfügbarkeit von speziellen Metallartefakt-Algorithmen (MAR) auf dem CT-Scanner können die Metallartefakte mit Hilfe des MAR-Rekonstruktionsalgorithmus meist deutlich reduziert werden.

Tab. 62.5 Schlüsselparameter der Scanelemente.

CT-Parameter	Empfohlene Einstellung	Grund
kollimierte Schichtdicke	0,5–0,75 mm (1 mm)	Detailerkennbarkeit
Pitch	< 1 (überlappende Akquisition)	verbesserte räumliche Auflösung
Rotationsgeschwindigkeit	0,75–1,0 s	

63 CT Kalkaneus

63.1 Vor der Untersuchung

63.1.1 Häufige Indikationen

- Z. n. Trauma
- Frakturausschluss
- V. a. degenerative Veränderungen
- Kontrolle nach OP

63.1.2 Vorbereitung

Allgemein

- Voruntersuchungen und Vorbefunde prüfen.
- Patienten über die Untersuchung aufklären.
- Indikationen gezielt überprüfen: Schwangerschaft; gleiche Untersuchung unmittelbar vorher.

Patientenvorbereitung

- Untersuchungsgebiet freimachen.
- Störende Fremdkörper und Metall entfernen.

Aktiver Strahlenschutz

- Beckenregion bis zum Bauchnabel in Bleigummimatte einwickeln.
- Zusätzliche Bleischürze zwischen den Beinen positionieren.

Patientenlagerung

- Rückenlage einnehmen lassen: Feet-First (Füße in Richtung Gantry).
- Die Schädelhalterung eignet sich sehr gut für die Lagerung des Fußes. Der Fuß lässt sich darin sehr gut fixieren und stabil lagern (▶ Abb. 63.1).
- Zu untersuchendes Bein ausgestreckt lagern.
- OSG leicht innen rotiert in Tischmitte positionieren (Isozentrum).
- Fußspitzen anziehen lassen.
- Großes Kopfkeilkissen der Schädelhalterung so positionieren, dass es gegen die Fußsohle drückt.
- Anderes Bein anwinkeln, damit sich der Fuß nicht im Untersuchungsbereich befindet.
- Wenn dies nicht möglich ist, beide Beine ausgestreckt lagern.
- Auf bequeme Patientenlagerung achten (Lagerungskissen, Klettgurte).

Zentrierung für Übersichtsradiogramm

- Seitenlaser (Tischhöhe): seitliche OSG-Mitte
- Startposition Übersichtsradiogramm (Querlaser-Scanebene):
  - 4 Querfinger proximal des OSG (bei kraniokaudaler Scanrichtung) bzw. abhängig von Fragestellung
  - unterhalb der Fußsohle (bei kaudokranialer Scanrichtung)

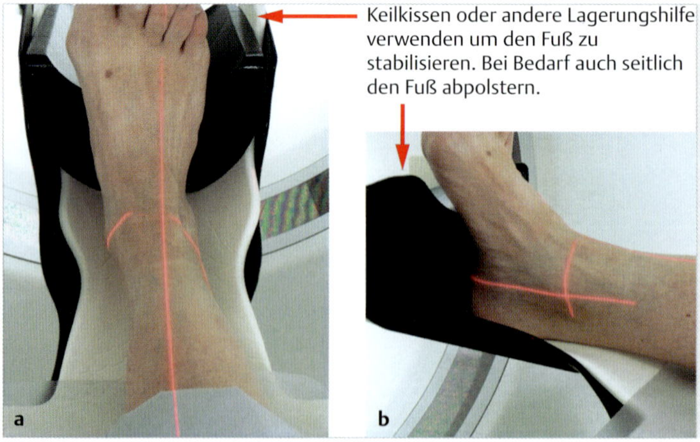

Abb. 63.1 Patientenlagerung.
a Isozentrische Lagerung.
b Seitlicher Laser auf seitliche OSG Mitte.

63.1.3 Untersuchungsprotokoll und Planung

Untersuchungsprotokoll in ▶ Tab. 63.1, ▶ Tab. 63.2, Planung ▶ Abb. 63.2.

Patientenorientierung

Feet-First (Füße voran) und Supination (Rückenlage).

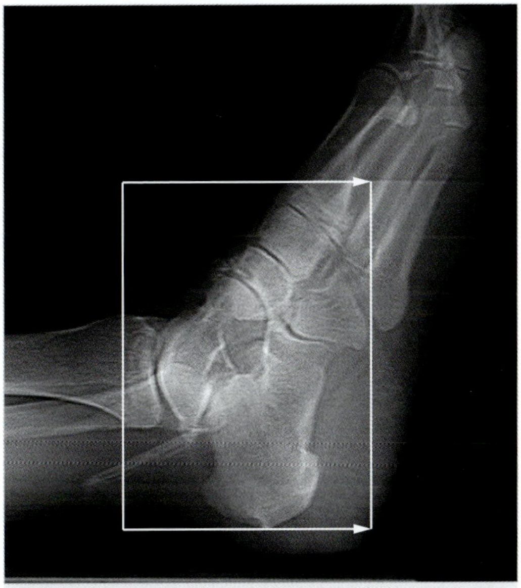

Abb. 63.2 Planung einer Kalkaneus-CT.

Tab. 63.1 Übersichtsradiogramm für die Untersuchungsplanung.

Start	Ende	Ausrichtung	Länge
4 Querfinger proximal des OSG (abhängig von Fragestellung)	Fußsohle	lateral (und a. p.)	ca. 250 mm

63.2 Untersuchungsablauf

- Nach der Untersuchungsplanung kann direkt das Scanelement gestartet werden (▶ Tab. 63.2).
- Rekonstruktionsaufträge siehe in ▶ Tab. 63.3.

Tab. 63.2 Scanelement.

Nr.	Name	Delay	Start	Ende	Scanrichtung
1	CT Kalkaneus (+ Seitenangabe)	-	ca. 2 cm proximal des OSG-Gelenkspalts	distal des Kalkaneus	kraniokaudal

Tab. 63.3 Rekonstruktionsaufträge.

	Rekon 1	Rekon 2
Filter/Kernel	Knochen	Weichteil
Schichtdicke	Dünnschicht*	Dünnschicht*
Schichtabstand	30–50 % Überlappung**	30–50 % Überlappung**
Bildfensterung	WW: 1500, WL: 500	WW: 350, WL: 50
Hinweise	für MPR	für 3D-VRT

* Mit der optionalen 3D-MPR-Software von Siemens-Geräten kann die Bildnachverarbeitung (MPR) direkt aus den Rohdaten vorgenommen werden. In diesem Fall ist eine Dünnschichtrekonstruktion nicht erforderlich.
** Bei Verwendung einer sequenziellen Scantechnik (keine Spirale) können bei den meisten Mehrschicht-CTs auch dünne Schichten rekonstruiert werden. In diesem Fall können die dünnen Schichten jedoch nicht überlappend rekonstruiert werden, sondern Schicht an Schicht. Die daraus resultierenden MPRs sind trotzdem von ausreichend guter Qualität.

63.3 Bildnachverarbeitung

Übersicht der empfohlenen Bildnachverarbeitung in ▶ Tab. 63.4 und ▶ Video 63.1.

Tab. 63.4 Bildnachverarbeitung bei Kalkaneus-CT.

Nachverarbeitungstechnik	Rekonstruktion/ Schichtebene	Verwendeter Dünnschichtdatensatz	Schichtdicke	Schichtabstand	Abbildung
Average/Mittelwert (klassische MPR)	koronal anatomieadaptiert	Knochen	2 mm	2 mm	▶ Abb. 63.3, ▶ Abb. 63.4a, ▶ Abb. 63.5, ▶ Abb. 63.6a
	sagittal anatomieadaptiert	Knochen	2 mm	2 mm	▶ Abb. 63.3, ▶ Abb. 63.4b, ▶ Abb. 63.5, ▶ Abb. 63.6b
	axial anatomieadaptiert	Knochen	2 mm	2 mm	▶ Abb. 63.3, ▶ Abb. 63.4c, ▶ Abb. 63.5, ▶ Abb. 63.6c
3D-Volumen-Rendering (nur bei Bedarf)	senkrechte Rotationsachse	Weichteil	360°-Rotation um senkrechte Achse ca. alle 10° = ca. 36 Bilder		-

63.3.1 Rekonstruktionen

Vor Erstellung der Bildstapel (▶ Abb. 63.4) ist es sehr wichtig, den Datensatz in allen Ebenen korrekt auszurichten. Zur Ausrichtung der axialen, koronalen und sagittalen Ebene sind folgende 3 Schritte durchzuführen (hier am Beispiel des rechten Kalkaneus):

1. In der axialen Ebene das Fadenkreuz so drehen, dass die vertikale Linie des Kreuzes parallel zum Kalkaneus verläuft (▶ Abb. 63.3c).
2. In der sagittalen Ebene das Fadenkreuz so drehen, dass die horizontale Linie des Kreuzes parallel zum Kalkaneus verläuft (▶ Abb. 63.3b).
3. In der koronalen Ebene das Fadenkreuz so ausrichten, dass die vertikale Linie parallel zum Kalkaneus verläuft (▶ Abb. 63.3a).

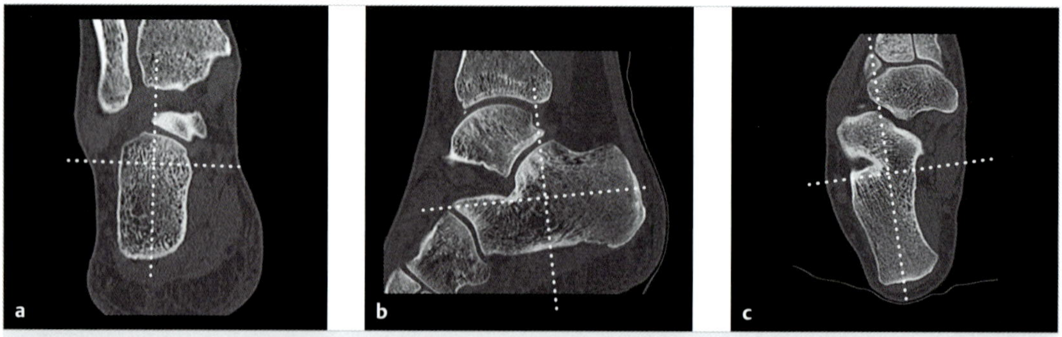

Abb. 63.3 Ausrichtung der Ebenen.
a Koronale Ebene.
b Sagittale Ebene.
c Axiale Ebene.

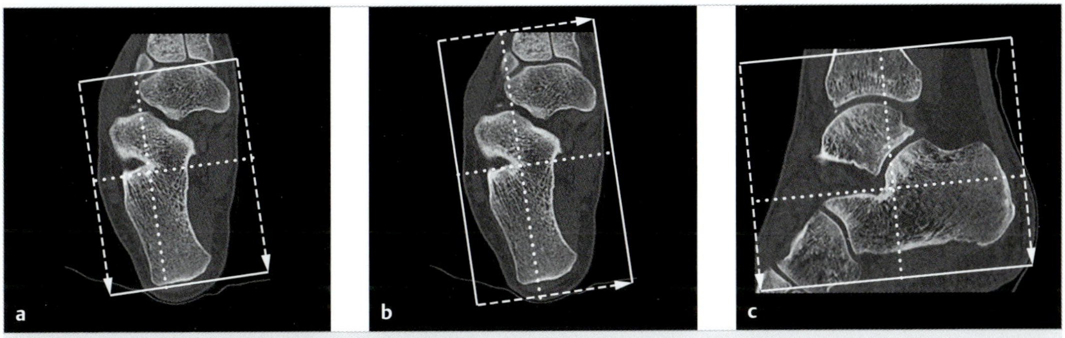

Abb. 63.4 Planung der Bildstapel.
a Rekonstruktionsbereich des koronalen Bildstapels.
b Rekonstruktionsbereich des sagittalen Bildstapels.
c Rekonstruktionsbereich des axialen Bildstapels.

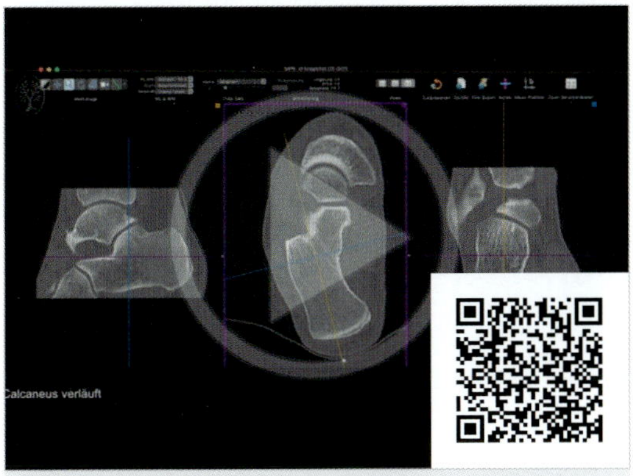

Video 63.1 Dieses Beispiel für die Bildnachverarbeitung einer Calcaneus-CT-Untersuchung zeigt die korrekte Ausrichtung der koronalen, sagittalen und axialen Ebene sowie die Planung der Bildstapel.

63.3.2 Bildnachverarbeitung Toshiba-adaptiert

Die Besonderheit bei der MPR-Software von Toshiba-Scannern ist, dass die Bilder gedreht werden, um sie auszurichten, und nicht (wie bei anderen MPR-Softwarelösungen) das Fadenkreuz.

Vor Erstellung der Bildstapel (▶ Abb. 63.6) ist es sehr wichtig, den Datensatz in allen Ebenen korrekt auszurichten. Zur Ausrichtung der axialen, koronalen und sagittalen Ebene sind folgende 3 Schritte durchzuführen (hier am Beispiel des rechten Kalkaneus):

1. Die axiale Ebene so drehen, dass die vertikale Linie des Kreuzes parallel zum Kalkaneus verläuft (▶ Abb. 63.5c).
2. Die sagittale Ebene so drehen, dass die horizontale Linie des Kreuzes parallel zum Kalkaneus verläuft (▶ Abb. 63.5b).
3. Die koronale Ebene so ausrichten, dass die vertikale Linie des Fadenkreuzes parallel zum Kalkaneus verläuft (▶ Abb. 63.5a).

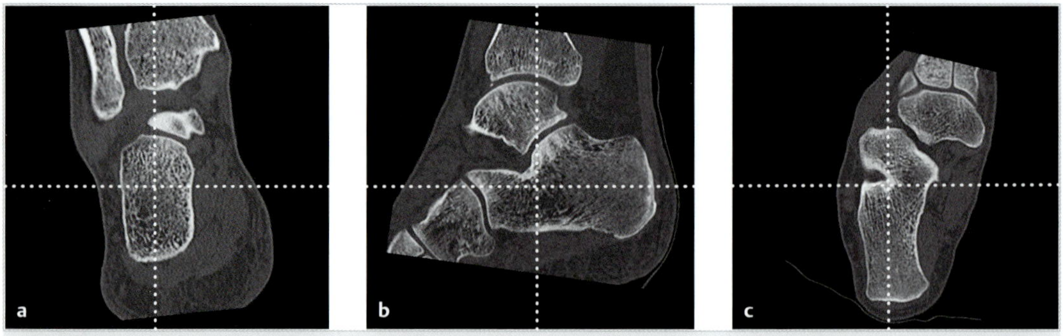

Abb. 63.5 Ausrichtung der Ebenen.
a Koronale Ebene.
b Sagittale Ebene.
c Axiale Ebene.

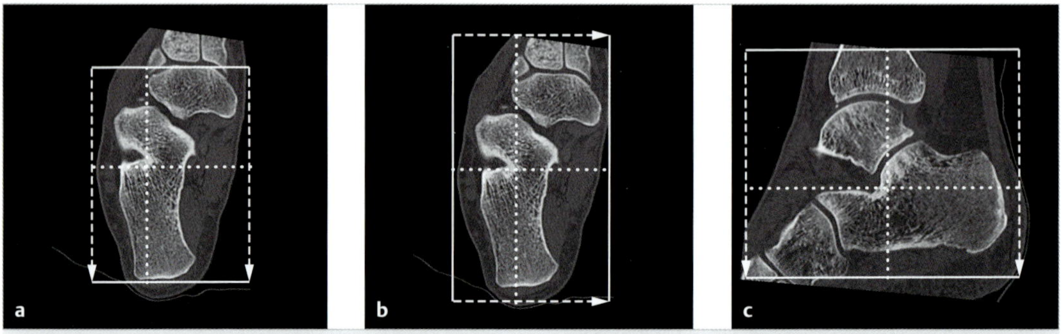

Abb. 63.6 Planung der Bildstapel.
a Rekonstruktionsbereich des koronalen Bildstapels.
b Rekonstruktionsbereich des sagittalen Bildstapels.
c Rekonstruktionsbereich des axialen Bildstapels.

Tipps

- Für eine gute Bildqualität und hohe Auflösung ist es sinnvoll, wenn eine langsame Rotationsgeschwindigkeit (z. B. 1,0 s) im Protokoll hinterlegt ist (▶ Tab. 63.5).
- Der verwendete Pitch sollte < 1 (überlappend) sein, da die überlappende Akquisition die räumliche Auflösung der CT-Bilder verbessert und kleine Details somit besser aufgelöst werden können.
- Bei Metallimplantaten sollte die Untersuchung mit der höchsten am CT verfügbaren Röhrenspannung durchgeführt werden. Dies führt im Allgemeinen zu einer Reduktion der Metallartefakte. Bei Verfügbarkeit von speziellen Metallartefakt-Algorithmen (MAR) auf dem CT-Scanner können die Metallartefakte mit Hilfe des MAR-Rekonstruktionsalgorithmus meist deutlich reduziert werden.

Tab. 63.5 Schlüsselparameter der Scanelemente.

CT Paremeter	Empfohlene Einstellung	Grund
kollimierte Schichtdicke	0,5–0,75 mm (1 mm)	Detailerkennbarkeit
Pitch	< 1 (überlappende Akquisition)	verbesserte räumliche Auflösung
Rotationsgeschwindigkeit	0,75–1,0 s	

64 CT Mittelfuß/Fußwurzel

64.1 Vor der Untersuchung

64.1.1 Häufige Indikationen

- Trauma
- Frakturausschluss
- degenerative Veränderungen
- Kontrolle nach OP

64.1.2 Vorbereitung

Allgemein

- Voruntersuchungen und Vorbefunde prüfen.
- Patienten über die Untersuchung aufklären.
- Indikationen gezielt überprüfen: Schwangerschaft; gleiche Untersuchung unmittelbar vorher

Patientenvorbereitung

- Untersuchungsgebiet freimachen.
- Störende Fremdkörper und Metall entfernen.

Aktiver Strahlenschutz

- Beckenregion bis zum Bauchnabel in Bleigummimatte einwickeln.
- Zusätzliche Bleischürze zwischen den Beinen positionieren.

Patientenlagerung

- Rückenlage: Feet-First (Füße in Richtung Gantry)
- Zu untersuchendes Bein ausgestreckt lagern (▶ Abb. 64.1).
- Anderes Bein anwinkeln, damit sich der Fuß nicht im Untersuchungsbereich befindet. Wenn dies nicht möglich ist, beide Beine ausgestreckt lagern.
- Fuß leicht innen rotiert in Tischmitte positionieren (Isozentrum).
- Die Schädelhalterung eignet sich sehr gut für die Lagerung des Fußes. Der Fuß lässt sich darin sehr gut fixieren und stabil lagern.
- Fußspitzen angezogen lagern.
- Großes Kopfkeilkissen der Schädelhalterung so positionieren, dass es gegen die Fußsohle drückt.
- Auf bequeme Patientenlagerung achten (Lagerungskissen, Klettgurte).

Zentrierung für Übersichtsradiogramm

- Seitenlaser (Tischhöhe): seitliche Fußmitte
- Startposition Übersichtsradiogramm (Querlaser-Scanebene):
  - vier Querfinger proximal des OSG (bei kraniokaudaler Scanrichtung) bzw. abhängig von der Fragestellung
  - unterhalb der Fußsohle (bei kaudokranialer Scanrichtung)

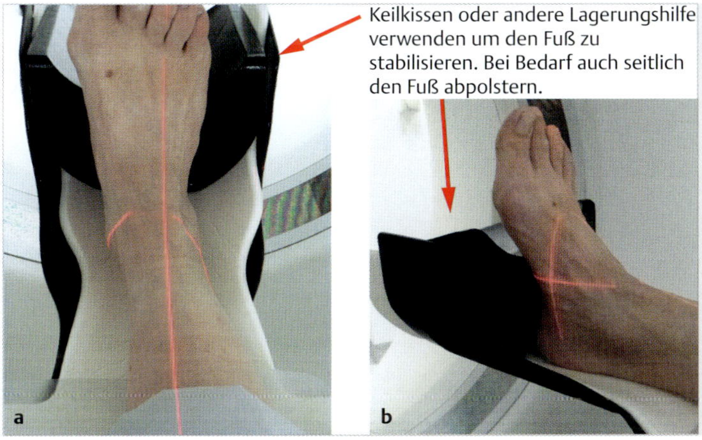

Abb. 64.1 Patientenlagerung.
a Isozentrische Lagerung.
b Position Seiten-Laser (Tischhöhe).

64.1.3 Untersuchungsprotokoll und Planung

Untersuchungsprotokoll in ► Tab. 64.1, ► Tab. 64.2, Planung in ► Abb. 64.2.

Patientenorientierung

Feet-First (Füße voran) und Supination (Rückenlage).

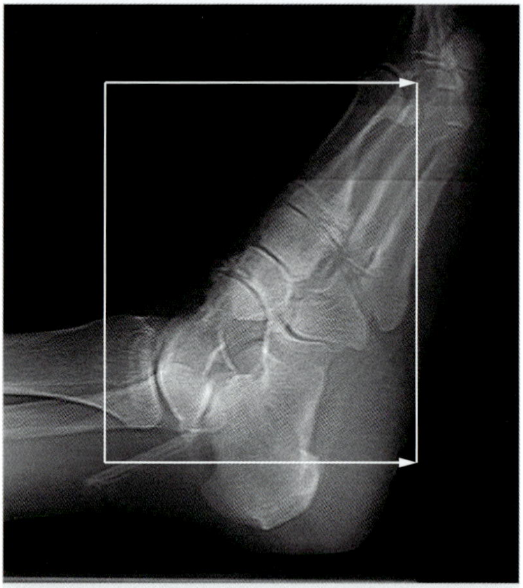

Abb. 64.2 Planung einer Mittelfuß-/Fußwurzel-CT.

Tab. 64.1 Übersichtsradiogramm für die Untersuchungsplanung.

Start	Ende	Ausrichtung	Länge
4 Querfinger proximal des OSG (abhängig von Fragestellung)	Fußsohle	lateral (und a. p.)	ca. 250 mm

64.2 Untersuchungsablauf

- Nach der Untersuchungsplanung kann direkt das Scanelement gestartet werden (► Tab. 64.2).
- Rekonstruktionsaufträge siehe in ► Tab. 64.3.

Tab. 64.2 Scanelement.

Nr.	Name	Delay	Start	Ende	Scanrichtung
1	CT Fußwurzel (+ Seitenangabe)	-	ca. 2 cm proximal des OSG-Gelenkspalts	unterhalb der Fußwurzelknochen	kraniokaudal

Tab. 64.3 Rekonstruktionsaufträge.

	Rekon 1	Rekon 2
Filter/Kernel	Knochen	Weichteil
Schichtdicke	Dünnschicht*	Dünnschicht*
Schichtabstand	30–50 % Überlappung**	30–50 % Überlappung**
Bildfensterung	WW: 1500, WL: 500	WW: 350, WL: 50
Hinweise	für MPR	für 3D-VRT

* Mit der optionalen 3D-MPR-Software von Siemens-Geräten kann die Bildnachverarbeitung (MPR) direkt aus den Rohdaten vorgenommen werden. In diesem Fall ist eine Dünnschichtrekonstruktion nicht erforderlich.
** Bei Verwendung einer sequenziellen Scantechnik (keine Spirale) können bei den meisten Mehrschicht-CTs auch dünne Schichten rekonstruiert werden. In diesem Fall können die dünnen Schichten jedoch nicht überlappend rekonstruiert werden, sondern Schicht an Schicht. Die daraus resultierenden MPRs sind trotzdem von ausreichend guter Qualität.

64.3 Bildnachverarbeitung

Übersicht der empfohlenen Bildnachverarbeitung in ▶ Tab. 64.4 und ▶ Video 64.1.

Tab. 64.4 Bildnachverarbeitung bei Mittelfuß-/Fußwurzel-CT.

Nachverarbeitungstechnik	Rekonstruktion/ Schichtebene	Verwendeter Dünnschichtdatensatz	Schichtdicke	Schichtabstand	Abbildung
Average/Mittelwert (klassische MPR)	koronal anatomieadaptiert	Knochen	2 mm	2 mm	▶ Abb. 64.3, ▶ Abb. 64.4a, ▶ Abb. 64.5, ▶ Abb. 64.6a
	sagittal anatomieadaptiert	Knochen	2 mm	2 mm	▶ Abb. 64.3, ▶ Abb. 64.6b, ▶ Abb. 64.5, ▶ Abb. 64.6b
	axial anatomieadaptiert	Knochen	2 mm	2 mm	▶ Abb. 64.3, ▶ Abb. 64.4c, ▶ Abb. 64.5, ▶ Abb. 64.6c
3D-Volumen-Rendering (nur bei Bedarf)	senkrechte Rotationsachse	Weichteil	360°-Rotation um senkrechte Achse ca. alle 10° = ca. 36 Bilder		-

64.3.1 Rekonstruktionen

Vor Erstellung der Bildstapel (▶ Abb. 64.4) ist es sehr wichtig, den Datensatz in allen Ebenen korrekt auszurichten. Zur Ausrichtung der axialen, koronalen und sagittalen Ebene sind folgende 3 Schritte durchzuführen (hier am Beispiel des rechten Fußes):

1. In der sagittalen Ebene das Fadenkreuz so drehen, dass die horizontale Linie des Kreuzes parallel zum Fußwurzelknochen verläuft (▶ Abb. 64.3b).
2. In der axialen Ebene das Fadenkreuz so drehen, dass die horizontale Linie des Kreuzes parallel zum Chopart-Gelenk verläuft (▶ Abb. 64.3c).
3. In der koronalen Ebene das Fadenkreuz so ausrichten, dass die vertikale Linie parallel zum Fußwurzelknochen verläuft (▶ Abb. 64.3a).

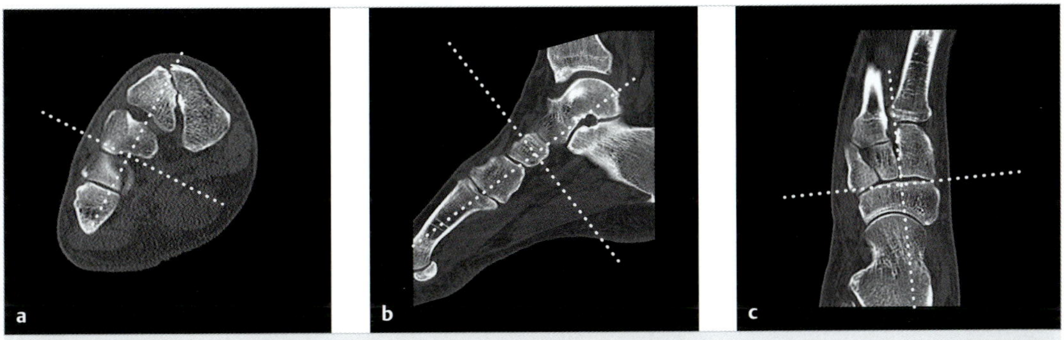

Abb. 64.3 Ausrichtung der Ebenen.
a Koronale Ebene.
b Sagittale Ebene.
c Axiale Ebene.

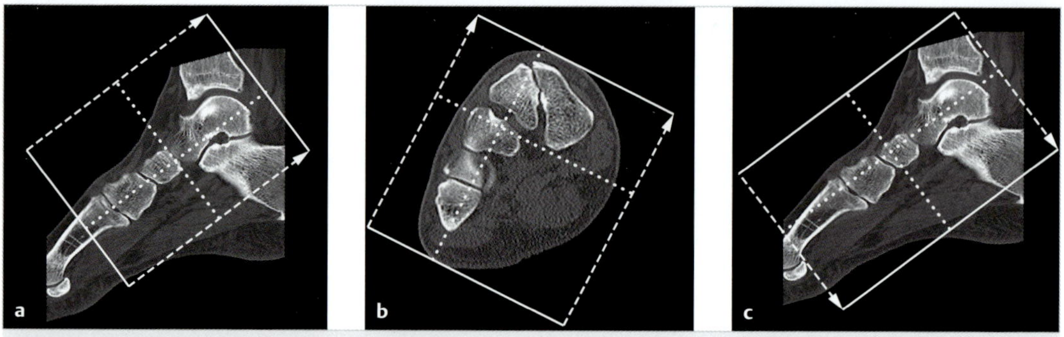

Abb. 64.4 Planung der Bildstapel.
a Rekonstruktionsbereich des koronalen Bildstapels.
b Rekonstruktionsbereich des sagittalen Bildstapels.
c Rekonstruktionsbereich des axialen Bildstapels.

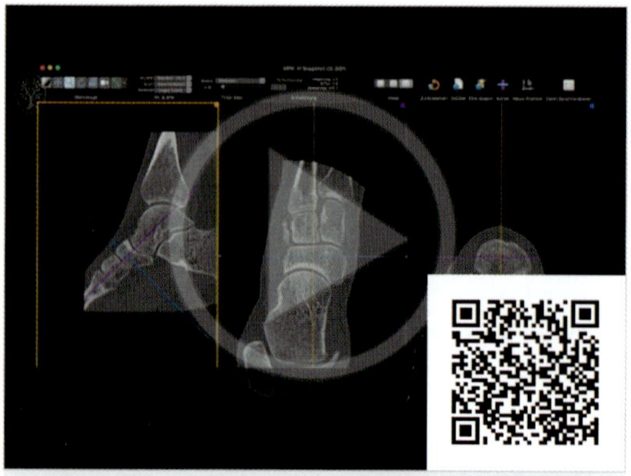

Video 64.1 Dieses Beispiel für die Bildnachverarbeitung einer Mittelfuß-CT- Untersuchung zeigt die korrekte Ausrichtung der koronalen, sagittalen und axialen Ebene sowie die Planung der Bildstapel.

64.3.2 Bildnachverarbeitung Toshiba-adaptiert

Die Besonderheit bei der MPR-Software von Toshiba-Scannern ist, dass die Bilder gedreht werden, um sie auszurichten, und nicht (wie bei anderen MPR-Softwarelösungen) das Fadenkreuz.

Vor Erstellung der Bildstapel (▸ Abb. 64.6) ist es sehr wichtig, den Datensatz in allen Ebenen korrekt auszurichten. Zur Ausrichtung der axialen, koronalen und sagittalen Ebene sind folgende 3 Schritte durchzuführen (hier am Beispiel des rechten Fußes):

1. Die sagittale Ebene so drehen, dass die horizontale Linie des Kreuzes parallel zum Fußwurzelknochen verläuft (▸ Abb. 64.5b).
2. Die axiale Ebene so drehen, dass die horizontale Linie des Kreuzes parallel zum Chopart-Gelenk verläuft (▸ Abb. 64.5c).
3. Die koronale Ebene so ausrichten, dass die vertikale Linie parallel zum Fußwurzelknochen verläuft (▸ Abb. 64.5a).

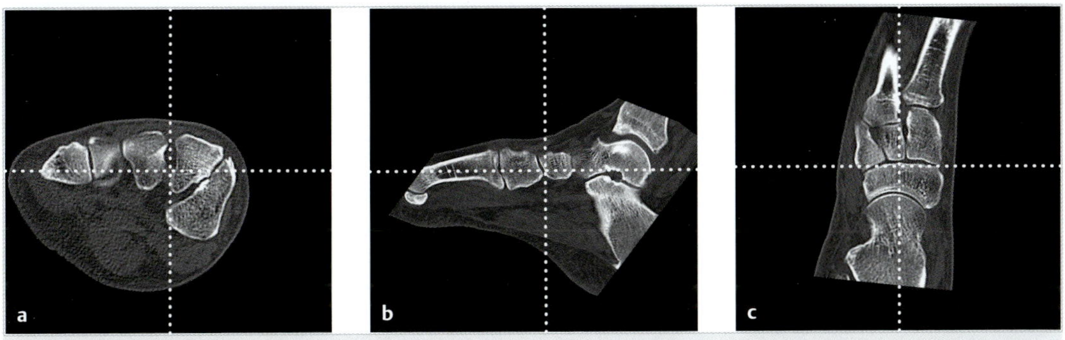

Abb. 64.5 Ausrichtung der Ebenen.
a Koronale Ebene.
b Sagittale Ebenen.
c Axiale Ebenen.

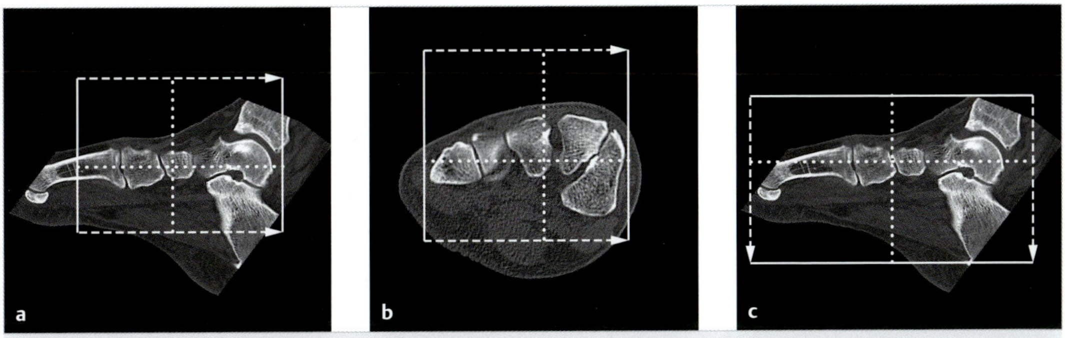

Abb. 64.6 Planung der Bildstapel.
a Rekonstruktionsbereich des koronalen Bildstapels.
b Rekonstruktionsbereich des sagittalen Bildstapels.
c Rekonstruktionsbereich des axialen Bildstapels.

Tipps

- Für eine gute Bildqualität und hohe Auflösung ist es sinnvoll, wenn eine langsame Rotationsgeschwindigkeit (z. B. 1,0 s) im Protokoll hinterlegt ist (▶ Tab. 64.5).
- Der verwendete Pitch sollte < 1 (überlappend) sein, da die überlappende Akquisition die räumliche Auflösung der CT-Bilder verbessert und kleine Details somit besser aufgelöst werden können.
- Bei Metallimplantaten sollte die Untersuchung mit der höchsten am CT verfügbaren Röhrenspannung durchgeführt werden. Dies führt im Allgemeinen zu einer Reduktion der Metallartefakte. Bei Verfügbarkeit von speziellen Metallartefakt-Algorithmen (MAR) auf dem CT-Scanner können die Metallartefakte mit Hilfe des MAR-Rekonstruktionsalgorithmus meist deutlich reduziert werden.

Tab. 64.5 Schlüsselparameter der Scanelemente.

CT-Parameter	Empfohlene Einstellung	Grund
kollimierte Schichtdicke	0,5–0,75 mm (1 mm)	Detailerkennbarkeit
Pitch	< 1 (überlappende Akquisition)	verbesserte räumliche Auflösung
Rotationsgeschwindigkeit	0,75–1,0 s	

65 CT Fuß

65.1 Vor der Untersuchung

65.1.1 Häufige Indikationen

- Z. n. Trauma
- Frakturausschluss
- V. a. degenerative Veränderungen
- Kontrolle nach OP

65.1.2 Vorbereitung

Allgemein

- Voruntersuchungen und Vorbefunde prüfen.
- Patienten über die Untersuchung aufklären.
- Indikationen gezielt überprüfen: Schwangerschaft; gleiche Untersuchung unmittelbar vorher.

Patientenvorbereitung

- Untersuchungsgebiet freimachen.
- Störende Fremdkörper und Metall entfernen.

Aktiver Strahlenschutz

- Beckenregion bis zum Bauchnabel in Bleigummimatte einwickeln.
- Zusätzliche Bleischürze zwischen den Beinen positionieren.

Patientenlagerung

- Rückenlage einnehmen lassen: Feet-First (Füße in Richtung Gantry).
- Zu untersuchendes Bein ausgestreckt lagern (▶ Abb. 65.1).
- Anderes Bein anwinkeln, damit sich der Fuß nicht im Untersuchungsbereich befindet. Wenn dies nicht möglich ist, beide Beine ausgestreckt lagern.
- Fuß leicht innenrotiert in Tischmitte positionieren (Isozentrum).
- Die Schädelhalterung eignet sich sehr gut für die Lagerung des Fußes. Der Fuß lässt sich darin sehr gut fixieren und stabil lagern.
- Fußspitzen angezogen lagern.
- Großes Kopfkeilkissen der Schädelhalterung so positionieren, dass es gegen die Fußsohle drückt.
- Auf bequeme Patientenlagerung achten (Lagerungskissen, Klettgurte).

Zentrierung für Übersichtsradiogramm

- Seitenlaser (Tischhöhe): seitliche Fußmitte
- Startposition Übersichtsradiogramm (Querlaser-Scanebene):
  - 4 Querfinger proximal des OSG (bei kraniokaudaler Scanrichtung) bzw. abhängig von der Fragestellung
  - unterhalb der Fußsohle (bei kaudokranialer Scanrichtung)

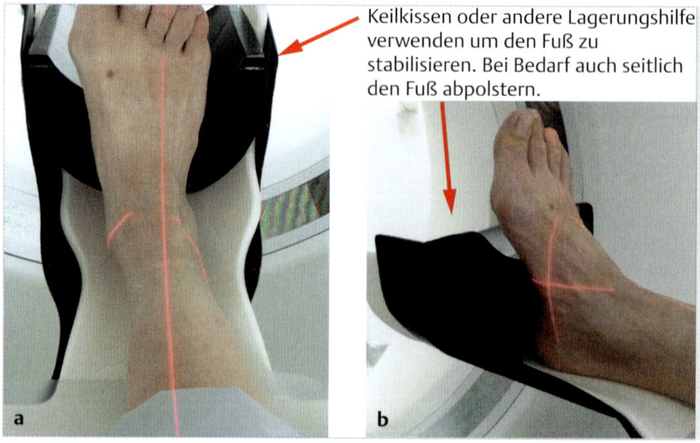

Abb. 65.1 Patientenlagerung.
a Isozentrische Lagerung.
b Position Seiten-Laser (Tischhöhe).

65.1.3 Untersuchungsprotokoll und Planung

Untersuchungsprotokoll in ▶ Tab. 65.1, ▶ Tab. 65.2, Planung in ▶ Abb. 65.2.

Patientenorientierung

Feet-First (Füße voran) und Supination (Rückenlage).

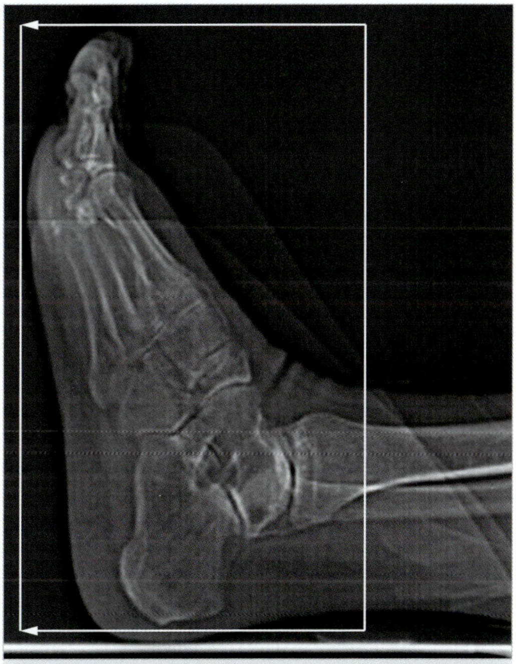

Abb. 65.2 Planung einer Fuß-CT.

Tab. 65.1 Übersichtsradiogramm für die Untersuchungsplanung.

Start	Ende	Ausrichtung	Länge
4 Querfinger proximal des OSG (abhängig von Fragestellung)	Fußsohle	lateral (und a. p.)	ca. 250 mm

65.2 Untersuchungsablauf

- Nach der Untersuchungsplanung kann direkt das Scanelement gestartet werden (▶ Tab. 65.2).
- Rekonstruktionsaufträge siehe in ▶ Tab. 65.3.

Tab. 65.2 Scanelement.

Nr.	Name	Delay	Start	Ende	Scanrichtung
1	CT-Fuß (+ Seitenangabe)	-	ca. 2 cm proximal des OSG-Gelenkspalts	unterhalb der Fußsohle	kraniokaudal

Tab. 65.3 Rekonstruktionsaufträge.

	Rekon 1	Rekon 2
Filter/Kernel	Knochen	Weichteil
Schichtdicke	Dünnschicht*	Dünnschicht*
Schichtabstand	30–50 % Überlappung**	30–50 % Überlappung**
Bildfensterung	WW: 1500, WL: 500	WW: 350, WL: 50
Hinweise	für MPR	für 3D-VRT

* Mit der optionalen 3D-MPR-Software von Siemens-Geräten kann die Bildnachverarbeitung (MPR) direkt aus den Rohdaten vorgenommen werden. In diesem Fall ist eine Dünnschichtrekonstruktion nicht erforderlich.
** Bei Verwendung einer sequenziellen Scantechnik (keine Spirale) können bei den meisten Mehrschicht-CTs auch dünne Schichten rekonstruiert werden. In diesem Fall können die dünnen Schichten jedoch nicht überlappend rekonstruiert werden, sondern Schicht an Schicht. Die daraus resultierenden MPRs sind trotzdem von ausreichend guter Qualität.

65.3 Bildnachverarbeitung

Übersicht der empfohlenen Bildnachverarbeitung in ▶ Tab. 65.4 und ▶ Video 65.1.

Tab. 65.4 Bildnachverarbeitung bei Fuß-CT.

Nachverarbeitungstechnik	Rekonstruktion/Schichtebene	Verwendeter Dünnschichtdatensatz	Schichtdicke	Schichtabstand	Abbildung
Average/Mittelwert (klassische MPR)	koronal anatomieadaptiert	Knochen	2 mm	2 mm	▶ Abb. 65.3, ▶ Abb. 65.4a, ▶ Abb. 65.5, ▶ Abb. 65.6a
	sagittal anatomieadaptiert	Knochen	2 mm	2 mm	▶ Abb. 65.3, ▶ Abb. 65.4b, ▶ Abb. 65.5, ▶ Abb. 65.6b
	axial anatomieadaptiert	Knochen	2 mm	2 mm	▶ Abb. 65.3, ▶ Abb. 65.4c, ▶ Abb. 65.5, ▶ Abb. 65.6c
3D-Volumen-Rendering (nur bei Bedarf)	senkrechte Rotationsachse	Weichteil	360°-Rotation um senkrechte Achse ca. alle 10° = ca. 36 Bilder		-

65.3.1 Rekonstruktionen

Vor Erstellung der Bildstapel (▶ Abb. 65.4) ist es sehr wichtig, den Datensatz in allen Ebenen korrekt auszurichten. Zur Ausrichtung der axialen, koronalen und sagittalen Ebene sind folgende 3 Schritte durchzuführen (hier am Beispiel des rechten Fußes):

1. In der sagittalen Ebene das Fadenkreuz so drehen, dass die horizontale Linie des Kreuzes parallel zum Mittelfußknochen verläuft (▶ Abb. 65.3b).
2. In der axialen Ebene das Fadenkreuz so drehen, dass die horizontale Linie des Kreuzes parallel zum 2. Mittelfußknochen (oder zum betroffenen Zeh) verläuft (▶ Abb. 65.3c).
3. In der koronalen Ebene das Fadenkreuz so ausrichten, dass die vertikale Linie parallel zum Mittelfußknochen verläuft (▶ Abb. 65.3a).

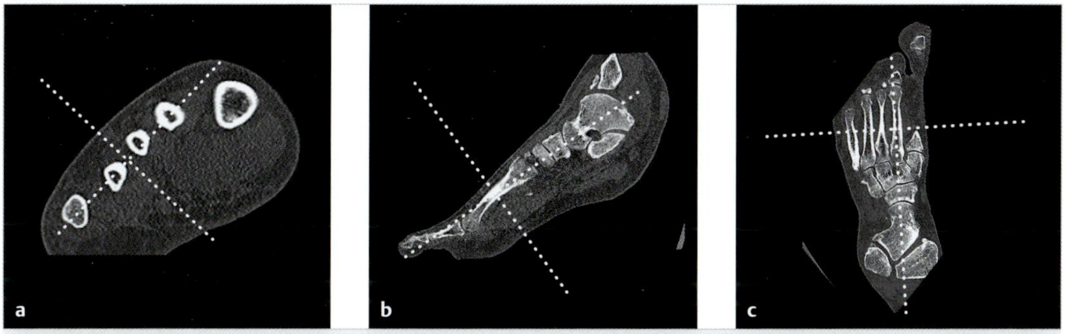

Abb. 65.3 Ausrichtung der Ebenen.
a Koronale Ebene.
b Sagittale Ebene.
c Axiale Ebene.

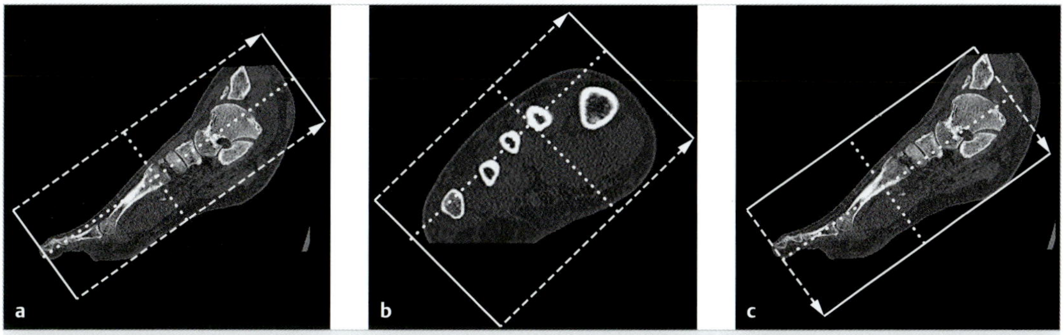

Abb. 65.4 Planung der Bildstapel.
a Rekonstruktionsbereich des koronalen Bildstapels.
b Rekonstruktionsbereich des sagittalen Bildstapels.
c Rekonstruktionsbereich des axialen Bildstapels.

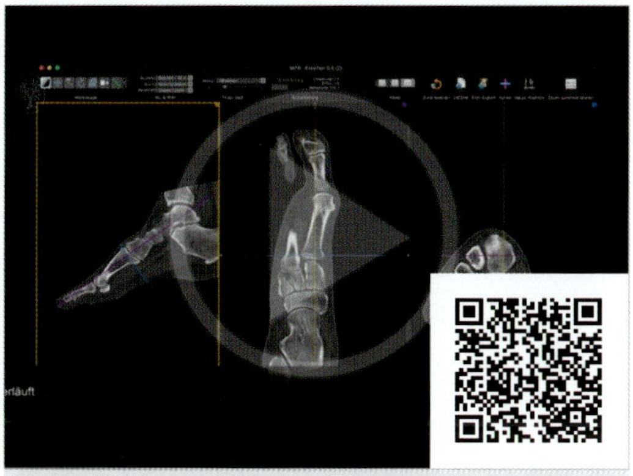

Video 65.1 Dieses Beispiel für die Bildnachverarbeitung einer Fuß-CT-Untersuchung zeigt die korrekte Ausrichtung der koronalen, sagittalen und axialen Ebene sowie die Planung der Bildstapel.

65.3.2 Bildnachverarbeitung Toshiba-adaptiert

Die Besonderheit bei der MPR-Software von Toshiba-Scannern ist, dass die Bilder gedreht werden, um sie auszurichten, und nicht (wie bei anderen MPR Software Lösungen) das Fadenkreuz.

Vor Erstellung der Bildstapel (▶ Abb. 65.6) ist es sehr wichtig, den Datensatz in allen Ebenen korrekt auszurichten. Zur Ausrichtung der axialen, koronalen und sagittalen Ebene sind folgende 3 Schritte durchzuführen (hier am Beispiel des rechten Fußes):

1. Die sagittale Ebene so drehen, dass die horizontale Linie des Kreuzes parallel zum Mittelfußknochen verläuft (▶ Abb. 65.5b).
2. Die axiale Ebene so drehen, dass die horizontale Linie des Kreuzes parallel zum 2. Mittelfußknochen (oder zum betroffenen Zeh) verläuft (▶ Abb. 65.5c).
3. Die koronale Ebene so ausrichten, dass die vertikale Linie parallel zum Mittelfußknochen verläuft (▶ Abb. 65.5a).

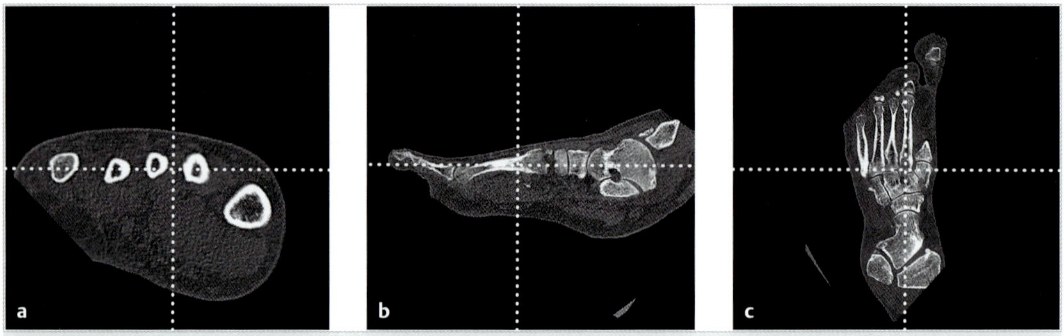

Abb. 65.5 Ausrichtung der Ebenen.
a Koronale Ebene.
b Sagittale Ebene.
c Axiale Ebene.

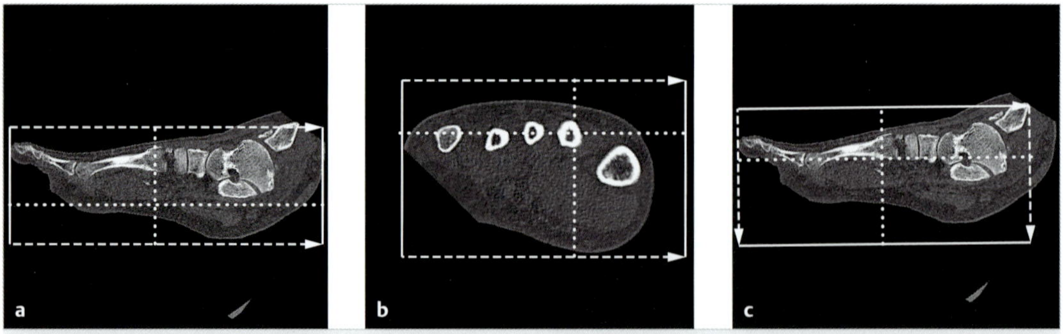

Abb. 65.6 Planung der Bildstapel.
a Rekonstruktionsbereich des koronalen Bildstapels.
b Rekonstruktionsbereich des sagittalen Bildstapels.
c Rekonstruktionsbereich des axialen Bildstapels.

Tipps

- Für eine gute Bildqualität und hohe Auflösung ist es sinnvoll, wenn eine langsame Rotationsgeschwindigkeit (z. B. 1,0 s) im Protokoll hinterlegt ist (▸ Tab. 65.5).
- Der verwendete Pitch sollte < 1 (überlappend) sein, da die überlappende Akquisition die räumliche Auflösung der CT-Bilder verbessert und kleine Details somit besser aufgelöst werden können.
- Bei Metallimplantaten sollte die Untersuchung mit der höchsten, am CT verfügbaren Röhrenspannung durchgeführt werden. Dies führt im Allgemeinen zu einer Reduktion der Metallartefakte. Bei Verfügbarkeit von speziellen Metallartefakt-Algorithmen (MAR) auf dem CT-Scanner können die Metallartefakte mit Hilfe des MAR Rekonstruktionsalgorithmus meist deutlich reduziert werden.

Tab. 65.5 Schlüsselparameter der Scanelemente.

CT-Parameter	Empfohlene Einstellung	Grund
kollimierte Schichtdicke	0,5–0,75 mm (1 mm)	Detailerkennbarkeit
Pitch	< 1 (überlappende Akquisition)	verbesserte räumliche Auflösung
Rotationsgeschwindigkeit	0,75–1,0 s	

66 CT Polytrauma Variante 1 (Split-Bolus)

66.1 Vor der Untersuchung

66.1.1 Häufige Indikation

Polytraumatisierter Patient, bei dem die Arme nicht über den Kopf gelagert werden können.

Hinweise

- Bei diesem Polytrauma-Protokoll wird eine Splitbolus-Kontrastmittelinjektion verwendet. Dies ermöglicht die gleichzeitige Darstellung der arteriellen und venösen Phase.
- Wenn nur ein Ein-Kolben-Injektor zur Verfügung steht oder der Kontrastmittelinjektor keine Möglichkeit dieser Protokollgestaltung besitzt, verwenden Sie bitte das Protokoll „CT Polytrauma Variante 2".

66.1.2 Vorbereitung

Allgemein

Keine.

Orale Kontrastmittelgabe

Entfällt.

Patientenvorbereitung

- Untersuchungsgebiet möglichst gut freimachen.
- Verweilkanüle legen, wenn möglich 18 Gauge (grün), ansonsten 20 Gauge (rosa).

Patientenaufklärung

Wichtige Punkte, über die der Patient informiert werden sollte, während er auf dem Untersuchungstisch gelagert und für die Untersuchungsdurchführung vorbereitet wird (wenn er ansprechbar ist):

- Wärmegefühl bei der Kontrastmittelinjektion
- Das Atemkommando erklären. Dies führt zu besseren Untersuchungsergebnissen und beruhigt den Patienten, da er weiß, was auf ihn zukommt.

Aktiver Strahlenschutz

Keiner.

Patientenlagerung

- Rückenlage; Head-First oder Feet-First
- Arme wenn möglich gestreckt auf dem Bauch lagern und z. B. mit Klettbändern fixieren.

Zu beachten

Der Arm, der für die Kontrastmittelapplikation verwendet wird, sollte möglichst gestreckt gelagert werden, damit das Kontrastmittel ungehindert appliziert werden kann.

Zentrierung für Übersichtsradiogramm

- Seitenlaser (Tischhöhe): äußerer Gehörgang
- Startposition Übersichtsradiogramm (Querlaser-Scanebene): Schädelkalotte (bei kraniokaudaler Scanrichtung)

66.1.3 Untersuchungsprotokoll und Planung

Untersuchungsprotokoll in ▶ Tab. 66.1, ▶ Tab. 66.2, Planung in ▶ Abb. 66.1.

Patientenorientierung

- Wenn der Patient mit Kopf in Richtung Gantry gelagert wird: Head-First (Kopf voran) und Supination (Rückenlage).
- Wenn der Patient mit den Füßen in Richtung Gantry gelagert wird: Feet-First (Füße voran) und Supination (Rückenlage).

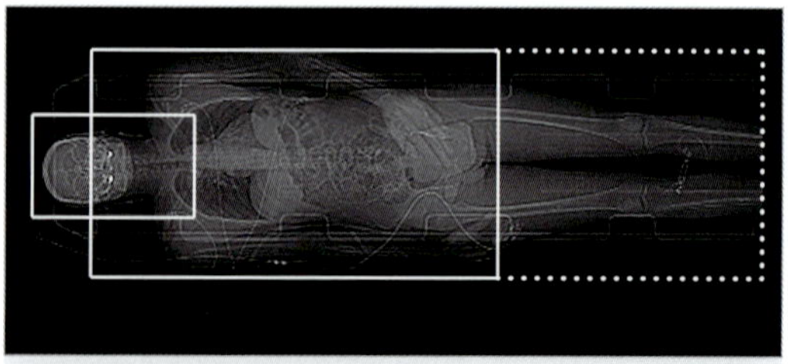

Abb. 66.1 Planung einer CT Polytrauma Variante 1.

Tab. 66.1 Übersichtsradiogramm für die Untersuchungsplanung.

Start	Ende	Ausrichtung	Länge
Schädelkalotte	Mitte Unterschenkel	a. p. (und lateral)	ca. 1500 mm

66.2 Untersuchungsablauf

- „Scanelement 1“ (▶ Tab. 66.2) akquirieren.
- Kontrastmittelinjektor für die Injektion vorbereiten (▶ Tab. 66.3).
- Kontrastmittelinjektion und „Scanelement 2“ gleichzeitig starten.
- „Scanelement 2“ (▶ Tab. 66.2) startet nach 70 s.
- Rekonstruktionsaufträge siehe in ▶ Tab. 66.4.

Tab. 66.2 Scanelemente.

Nr.	Name	Delay	Start	Ende	Scanrichtung
1	CT Schädel und HWS nativ	-	Schädelkalotte	BWK 2	kraniokaudal
2	CT Hals-Thorax-Abdomen-Becken	70 s	Orbitaboden	Mitte Oberschenkel (ggf. bis Füße)	kraniokaudal

Tab. 66.3 Kontrastmittelprotokoll.

	Volumen (ml)	Flow (ml/s)
Kontrastmittel	90	3,0
NaCl	50	3,0
Pause	10s	
Kontrastmittel	50	3,0
NaCl	50	3,0

Tab. 66.4 Rekonstruktionsaufträge.

	Filter/Kernel	Schichtdicke	Schichtabstand	Bildfensterung	
				WW	WL
Schädel und HWS					
Rekon 1	Schädel Weichteil	3–5 mm	3–5 mm	100	35
Rekon 2	Knochen	3–5 mm	3–5 mm	3 000	1000
Rekon 3	Schädel Weichteil	Dünnschicht**	30–50 % Überlappung	100	35
Rekon 4	Knochen	Dünnschicht**	30–50 % Überlappung	3 000	1000
Hals, Thorax, Abdomen und Becken					
Rekon 1	Weichteil*	3 (5) mm	3 (5) mm	350	50
Rekon 2	Lunge/Knochen*	3 (5) mm	3 (5) mm	1500	-500
Rekon 3	Weichteil*	Dünnschicht**	30–50 % Überlappung	350	50
Rekon 4	Lunge/Knochen*	Dünnschicht**	30–50 % Überlappung	1500	-500

* Speziell im Fall einer Teleradiologie kann es sinnvoll sein, die Bildanzahl bei der Polytraumadiagnostik für die Übertragung so gering wie möglich zu halten. In einem solchen Fall empfiehlt es sich, für die Bildrekonstruktion der Körperstammspirale einen Filter/Kernel zu verwenden, der von der Schärfe zwischen dem Weichteil- und dem Lungen-/Knochen-Filter liegt. Dies ermöglicht, dass Weichteile, Lunge und Knochen basierend auf nur einem Datensatz lediglich durch Veränderung der Bildfensterung beurteilt werden können. Dies halbiert die Bildanzahl der Körperstammspirale und verkleinert die Datenmenge.

** Mit der optionalen 3D-MPR-Software von Siemens-Geräten kann die Bildnachverarbeitung (MPR) direkt aus den Rohdaten vorgenommen werden. In diesem Fall ist eine Dünnschichtrekonstruktion nicht erforderlich.

M!

Zu beachten

Bei der Polytrauma-CT ist es zunächst wichtig, dass den Radiologen möglichst schnell die dickschichtigen axialen Rekonstruktionen der akquirierten Scanbereiche zur Beurteilung zur Verfügung stehen. Basierend auf den axialen Bildern können die wesentlichen Befunde bereits erhoben werden. Die erweiterte Bildnachverarbeitung (MPR) sollte zeitnah nach Beendigung der Untersuchung erfolgen.

66.3 Bildnachverarbeitung

Übersicht der ergänzenden Bildnachverarbeitung in ▶ Tab. 66.5.

Tab. 66.5 Ergänzende Bildnachverarbeitung Schädel-CT.

Nachverarbeitungstechnik	Schichtebene	Verwendeter Dünnschichtdatensatz	Schichtdicke	Schichtabstand	Abbildung
Schädel					
Average/Mittelwert (klassische MPR)	koronal	Schädel Weichteil	3–5 mm	3–5 mm	▶ Abb. 66.2, ▶ Abb. 66.3, ▶ Abb. 66.6, ▶ Abb. 66.7
	sagittal	Schädel Weichteil	3–5 mm	3–5 mm	▶ Abb. 66.2, ▶ Abb. 66.3, ▶ Abb. 66.6, ▶ Abb. 66.7
	axial	Schädel Weichteil	3–5 mm	3–5 mm	▶ Abb. 66.4, ▶ Abb. 66.5, ▶ Abb. 66.8, ▶ Abb. 66.9
	koronal	Schädel Knochen	3–5 mm	3–5 mm	▶ Abb. 66.2, ▶ Abb. 66.3, ▶ Abb. 66.6, ▶ Abb. 66.7
	sagittal	Schädel Knochen	3–5 mm	3–5 mm	▶ Abb. 66.2, ▶ Abb. 66.3, ▶ Abb. 66.6, ▶ Abb. 66.7
	axial	Schädel Weichteil	3–5 mm	3–5 mm	▶ Abb. 66.4, ▶ Abb. 66.5, ▶ Abb. 66.8, ▶ Abb. 66.9
HWS					
Average/Mittelwert (klassische MPR)	koronal	Knochen	2 mm	2 mm	▶ Abb. 66.10a
	sagittal	Knochen	2 mm	2 mm	▶ Abb. 66.10b
Hals, Thorax-Abdomen-Becken					
Average/Mittelwert (klassische MPR)	koronal	Weichteil	3 mm	3 mm	▶ Abb. 66.11a
	sagittal	Weichteil	3 mm	3 mm	▶ Abb. 66.11c
	koronal	Lunge/Knochen	3 mm	3 mm	▶ Abb. 66.11b
	sagittal	Lunge/Knochen	3 mm	3 mm	▶ Abb. 66.11d

66.3.1 Rekonstruktionen – Schädel

Vor Erstellung der Bildstapel (▶ Abb. 65.3) ist es sehr wichtig, den Datensatz in allen Ebenen korrekt auszurichten. Für die **Ausrichtung der koronalen und sagittalen Ebene** sind folgende 3 Schritte durchzuführen:

1. In der koronale Ebenen die senkrechte Linie des Fadenkreuzes nach der Mittellinie ausrichten, und/oder die horizontale Linie des Fadenkreuzes an den Unterkanten der Procc. zygomatici ausrichten (▶ Abb. 66.2a).
2. Die axiale Ebene so einstellen, dass die Jochbögen sichtbar sind. Das Fadenkreuz so drehen, dass die horizontale Linie des Kreuzes die Vorderkanten der beiden Jochbögen verbindet (▶ Abb. 66.2c).
3. Die sagittale Ebene so einstellen, dass die Hinterkante des Hirnstamms sichtbar ist. Nun das Fadenkreuz so drehen, dass die vertikale Linie des Kreuzes parallel zur Hinterkante des Hirnstamms verläuft (▶ Abb. 66.2b).

Vor Erstellung des Bildstapels (▶ Abb. 66.5) ist es sehr wichtig, den Datensatz in allen Ebenen korrekt auszurichten. Für die **Ausrichtung der axialen Ebene** bei suboptimaler Schichtführung in der eigentlichen Untersuchung sind folgende 3 Schritte durchzuführen:

1. In der koronalen Ebene die senkrechte Linie des Fadenkreuzes nach der Mittellinie ausrichten, und/oder die horizontale Linie des Fadenkreuzes an den Unterkanten des Procc. zygomatici ausrichten (▶ Abb. 64.4a).
2. Die axiale Ebene so einstellen, dass die Jochbögen sichtbar sind. Das Fadenkreuz so drehen, dass die horizontale Linie des Kreuzes die Vorderkanten der beiden Jochbögen verbindet (▶ Abb. 64.4c).
3. Die sagittale Ebene so einstellen, dass das Orbitadach sichtbar ist. Nun das Fadenkreuz so drehen, dass die horizontale Linie des Kreuzes das Orbitadach mit dem Unterrand der hinteren Schädelgrube verbindet (▶ Abb. 64.4b).

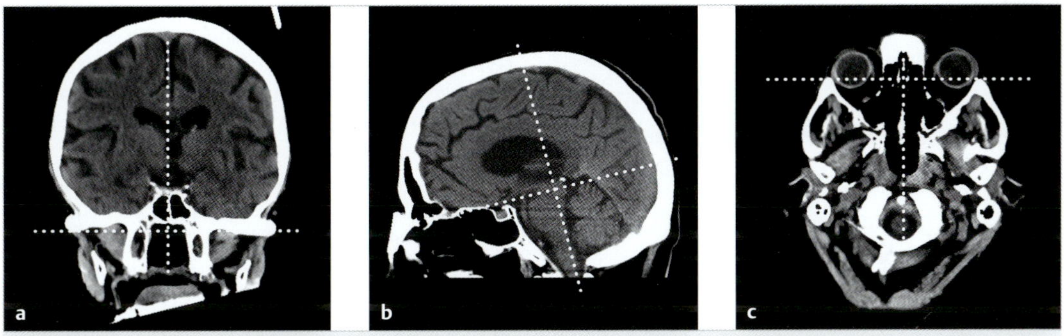

Abb. 66.2 Ausrichtung der Ebenen.
a Koronale Ebene.
b Sagittale Ebene.
c Axiale Ebene.

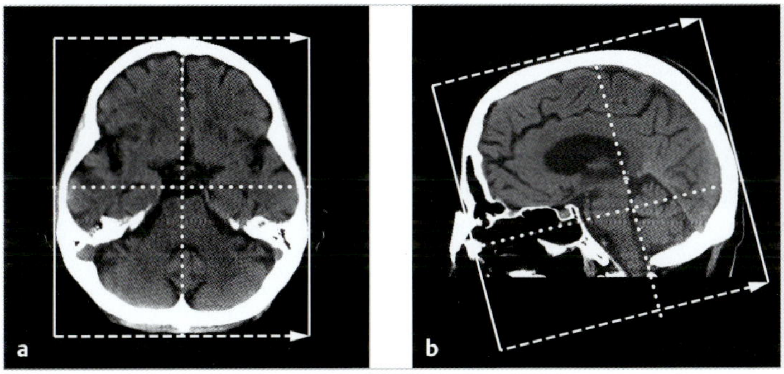

Abb. 66.3 Planung der Bildstapel.
a Rekonstruktionsbereich des sagittalen Bildstapels.
b Rekonstruktionsbereich des koronalen Bildstapels.

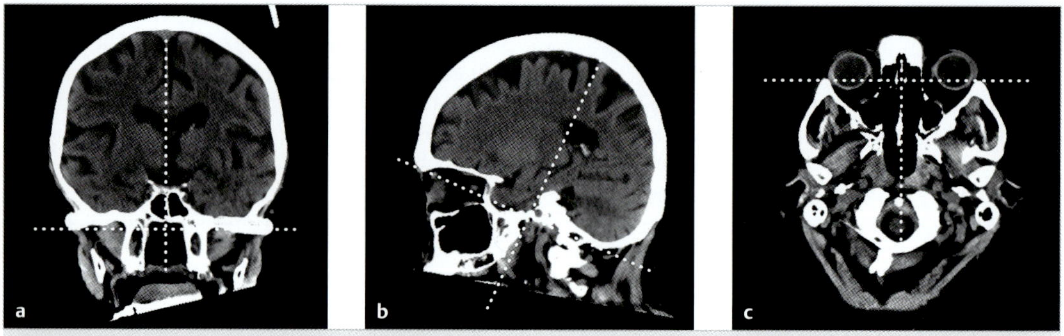

Abb. 66.4 Ausrichtung der Ebenen.
a Koronale Ebene.
b Sagittale Ebene.
c Axiale Ebene.

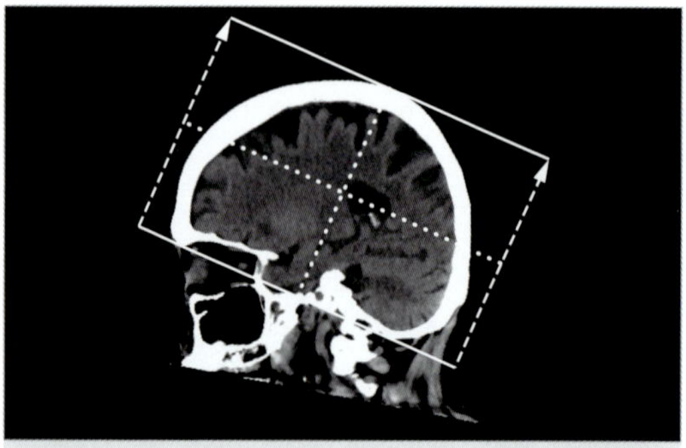

Abb. 66.5 Rekonstruktionsbereich des axialen Bildstapels.

66.3.2 Bildnachverarbeitung Toshiba-adaptiert

Die Besonderheit bei der MPR-Software von Toshiba-Scannern ist, dass die Bilder gedreht werden, um sie auszurichten, und nicht (wie bei anderen MPR-Softwarelösungen) das Fadenkreuz.

Vor Erstellung der Bildstapel (► Abb. 66.7) ist es sehr wichtig, den Datensatz in allen Ebenen korrekt auszurichten. Für die **Ausrichtung der koronalen und sagittalen Ebene** sind folgende 3 Schritte durchzuführen:

1. Die koronale Ebene so drehen, dass die senkrechte Linie des Fadenkreuzes parallel zur Mittellinie verläuft, und/oder die horizontale Linie des Fadenkreuzes die beiden Unterkanten der Procc. zygomatici verbindet (► Abb. 66.6a).

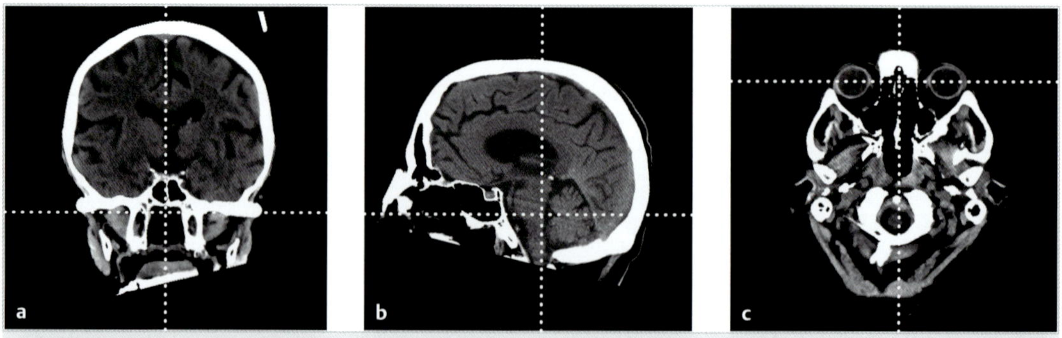

Abb. 66.6 Ausrichtung der Ebenen.
a Koronale Ebene.
b Sagittale Ebene.
c Axiale Ebene.

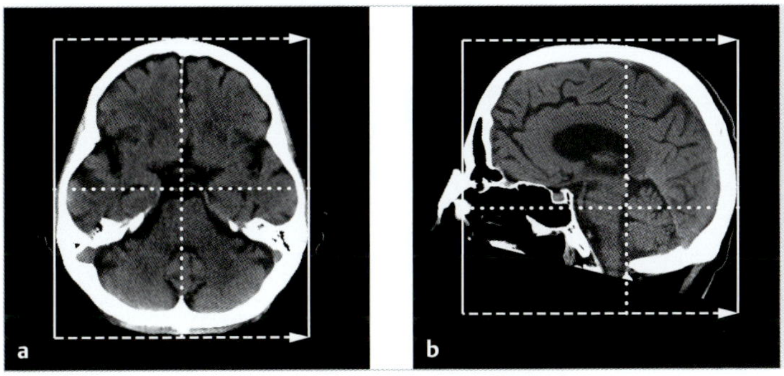

Abb. 66.7 Planung der Bildstapel.
a Rekonstruktionsbereich des sagittalen Bildstapels.
b Rekonstruktionsbereich des koronalen Bildstapels.

2. Die axiale Ebene so einstellen, dass die Jochbögen sichtbar sind. Das Bild so drehen, dass die horizontale Linie des Kreuzes die Vorderkanten der beiden Jochbögen verbindet (▶ Abb. 66.6c).
3. Die sagittale Ebene so einstellen, dass die Hinterkante des Hirnstamms sichtbar ist. Nun das Bild so drehen, dass die vertikale Linie des Kreuzes parallel zur Hinterkante des Hirnstamms verläuft (▶ Abb. 66.6b).

Vor Erstellung des Bildstapels (▶ Abb. 66.9) ist es sehr wichtig, den Datensatz in allen Ebenen korrekt auszurichten. Für die **Ausrichtung der axialen Ebene** bei suboptimaler Schichtführung in der eigentlichen Untersuchung sind folgende 3 Schritte durchzuführen:

1. Die koronale Ebene so drehen, dass die senkrechte Linie des Fadenkreuzes parallel zur Mittellinie verläuft, und/oder die horizontale Linie des Fadenkreuzes die beiden Unterkanten der Procc. zygomatici verbindet (▶ Abb. 66.8a).
2. Die axiale Ebene so einstellen, dass die Jochbögen sichtbar sind. Das Bild so drehen, dass die horizontale Linie des Kreuzes die Vorderkanten der beiden Jochbögen verbindet (▶ Abb. 66.8c).
3. Die sagittale Ebene so einstellen, dass das Orbitadach sichtbar ist. Nun das Bild so drehen, dass die horizontale Linie des Kreuzes das Orbitadach mit dem Unterrand der hinteren Schädelgrube verbindet (▶ Abb. 66.8b).

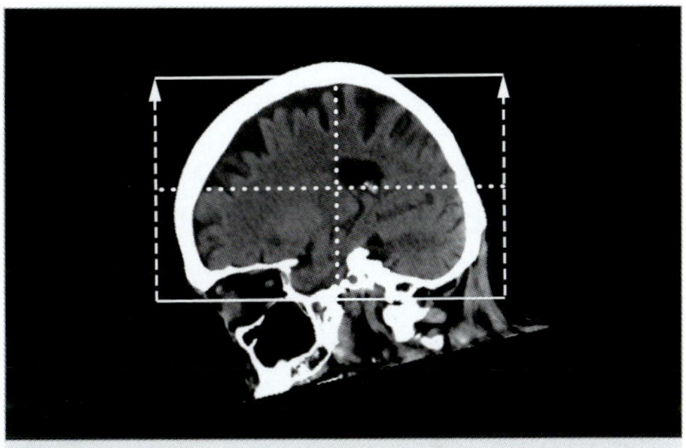

Abb. 66.9 Rekonstruktionsbereich des axialen Bildstapels.

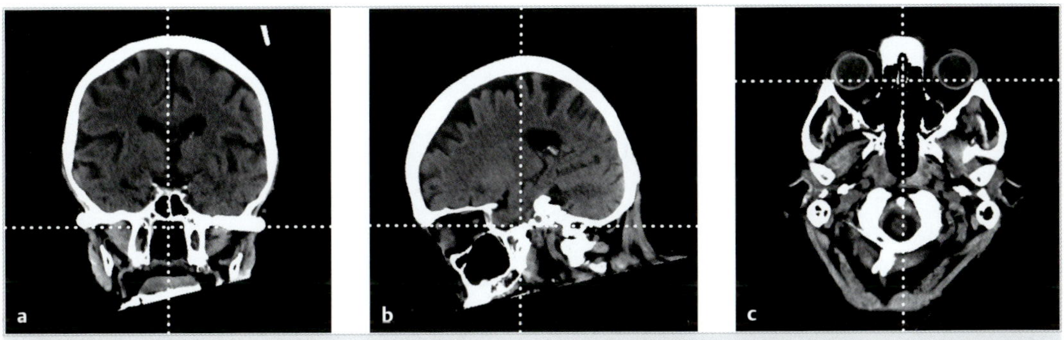

Abb. 66.8 Ausrichtung der Ebenen.
a Koronale Ebene.
b Sagittale Ebene.
c Axiale Ebene.

66.3.3 Rekonstruktionen – HWS

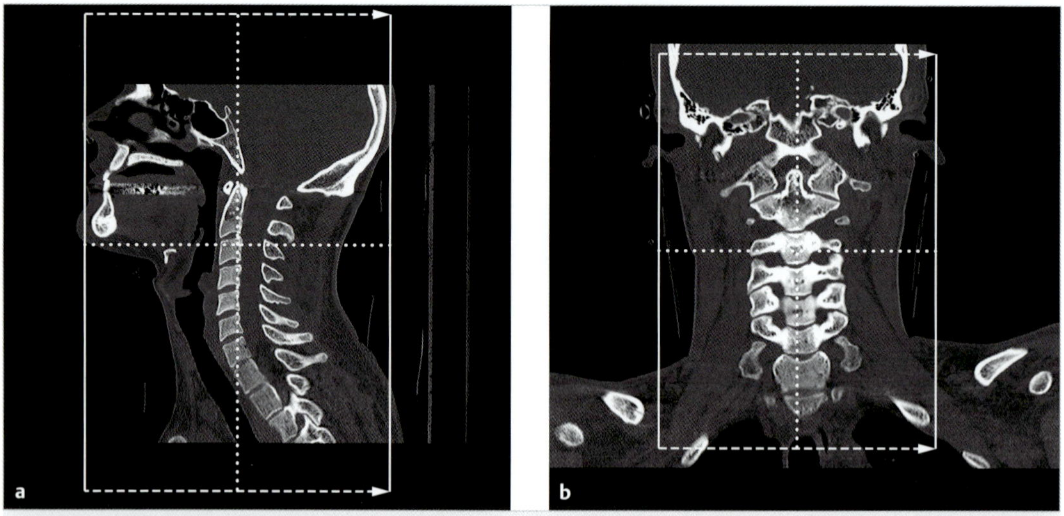

Abb. 66.10 Planung der Bildstapel.
a Rekonstruktionsbereich des koronalen Bildstapels.
b Rekonstruktionsbereich des sagittalen Bildstapels.

66.3.4 Rekonstruktionen – Thorax-Abdomen-Becken

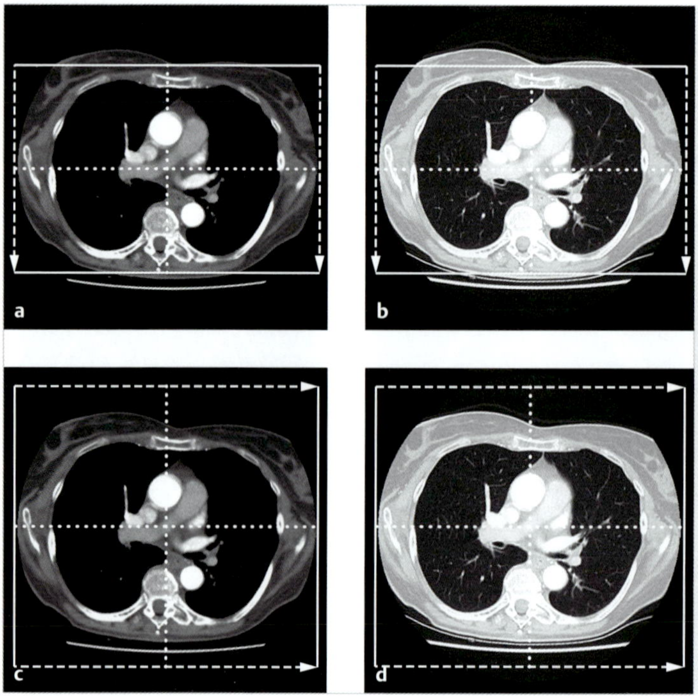

Abb. 66.11 Planung der Bildstapel.
a Rekonstruktionsbereich des koronalen Bildstapels des Weichteilfensters.
b Rekonstruktionsbereich des koronalen Bildstapels des Lungenfensters.
c Rekonstruktionsbereich des sagittalen Bildstapels des Weichteilfensters.
d Rekonstruktionsbereich des sagittalen Bildstapels des Lungenfensters.

67 CT Polytrauma Variante 2

67.1 Vor der Untersuchung

67.1.1 Häufige Indikation

Polytrauma, wenn beim Patient die Arme nicht über den Kopf genommen werden können.

Hinweis

Dieses Protokoll eignet sich, wenn nur ein Ein-Kolben-Injektor zur Verfügung steht oder wenn sich an dem Kontrastmittelinjektor kein Splitbolus-Protokoll realisieren lässt.

67.1.2 Vorbereitung

Allgemein

Keine.

Orale Kontrastmittelgabe

Entfällt.

Patientenvorbereitung

- Untersuchungsgebiet so gut wie möglich freimachen.
- Verweilkanüle legen, wenn möglich 18 Gauge (grün), ansonsten 20 Gauge (rosa).

Patientenaufklärung

Wichtige Punkte, über die der Patient informiert werden sollte, während er auf dem Untersuchungstisch gelagert und für die Untersuchungsdurchführung vorbereitet wird (wenn er ansprechbar ist):

- Wärmegefühl bei der Kontrastmittelinjektion
- Patient über das Atemkommando informieren. Dies führt zu besseren Untersuchungsergebnissen und beruhigt den Patienten, da er weiß, was auf ihn zukommt.

Aktiver Strahlenschutz

Keiner.

Patientenlagerung

- Rückenlage; Head-First oder Feet-First
- Arme wenn möglich gestreckt auf dem Bauch lagern und z. B. mit Klettbändern fixieren.

Zu beachten

Der Arm, der für die Kontrastmittelapplikation verwendet wird, sollte möglichst gestreckt gelagert werden, damit das Kontrastmittel ungehindert appliziert werden kann.

Zentrierung für Übersichtsradiogramm

- Seitenlaser (Tischhöhe): äußerer Gehörgang
- Startposition Übersichtsradiogramm (Querlaser-Scanebene): Schädelkalotte (bei kraniokaudaler Scanrichtung)

67.1.3 Untersuchungsprotokoll und Planung

Untersuchungsprotokoll in ▶ Tab. 67.1, ▶ Tab. 67.2, Planung in ▶ Abb. 67.1.

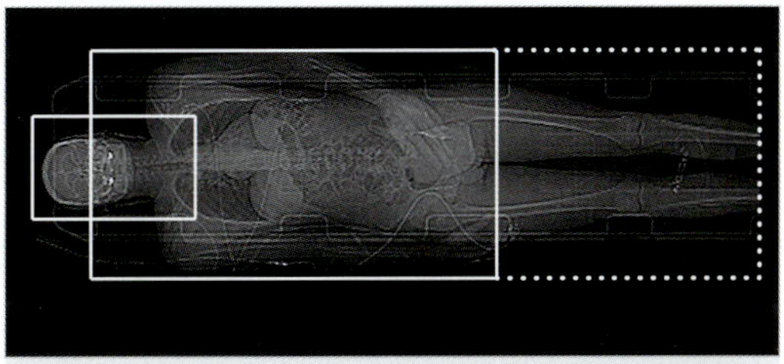

Abb. 67.1 Planung einer CT Polytrauma Variante 2.

Tab. 67.1 Übersichtsradiogramm für die Untersuchungsplanung.

Start	Ende	Ausrichtung	Länge
Schädelkalotte	Mitte Unterschenkel	a. p. (und lateral)	ca. 1500 mm

Patientenorientierung

- Wenn der Patient mit Kopf in Richtung Gantry gelagert wird: Head-First (Kopf voran) und Supination (Rückenlage).
- Wenn der Patient mit den Füßen in Richtung Gantry gelagert wird: Feet-First (Füße voran) und Supination (Rückenlage).

67.2 Untersuchungsablauf

- „Scanelement 1“ (▶ Tab. 67.2) akquirieren.
- Kontrastmittelinjektor für die Injektion vorbereiten (▶ Tab. 67.3).
- Kontrastmittelinjektion und „Scanelement 2“ gleichzeitig starten.
- „Scanelement 2“ (▶ Tab. 67.2) startet nach 50 s.
- Rekonstruktionsaufträge siehe in ▶ Tab. 67.4.

Tab. 67.2 Scanelemente.

Nr.	Name	Delay	Start	Ende	Scanrichtung
1	CT Schädel + HWS nativ	-	Schädelkalotte	BWK 2	kraniokaudal
2	CT Hals-Thorax-Abdomen-Becken	50 s	Orbitaboden	Mitte Oberschenkel (ggf. bis Füße)	kraniokaudal

Tab. 67.3 Kontrastmittelprotokoll.

	Volumen (ml)	Flow (ml/s)
Kontrastmittel	130	3,0
NaCl	50	3,0

Tab. 67.4 Rekonstruktionsaufträge.

	Filter/Kernel	Schichtdicke	Schichtabstand	Bildfensterung		Hinweise
				WW	WL	
Schädel und HWS						
Rekon 1	Schädel Weichteil	3–5 mm	3–5 mm	100	35	-
Rekon 2	Knochen	3–5 mm	3–5 mm	3 000	1000	-
Rekon 3	Schädel Weichteil	Dünnschicht**	30–50 % Überlappung	100	35	für Bildnachverarbeitung (MPR)
Rekon 4	Knochen	Dünnschicht**	30–50 % Überlappung	3 000	1000	für Bildnachverarbeitung (MPR)
Thorax, Abdomen und Becken						
Rekon 1	Weichteil*	3 (5) mm	3 (5) mm	350	50	-
Rekon 2	Lunge/Knochen*	3 (5) mm	3 (5) mm	1500	-500	-
Rekon 3	Weichteil*	Dünnschicht**	30–50 % Überlappung	350	50	für Bildnachverarbeitung (MPR)
Rekon 4	Lunge/Knochen*	Dünnschicht**	30–50 % Überlappung	1500	-500	

* Speziell im Fall einer Teleradiologie kann es sinnvoll sein, die Bildanzahl bei der Polytraumadiagnostik für die Übertragung so gering wie möglich zu halten. Es empfiehlt sich, für die Bildrekonstruktion der Körperstammspirale einen Filter/Kernel zu verwenden, der von der Schärfe zwischen dem Weichteil- und dem Lungen-/Knochen-Filter liegt. Dies ermöglicht, dass Weichteile, Lunge und Knochen basierend auf nur einem Datensatz lediglich durch Veränderung der Bildfensterung beurteilt werden können. Dies halbiert die Bildanzahl der Körperstammspirale und verkleinert die Datenmenge.

** Mit der optionalen 3D-MPR-Software von Siemens-Geräten kann die Bildnachverarbeitung (MPR) direkt aus den Rohdaten vorgenommen werden. In diesem Fall ist eine Dünnschichtrekonstruktion nicht erforderlich.

Zu beachten

M!

Bei der Polytrauma-CT ist es zunächst wichtig, dass den Radiologen möglichst schnell die dickschichtigen axialen Rekonstruktionen der akquirieren Scanbereich zur Beurteilung zur Verfügung stehen. Basierend auf den axialen Bildern können die wesentlichen Befunde bereits erhoben werden. Die erweiterte Bildnachverarbeitung (MPR) sollte zeitnah nach Beendigung der Untersuchung erfolgen.

67.3 Bildnachverarbeitung

Übersicht der empfohlenen Bildnachverarbeitung in ▶ Tab. 67.5.

Tab. 67.5 Bildnachverarbeitung bei CT Polytrauma Variante 2.

Nachverarbeitungstechnik	Schichtebene	Verwendeter Dünnschichtdatensatz	Schichtdicke	Schichtabstand	Abbildung
Schädel					
Average/Mittelwert (klassische MPR)	koronal	Schädel Weichteil	3–5 mm	3–5 mm	▶ Abb. 67.2, ▶ Abb. 67.3, ▶ Abb. 67.6, ▶ Abb. 67.7
	sagittal	Schädel Weichteil	3–5 mm	3–5 mm	▶ Abb. 67.2, ▶ Abb. 67.3, ▶ Abb. 67.6, ▶ Abb. 67.7
	axial	Schädel Weichteil	3–5 mm	3–5 mm	▶ Abb. 67.4, ▶ Abb. 67.5, ▶ Abb. 67.8, ▶ Abb. 67.9
	koronal	Schädel Knochen	3–5 mm	3–5 mm	▶ Abb. 67.2, ▶ Abb. 67.3, ▶ Abb. 67.6, ▶ Abb. 67.7
	sagittal	Schädel Knochen	3–5 mm	3–5 mm	▶ Abb. 67.2, ▶ Abb. 67.3, ▶ Abb. 67.6, ▶ Abb. 67.7
	axial	Schädel Weichteil	3–5 mm	3–5 mm	▶ Abb. 67.4, ▶ Abb. 67.5, ▶ Abb. 67.8, ▶ Abb. 67.9
HWS					
Average/Mittelwert (klassische MPR)	koronal	Knochen	2 mm	2 mm	▶ Abb. 67.10a
	sagittal	Knochen	2 mm	2 mm	▶ Abb. 67.10b
Thorax-Abdomen-Becken					
Average/Mittelwert (klassische MPR)	koronal	Weichteil	3 mm	3 mm	▶ Abb. 67.11a
	sagittal	Weichteil	3 mm	3 mm	▶ Abb. 67.11c
	koronal	Lunge/Knochen	3 mm	3 mm	▶ Abb. 67.11b
	sagittal	Lunge/Knochen	3 mm	3 mm	▶ Abb. 67.11d

67.3.1 Rekonstruktionen – Schädel

Vor Erstellung der Bildstapel (► Abb. 67.3) ist es sehr wichtig, den Datensatz in allen Ebenen korrekt auszurichten. Für die **Ausrichtung der koronalen und sagittalen Ebene** sind folgende 3 Schritte durchzuführen:

1. In der koronalen Ebene die senkrechte Linie des Fadenkreuzes nach der Mittellinie ausrichten, und/oder die horizontale Linie des Fadenkreuzes an den Unterkanten der Procc. zygomatici ausrichten (► Abb. 67.2a).
2. Die axiale Ebene so einstellen, dass die Jochbögen sichtbar sind. Das Fadenkreuz so drehen, dass die horizontale Linie des Kreuzes die Vorderkanten der beiden Jochbögen verbindet (► Abb. 67.2c).
3. Die sagittale Ebene so einstellen, dass die Hinterkante des Hirnstamms sichtbar ist. Nun das Fadenkreuz so drehen, dass die vertikale Linie des Kreuzes parallel zur Hinterkante des Hirnstamms verläuft (► Abb. 67.2b).

Vor Erstellung der Bildstapel (► Abb. 67.5) ist es sehr wichtig, den Datensatz in allen Ebenen korrekt auszurichten. Für die **Ausrichtung der axialen Ebene** bei suboptimaler Schichtführung in der eigentlichen Untersuchung sind folgende 3 Schritte durchzuführen:

1. In der koronalen Ebene die senkrechte Linie des Fadenkreuzes nach der Mittellinie ausrichten, und/oder die horizontale Linie des Fadenkreuzes an den Unterkanten der Procc. zygomatici ausrichten (► Abb. 67.4a).
2. Die axiale Ebene so einstellen, dass die Jochbögen sichtbar sind. Das Fadenkreuz so drehen, dass die horizontale Linie des Kreuzes die Vorderkanten der beiden Jochbögen verbindet (► Abb. 67.4c).
3. Die sagittale Ebene so einstellen, dass das Orbitadach sichtbar ist. Nun das Fadenkreuz so drehen, dass die horizontale Linie des Kreuzes das Orbitadach mit dem Unterrand der hinteren Schädelgrube verbindet (► Abb. 67.4b).

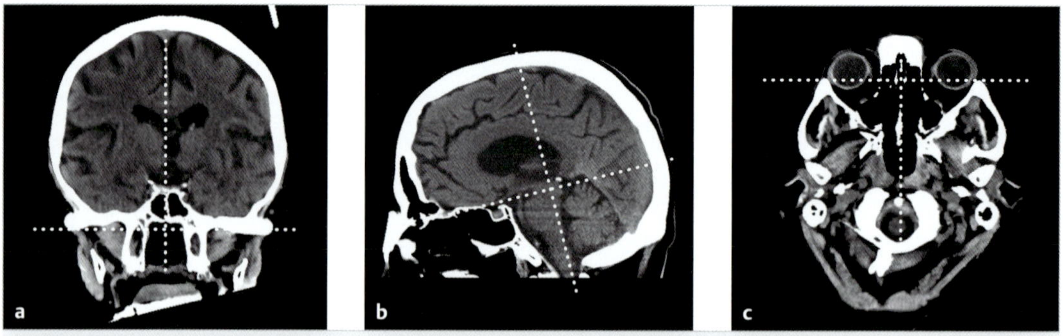

Abb. 67.2 Ausrichtung der Ebenen.
a Koronale Ebene.
b Sagittale Ebene.
c Axiale Ebene.

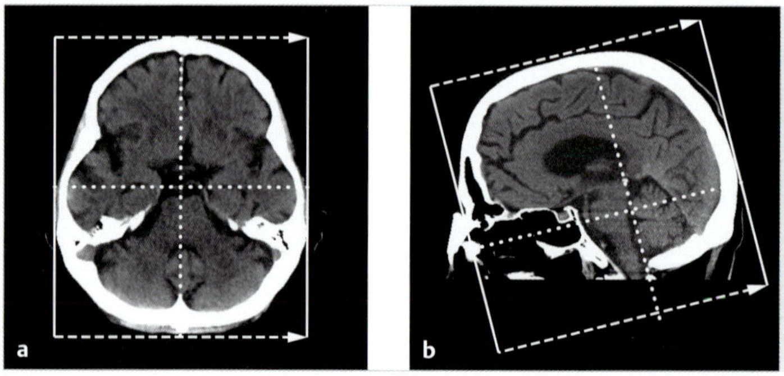

Abb. 67.3 Planung der Bildstapel.
a Rekonstruktionsbereich des sagittalen Bildstapels.
b Rekonstruktionsbereich des koronalen Bildstapels.

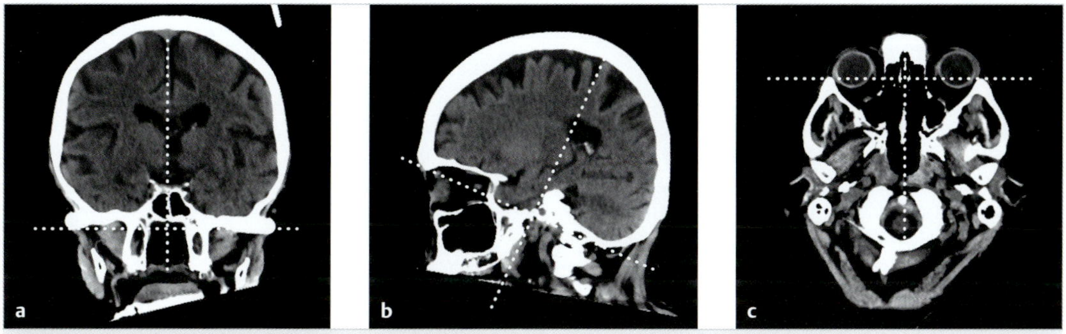

Abb. 67.4 Ausrichtung der Ebenen.
a Koroanle Ebene.
b Sagittale Ebene.
c Axiale Ebene.

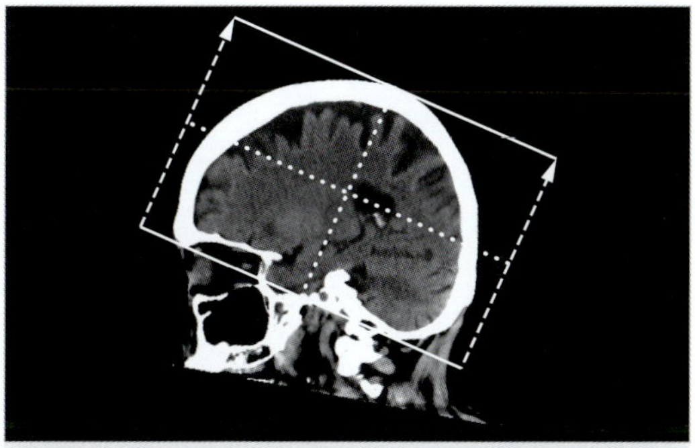

Abb. 67.5 Rekonstruktionsbereich des axialen Bildstapels.

67.3.2 Bildnachverarbeitung Toshiba-adaptiert

Die Besonderheit bei der MPR-Software von Toshiba-Scannern ist, dass die Bilder gedreht werden, um sie auszurichten, und nicht (wie bei anderen MPR-Softwarelösungen) das Fadenkreuz.

Vor Erstellung der Bildstapel (▸ Abb. 67.7) ist es sehr wichtig, den Datensatz in allen Ebenen korrekt auszurichten. Für die **Ausrichtung der koronalen und sagittalen Ebene** sind folgende 3 Schritte durchzuführen:

1. Die koronale Ebene so drehen, dass die senkrechte Linie des Fadenkreuzes parallel zur Mittellinie verläuft, und/oder die horizontale Linie des Fadenkreuzes die beiden Unterkanten der Procc. zygomatici verbindet (▸ Abb. 67.6a).

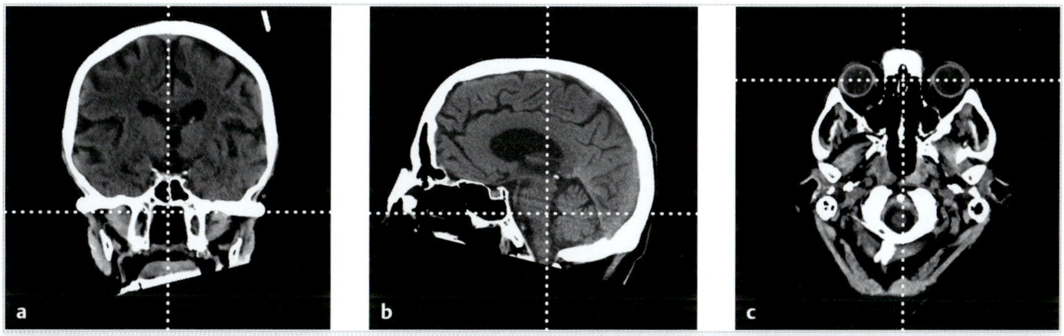

Abb. 67.6 Ausrichtung der Ebenen.
a Koronale Ebene.
b Sagittale Ebene.
c Axiale Ebene.

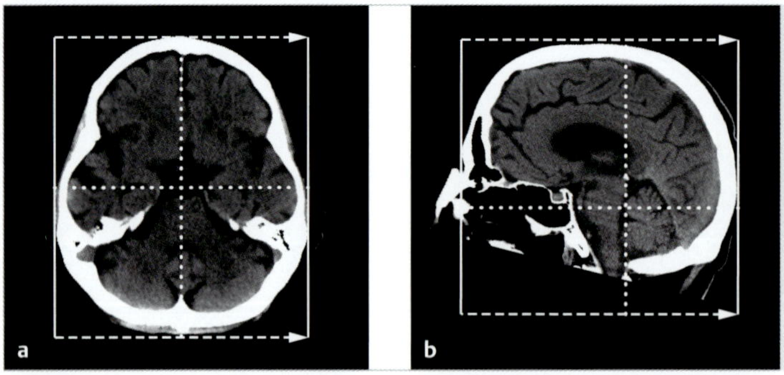

Abb. 67.7 Planung der Bildstapel.
a Rekonstruktionsbereich des sagittalen Bildstapels.
b Rekonstruktionsbereich des koronalen Bildstapels.

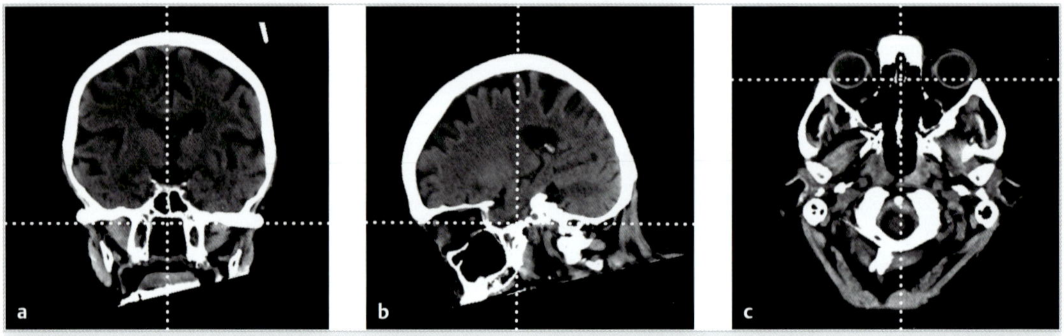

Abb. 67.8 Ausrichtung der Ebenen.
a Koronale Ebene.
b Sagittale Ebene.
c Axiale Ebene.

2. Die axiale Ebene so einstellen, dass die Jochbögen sichtbar sind. Das Bild so drehen, dass die horizontale Linie des Kreuzes die Vorderkanten der beiden Jochbögen verbindet (▶ Abb. 67.6c).
3. Die sagittale Ebene so einstellen, dass die Hinterkante des Hirnstamms sichtbar ist. Nun das Bild so drehen, dass die vertikale Linie des Kreuzes parallel zur Hinterkante des Hirnstamms verläuft (▶ Abb. 67.6b).

Vor Erstellung des Bildstapels (▶ Abb. 67.9) ist es sehr wichtig, den Datensatz in allen Ebenen korrekt auszurichten. Für die **Ausrichtung der axialen Ebene** bei suboptimaler Schichtführung in der eigentlichen Untersuchung sind folgende 3 Schritte durchzuführen:

1. Die koronale Ebene so drehen, dass die senkrechte Linie des Fadenkreuzes parallel zur Mittellinie verläuft und/oder die horizontale Linie des Fadenkreuzes die beiden Unterkanten der Procc. zygomatici verbindet (▶ Abb. 67.8a).
2. Die axiale Ebene so einstellen, dass die Jochbögen sichtbar sind. Das Bild so drehen, dass die horizontale Linie des Kreuzes die Vorderkanten der beiden Jochbögen verbindet (▶ Abb. 67.8c).
3. Die sagittale Ebene so einstellen, dass das Orbitadach sichtbar ist. Nun das Bild so drehen, dass die horizontale Linie des Kreuzes das Orbitadach mit dem Unterrand der hinteren Schädelgrube verbindet (▶ Abb. 67.8b).

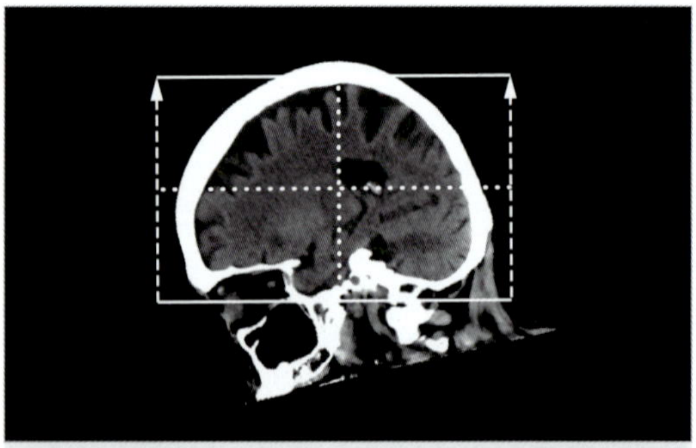

Abb. 67.9 Rekonstruktionsbereich des axialen Bildstapels.

67.3.3 Rekonstruktionen – HWS

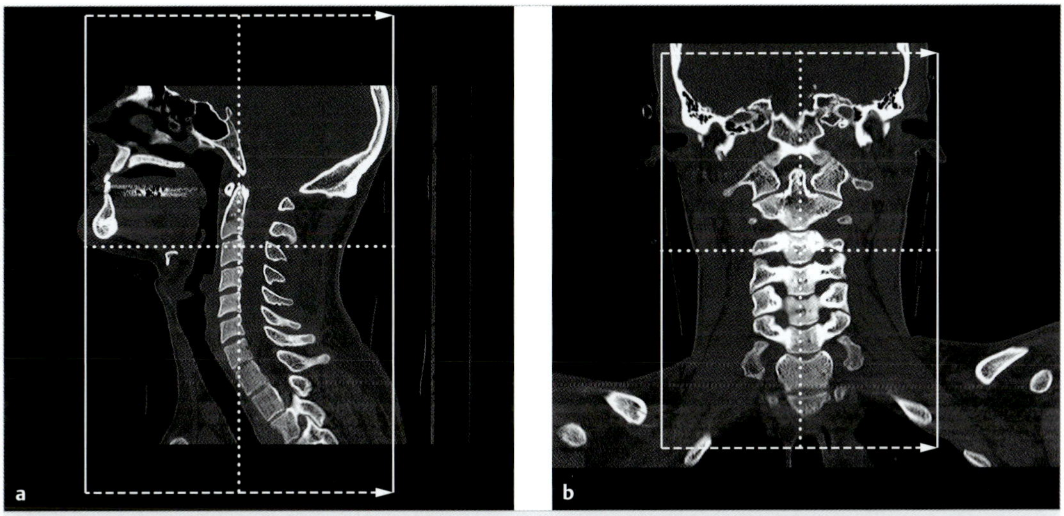

Abb. 67.10 Planung der Bildstapel.
a Rekonstruktionsbereich des koronalen Bildstapels.
b Rekonstruktionsbereich des sagittalen Bildstapels.

67.3.4 Rekonstruktionen – Thorax-Abdomen-Becken

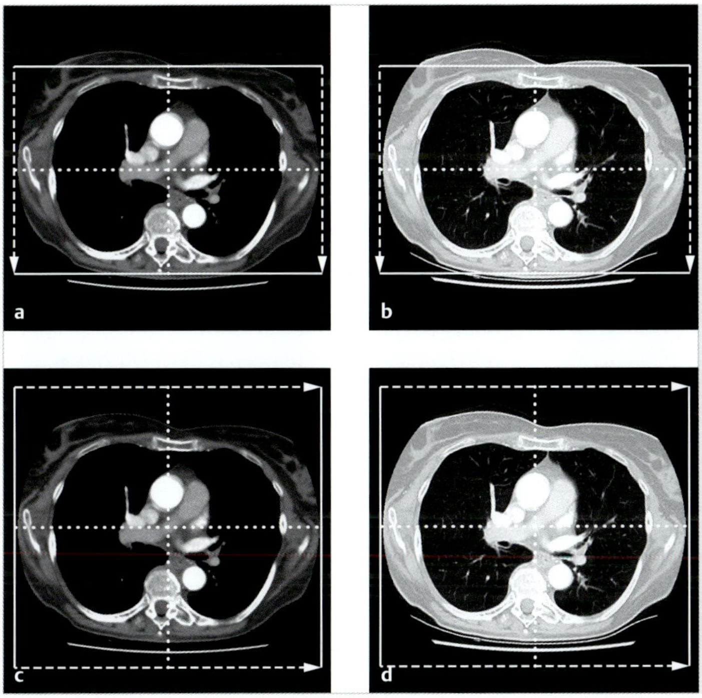

Abb. 67.11 Planung der Bildstapel.
a Rekonstruktionsbereich des koronalen Bildstapels des Weichteilfensters.
b Rekonstruktionsbereich des koronalen Bildstapels des Lungenfensters.
c Rekonstruktionsbereich des sagittalen Bildstapels des Weichteilfensters.
d Rekonstruktionsbereich des sagittalen Bildstapels des Lungenfensters.

68 CT Polytrauma Variante 3

68.1 Vor der Untersuchung

68.1.1 Häufige Indikation

Polytraumatisierter Patient, bei dem die Arme über den Kopf gelagert werden können (wenn die Arme oben gelagert werden können, reduziert dies signifikant die Strahlenexposition der Körperstammspirale).

Hinweise

- Bei diesem Polytrauma-Protokoll wird eine Splitbolus-Kontrastmittelinjektion verwendet. Dies ermöglicht die gleichzeitige Darstellung der arteriellen und venösen Phase.
- Wenn nur ein Ein-Kolben-Injektor zur Verfügung steht, verwenden Sie bitte das Kontrastmittelprotokoll der „CT-Polytrauma Variante 2“.

68.1.2 Vorbereitung

Allgemein

Keine.

Orale Kontrastmittelgabe

Entfällt.

Patientenvorbereitung

- Untersuchungsgebiet so gut wie möglich freimachen.
- Verweilkanüle legen, wenn möglich 18 Gauge (grün), ansonsten 20 Gauge (rosa).

Patientenaufklärung

Wichtige Punkte, über die der Patient informiert werden sollte, während er auf dem Untersuchungstisch gelagert und für die Untersuchungsdurchführung vorbereitet wird (falls ansprechbar):

- Wärmegefühl bei der Kontrastmittelinjektion
- Patient über das Atemkommando informieren. Dies führt zu besseren Untersuchungsergebnissen und beruhigt den Patienten, da er weiß, was auf ihn zukommt.

Aktiver Strahlenschutz

Keiner.

Patientenlagerung

- Rückenlage; Head-First oder Feet-First (je nach verfügbarem Scanbereich des CT-Geräts)
- Arme wenn möglich gestreckt auf dem Bauch lagern und z. B. mit Klettbändern fixieren.

Zu beachten

Der Arm, der für die Kontrastmittelapplikation verwendet wird, sollte möglichst gestreckt gelagert werden, damit das Kontrastmittel ungehindert appliziert werden kann.

Zentrierung für Übersichtsradiogramm

- Seitenlaser (Tischhöhe): äußerer Gehörgang
- Startposition Übersichtsradiogramm (Querlaser-Scanebene): Schädelkalotte (bei kraniokaudaler Scanrichtung)

68.1.3 Untersuchungsprotokoll und Planung

Untersuchungsprotokoll in ▸ Tab. 68.1, ▸ Tab. 68.2, Planung in ▸ Abb. 68.1.

Patientenorientierung

- Wenn der Patient mit Kopf in Richtung Gantry gelagert wird: Head-First (Kopf voran) und Supination (Rückenlage).
- Wenn der Patient mit den Füßen in Richtung Gantry gelagert wird: Feet-First (Füße voran) und Supination (Rückenlage).

Tab. 68.1 Übersichtsradiogramm für die Untersuchungsplanung.

Start	Ende	Ausrichtung	Länge
Schädel			
Schädelkalotte	BWK 4	lateral	ca. 500 mm
Hals-Thorax-Abdomen-Becken			
Orbitadach	Mitte Unterschenkel	a. p. (und lateral)	ca. 1500 mm

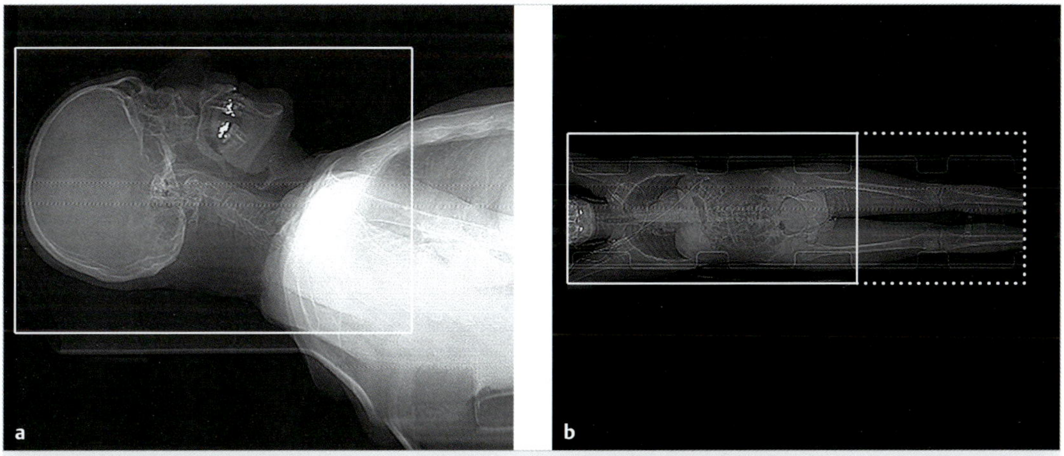

Abb. 68.1 Planung einer CT Polytrauma Variante 3.
a Planung Kopf-Hals-Spirale.
b Planung der kontrastmittelgestützten Spiralen der Körperstamms und des optionalen Scanbereichs der unteren Extremitäten.

68.2 Untersuchungsablauf

- „Scanelement 1“ (▶ Tab. 68.2) akquirieren.
- Patienten umlagern (Arme über dem Kopf lagern).
- Patient neu zentrieren für die Körperstammuntersuchung:
  - Seitenlaser (Tischhöhe): äußerer Gehörgang
  - Startposition Übersichtsradiogramm (Querlaser-Scanebene): Orbitadach (bei kraniokaudaler Scanrichtung)
- Kontrastmittelinjektor für die Injektion vorbereiten (▶ Tab. 68.3).
- Kontrastmittelinjektion und „Scanelement 2“ gleichzeitig starten.
- „Scanelement 2“ (▶ Tab. 68.2) startet nach 70 s.
- Rekonstruktionsaufträge siehe in ▶ Tab. 68.4.

Tab. 68.2 Scanelemente.

Nr.	Name	Delay	Start	Ende	Scanrichtung
1	CT Schädel + HWS nativ	-	Schädelkalotte	BWK 2	kraniokaudal
2	CT Hals-Thorax-Abdomen-Becken	70 s 50 s wenn ohne Splitbolus gearbeitet wird (Bitte KM-Protokoll [▶ Tab. 67.3] verwenden)	Orbitaboden	Mitte Oberschenkel (ggf. bis Füße)	kraniokaudal

Tab. 68.3 Kontrastmittelprotokoll.

	Volumen (ml)	Flow (ml/s)
Kontrastmittel	90	3,0
NaCl	30	3,0
Pause	10 s	
Kontrastmittel	50	3,0
NaCl	50	3,0

Tab. 68.4 Rekonstruktionsaufträge.

	Filter/Kernel	Schichtdicke	Schichtabstand	Bildfensterung		Hinweise
				WW	WL	
Schädel und HWS						
Rekon 1	Schädel Weichteil	3–5 mm	3–5 mm	100	35	-
Rekon 2	Knochen	3–5 mm	3–5 mm	3 000	1000	-
Rekon 3	Schädel Weichteil	Dünnschicht**	30–50 % Überlappung	100	35	für Bildnachverarbeitung (MPR)
Rekon 4	Knochen	Dünnschicht**	30–50 % Überlappung	3 000	1000	für Bildnachverarbeitung (MPR)
Thorax, Abdomen und Becken						
Rekon 1	Weichteil*	3 (5) mm	3 (5) mm	350	50	-
Rekon 2	Lunge/Knochen*	3 (5) mm	3 (5) mm	1500	-500	-
Rekon 3	Weichteil*	Dünnschicht**	30–50 % Überlappung	350	50	für Bildnachverarbeitung (MPR)
Rekon 4	Lunge/Knochen*	Dünnschicht**	30–50 % Überlappung	1500	-500	

* Speziell im Fall einer Teleradiologie kann es sinnvoll sein, die Bildanzahl bei der Polytraumadiagnostik für die Übertragung so gering wie möglich zu halten. Es empfiehlt sich, für die Bildrekonstruktion der Körperstammspirale einen Filter/Kernel zu verwenden, der von der Schärfe zwischen dem Weichteil- und dem Lungen-/Knochen-Filter liegt. Dies ermöglicht, dass Weichteile, Lunge und Knochen basierend auf nur einem Datensatz lediglich durch Veränderung der Bildfensterung beurteilt werden können. Dies halbiert die Bildanzahl der Körperstammspirale und verkleinert die Datenmenge.

** Mit der optionalen 3D-MPR-Software von Siemens-Geräten kann die Bildnachverarbeitung (MPR) direkt aus den Rohdaten vorgenommen werden. In diesem Fall ist eine Dünnschichtrekonstruktion nicht erforderlich.

M!

Zu beachten

Bei der Polytrauma-CT ist es zunächst wichtig, dass den Radiologen möglichst schnell die dickschichtigen axialen Rekonstruktionen der akquirieren Scanbereich zur Beurteilung zur Verfügung stehen. Basierend auf den axialen Bildern können die wesentlichen Befunde bereits erhoben werden. Die erweiterte Bildnachverarbeitung (MPR) sollte zeitnah nach Beendigung der Untersuchung erfolgen.

68.3 Bildnachverarbeitung

Übersicht der empfohlenen Bildnachverarbeitung in ► Tab. 68.5.

Tab. 68.5 Bildnachverarbeitung bei CT Polytrauma Variante 3.

Nachverarbeitungs-technik	Schichtebene	Verwendeter Dünn-schichtdatensatz	Schichtdi-cke	Schichtabstand	Abbildung
Schädel					
Average/Mittelwert (klassische MPR)	koronal	Schädel Weichteil	3–5 mm	3–5 mm	► Abb. 68.2, ► Abb. 68.3, ► Abb. 68.6, ► Abb. 68.7
	sagittal	Schädel Weichteil	3–5 mm	3–5 mm	► Abb. 68.2, ► Abb. 68.3, ► Abb. 68.6, ► Abb. 68.7
	axial	Schädel Weichteil	3–5 mm	3–5 mm	► Abb. 68.4, ► Abb. 68.5, ► Abb. 68.8, ► Abb. 68.9
	koronal	Schädel Knochen	3–5 mm	3–5 mm	► Abb. 68.2, ► Abb. 68.3, ► Abb. 68.6, ► Abb. 68.7
	sagittal	Schädel Knochen	3–5 mm	3–5 mm	► Abb. 68.2, ► Abb. 68.3, ► Abb. 68.6, ► Abb. 68.7
	axial	Schädel Weichteil	3–5 mm	3–5 mm	► Abb. 68.4, ► Abb. 68.5, ► Abb. 68.8, ► Abb. 68.9
HWS					
Average/Mittelwert (klassische MPR)	koronal	Knochen	2 mm	2 mm	► Abb. 68.10a
	sagittal	Knochen	2 mm	2 mm	► Abb. 68.10b
Thorax-Abdomen-Becken					
Average/Mittelwert (klassische MPR)	koronal	Weichteil	3 mm	3 mm	► Abb. 68.11a
	sagittal	Weichteil	3 mm	3 mm	► Abb. 68.11c
	koronal	Lunge/Knochen	3 mm	3 mm	► Abb. 68.11b
	sagittal	Lunge/Knochen	3 mm	3 mm	► Abb. 68.11d

68.3.1 Rekonstruktionen – Schädel

Vor Erstellung der Bildstapel (▶ Abb. 68.3) ist es sehr wichtig, den Datensatz in allen Ebenen korrekt auszurichten. Für die **Ausrichtung der koronalen und sagittalen Ebene** sind folgende 3 Schritte durchzuführen:

1. In der koronalen Ebene die senkrechte Linie des Fadenkreuzes nach der Mittellinie ausrichten, und/oder die horizontale Linie des Fadenkreuzes an den Unterkanten der Procc. zygomatici ausrichten (▶ Abb. 68.2a).
2. Die axiale Ebene so einstellen, dass die Jochbögen sichtbar sind. Das Fadenkreuz so drehen, dass die horizontale Linie des Kreuzes die Vorderkanten der beiden Jochbögen verbindet (▶ Abb. 68.2c).
3. Die sagittale Ebene so einstellen, dass die Hinterkante des Hirnstamms sichtbar ist. Nun das Fadenkreuz so drehen, dass die vertikale Linie des Kreuzes parallel zur Hinterkante des Hirnstamms verläuft (▶ Abb. 68.2b).

Vor Erstellung der Bildstapel (▶ Abb. 68.5) ist es sehr wichtig, den Datensatz in allen Ebenen korrekt auszurichten. Wenn bei der eigentlichen Untersuchung die Schichtführung nur suboptimal war, ist die axiale Ebene folgendermaßen auszurichten. Dazu sind folgende 3 Schritte durchzuführen:

1. In der koronalen Ebene die senkrechte Linie des Fadenkreuzes nach der Mittellinie ausrichten und/oder die horizontale Linie des Fadenkreuzes an den Unterkanten der Procc. zygomatici ausrichten (▶ Abb. 68.4a).
2. Die axiale Ebene so einstellen, dass die Jochbögen sichtbar sind. Das Fadenkreuz so drehen, dass die horizontale Linie des Kreuzes die Vorderkanten der beiden Jochbögen verbindet (▶ Abb. 68.4c).
3. Die sagittale Ebene so einstellen, dass das Orbitadach sichtbar ist. Nun das Fadenkreuz so drehen, dass die horizontale Linie des Kreuzes das Orbitadach mit dem Unterrand der hinteren Schädelgrube verbindet (▶ Abb. 68.4b).

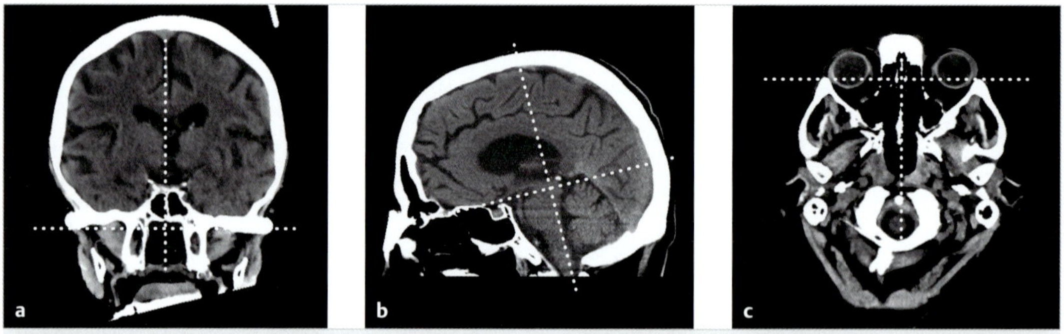

Abb. 68.2 Ausrichtung der Ebenen.
a Koronale Ebene.
b Sagittale Ebene.
c Axiale Ebene.

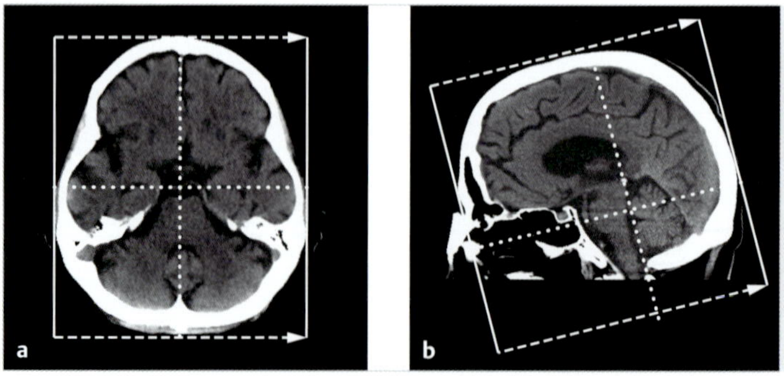

Abb. 68.3 Planung der Bildstapel.
a Rekonstruktionsbereich des sagittalen Bildstapels.
b Rekonstruktionsbereich des koronalen Bildstapels.

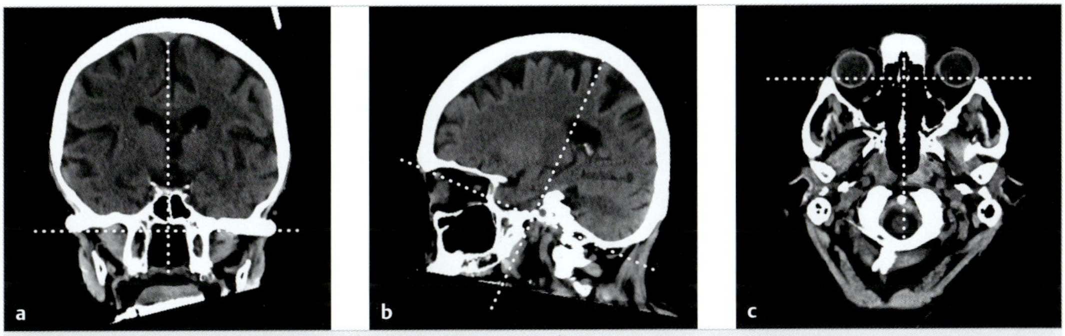

Abb. 68.4 Ausrichtung der Ebenen.
a Koronale Ebene.
b Sagittale Ebene.
c Axiale Ebene.

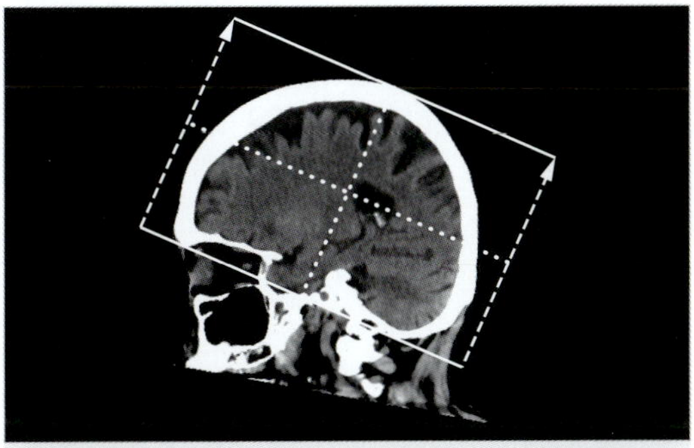

Abb. 68.5 Rekonstruktionsbereich des axialen Bildstapels.

68.3.2 Bildnachverarbeitung Toshiba-adaptiert

Die Besonderheit bei der MPR-Software von Toshiba-CT-Scannern ist, dass die Bilder gedreht werden, um sie auszurichten, und nicht (wie bei anderen MPR-Softwarelösungen) das Fadenkreuz.

Vor Erstellung der Bildstapel (▶ Abb. 68.7) ist es sehr wichtig, den Datensatz in allen Ebenen korrekt auszurichten. Für die **Ausrichtung der koronalen und sagittalen Ebene** sind folgende 3 Schritte durchzuführen:

1. Die koronale Ebene so drehen, dass die senkrechte Linie des Fadenkreuzes parallel zur Mittellinie verläuft und/oder die horizontale Linie des Fadenkreuzes die beiden Unterkanten der Procc. zygomatici verbindet (▶ Abb. 68.6a).

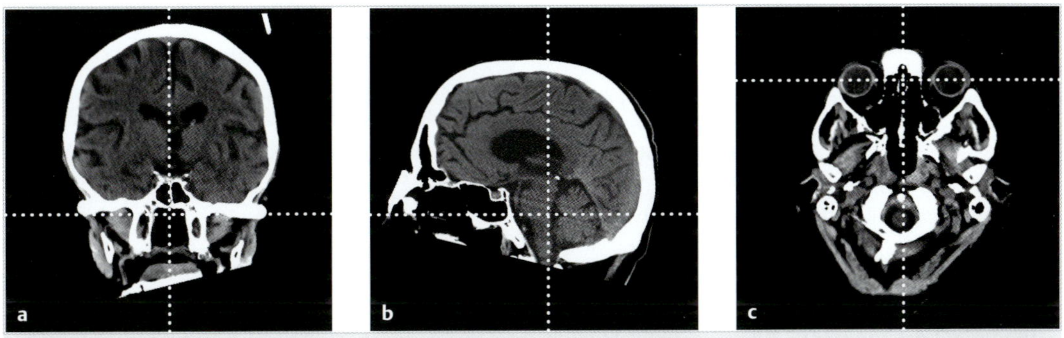

Abb. 68.6 Ausrichtung der Ebenen.
a Koronale Ebene.
b Sagittale Ebene.
c Axiale Ebene.

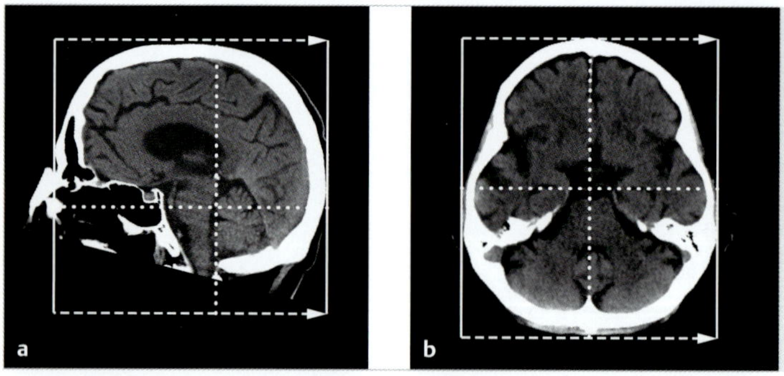

Abb. 68.7 Planung der Bildstapel.
a Rekonstruktionsbereich des sagittalen Bildstapels.
b Rekonstruktionsbereich des koronalen Bildstapels.

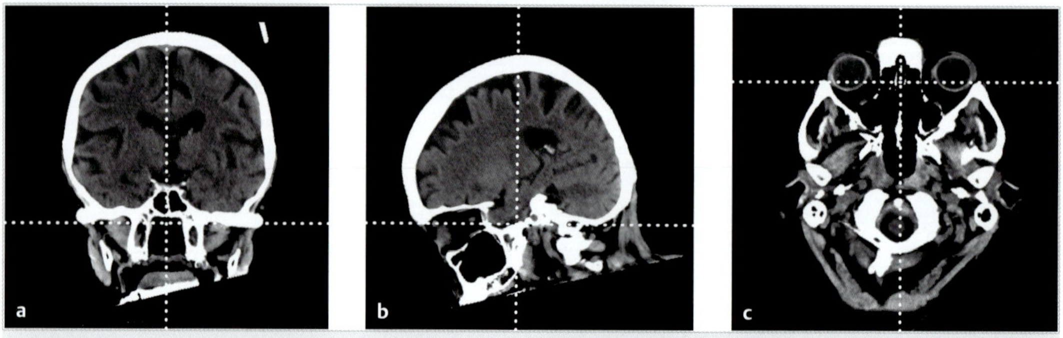

Abb. 68.8 Ausrichtung der Ebenen.
a Koronale Ebene.
b Sagittale Ebene.
c Axiale Ebene.

2. Die axiale Ebene so einstellen, dass die Jochbögen sichtbar sind. Das Bild so drehen, dass die horizontale Linie des Kreuzes die Vorderkanten der beiden Jochbögen verbindet (▸ Abb. 68.6c).
3. Die sagittale Ebene so einstellen, dass die Hinterkante des Hirnstamms sichtbar ist. Nun das Bild so drehen, dass die vertikale Linie des Kreuzes parallel zur Hinterkante des Hirnstamms verläuft (▸ Abb. 68.6b).

Vor Erstellung der Bildstapel (▸ Abb. 68.9) ist es sehr wichtig, den Datensatz in allen Ebenen korrekt auszurichten. Für die **Ausrichtung der axialen Ebene** bei suboptimaler Schichtführung in der eigentlichen Untersuchung sind folgende 3 Schritte durchzuführen:

1. Die koronale Ebene so drehen, dass die senkrechte Linie des Fadenkreuzes parallel zur Mittellinie verläuft, und/oder die horizontale Linie des Fadenkreuzes die beiden Unterkanten der Procc. zygomatici verbindet (▸ Abb. 68.8a).
2. Die axiale Ebene so einstellen, dass die Jochbögen sichtbar sind. Das Bild so drehen, dass die horizontale Linie des Kreuzes die Vorderkanten der beiden Jochbögen verbindet (▸ Abb. 68.8c).
3. Die sagittale Ebene so einstellen, dass das Orbitadach sichtbar ist. Nun das Bild so drehen, dass die horizontale Linie des Kreuzes das Orbitadach mit dem Unterrand der hinteren Schädelgrube verbindet (▸ Abb. 68.8b).

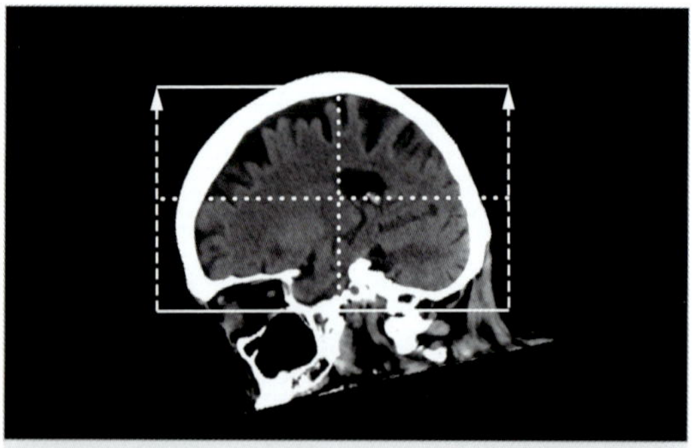

Abb. 68.9 Rekonstruktionsbereich des axialen Bildstapels.

68.3.3 Rekonstruktionen – HWS

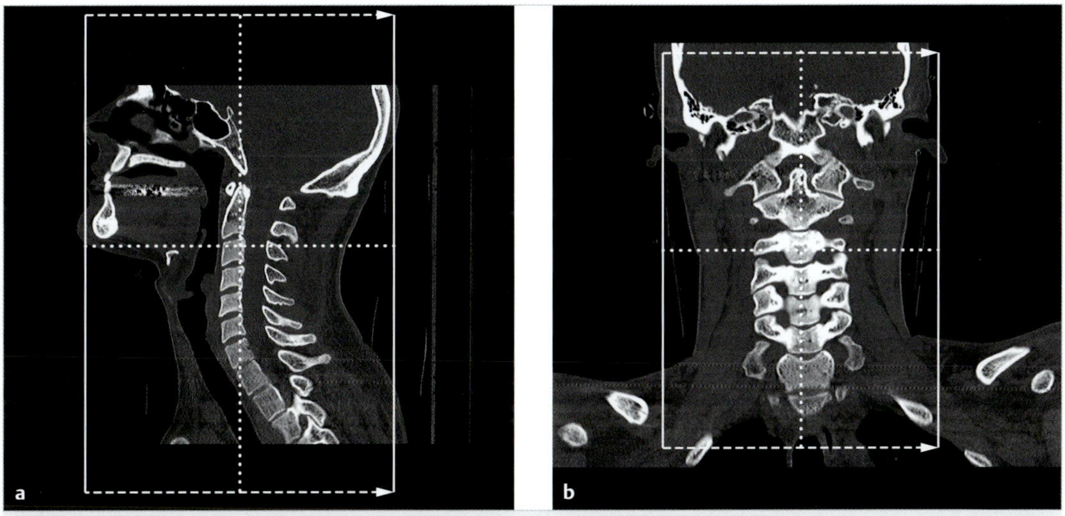

Abb. 68.10 Planung der Bildstapel.
a Rekonstruktionsbereich des koronalen Bildstapels.
b Rekonstruktionsbereich des sagittalen Bildstapels.

68.3.4 Rekonstruktionen – Thorax-Abdomen-Becken

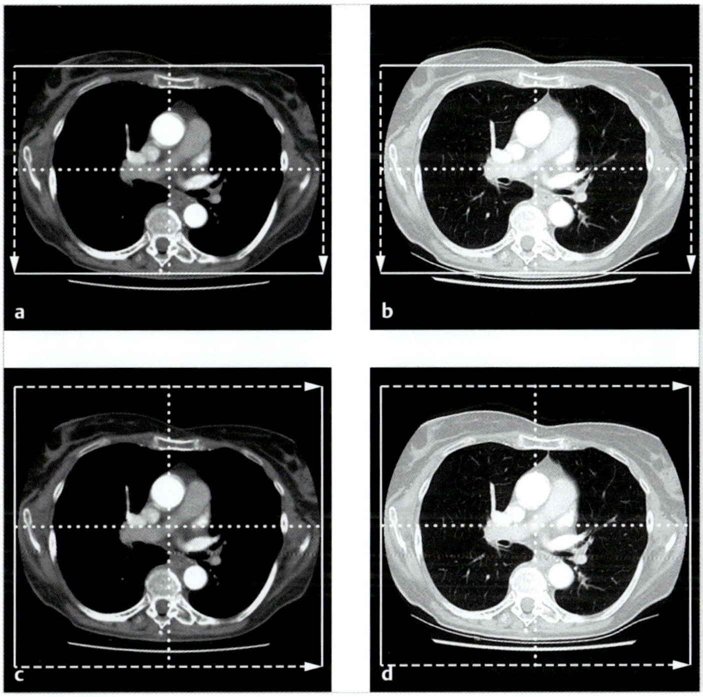

Abb. 68.11 Planung der Bildstapel.
a Rekonstruktionsbereich des koronalen Bildstapels des Weichteilfensters.
b Rekonstruktionsbereich des koronalen Bildstapels des Lungenfensters.
c Rekonstruktionsbereich des sagittalen Bildstapels des Weichteilfensters.
d Rekonstruktionsbereich des sagittalen Bildstapels des Lungenfensters.

Sachverzeichnis